国家执业药师职业资格考试

执业药师中药学
临考决胜卷

（中药学专业知识一）

重庆三智学科技有限公司 主编

四川大学出版社

图书在版编目（CIP）数据

执业药师中药学临考决胜卷 / 重庆三智学科技有限公司主编. -- 成都：四川大学出版社，2024.7(2025.7重印).
ISBN 978-7-5690-7041-5

Ⅰ．R28-44

中国国家版本馆CIP数据核字第202409CP49号

书　　名：	执业药师中药学临考决胜卷
	Zhiye Yaoshi Zhongyaoxue Linkao Jueshengjuan
主　　编：	重庆三智学科技有限公司
选题策划：	庞国伟　王　锋
责任编辑：	吴连英
责任校对：	倪德君
装帧设计：	吕建坤
责任印制：	李金兰
出版发行：	四川大学出版社有限责任公司
	地址：成都市一环路南一段24号（610065）
	电话：（028）85408311（发行部）、85400276（总编室）
	电子邮箱：scupress@vip.163.com
	网址：https://press.scu.edu.cn
印前制作：	重庆三智学科技有限公司
印刷装订：	重庆川康印务有限公司
成品尺寸：	210 mm×285 mm
印　　张：	35.75
字　　数：	980千字
版　　次：	2024年8月　第1版
印　　次：	2025年7月　第2次印刷
定　　价：	198.00元（全四册）

本社图书如有印装质量问题，请联系发行部调换

版权所有 ◆ 侵权必究

扫码获取数字资源

四川大学出版社
微信公众号

前　言

执业药师是保证药品和药学服务质量，保证用药安全、有效、经济、合理，保护人民健康不可或缺和不可替代的药学技术力量。国家执业药师资格考试，是执业药师职业准入控制的重要手段，是执业药师的首要环节。通过国家执业药师资格考试，获得执业药师资格证书，是药学技术人员注册成为执业药师，合法执行药学技术业务的必要条件之一。

国家执业药师职业资格考试实行全国统一大纲、统一命题、统一组织的考试制度，原则上每年举行一次。执业药师职业资格考试分为药学、中药学两个专业类别。药学类考试科目为：药学专业知识（一）、药学专业知识（二）、药事管理与法规、药学综合知识与技能四个科目；中药学类考试科目为：中药学专业知识（一）、中药学专业知识（二）、药事管理与法规、中药学综合知识与技能四个科目。考试以四年为一个周期，参加全部科目考试的人员须在连续四个考试年度内通过全部科目的考试；免试部分科目的人员须在连续两个考试年度内通过应试科目。

本试卷由多年从事执业药师考试教学的专家团队，紧密围绕最新版考试大纲精心编写而成，其所含题目数量、题型分配、难易程度以及知识点构架等均完全紧扣考试考查要求。因此具有极强的实战性与演练性，直击考试核心"腹地"，内容精、考点准，是参加执业药师考试考生的必备考前冲刺试卷。

在此，祝各位考生顺利通过考试！

目 录

临考决胜卷（一） …………………………………………………… 1

临考决胜卷（二） …………………………………………………… 13

临考决胜卷（三） …………………………………………………… 25

临考决胜卷（四） …………………………………………………… 39

临考决胜卷（五） …………………………………………………… 53

临考决胜卷（六） …………………………………………………… 65

临考决胜卷（一）·答案解析 ……………………………………… 77

临考决胜卷（二）·答案解析 ……………………………………… 89

临考决胜卷（三）·答案解析 ……………………………………… 101

临考决胜卷（四）·答案解析 ……………………………………… 113

临考决胜卷（五）·答案解析 ……………………………………… 125

临考决胜卷（六）·答案解析 ……………………………………… 135

临考决胜卷（一）

一、最佳选择题（共34题，每题1分。每题的备选项中，只有1个最符合题意）

1. 大黄苦寒，其作用特点是
   A. 通泄
   B. 降泄
   C. 清泄
   D. 坚阴
   E. 坚厚肠胃

2. 根据物质的吸附性差别进行分离时，属于氢键吸附的是
   A. 硅胶吸附色谱法
   B. 聚酰胺吸附色谱法
   C. 大孔吸附树脂法
   D. 活性炭吸附色谱法
   E. 氧化铝吸附色谱法

3. 表面暗红色，有多数不规则的螺肋和细密生长线，螺旋部小，体螺部大，从螺旋部顶处开始向右排列有20余个疣状突起，末端6～9个开孔，孔口与壳面平。内面光滑，具珍珠样彩色光泽。所述药材是
   A. 珍珠
   B. 牡蛎
   C. 石决明
   D. 海螵蛸
   E. 桑螵蛸

4. 投入清水杯中，即在水面旋转并呈黄色线状下沉而短时间内不扩散的药材是
   A. 熊胆粉
   B. 西红花
   C. 哈蟆油
   D. 车前子
   E. 牛黄

5. 药物的体内过程不包括的是
   A. 吸收
   B. 分布
   C. 代谢
   D. 排泄
   E. 消化

6. 《中国药典》规定用高效液相色谱法测定药材、饮片及制剂中的黄曲霉毒素的限量，并规定每1000g样品中含黄曲霉素B_1不得超过$5\mu g$的药材是
   A. 黄芪
   B. 甘草
   C. 西洋参
   D. 远志
   E. 光山药

7. 16-羟基雷公藤内酯醇具有较强的抗炎、免疫抑制和雄性抗生育作用，其结构类型是
   A. 倍半萜大环内酯生物碱
   B. 精眯类生物碱
   C. 香豆素类
   D. 二萜类化合物
   E. 双酯型生物碱

8. 下列关于散剂质量要求与临床应用注意事项的说法，错误的是

A. 制备含有毒性药、贵重药或药物剂量小的散剂时，应采用配研法混匀并过筛
B. 含有毒性药的多剂量包装的散剂应附分剂量的用具
C. 口服散剂可根据需要适当添加矫味剂、芳香剂、着色剂
D. 局部用散剂可以采用撒布、调敷、吹入等方式应用于皮肤、口腔、咽喉、腔道等部位
E. 口服散剂一般溶解或分散于水或其他液体中服用，亦可直接用水送服

9. 偏于健脾止泻，用于脾虚泄泻、白带过多的中药是
A. 炒扁豆
B. 燀白扁豆
C. 炒苦杏仁
D. 燀苦杏仁
E. 炒神曲

10. 呈类球形，表面白色或浅黄色，顶端有凹陷的茎痕，周围密布麻点状根痕；气微，味辛辣、麻舌而刺喉。所述药材是
A. 天南星
B. 半夏
C. 细辛
D. 茜草
E. 远志

11. 过迟则孢子散落，故宜在子实体刚成熟时采收的药材是
A. 海金沙
B. 马勃
C. 冬虫夏草
D. 海藻
E. 茯苓

12. 原料药物与适宜的材料制成的供贴敷在皮肤上，可产生全身性或局部作用的一种薄片状柔性制剂称作
A. 橡胶贴膏
B. 凝胶贴膏
C. 贴剂
D. 膏药
E. 涂膜剂

13. 醋炙后刺激性缓和、利于服用、便于粉碎，还能增强活血止痛、收敛生肌的功效，并可矫臭矫味的中药是
A. 延胡索
B. 乳香
C. 丹参
D. 白芍
E. 香附

14. 表面不平坦，呈脂肪光泽，常有多数小孔，用手握紧置于耳旁，可闻轻微的爆裂声，有特异的臭气，味淡的药材是
A. 石膏
B. 赭石
C. 自然铜
D. 硫黄
E. 雄黄

15. 下列关于多糖的说法，错误的是
A. 香菇多糖、灵芝多糖、猪苓多糖等均具有抗肿瘤作用
B. 昆布中的昆布素有治疗动脉粥样硬化的作用
C. 黄芪多糖具有免疫调节作用
D. 银耳多糖能有效地保护脑细胞
E. 人参多糖具有免疫调节作用

16. 来源于毛茛科植物,以北乌头的干燥块根入药的是
A. 川乌
B. 草乌
C. 附子
D. 白附子
E. 何首乌

17. 分散相乳滴合并,且与连续相分离成不相混溶的两层液体的现象为
A. 分层
B. 絮凝
C. 转相
D. 破裂
E. 酸败

18. 制备丸剂时,有一辅料标签被污染,只知道是半透明、带光泽、浓稠的液体,白色至淡黄色,气芳香,味极甜。此辅料常用于制备
A. 水丸
B. 蜜丸
C. 蜡丸
D. 糊丸
E. 糖丸

19. 下列关于眼用制剂中药物吸收的途径及影响吸收的因素说法,错误的是
A. 角膜吸收是眼局部用药的有效吸收途径
B. 弱碱性药物在偏碱性时吸收较好
C. 药物的外周血管消除可能影响药效,亦可能引起全身性副作用
D. 滴眼剂的表面张力越大,越有利于药物吸收
E. 适当增加黏度,有利于吸收

20. 常用于区分三萜皂苷和甾体皂苷的检识试验是
A. 醋酐-浓硫酸试验
B. 盐酸-镁粉试验
C. 无色亚甲蓝试验
D. K-K 试验
E. 异羟肟酸铁试验

21. 《中国药典》规定,以东莨菪碱作为指标成分之一进行含量测定的药材是
A. 延胡索
B. 黄芩
C. 川乌
D. 马钱子
E. 天仙子

22. 下列图示药材来源于瑞香科且药用部位为含树脂的木材的是

A. 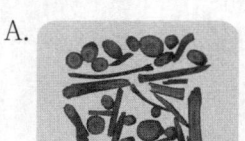 B.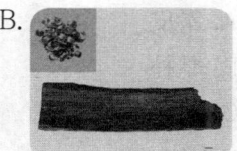

C. 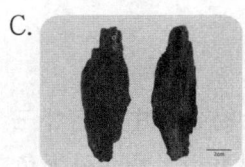 D.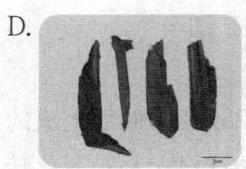

E.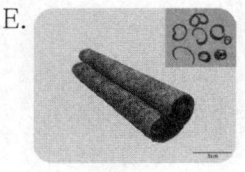

23. 下列图示药材为赤芍的是

A. 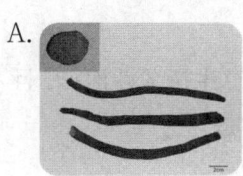 B.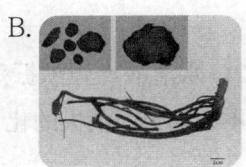

C. 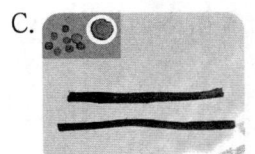   D.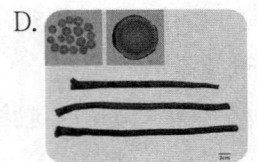

E.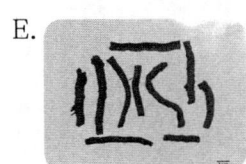

A. 皂苷
B. 黄酮
C. 挥发油
D. 蛋白质
E. 生物碱

28. 香加皮的主要成分为杠柳毒苷和杠柳次苷,其结构类型为
A. 甲型强心苷
B. 乙型强心苷
C. 甾体皂苷
D. 三萜皂苷
E. 生物碱

24. 中药丹参中的丹参醌Ⅰ,其结构类型是
A. 有机酸
B. 对醌
C. 邻醌
D. 香豆素
E. 强心苷

29. 具有雄性激素样作用的中药是
A. 水蛭
B. 斑蝥
C. 麝香
D. 牛膝
E. 熊胆

25. 来源于马兜铃科,主要含有木脂素类化学成分的中药是
A. 秦皮
B. 厚朴
C. 连翘
D. 马兜铃
E. 细辛

30. 根头部钝四棱形或近圆形；表面灰黄色至黄棕色,具纵皱纹、支根痕及皮孔样横向突起,散生或排列成四纵行的药材是
A. 人参
B. 白芷
C. 山豆根
D. 防风
E. 商陆

26. 经酶解后生成的化合物分子中具有邻三酚羟基,易被氧化转为醌类衍生物而显绿色的是
A. 莪术
B. 黄芩
C. 三七
D. 板蓝根
E. 黄柏

31. 断面黄白色或灰黄色,可见波状环纹（形成层）及错综纹理,散有黄棕色小油点（油室）。气浓香,味苦、辛,稍有麻舌感、微回甜。所述药材是
A. 肉苁蓉

27. 水溶液经强烈振荡能产生持久性泡沫,且不因加热而消失的化合物是

B. 白术

C. 川芎

D. 木香

E. 苍术

32. 根茎粗短,上面有圆形的茎痕,下面及两侧簇生多数细长的根,断面皮部黄白色,木部黄色。气微,味微苦。所述药材是

A. 徐长卿

B. 白前

C. 黄芪

D. 白薇

E. 桔梗

33. 下列图示药材为苍术的是

A.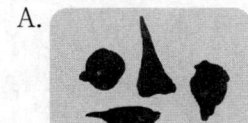
B.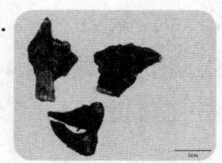

C.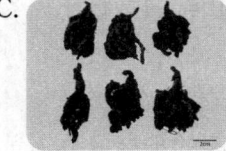
D.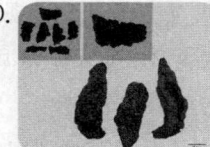

E.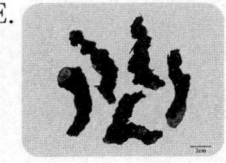

34. 下列图示药材为秦艽的是

A.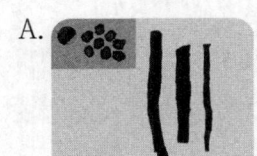
B.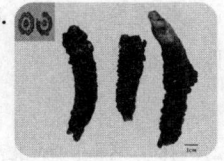

C.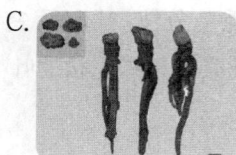
D.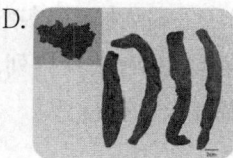

E.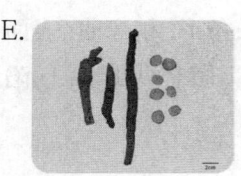

二、配伍选择题(共50题,每题1分。题目分为若干组,每组题目对应同一组备选项,备选项可重复选用,也可不选用。每题只有1个备选项最符合题意)

(35～36题共用备选答案)

A. 半合成山苍子油酯

B. 半合成棕榈油酯

C. 聚乙二醇

D. 可可豆脂

E. 甘油明胶

35. 具有同质多晶性,制备时应缓缓加热升温,待基质熔化至2/3时停止加热,使其逐步熔化,以避免晶体转型而影响栓剂成型的是

36. 不适用于鞣酸等与蛋白质有配伍禁忌的药物,在体温下能缓慢溶于分泌液的栓剂基质是

(37～39题共用备选答案)

A. 商陆

B. 防己

C. 石菖蒲

D. 太子参

E. 泽泻

37. 呈扁圆柱形, 多弯曲, 常有分枝, 叶痕呈三角形, 左右交互排列, 有的其上有鳞毛状的叶基残余的药材是

38. 呈细长纺锤形或细长条形, 稍弯曲; 表面灰黄色至黄棕色, 较光滑, 微有纵皱纹, 凹陷处有须根痕。所述药材是

39. 为横切或纵切的不规则块片, 厚薄不等; 纵切片弯曲或卷曲, 异型维管束木部呈平行条状突起; 气微, 味稍甜, 久嚼麻舌。所述药材是

(40～42题共用备选答案)
A. 斑蝥
B. 蕲蛇
C. 桑螵蛸
D. 土鳖虫
E. 乌梢蛇

40. 头盘在中间, 扁圆形, 眼大而下凹陷, 有光泽, 脊部高耸成屋脊状, 腹部剖开边缘向内卷曲的药材是

41. 略呈圆柱形或半球形, 由多层膜状薄片叠成, 体轻, 质松而韧, 横断面可见外层为海绵状的药材是

42. 头及口器向下垂, 有较大的复眼及触角各1对, 触角多已脱落, 背部具革质鞘翅1对的药材是

(43～45题共用备选答案)
A. 珍珠
B. 藤黄
C. 芒硝
D. 朱砂
E. 雄黄

43. 经豆腐制后, 降低毒性的药材是

44. 经萝卜煮制后, 可提高纯净度, 同时缓和其咸寒之性的药材是

45. 经水飞后, 获得极细粉, 内服多用于心悸易惊, 失眠多梦的药材是

(46～47题共用备选答案)
A. 黄酮类
B. 黄酮醇类
C. 异黄酮类
D. 花色素类
E. 二氢黄酮类

46.《中国药典》规定, 满山红的指标成分为杜鹃素, 其结构类型为

47.《中国药典》规定, 黄芩的指标成分为黄芩苷, 其结构类型为

(48～49题共用备选答案)
A. 绿原酸
B. 穿心莲内酯
C. 五倍子鞣质
D. 水蛭素
E. 儿茶素

48. 由一分子咖啡酸与一分子奎宁酸结合而成的酯, 为金银花抗菌的有效成分的是

49. 基本单元为黄烷-3-醇的缩合鞣质的是

(50～51题共用备选答案)

A. 豆科
B. 木通科
C. 毛茛科
D. 五加科
E. 瑞香科

50. 韧皮部有树脂状分泌物呈红棕色至黑棕色,与木部相间排列呈数个同心性椭圆形环或偏心性半圆形环;髓部偏向一侧。该药材原植物属于

51. 切面有黄白色放射状纹理及裂隙,其间密布细孔(导管),髓部较小,类白色或黄棕色,偶有空腔。该饮片原植物属于

(52～53题共用备选答案)

A. 炒山楂
B. 焦山楂
C. 山楂炭
D. 炒槟榔
E. 焦槟榔

52. 长于消食导滞,用于食积不消、泻痢后重、身体素质较差者可选用的饮片是

53. 具有止血、止泻的功效,可用于胃肠出血或脾虚腹泻兼食滞者的饮片是

(54～55题共用备选答案)

A. 麦冬
B. 三七
C. 薄荷
D. 麻黄
E. 前胡

54.《中国药典》规定,含量测定成分属于三萜皂苷类的中药是

55.《中国药典》规定,含量测定成分属于甾体皂苷类的中药是

(56～58题共用备选答案)

A.
B.
C.
D.
E.

56. 《中国药典》规定,黄连的指标成分为

57. 《中国药典》规定,补骨脂的指标成分为

58. 《中国药典》规定,紫草的指标成分为

(59～60题共用备选答案)
A. 合欢皮
B. 黄柏
C. 秦皮
D. 香加皮
E. 地骨皮

59. 断面不平坦,外层黄棕色、内层灰白色,气微,味微甘而后苦的药材是

60. 断面呈纤维性片状,淡黄棕色或黄白色,气微香,味淡、微涩、稍刺舌,而后喉头有不适感的药材是

(61～62题共用备选答案)
A. 桔梗
B. 党参
C. 石菖蒲
D. 川木香
E. 黄精

61. 根头部有多数疣状突起的茎痕及芽,支根断落处常有黑褐色胶状物的药材是

62. 表面黄褐色或棕褐色,具纵皱纹,外皮脱落处可见丝瓜络状细筋脉,根头偶有黑色发黏的胶状物的药材是

(63～64题共用备选答案)
A. 三七凝胶贴膏剂
B. 少林风湿跌打膏
C. 四味珍层冰硼滴眼液
D. 小儿消炎栓
E. 丹皮酚软膏

63. 除另有规定外,应进行耐热性检查的是

64. 除另有规定外,应进行赋形性检查的是

(65～67题共用备选答案)
A. 10g
B. 20g
C. 100g
D. 200g
E. 200～500g

65. 除另有规定外,普通中药酊剂每100mL相当于原饮片

66. 除另有规定外,含有毒性药品的中药酊剂,每100mL相当于原饮片

67. 除另有规定外,流浸膏剂要求每100mL相当于饮片

(68～69题共用备选答案)
A. 细辛
B. 厚朴
C. 肿节风
D. 秦皮
E. 丹参

68. 《中国药典》规定,质量控制成分之一为挥发油的中药是

69.《中国药典》规定,质量控制成分之一为迷迭香酸的中药是

(70~71题共用备选答案)
A. 白芍
B. 天冬
C. 延胡索
D. 麦冬
E. 赤芍

70. 夏、秋二季采挖,置沸水中煮后除去外皮或去皮后再煮,晒干的药材是

71. 夏初茎叶枯萎时采挖,置沸水中煮至恰无白心时,取出,晒干的药材是

(72~74题共用备选答案)
A. 二氧化氮
B. 三氯叔丁醇
C. 硼酸
D. 葡萄糖
E. 亚硫酸钠

72. 注射剂中用作抗氧剂的是

73. 注射剂和眼用制剂中都用作渗透压调节剂的是

74. 注射剂中用作止痛剂的是

(75~77题共用备选答案)
A. 石膏
B. 朱砂
C. 炉甘石
D. 芒硝
E. 硫黄

75. 主含碳酸锌($ZnCO_3$)的药材是

76. 主含含水硫酸钠($Na_2SO_4 \cdot 10H_2O$)的药材是

77. 主含含水硫酸钙($CaSO_4 \cdot 2H_2O$)的药材是

(78~80题共用备选答案)
A. 小茴香
B. 巴豆
C. 牛蒡子
D. 牵牛子
E. 蛇床子

78. 呈卵圆形,一般具三棱;表面灰黄色或稍深,粗糙,有纵线6条,顶端平截,基部有果梗痕。种仁黄白色,油质。气微,味辛辣。所述药材是

79. 为双悬果,呈椭圆形;果皮松脆,揉搓易脱落,种子细小,灰棕色,显油性。气香,味辛凉、有麻舌感。所述药材是

80. 呈长倒卵形,略扁,微弯曲。表面灰褐色,带紫黑色斑点,有数条纵棱,通常中间1~2条较明显。气微,味苦后微辛而稍麻舌。所述药材是

(81~82题共用备选答案)
A. 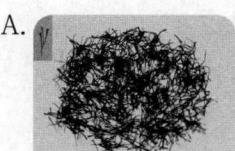 B.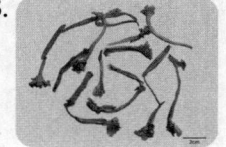

C. 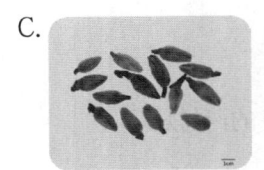 D.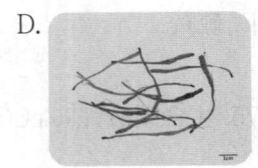

E.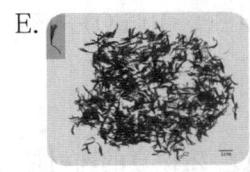

81. 上图中来源于忍冬科，药用部位为干燥花蕾或带初开的花的药材是

82. 上图中来源于鸢尾科，药用部位为干燥柱头的药材是

（83～84题共用备选答案）

A. 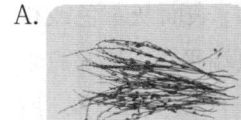 B.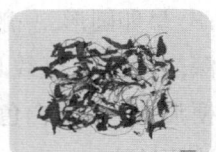

C. 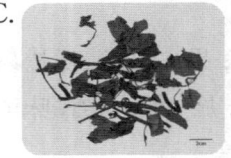 D.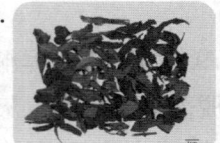

E.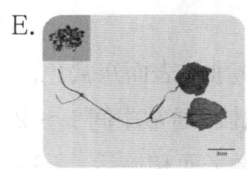

83. 图示药材为半枝莲的是

84. 图示药材为穿心莲的是

三、综合分析选择题（共8题，每题1分。题目分为若干组，每组题目基于同一个临床情景、病例、实例或者案例的背景信息逐题展开。每题的备选项中，只有1个最符合题意）

（85～86题共用题干）

二十七味定坤丸为黑色的小蜜丸或大蜜丸；味苦、微甜。处方组成为西洋参、白术、茯苓、熟地黄、当归、白芍、川芎、黄芪、阿胶、醋五味子、鹿茸（去毛）、肉桂、艾叶（炒炭）、杜仲（炒炭）、续断、佛手、陈皮、姜厚朴、柴胡、醋香附、醋延胡索、牡丹皮、琥珀、醋龟甲、地黄、麦冬、黄芩以上二十七味，粉碎成细粉，过筛，混匀。每100g粉末加炼蜜100～130g制成小蜜丸或大蜜丸，即得。

85. 取本品粉末制片，置显微镜下观察，可见种皮表皮石细胞淡黄棕色，表面观类多角形，孔沟细密，胞腔含暗棕色物。种皮内层石细胞呈多角形、类圆形或不规则形。处方中具有该特征的饮片是

A. 当归

B. 茯苓

C. 肉桂

D. 牡丹皮

E. 醋五味子

86. 下列关于醋延胡索的炮制方法及作用的说法，正确的是

A. 取净延胡索或延胡索片，置炒制容器内，用大火加热，炒至变黄，喷入米醋，炒干，取出晾凉。筛去碎屑即得

B. 每100kg延胡索，用米醋30kg

C. 醋延胡索以活血、祛瘀、止痛为主

D. 醋延胡索广泛用于身体各部位的多种疼痛

证候

E. 醋制、酒制均能降低延胡索生物碱和延胡索乙素的煎出量

(87～89题共用题干)

某男,45岁。消渴病史2年,症见头晕耳鸣、腰膝酸软、骨蒸潮热、盗汗遗精。医师处以六味地黄丸为治疗药物。其药物组方为熟地黄160g、酒萸肉80g、牡丹皮60g、山药80g、茯苓60g、泽泻60g。

87. 处方中,关于山药的炮制方法及作用的说法,错误的是

A. 土炒山药,每100kg山药片用灶心土30kg

B. 麸炒山药,每100kg山药片用麦麸10kg

C. 土炒山药以补脾止泻为主,用于脾虚久泻

D. 麸炒山药以补脾健胃为主

E. 麸炒山药用于脾虚食少、泄泻便溏、胎动不安

88. 处方中,呈类球形、气微、味淡、嚼之粘牙的药材是

A. 地黄

B. 茯苓

C. 泽泻

D. 牡丹皮

E. 山药

89. 本品为棕黑色的水蜜丸,其水分和溶散时限的要求为

A. 水分不得过9.0%,溶散时限不得过1小时

B. 水分不得过12.0%,溶散时限不得过1小时

C. 水分不得过9.0%,溶散时限不得过2小时

D. 水分不得过9.0%,溶散时限不得过30分钟

E. 水分不得过15.0%,溶散时限不得过1小时

(90～92题共用题干)

某女,22岁。病已年余,始于用脑过度头痛而胀,尤以头后为甚。心悸气短,急躁易怒,大便数日一解,全身乏力,月经不调,量少色淡,面色萎黄,舌苔薄白,脉沉软。医师诊断为血虚气弱、肝气不舒证,处方柏子仁、炒远志、当归、砂仁、生地、熟地黄、紫贝齿(紫石英同布包先煎)、细辛、何首乌、炙黄芪、鹿角胶(另烊兑服)、蒺藜、火麻仁、酒川芎、蔓荆子、菊花、白芍、醋柴胡、炙甘草,服药3剂。

90. 处方中,主产于甘肃岷县的中药为

A. 白芍

B. 柴胡

C. 当归

D. 砂仁

E. 何首乌

91. 处方中,川芎酒炙后的目的为

A. 抑制其浮阳之性,增强清肝退热的功效

B. 缓和刺激性,利于服用,便于粉碎

C. 散瘀止痛作用增强

D. 引药上行,增强活血、行气、止痛作用

E. 毒性减低,峻泻作用缓和

92.《中国药典》规定,甘草的指标成分为

A. 总蒽醌、游离蒽醌

B. 甘草苷、甘草酸

C. 大黄素、虎杖苷

D. 大黄酚、橙黄决明素

E. 异嗪皮啶、迷迭香酸

四、多项选择题(共8题,每题1分。每题的备选项中,有2个或2个以上符合题意。错选、少选均不得分)

93. 采用米炒法炮制的药材有
A. 红娘子
B. 党参
C. 斑蝥
D. 鸡内金
E. 马钱子

94. 结构类型为吲哚类生物碱的化合物有
A. 益母草碱
B. 吴茱萸碱
C. 番木鳖碱
D. 大青素 B
E. 槟榔碱

95. 需检查 pH 的制剂有
A. 双黄连口服液
B. 急支糖浆
C. 复方牙痛酊
D. 中华跌打酒
E. 藿香正气水

96. 下列常用作片剂崩解剂的辅料有
A. 滑石粉
B. 干燥淀粉
C. 羧甲淀粉钠
D. 糖粉
E. 淀粉浆

97. 下列适宜采用弯曲法检查其软化程度是否符合切制要求的药材有
A. 大黄
B. 山药
C. 泽泻
D. 白芍
E. 木香

98. 药用部位为动物病理产物的药材有
A. 珍珠
B. 狗宝
C. 牛黄
D. 僵蚕
E. 蝉蜕

99. 下列关于葛根的说法,正确的有
A. 为豆科植物甘葛藤的干燥根
B. 秋、冬二季采挖,除去外皮,稍干,截段或再纵切两半或斜切成厚片,干燥
C. 切面黄白色至淡黄棕色,有的纹理不明显
D. 质韧,纤维性强
E. 以块大、质坚实、色白、粉性足、纤维少者为佳

100. 下列关于中药药理作用特点的叙述,正确的有
A. 中药药理作用与功效具有一致性和差异性
B. 中药药理作用具有多样性
C. 中药药理作用具有双向性
D. 中药无不良反应
E. 中药量效关系具有复杂性

临考决胜卷（二）

一、最佳选择题（共34题，每题1分。每题的备选项中，只有1个最符合题意）

1. 石膏药性大寒，具有清热泻火之功，其不良反应为
   A. 伤阳助寒
   B. 耗气伤阴
   C. 伤阴助火
   D. 腻膈碍胃
   E. 收敛邪气

2. 超临界流体萃取法中最常用的超临界流体物质是
   A. 二氧化氮
   B. 氮气
   C. 二氧化碳
   D. 乙醇
   E. 丙酮

3. 中药的有效成分是其发挥疗效的物质基础。其中，中药炮制涉及水处理、热处理及酒、醋、药汁等辅料处理，可使中药的化学成分发生一系列变化。鞣质遇铁能发生反应生成墨绿色的鞣酸铁盐沉淀，因而在炮制含鞣质类成分的药物时，不宜采用铁器。以下需要忌铁器的药材是
   A. 巴豆
   B. 黄芪
   C. 麻黄
   D. 何首乌
   E. 苦杏仁

4. 按中医治疗学分类，下列不属于对病证功效的是
   A. 蚀疣
   B. 祛风湿
   C. 截疟
   D. 利胆退黄
   E. 排石

5. 下列关于注射剂质量要求的说法，错误的是
   A. 混悬型注射液若有可见沉淀，振摇时应容易分散均匀
   B. 乳状液型注射液不得有相分离现象，不得用于椎管内注射
   C. 灌装标示量为不大于50mL的注射剂时，应适当增加装量
   D. 除另有规定外，注射剂应遮光贮存
   E. 注射剂的标签或说明书中应标明其中所用辅料的名称，如有抑菌剂还应标明抑菌剂的种类及浓度

6. 关于燀苦杏仁的炮制方法及作用说法正确的是
   A. 燀杏仁：取净杏仁置5倍量沸水中，加热约5分钟，至种皮微膨起即捞出，用凉水浸泡，取出，搓开种皮与种仁，干燥，筛去种皮
   B. 苦杏仁炮制有利于保存药效、降低毒性，保证用药安全有效
   C. 燀苦杏仁可分离不同药用部位
   D. 煎剂中苦杏仁苷的含量低于生品
   E. 燀苦杏仁是为了增加药用品种

7. 呈长圆锥形，高 0.7～2.5cm，直径 0.5～2.5cm，外层鳞叶 2 瓣，大小相近，相对抱合，顶端开裂而略尖，基部稍尖或较钝的药材是

A. 松贝
B. 大贝
C. 青贝
D. 炉贝
E. 珠贝

8. 根据各种药用部位的生长特点，分别掌握合理的采收季节是十分必要的，应在春季采收的药材是

A. 半夏
B. 延胡索
C. 党参
D. 山药
E. 明党参

9. 下列关于药物透皮吸收的途径及其影响因素的说法，正确的是

A. 外用膏剂中药物透皮吸收包括释放、吸收及代谢三个阶段
B. 毛囊、皮脂腺和汗腺等皮肤的附属器官是透皮吸收的主要途径
C. 皮肤烧伤、溃疡破损时药物吸收的速度和程度大大降低
D. 外用膏剂的基质中添加透皮促进剂（如氮酮）等，有利于吸收
E. 经皮吸收制剂宜选用相对分子质量较大、药理作用强的药物

10. 主要含有二萜类生物碱，不宜与半夏、瓜蒌、贝母、白及等同用的中药是

A. 天仙子
B. 黄连
C. 延胡索
D. 乌头
E. 吴茱萸

11. 因含有毒性成分，在生产时需要单剂量包装的是

A. 参苓白术散
B. 蒙脱石散
C. 九分散
D. 避瘟散
E. 痱子粉

12. 具有活血通络、引药上行及矫腥除臭等作用，尤适于舒筋活血类药物制备水丸的赋形剂是

A. 水
B. 黄酒
C. 炼蜜
D. 米醋
E. 药汁

13. 除另有规定外，蜡丸的水分要求为

A. 不得过 8.0%
B. 不得过 9.0%
C. 不得过 7.0%
D. 不得过 6.0%
E. 不检查

14. 除另有规定外，应密封，避光置干燥处贮存的是

A. 合剂
B. 糖浆剂
C. 酒剂
D. 酊剂
E. 煎膏剂

15. 中药茜草中的主要成分为茜草素,其结构类型是

A. 黄酮

B. 苯醌

C. 蒽醌

D. 香豆素

E. 木脂素

16. 20(S)-原人参二醇的结构类型是

A. 乌苏烷型

B. 羊毛甾烷型

C. 齐墩果烷型

D. 达玛烷型

E. 羽扇豆烷型

17. 在含水正丁醇中有较大的溶解度,可用正丁醇作为提取溶剂的化合物是

A. 挥发油

B. 黄酮

C. 香豆素

D. 皂苷

E. 蜕皮激素

18. α-去氧糖主要存在于

A. 强心苷类

B. 甾体皂苷类

C. 黄酮苷类

D. 三萜皂苷类

E. 胆汁酸类

19. 丹参中的丹参素结构类型是

A. 菲醌

B. 黄酮

C. 有机酸

D. 蒽醌

E. 挥发油

20. 质脆,易碎,断面具树脂样光泽,微有特异臭气,味淡的矿物药是

A. 雄黄

B. 炉甘石

C. 自然铜

D. 赭石

E. 石膏

21. 既能缓其苦燥之性,又能消除刺喉麻感,以安神益智为主的中药是

A. 制远志

B. 蜜远志

C. 制藤黄

D. 蒸黄精

E. 水飞朱砂

22. 能够区分大黄素和紫草素的显色反应是

A. 异羟肟酸铁反应

B. Molish 反应

C. Feigl 反应

D. 无色亚甲蓝显色试验

E. Keller-Kiliani 反应

23. 切面皮部较薄,木部宽广,棕黄色,射线呈放射状,皮部与木部较易分离。根茎髓中有隔或呈空洞状的药材是

A. 升麻

B. 黄芩

C. 黄芪

D. 虎杖

E. 姜黄

24. 断面平坦,略呈角质样而油润,中心维管束木质部较大,其外周散有多数黄白色点状异型维管束,习称"筋脉点"的药材是
A. 川牛膝
B. 牛膝
C. 莪术
D. 三棱
E. 黄精

25. 表面浅棕黄色至浅棕色,有扭曲的纵皱纹及支根痕,多具孔穴状或盘状凹陷。根头部略膨大,有密集的呈疣状突起的芽苞或茎的残基的药材是
A. 龙胆
B. 板蓝根
C. 银柴胡
D. 绵马贯众
E. 党参

26. 除另有规定外,含糖块状茶剂的水分不得过
A. 3.0%
B. 5.0%
C. 8.0%
D. 9.0%
E. 12.0%

27. 除另有规定外,应检查金属性异物的是
A. 眼膏剂
B. 滴眼剂
C. 眼膜剂
D. 眼丸剂
E. 洗眼剂

28. 下列关于吸入气雾剂的吸收与影响因素及特点的说法,错误的是
A. 具有速效和定位作用
B. 肺泡是药物的主要吸收部位
C. 药物的吸收速度与脂溶性成正比
D. 药物的吸收速度与其分子大小成反比
E. 药物的吸收速度与其雾滴粒径大小成反比

29. 软胶囊可填充各种油类或对囊壁无溶解作用的药物溶液或混悬液,也可填充固体药物。填充药物混悬液时,分散介质常用植物油或PEG 400,其中油状介质常用10%～30%的油蜡混合物作为
A. 增溶剂
B. 乳化剂
C. 助悬剂
D. 增塑剂
E. 增稠剂

30. 来源于木兰科,且含木脂素类化合物的中药是
A. 辛夷
B. 连翘
C. 细辛
D. 秦皮
E. 五味子

31. 下列关于药材炮制的说法,错误的是
A. 醋甘遂:净甘遂100kg,米醋30kg拌匀,闷润,醋吸尽后,文火炒至微干
B. 醋延胡索:延胡索100kg,米醋20kg拌匀,闷润,醋吸尽后,文火炒干
C. 醋三棱:三棱片100kg,米醋20kg拌匀,闷润至醋被吸尽,用文火加热,炒至颜色加深
D. 姜黄连:黄连片100kg,姜汁(生姜12.5kg或干姜4kg)拌匀,闷润,姜汁吸尽后,文火炒干

E. 盐车前子：车前子100kg，文火炒至略有爆鸣声时，喷淋盐水（食盐2kg），炒干

32. 下列图示药材表面黄白色或淡棕黄色，体轻，质松泡，易折断，断面不平坦，黄白色，多裂隙的药材是

A.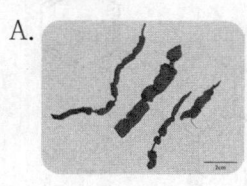
B.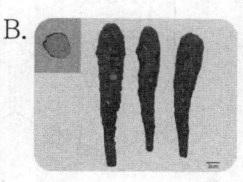
C.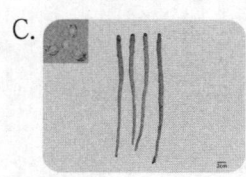
D.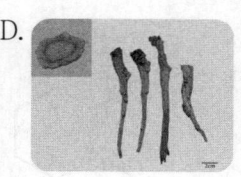
E.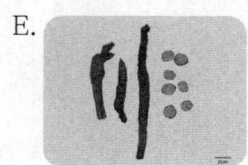

33. 下列图示药材药用部位为果实的是

A.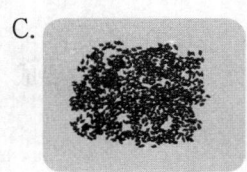
B.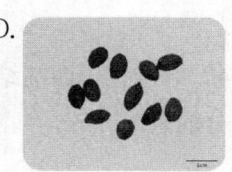
C.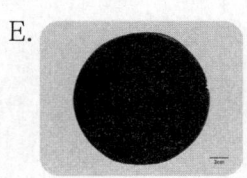
D.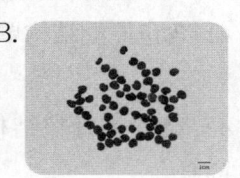
E.

34. 下列图示药材为五加皮的是

A.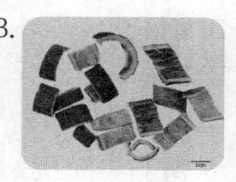
B.
C.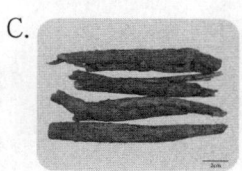
D.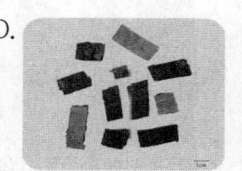
E.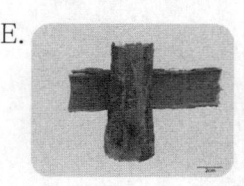

二、配伍选择题（共50题，每题1分。题目分为若干组，每组题目对应同一组备选项，备选项可重复选用，也可不选用。每题只有1个备选项最符合题意）

（35～36题共用备选答案）

A. 辛味
B. 咸味
C. 酸味
D. 甘味
E. 苦味

35. 治表证的荆芥、薄荷，治气滞的香附，治血瘀的川芎等，都具有

36. 治寒湿的苍术、厚朴，治湿热的黄柏、苦参等，都具有

（37～38题共用备选答案）

A. 鹿茸
B. 海马

C. 威灵仙

D. 五倍子

E. 五味子

37. 属于广药的是

38. 属于贵药的是

（39~40题共用备选答案）

A. 莨菪碱

B. 乌头碱

C. 马钱子碱

D. 去甲乌药碱

E. 汉防己甲素

39. 具有免疫调节、抗肿瘤和抗心律失常作用，可治疗风湿性关节炎的吲哚类生物碱是

40. 具有镇痛、抗炎、免疫抑制、降血压及强心作用的二萜双酯型类生物碱是

（41~43题共用备选答案）

A.

B.

C.

D.

E.

41. 含色原酮结构单元，为黄芩主要成分的是

42. 含甾体母核结构单元，为牛膝主要成分的是

43. 含喹诺里西啶结构单元，为山豆根主要成分的是

（44~45题共用备选答案）

A. 连翘

B. 细辛

C. 补骨脂

D. 千里光

E. 苦杏仁

44. 所含主要成分对 DPPH 自由基有一定的清除作用的中药是

45. 所含主要成分主要通过光敏反应发挥生物效应,可用于治疗白癜风、斑秃的中药是

（46～47 题共用备选答案）

A. 商陆皂苷 A

B. 杠柳毒苷

C. 甘草苷

D. 芒果苷

E. 燕麦皂苷 B

46. 上述化合物中,属于三萜皂苷的是

47. 上述化合物中,属于甾体皂苷的是

（48～49 题共用备选答案）

A. 20%

B. 45%

C. 2 倍

D. 5 倍

E. 3 倍

48. 金银花糖浆的含糖量不得低于

49. 益母草膏的含糖量不得超过其清膏量的

（50～51 题共用备选答案）

A. 增溶剂

B. 稀释剂

C. 润湿剂

D. 助悬剂

E. 助溶剂

50. 碘甘油中的碘化钾用作

51. 炉甘石洗剂中的羧甲纤维素钠用作

（52～54 题共用备选答案）

A. 舌下片

B. 黑膏药

C. 阴道泡腾片

D. 软胶囊

E. 栓剂

52. 除另有规定外,应进行发泡量检查的是

53. 除另有规定外,应进行融变时限检查的是

54. 经黏膜吸收发挥全身作用,主要适用于急症治疗的是

（55～56 题共用备选答案）

A. 没药

B. 儿茶

C. 血竭

D. 乳香

E. 冰片

55. 略呈类圆四方形或方砖形,表面暗红色,有光泽,附有因摩擦而成的红粉,质硬而脆,破碎面红色、研粉为砖红色的药材是

56. 呈方形或不规则块状,表面棕褐色或黑褐色,光滑而稍具光泽,质硬易碎,有细孔,遇潮有黏性,气微,味涩、苦,略回甜的药材是

（57～58 题共用备选答案）

A. 决明子

B. 阿胶
C. 酸枣仁
D. 党参
E. 骨碎补

57. 归肝、大肠经。炒后能缓和寒泻之性，有平肝养肾的功效是

58. 归肝、胆、心经。炒后能起到杀酶保苷的作用，且养心安神作用强于生品的是

(59～60题共用备选答案)
A. 补骨脂
B. 细辛
C. 连翘
D. 葛根
E. 肿节风

59. 《中国药典》规定，应进行马兜铃酸Ⅰ限量检查的中药是

60. 《中国药典》规定，质量控制成分之一为异嗪皮啶的中药是

(61～63题共用备选答案)
A. 蜂蜡
B. 二甲硅油
C. 凡士林
D. 羊毛脂
E. 聚乙二醇

61. 性质稳定，可与多数药物配伍，药物释放和渗透较快的水溶性基质是

62. 为淡黄色黏稠半固体，可提高软膏中药物的渗透性，有较大的吸水性的是

63. 不宜用于有多量渗出液的患处，但与适量的羊毛脂合用，可增加其吸水性的是

(64～65题共用备选答案)
A. 四川
B. 广东
C. 内蒙古
D. 河北
E. 浙江

64. 阳春砂的主产地是

65. 白术的主产地是

(66～67题共用备选答案)
A. 秦皮
B. 合欢皮
C. 苦楝皮
D. 肉桂
E. 厚朴

66. 外表面灰白色、灰棕色至黑棕色或相间呈斑状，平坦或稍粗糙，并有灰白色圆点状皮孔及细斜皱纹，有的具分枝痕；气微，味苦。所述药材是

67. 外表面灰棕色，稍粗糙，有不规则的细皱纹及横向突起的皮孔，有的可见灰白色的斑纹；气香浓烈，味甜、辣。所述药材是

(68～70题共用备选答案)
A. 辛夷
B. 槐花

C. 丁香
D. 款冬花
E. 洋金花

68. 呈长卵形,似毛笔头。苞片外表面密被灰白色或灰绿色有光泽的长茸毛,内表面类棕色,无毛。所述药材是

69. 皱缩而卷曲,花瓣多散落。完整者花萼钟状,黄绿色,先端5浅裂。所述药材是

70. 多皱缩成条状。花萼呈筒状,长为花冠的2/5,灰绿色或灰黄色,先端5裂,基部具纵脉纹5条,表面微具毛茸。所述药材是

(71～72题共用备选答案)

A. 木通
B. 川木通
C. 桑寄生
D. 槲寄生
E. 铁皮枫斗

71. 外表皮灰棕色或灰褐色,切面射线呈放射状排列,髓小或有时中空的饮片是

72. 表面黄绿色或略带金黄色,有细纵皱纹,节明显,节上有时可见残留的灰白色叶鞘的药材是

(73～75题共用备选答案)

A. 麝香、五灵脂
B. 珍珠、蟾酥
C. 地龙、乌梢蛇
D. 水蛭、鹿角
E. 哈蟆油、鸡内金

73. 属于动物生理产物的药材是

74. 属于动物除去内脏干燥体的药材是

75. 属于动物脏器类的药材是

(76～78题共用备选答案)

A. 赭石
B. 自然铜
C. 朱砂
D. 炉甘石
E. 石膏

76. 断面黄白色,有金属光泽;或断面棕褐色,可见银白色亮星。所述矿物药是

77. 一面多有圆形突起,习称"钉头";另一面与突起相对应处有同样大小的凹窝。所述矿物药是

78. 为纤维状的集合体,体重,质软,纵断面具绢丝样光泽。所述矿物药是

(79～80题共用备选答案)

A. 细粉
B. 最细粉
C. 粗粉
D. 最粗粉
E. 极细粉

79. 能全部通过六号筛,并含能够通过七号筛不少于95%的粉末为

80. 能全部通过八号筛,并含能够通过九号筛不少于95%的粉末为

（81～82题共用备选答案）

A.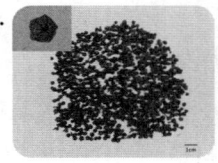
B.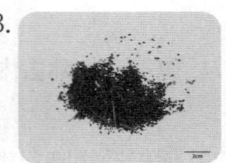
C.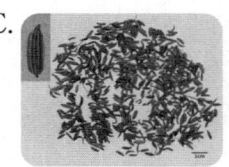
D.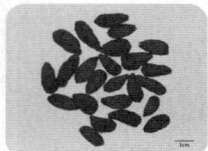
E.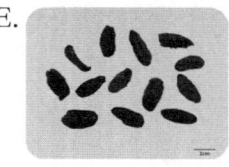

81. 图示药材为枸杞子的是

82. 图示药材为小茴香的是

（83～84题共用备选答案）

A.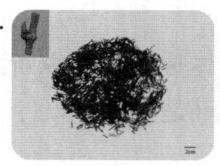
B.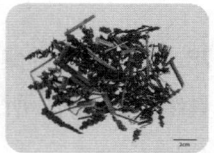
C.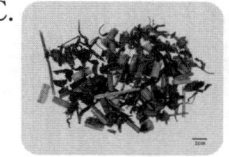
D.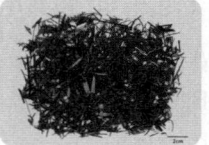
E.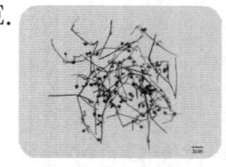

83. 图示药材为荆芥的是

84. 图示药材为白花蛇舌草的是

三、综合分析选择题（共8题，每题1分。题目分为若干组，每组题目基于同一个临床情景、病例、实例或者案例的背景信息逐题展开。每题的备选项中，只有1个最符合题意）

（85～86题共用题干）

补脾益肠丸为双层水蜜丸。药物组成：外层为黄芪、党参（米炒）、砂仁、白芍、当归（土炒）、白术（土炒）、肉桂；内层为醋延胡索、荔枝核、炮姜、炙甘草、防风、木香、盐补骨脂、煅赤石脂。辅料为聚丙烯酸树脂Ⅱ号、炼蜜、滑石粉、蓖麻油、乙醇、淀粉、药用炭、虫白蜡。制法：以上十五味，煅赤石脂粉碎成细粉，内层、外层药味分别混合粉碎成细粉，过筛，内层细粉加入煅赤石脂细粉，每100g内层细粉用炼蜜35～45g及适量的水泛丸，干燥、包肠溶衣；每100g外层细粉用炼蜜35～50g及适量的水包裹在肠溶衣丸上，以药用炭包衣，干燥，抛光，即得。功能主治：益气养血，温阳行气，涩肠止泻。用于脾虚气滞所致的泄泻，症见腹胀疼痛、肠鸣泄泻、黏液血便；慢性结肠炎、溃疡性结肠炎、过敏性结肠炎见上述证候者。

85. 处方中砂仁的药用部位是

A. 果肉

B. 假种皮

C. 种仁

D. 种子

E. 果实

86. 指标成分为dl-四氢巴马汀，其结构类型是

A. 生物碱

B. 三萜

C. 木脂素
D. 蒽醌
E. 二萜

(87～89题共用题干)

患者，男性，50岁。患消渴病5年，症见腰膝酸软、头晕耳鸣、骨蒸潮热、盗汗遗精、消渴。中医辨证为肾阴虚证，处以六味地黄汤，药用：熟地黄24g、酒萸肉12g、山药12g、泽泻9g、牡丹皮9g、茯苓9g。7剂，每日1剂，水煎服。

87. 根据患者的病情，处方中山药的炮制方法是

A. 蜜炙
B. 土炒
C. 清炒
D. 生品
E. 麸炒

88. 药师调配复核时，其中呈圆形或椭圆形厚片，切面黄白色至淡黄色，粉性，气微，味微苦的饮片是

A. 熟地黄
B. 酒萸肉
C. 泽泻
D. 山药
E. 牡丹皮

89. 熟地黄采用的炮制方式是

A. 蒸法
B. 煮法
C. 炒炭法
D. 酒炙法
E. 扣锅煅法

(90～92题共用题干)

患者，男性，43岁。症见寒热往来、胸胁苦满、食欲不振、口苦咽干。证属外感病邪犯少阳证，处以小柴胡颗粒，药物组成为柴胡、黄芩、党参、姜半夏、甘草、大枣、生姜。用后症状减轻。

90. 上述方中，主产于山西的药材是

A. 柴胡
B. 甘草
C. 黄芩
D. 半夏
E. 党参

91. 上述方中，断面黄色，中心红棕色；老根中心呈枯朽状或中空。所述药材是

A. 柴胡
B. 甘草
C. 黄芩
D. 半夏
E. 党参

92. 本品为可溶性颗粒，需要检查的项目是

A. 融变时限
B. 溶散时限
C. 溶出度
D. 释放度
E. 溶化性

四、多项选择题（共8题，每题1分。每题的备选项中，有2个或2个以上符合题意。错选、少选均不得分）

93. 下列来源于伞形科的药材有

A. 川木香

B. 白芷
C. 白术
D. 川芎
E. 藁本

94. 因质地极其致密坚实，宜切极薄片的药材有
A. 当归
B. 羚羊角
C. 降香
D. 白芍
E. 三棱

95. 药材表面或内部的绒毛、鳞片、硬刺、根类药材的须根，以及动物类药材的茸毛等具刺激咽喉等副作用，故须除去。以下药材需要去毛的有
A. 枇杷叶
B. 巴戟天
C. 鹿茸
D. 牡丹皮
E. 金樱子

96. 下列关于大黄炮制作用的说法，正确的有
A. 酒大黄引药上行，善清上焦血分热毒
B. 熟大黄增强活血祛瘀之功
C. 醋大黄以消积化瘀为主
D. 大黄炭有凉血化瘀止血的作用
E. 大黄经酒炒、蒸、炖后其结合型蒽醌类衍生物增加

97. 下列属于黄酮类化合物的有
A. 蒽酮类
B. 花色素类
C. 查耳酮类
D. 异黄酮类
E. 黄酮醇类

98. 《中国药典》规定二氧化硫残留量不得过400mg/kg 的药材有
A. 天花粉
B. 天麻
C. 牛膝
D. 白及
E. 茯苓

99. 乳剂属热力学不稳定的非均相体系，由于分散体系及外界条件的影响常常出现的不稳定现象包括
A. 分层
B. 絮凝
C. 转相
D. 破裂
E. 酸败

100. 下列关于液体制剂质量要求的说法，正确的有
A. 多剂量包装的口服混悬剂和干混悬剂照最低装量检查法检查，应符合规定
B. 口服混悬剂使用前须摇匀后才可使用
C. 混悬剂应放在低温避光的环境中保存，避免发生不稳定变化
D. 凡规定检查含量均匀度的口服混悬剂一般不再进行装量检查
E. 临床应用应注意观察口服乳剂的外观性状，外观应无分层现象

临考决胜卷（三）

一、最佳选择题（共34题，每题1分。每题的备选项中，只有1个最符合题意）

1. 槟榔、白芍等切片时，长时间露置空气中表面色泽会泛红，其原因是
   A. 所含苷类成分被酶解
   B. 所含的鞣质被氧化
   C. 所含的生物碱易被破坏
   D. 所含的有机酸易被破坏
   E. 所含的黄酮易被水解

2. 花类药材一般不宜在花完全盛开后采收。应在花初开时采收的是
   A. 辛夷
   B. 洋金花
   C. 菊花
   D. 金银花
   E. 西红花

3. 不宜用较高温度烘干的药材，则用"晒干"或"低温干燥"，其中"低温干燥"的温度要求为
   A. 一般不超过80℃
   B. 一般不超过70℃
   C. 一般不超过60℃
   D. 一般应控制在70～80℃
   E. 一般应控制在60～70℃

4. 以干燥心材入药，质地极其致密，宜切成极薄片的药材是
   A. 山药
   B. 黄芪
   C. 降香
   D. 乌药
   E. 三棱

5. 下列关于酸枣仁的炮制作用，不正确的是
   A. 易于粉碎和煎出
   B. 杀酶保苷
   C. 增强药效
   D. 有利于药效成分的煎出
   E. 降低毒副作用

6. 远志药材气微，味苦、微辛，炮制后能消除刺喉麻感。其炮制所用到的辅料是
   A. 甘草汤、石灰水
   B. 黑豆汁
   C. 甘草汤
   D. 白萝卜汁
   E. 山羊血

7. 下列关于附子的炮制方法及其炮制作用，不正确的是
   A. 盐附子的目的是防止药物腐烂，利于贮藏
   B. 淡附片是盐附子清水漂尽盐分后，与甘草、白矾加水共煮，切开后口尝微有麻舌感时取出
   C. 淡附片长于回阳救逆，散寒止痛
   D. 附子加工为黑顺片、白附片后可直接入药
   E. 附子的毒性成分主要为乌头碱等二萜双酯类生物碱

8. 下列关于炮制对含鞣质类药物影响的说法，不正确的是

A. 鞣质可溶于水，尤其易溶于冷水

B. 鞣质具强还原性，在碱性溶液中变色更快

C. 遇铁能反应生成墨绿色的鞣酸铁盐沉淀，故不宜用铁器炮制

D. 加热处理，会导致鞣质结构和含量发生变化

E. 炒炭使鞣质相对含量增加，可增强止血、止泻等作用

9. 中药的纯度检查不包括

A. 杂质检查

B. 水分测定

C. 灰分测定

D. 色度检查

E. 有害物质检查

10. 下列关于生物碱的碱性强弱顺序，说法正确的是

A. 酰胺类生物碱＞芳香胺类生物碱＞脂杂环类生物碱＞季铵碱

B. 酰胺类生物碱＞季铵碱＞脂杂环类生物碱＞芳香胺类生物碱

C. 脂杂环类生物碱＞季铵碱＞芳香胺类生物碱＞酰胺类生物碱

D. 季铵碱＞脂杂环类生物碱＞芳香胺类生物碱＞酰胺类生物碱

E. 季铵碱＞芳香胺类生物碱＞脂杂环类生物碱＞酰胺类生物碱

11. 眼用半固体制剂基质应过滤灭菌，不溶性药物应预先制成

A. 粗粉

B. 中粉

C. 细粉

D. 最细粉

E. 极细粉

12. 水溶液中不稳定的药物，特别是对湿热十分敏感的药物，如抗生素类药物、酶类制剂或血浆等生物制品常制备成

A. 乳状液型注射液

B. 溶液型注射液

C. 注射用无菌粉末

D. 注射用浓溶液

E. 混悬型注射液

13. 下列不属于低分子溶液剂的是

A. 芳香水剂

B. 甘油剂

C. 露剂

D. 醑剂

E. 乳剂

14. 除另有规定外，颠茄浸膏的浓度应为

A. 每1mL 相当于饮片1g

B. 每1g 相当于饮片2～5g

C. 每1mL 相当于饮片10g

D. 每1g 相当于饮片20～50g

E. 每10mL 相当于饮片1g

15. 除另有规定外，均应检查甲醇量的制剂是

A. 舒筋活络酒、藿香正气水

B. 小建中合剂、川贝枇杷糖浆

C. 川贝枇杷糖浆、颠茄浸膏

D. 益母草膏、藿香正气水

E. 舒筋活络酒、小建中合剂

16. 单糖浆为蔗糖的饱和水溶液，浓度为

A. 45%（g/g）

B. 75%（g/g）

C. 20%（g/g）

D. 64.74%（g/g）

E. 10%（g/g）

17. 外表面淡灰棕色或灰褐色,断面有细密、银白色、富弹性的橡胶丝相连,气微的药材是

A. 地骨皮

B. 香加皮

C. 大血藤

D. 丹参

E. 杜仲

18. 显微鉴别可见腺毛表面观呈鞋底形,由4、6细胞相对叠合而成,无柄的药材是

A. 紫苏叶

B. 艾叶

C. 大青叶

D. 蓼大青叶

E. 番泻叶

19. 为花托发育而成的假果,呈倒卵形。切开后,内有多数坚硬的小瘦果,内壁及瘦果均有淡黄色绒毛。所述药材是

A. 栀子

B. 连翘

C. 南五味子

D. 金樱子

E. 地肤子

20. 顶端常留有黄棕色根茎残基；上端稍细,中部略粗,下部渐细的药材是

A. 秦艽

B. 龙胆

C. 北沙参

D. 南沙参

E. 南板蓝根

21. 常卷曲成团,根茎横生呈不规则圆柱形,质脆,易折断,断面平坦,黄白色或白色。气辛香,味辛辣、麻舌的药材是

A. 藁本

B. 苍术

C. 白术

D. 细辛

E. 当归

22. 下列图示药材为山慈菇的是

A. 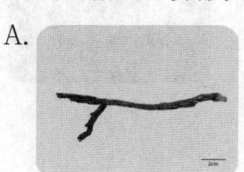 B.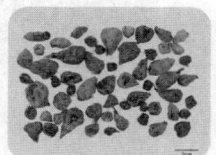

C. 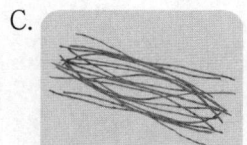 D.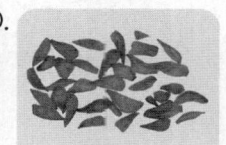

E.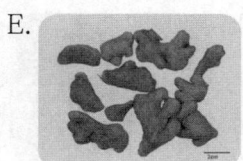

23. 下列图示药材采收加工时需捆成小把,上棚,以烟火慢慢熏干的是

A. 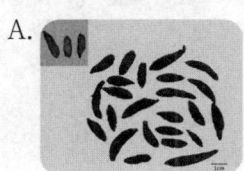 B.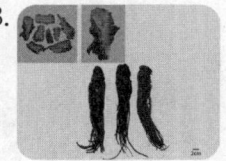

C. 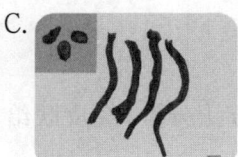 D.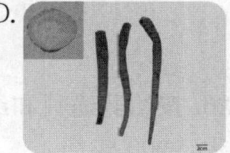

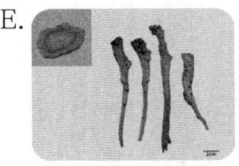

A. 灌肠剂
B. 气雾剂
C. 糊剂
D. 滴眼剂
E. 含漱剂

24.下列图示药材为海金沙的是

A. 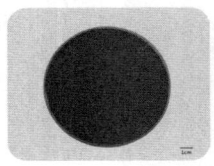 B.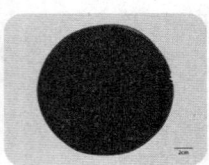

C. 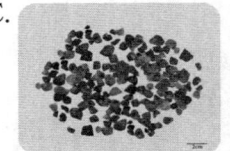 D.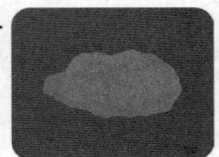

E.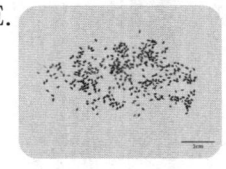

27.下列关于散剂质量要求的说法，错误的是
A. 散剂中可含或不含辅料
B. 除另有规定外，含挥发性药物或易吸潮药物的散剂应密闭贮存
C. 散剂用于烧伤治疗，如为非无菌制剂的，应在标签上标明"非无菌制剂"
D. 除另有规定外，中药散剂通过六号筛的粉末重量不得少于95%
E. 单剂量包装的散剂应检查装量差异

28. 通过大黄的主要化学成分和其各种代谢产物的泻下活性研究发现，代谢产物泻下作用最强的是
A. 大黄酸
B. 大黄酸蒽酮
C. 大黄酚
D. 番泻苷
E. 芦荟苷

25.下列图示药材为绵马贯众的是

A. 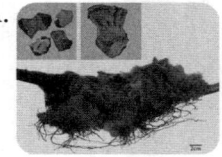 B.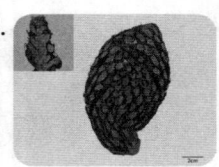

C. 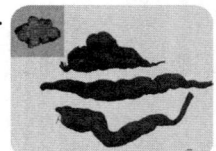 D.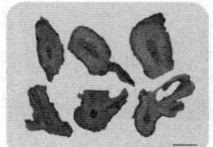

E.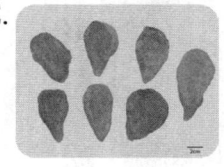

29.《中国药典》规定，下列属于川乌含量测定指标成分之一的是
A. 乌头原碱
B. 乌头次碱
C. 次乌头碱
D. 四氢巴马汀
E. 小檗碱

26. 按给药途径和给药方法分类，经皮肤给药的剂型是

30. 表面灰黄色或暗灰色，具纵纹及横裂纹，有的皮部横向断离露出木部，形似连珠。质

坚韧，断面皮部厚，紫色或淡紫色，易与木部剥离。所述药材是

A. 胡黄连
B. 巴戟天
C. 黄连
D. 虎杖
E. 茜草

31. 下列关于影响眼用制剂中药物吸收因素的说法，不正确的是

A. 眼用制剂的刺激性可能会使泪液增加而稀释药物
B. 滴眼剂的表面张力越小，越有利于滴眼剂与泪液的混合
C. 增加黏度有利于药物吸收
D. 药物的外周血管消除会影响药效，但仅能引起局部性副作用
E. 药物从眼睑缝隙的损失是某些药效强烈的眼用制剂用药后有全身作用的机制之一

32. 临用前用消毒纱布或棉球等柔软物料蘸取，涂于皮肤或口腔与喉部黏膜的液体制剂是

A. 凝胶剂
B. 涂膜剂
C. 糊剂
D. 搽剂
E. 涂剂

33. 氧化苦参碱所属的结构类型是

A. 有机胺类生物碱
B. 吡咯里西啶类生物碱
C. 双稠哌啶类生物碱
D. 单萜吲哚类生物碱
E. 简单吲哚类生物碱

34. 雷公藤化学成分中具有抗炎和抗肿瘤作用的是

A. 雷公藤次碱
B. 雷公藤春碱
C. 雷公藤新碱
D. 异雷公藤春碱
E. 雷公藤红素

二、配伍选择题（共50题，每题1分。题目分为若干组，每组题目对应同一组备选项，备选项可重复选用，也可不选用。每题只有1个备选项最符合题意）

（35～36题共用备选答案）

A. 辛
B. 淡
C. 涩
D. 甘
E. 咸

35. 能伤津液，阴虚津亏者慎用的味是

36. 能收敛邪气，邪气未尽者慎用的味是

（37～38题共用备选答案）

A. 炙淫羊藿
B. 盐车前子
C. 熟三七
D. 油酥蛤蚧
E. 砂炒骨碎补

37. 炮制后能增强温肾助阳作用，多用于阳痿、不孕的是

38. 炮制后补肺益精，纳气定喘见长，常用于肺虚咳嗽或肾虚作喘的是

（39～40题共用备选答案）

A. 菲醌类

B. 碳苷类

C. 环烯醚萜苷类

D. 倍半萜内酯

E. 单萜类

39. 芦荟的指标成分为芦荟苷，其结构类型是

40. 青蒿的主要成分为青蒿素，其结构类型是

（41～42题共用备选答案）

A. [结构式]

B. [结构式]

C. [结构式]

D. [结构式]

E. [结构式]

41. 属于有机胺类生物碱的是

42. 属于有机酸类化合物的是

（43～44题共用备选答案）

A. 黄芪

B. 前胡

C. 商陆

D. 秦皮

E. 合欢皮

43. 主要成分结构类型属于香豆素类，在动物体内和体外对多种痢疾细菌都显示出强大的抑制作用的中药是

44. 主要成分结构类型属于三萜皂苷类，具有镇静催眠的作用，对精神刺激所致的失眠，疗效较佳的是

(45～46题共用备选答案)
A. 桑寄生
B. 槲寄生
C. 木通
D. 大血藤
E. 鸡血藤

45. 断面不平坦，皮部黄色，木部色较浅，射线呈放射状，髓部常偏向一边。所述药材是

46. 断面皮部红棕色，有数处向内嵌入木部，木部黄白色，有多数细孔状导管，射线呈放射状排列。气微，味微涩。所述药材是

(47～48题共用备选答案)
A. 熊胆
B. 牛黄
C. 蟾酥
D. 麝香
E. 牛膝

47. 《中国药典》以胆酸和胆红素为质量控制成分的中药是

48. 《中国药典》以β-蜕皮甾酮为质量控制成分的中药是

(49～50题共用备选答案)
A. 黄柏
B. 关黄柏
C. 苦楝皮
D. 厚朴
E. 肉桂

49. 质韧，不易折断，断面纤维性，呈层片状，易剥离。气微，味苦。所述药材是

50. 体轻，质较硬，断面纤维性，呈裂片状分层，深黄色。气微，味极苦，嚼之有黏性。所述药材是

(51～53题共用备选答案)
A. 雄黄
B. 芒硝
C. 自然铜
D. 赭石
E. 硫黄

51. 条痕樱红色或红棕色的药材是

52. 条痕淡橘红色的药材是

53. 条痕绿黑色或棕红色的药材是

(54～55题共用备选答案)
A. Feigl 反应
B. Gibb's 反应
C. 四氢硼钠反应
D. 碘化铋钾反应
E. Molish 反应

54. 常用于检识苷类化合物的反应是

55. 常用于检识醌类化合物的反应是

(56～57题共用备选答案)
A. 川乌
B. 延胡索
C. 麻黄

D. 苦杏仁
E. 何首乌

56. 常采用焯法炮制,主含氰苷类化合物的饮片是

57. 常采用醋炙法炮制,主含异喹啉类生物碱的饮片是

(58～59题共用备选答案)
A. 黄芩
B. 槐花
C. 何首乌
D. 丹参
E. 决明子

58. 来源于豆科,主含蒽醌类化合物的药材是

59. 来源于唇形科,主含菲醌类化合物的药材是

(60～61题共用备选答案)
A. 银杏叶
B. 甘草
C. 知母
D. 丹参
E. 决明子

60. 指标成分中,既包含黄酮类化合物又包含三萜皂苷类化合物的中药是

61. 指标成分中,既包含黄酮类化合物又包含二萜类化合物的中药是

(62～63题共用备选答案)
A. 广藿香
B. 荆芥
C. 青蒿
D. 大蓟
E. 蒲公英

62. 叶互生,暗绿色或棕绿色,卷缩易碎,完整者展平后为三回羽状深裂,气香特异,味微苦的药材是

63. 叶边缘具不等长的针刺,头状花序顶生,球形或椭圆形,羽状冠毛灰白色,气微,味淡的药材是

(64～65题共用备选答案)
A. 单萜
B. 倍半萜
C. 二萜
D. 三萜皂苷
E. 甾体皂苷

64. 薄荷油的质量优劣主要依据其中薄荷醇(薄荷脑)含量的高低而定,其结构类型是

65. 穿心莲能够抗炎,主要活性成分是穿心莲内酯,临床已用于治疗急性菌痢、胃肠炎、咽喉炎、感冒发热等,其结构类型是

(66～67题共用备选答案)
A. 增塑剂
B. 增稠剂
C. 增光剂
D. 遮光剂
E. 防腐剂

66. 制备明胶空心胶囊时,十二烷基磺酸钠常用作

67. 制备明胶空心胶囊时,二氧化钛常用作

(68～69题共用备选答案)
A. 胶囊剂
B. 乳膏剂
C. 栓剂
D. 软膏剂
E. 糊剂

68. 应避光密封置25℃以下贮存,不得冷冻的是

69. 应避光密闭置25℃以下贮存,不得冷冻的是

(70～71题共用备选答案)
A. 清茶调服
B. 生姜煎汤送服
C. 黄酒送服
D. 大枣煎汤送服
E. 温热的红糖水送服

70. 在服用附子理中丸治疗胃痛、呕吐等症时宜用

71. 在服用大活络丸治疗中风偏瘫、口眼歪斜时宜用

(72～73题共用备选答案)
A. 粉葛
B. 苦参
C. 山豆根
D. 商陆
E. 川牛膝

72. 切面浅黄棕色或黄白色,异型维管束隆起其木部明显,形成数个突起的同心性环轮的药材是

73. 切面黄白色,具放射状纹理及裂隙,有的具异型维管束呈同心性环排列或不规则散在。气微,味极苦的药材是

(74～75题共用备选答案)
A. 珍珠
B. 牛黄
C. 地龙
D. 乌梢蛇
E. 鹿茸

74. 显微特征可见不规则碎块,具彩虹样光泽,表面显颗粒性,由数至十数薄层重叠,可见致密的成层线条或极细密的微波状纹理,符合该特征的药材是

75. 呈卵形、类球形、三角形或四方形,表面黄红色至棕黄色,有的表面挂有一层黑色光亮薄膜的药材是

(76～78题共用备选答案)
A. 朱砂
B. 雄黄
C. 干漆
D. 炉甘石
E. 自然铜

76. 经醋淬后,可增强散瘀止痛作用。多用于跌打肿痛、筋骨折伤的是

77. 经扣锅煅后,毒性降低的是

78. 煅淬后还需水飞制取,多用作眼科外用药的是

(79～80题共用备选答案)
A. 陈皮
B. 苦杏仁
C. 化橘红
D. 青皮
E. 枳壳

79. 常剥成数瓣,基部相连,外表面橙红色或红棕色,有细皱纹和凹下的点状油室;内表面浅黄白色,粗糙,附黄白色或黄棕色筋络状维管束。所述药材是

80. 有"光七爪""光五爪"习称的药材是

(81～82题共用备选答案)

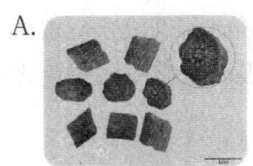
A.

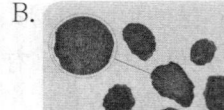
B.

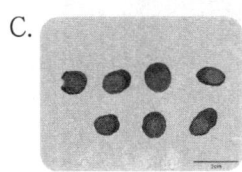
C.

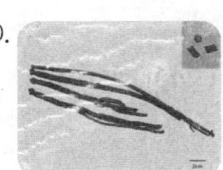
D.

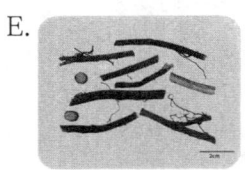
E.

81. 图示药材为北豆根的是

82. 图示药材为牛膝的是

(83～84题共用备选答案)

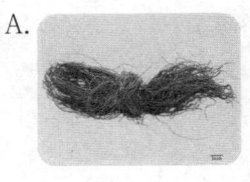
A.

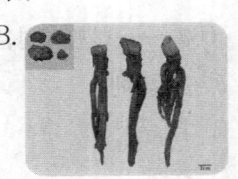
B.

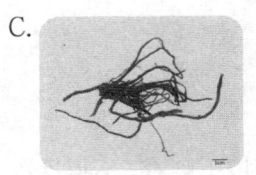
C.

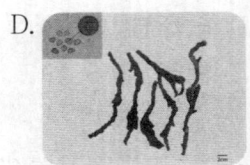
D.

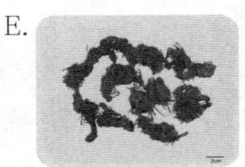
E.

83. 图示药材为徐长卿的是

84. 图示药材为石菖蒲的是

三、综合分析选择题(共8题,每题1分。题目分为若干组,每组题目基于同一个临床情景、病例、实例或者案例的背景信息逐题展开。每题的备选项中,只有1个最符合题意)

(85～86题共用题干)
患者,女性,35岁。症见面色萎黄,食欲不振,四肢乏力,月经过多。医师诊断为气血两虚证,处以八珍颗粒。处方组成:党参60g,炒白术60g,茯苓60g,炙甘草30g,当归90g,白芍60g,川芎45g,熟地黄90g。

85. 处方中药材粉末显微可见联结乳管含淡

黄色细小颗粒状物的是

A. 熟地黄

B. 当归

C. 川芎

D. 甘草

E. 党参

86. 处方中,当归、党参同属于一个道地药材的是

A. 怀药

B. 川药

C. 秦药

D. 关药

E. 云药

(87～88题共用题干)

患者,女性,27岁。近期症见胃痛隐隐、脘闷不舒、呕吐酸水、嘈杂不适、不思饮食、四肢倦怠。医师诊断为胃阳不足、湿阻气滞所致的胃痛。处以香砂养胃颗粒。药物组成：白术、木香、砂仁、豆蔻、广藿香、陈皮、厚朴、香附、茯苓、枳实、半夏、甘草。

87. 上述方中半夏宜选用的炮制品是

A. 生半夏

B. 清半夏

C. 姜半夏

D. 法半夏

E. 半夏炭

88. 上述方中,茎略呈方柱形,表面灰褐色、灰黄色或带红棕色,被柔毛。切面有白色髓,且要求药材中叶不得少于20%。所述饮片是

A. 厚朴

B. 茯苓

C. 白术

D. 木香

E. 广藿香

(89～92题共用题干)

连花清瘟胶囊【处方】连翘255g、金银花255g、炙麻黄85g、炒苦杏仁85g、石膏255g、板蓝根255g、绵马贯众255g、鱼腥草255g、广藿香85g、大黄51g、红景天85g、薄荷脑7.5g、甘草85g。【性状】本品为硬胶囊,内容物为棕黄色至黄褐色的颗粒和粉末；气微香,味微苦。

89. 下列关于处方中炒苦杏仁的说法,错误的是

A. 炒杏仁是取㷲杏仁,置锅内用文火炒至微黄色

B. 炒苦杏仁性温,长于温散肺寒

C. 炒苦杏仁多用于肺寒咳喘、久喘肺虚

D. 炒苦杏仁先㷲制的目的是除去非药用部位

E. 炒苦杏仁先㷲制的目的是分离不同药用部位

90. 上述胶囊含量测定成分之一为连翘苷,其结构类型为

A. 木脂素

B. 香豆素

C. 甾体皂苷

D. 萘醌

E. 菲醌

91. 根据《中国药典》规定，连花清瘟胶囊的崩解时限为
A. 10 分钟
B. 20 分钟
C. 30 分钟
D. 1 小时
E. 2 小时

92. 处方中，断面略呈纤维性，周边绿黄色，髓部红棕色，近圆形。气微香，味涩、微苦。所述药材是
A. 苦杏仁
B. 麻黄
C. 鱼腥草
D. 广藿香
E. 红景天

四、多项选择题（共 8 题，每题 1 分。每题的备选项中，有 2 个或 2 个以上符合题意。错选、少选均不得分）

93. 不含马兜铃酸的中药有
A. 广防己
B. 紫草
C. 洋金花
D. 当归
E. 关木通

94. 《中国药典》规定水分测定常用的方法有
A. 费休氏法
B. 晾晒干燥法
C. 减压干燥法
D. 气相色谱法
E. 甲苯法

95. 下列属于低分子溶液剂的有
A. 芳香水剂
B. 醑剂
C. 甘油剂
D. 溶胶剂
E. 溶液剂

96. 《中国药典》规定，需进行释放度检查的有
A. 缓释片
B. 肠溶片
C. 阴道片
D. 分散片
E. 贴剂

97. 片剂包衣的作用有
A. 控制药物在肠道内定位释放
B. 改变药物释放速度
C. 掩盖药物不良气味
D. 隔离空气，避光防潮，提高药物的稳定性
E. 防止发生松片现象

98. 下列关于膜剂的说法，正确的是
A. 药物含量准确，质量稳定
B. 使用方便，适于多种给药途径
C. 常用的成膜材料有聚乙烯醇
D. 生产工艺简单，易于自动化和无菌生产
E. 体积小，重量轻，便于携带、运输和贮存

99. 下列药材入药部位为干燥单叶的有
A. 侧柏叶
B. 大青叶
C. 蓼大青叶
D. 番泻叶
E. 艾叶

100. 下列基质中常用作栓剂水溶性基质的有

A. 聚山梨酯61

B. 泊洛沙姆

C. 可可豆脂

D. 聚乙二醇

E. 甘油明胶

临考决胜卷（四）

一、最佳选择题（共34题，每题1分。每题的备选项中，只有1个最符合题意）

1. 按中医治疗学分类，属于对因功效的是
   A. 排脓
   B. 止汗
   C. 消痈排脓
   D. 截疟
   E. 蚀疣

2. 延缓药物水解的方法是
   A. 添加抗氧剂
   B. 降低温度
   C. 避光
   D. 驱逐氧气
   E. 控制微量金属离子

3. 药材断面维管束与较宽的射线相间排列成稀疏整齐的放射状纹理，传统术语习称
   A. 朱砂点
   B. 罗盘纹
   C. 菊花心
   D. 车轮纹
   E. 云锦状花纹

4. 关于中药体内过程及其影响因素的说法，错误的是
   A. 采用药物的亚稳定型晶型可加快药物的溶出，促进药物的吸收
   B. 药物与血浆蛋白结合的能力可影响其分布
   C. 肾小管的重吸收主要与药物的脂溶性、pK_a、尿液的pH和尿量密切相关
   D. 病理状态，如脑脊髓炎症时，血－脑屏障通透性降低
   E. 剂型不同，其给药途径也不相同

5. 为引药下行，增强泄热的功能，炮制泽泻宜选用的辅料是
   A. 食盐水
   B. 黄酒
   C. 米醋
   D. 羊脂油
   E. 炼蜜

6. 采用淋法进行软化处理的药材是
   A. 五加皮
   B. 陈皮
   C. 三棱
   D. 昆布
   E. 大黄

7. 因所含生物碱易被破坏，一般宜生用，不加热炮制的是
   A. 钩藤
   B. 雷丸
   C. 天花粉
   D. 茵陈
   E. 木香

8. 用于阳痿、滑精、遗尿、带下、胎气不固、消渴的是
   A. 生品菟丝子
   B. 盐菟丝子
   C. 酒菟丝子

D. 炒菟丝子

E. 醋菟丝子

9. 疏风解表之力稍减，长于化痰散结的是

A. 生品僵蚕

B. 炒僵蚕

C. 生品荆芥

D. 炒荆芥

E. 荆芥炭

10. 为增强润肺止咳的作用，枇杷叶应采用的炮制方法是

A. 盐炙

B. 酒炙

C. 醋炙

D. 蜜炙

E. 姜炙

11. 益母草碱氮原子不在环状结构内，其结构类型属于

A. 吡啶类生物碱

B. 异喹啉类生物碱

C. 莨菪烷类生物碱

D. 吲哚类生物碱

E. 有机胺类生物碱

12. 《中国药典》规定，桃仁的指标成分是

A. 毛茛苷

B. 苦杏仁苷

C. 天麻苷

D. 水杨苷

E. 牡荆素

13. 为增强补脾、润肺、益肾功能，并除去麻味，宜选用蒸法炮制的是

A. 黄精

B. 人参

C. 天麻

D. 远志

E. 何首乌

14. 根茎多拘挛而弯曲，具不定根和稀疏的凹窝状茎痕。质较硬，断面淡黄白色，显粉性，形成层环纹棕黄色，皮部有黄棕色的点状树脂道及放射状裂隙。香气特异，味微苦、甘的药材是

A. 人参

B. 西洋参

C. 三七

D. 石菖蒲

E. 防风

15. 表面红棕色或黑棕色，靠近根头处多具细密环纹。质稍软，易折断，断面略平坦，不显纤维性。具败油气的药材是

A. 川芎

B. 南沙参

C. 龙胆

D. 木香

E. 南柴胡

16. 下列关于散剂特点和质量要求的说法，错误的是

A. 因药物粉末的比表面积较大，易分散，吸收、起效迅速

B. 外用对疮面有一定的机械性保护作用

C. 非剂量散剂多为内服散剂

D. 为防止胃酸对散剂中活性成分的破坏，散剂的稀释剂中可选用中和胃酸的辅料

E. 专供治疗、预防和润滑皮肤的散剂也可称

为撒布剂或撒粉

17. 下列关于颗粒剂特点和质量要求的说法，错误的是

A. 尤其适宜于老年人和儿童患者使用
B. 颗粒剂既可冲入水中饮服，也可直接吞服
C. 肠溶颗粒应进行释放度检查
D. 凡规定进行杂菌检查的生物制品颗粒剂，可不进行微生物限度检查
E. 凡规定检查水分的颗粒剂，不再进行装量差异的检查

18. 明胶空心胶囊囊材中，羧甲纤维素钠是用作

A. 增塑剂
B. 遮光剂
C. 着色剂
D. 防腐剂
E. 芳香矫味剂

19. 下列关于注射剂的质量检查项目与要求的说法，错误的是

A. 凡规定检查含量均匀度的注射用无菌粉末，一般不再进行装量差异检查
B. 静脉输液不能选用乳状液型输液剂
C. 用于静脉注射、静脉滴注的注射剂按《中国药典》规定的检查法检查不溶性微粒，应符合规定
D. 静脉用注射剂按《中国药典》细菌内毒素检查法或热原检查法检查细菌内毒素或热原，应符合规定
E. 注射剂按《中国药典》规定检查无菌项目，应符合规定

20. 去除热原的方法中，可采用重铬酸钾硫酸清洁液或稀氢氧化钠溶液处理破坏热原的方法是

A. 凝胶滤过法
B. 酸碱法
C. 离子交换法
D. 吸附法
E. 反渗透法

21. 下列属于栓剂油脂性基质的是

A. 聚山梨酯61
B. 甘油明胶
C. 聚乙二醇
D. 可可豆脂
E. 泊洛沙姆

22. 表面深黄色或棕黄色，略具光泽，滋润，纤维性强，易纵向撕裂。气微，味甜的饮片是

A. 蜜甘草
B. 蜜黄芪
C. 蜜枇杷叶
D. 蜜麻黄
E. 蜜桑白皮

23. 呈不规则的球形或扁球形。表面红色、紫红色或暗红色，皱缩，显油润；有的表面呈黑红色或出现"白霜"的药材是

A. 酸枣仁
B. 沙苑子
C. 五味子
D. 金樱子
E. 葶苈子

24. 表面紫红色或红褐色，切面有致密的纹理。质硬，有油性的药材是

A. 降香

B. 沉香
C. 苏木
D. 大血藤
E. 鸡血藤

25. 呈椭圆形、长圆柱形或连珠形,凹陷处有棕色外皮残留;质脆,易折断。所述药材是
A. 独活
B. 桔梗
C. 白茅根
D. 徐长卿
E. 甘遂

26. 质坚实,断面黄白色至暗棕色,中柱较大,髓部类白色的药材是
A. 直立百部
B. 蔓生百部
C. 对叶百部
D. 素花百部
E. 黄花百部

27. 质脆,易折断,断面略平坦,皮部黄白色或淡黄棕色,木部色较浅,呈点状环列。气微,味甚苦。所述药材是
A. 胡黄连
B. 黄芩
C. 山豆根
D. 龙胆
E. 黄连

28. 呈类圆锥形,多由数个小根纠聚而膨大。表面棕褐色,粗糙,有裂隙,呈网状孔纹。质松脆,易折断,断面多呈枯朽状。所述药材是
A. 当归
B. 细辛

C. 黄芪
D. 黄芩
E. 秦艽

29. 化学结构分类不属于黄酮类化合物的是
A. 黄酮醇类
B. 异黄酮类
C. 查耳酮类
D. 橙酮类
E. 蒽酮类

30. 表面黄棕色至棕色,上面有一凹沟,具紧密排列的环状节,节上密生黄棕色的残存叶基的药材是
A. 土茯苓
B. 巴戟天
C. 重楼
D. 防己
E. 知母

31. 下列图示药材为沙棘的是

A. 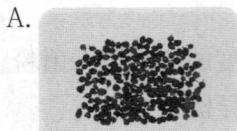 B.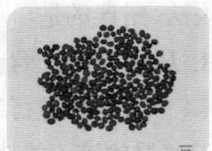

C. 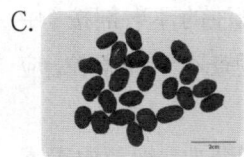 D.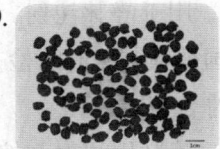

E.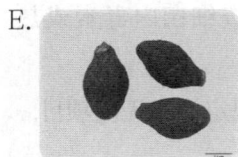

32. 下列图示药材为山慈姑的是

A.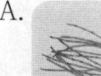
B.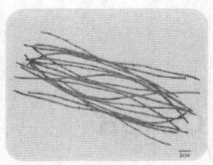
C.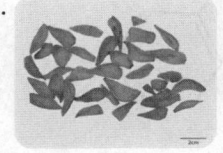
D.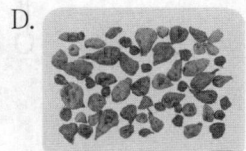
E.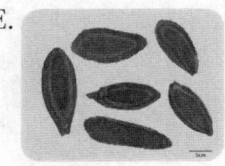

33. 下列图示药材为满山红的是

A.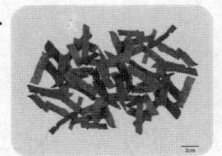
B.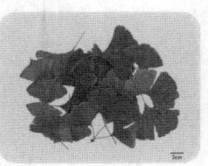
C.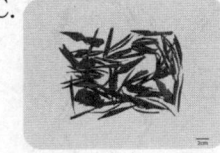
D.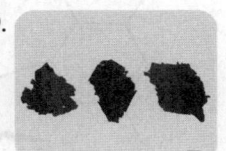
E.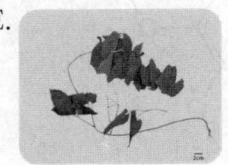

34. 下列图示药材主产于贵州的是

A.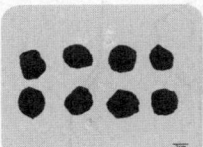
B.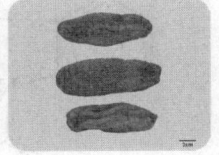
C.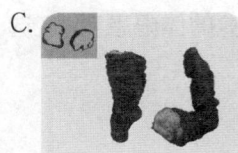
D.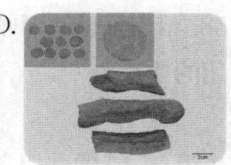
E.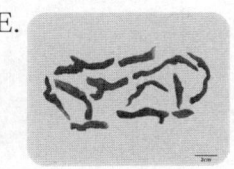

二、配伍选择题（共50题，每题1分。题目分为若干组，每组题目对应同一组备选项，备选项可重复选用，也可不选用。每题只有1个备选项最符合题意）

（35～36题共用备选答案）

A. 酸味

B. 淡味

C. 苦味

D. 辛味

E. 甘味

35. 能耗气伤阴，气虚阴亏者慎用的是

36. 能伤津、伐胃，脾胃虚弱者不宜大量使用的是

（37～38题共用备选答案）

A. 生麻黄

B. 蜜麻黄绒

C. 炒麻黄

D. 蜜麻黄

E. 麻黄绒

37. 作用缓和，治老人、幼儿及虚人风寒感冒，宜选用的饮片是

38. 治表证已解而咳喘未愈的体虚患者，宜选用的饮片是

（39～40题共用备选答案）
A. 天南星
B. 地黄
C. 巴豆
D. 山楂
E. 半夏

39. 炮制后药性由温转凉，味由辛转苦，能清化热痰的是

40. 炮制后长于消食止泻，用于食积兼脾虚和痢疾的是

（41～42题共用备选答案）
A. 甲基五碳醛糖
B. 六碳醛糖
C. 六碳酮糖
D. 双糖
E. 五碳醛糖

41. L-阿拉伯糖为

42. L-阿鼠李糖为

（43～44题共用备选答案）

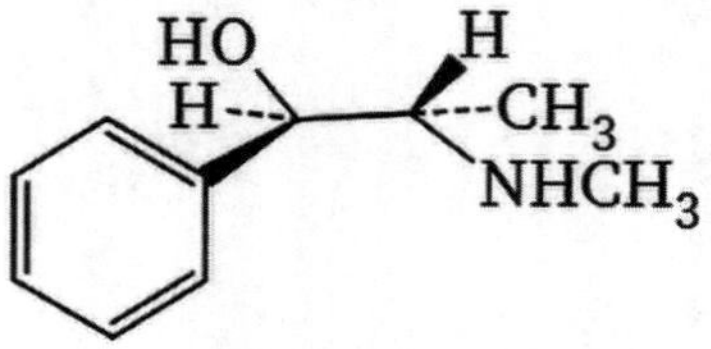

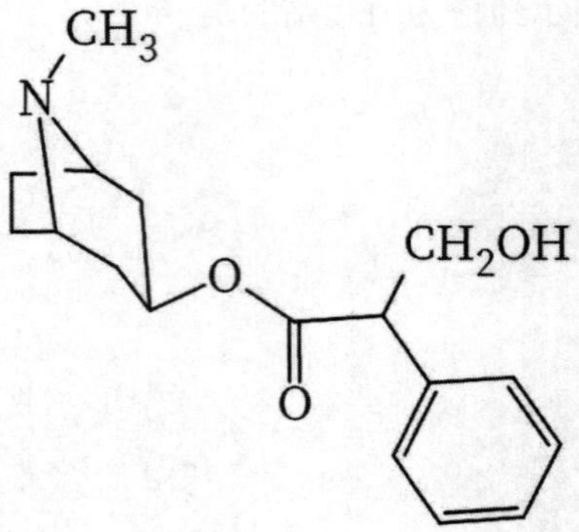

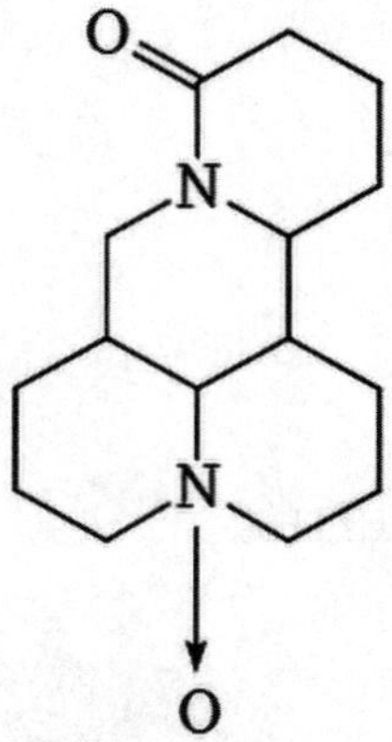

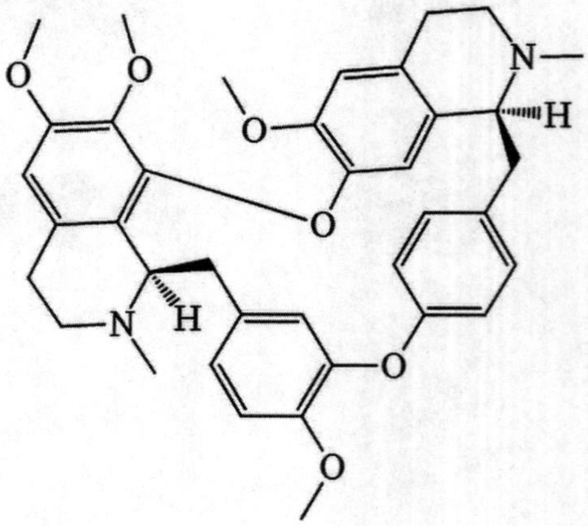

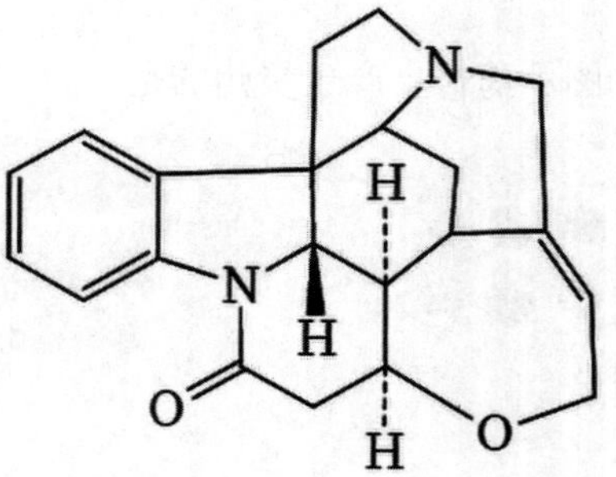

43. 麻黄中具有发汗作用的主要有效成分的结构式为

44. 苦参中具有抗肿瘤作用的主要有效成分的结构式为

（45～46题共用备选答案）

A. 苯醌
B. 萘醌
C. 菲醌
D. 蒽醌
E. 有机酸

45. 丹参能够活血祛瘀，其所含的丹参素的结构类型为

46. 芦荟具有泻下作用，其所含的芦荟苷的结构类型为

（47～48题共用备选答案）

A. 黄芩素
B. 大豆苷
C. 芦丁
D. 槲皮素
E. 橙皮苷

47. 《中国药典》规定，含量测定指标成分的化学结构类型为异黄酮的是

48. 《中国药典》规定，含量测定指标成分的化学结构类型为二氢黄酮的是

（49～51题共用备选答案）

A. 三七
B. 知母
C. 香加皮
D. 蟾酥
E. 柴胡

49. 主要化学成分为甾体皂苷类的是

50. 主要化学成分为五环三萜皂苷类的是

51. 主要化学成分为乙型强心苷元的是

（52～53题共用备选答案）

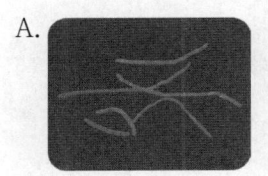 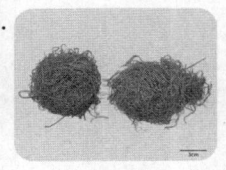

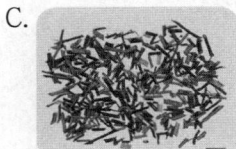 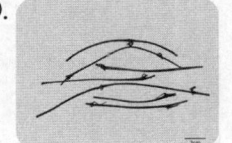

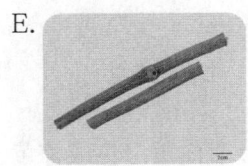

52. 来源于胡椒科，呈扁圆柱形，微弯曲，节部膨大，上生不定根，中心有灰褐色髓的药材是

53. 来源于禾本科，为卷曲成团的不规则丝条或呈长条形薄片状。黄绿色或黄白色。纤维性，体轻松，质柔韧，有弹性。所述药材是

（54～55题共用备选答案）

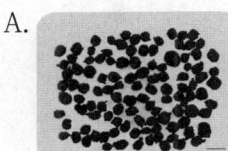 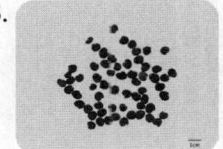

C. 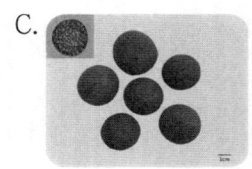   D.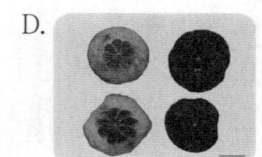

E.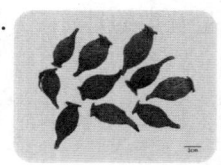

54. 图示来源于芸香科植物未成熟果实入药的是

55. 图示来源于豆科植物干燥成熟种子入药的是

（56～57题共用备选答案）
A. 穿心莲
B. 鱼腥草
C. 青蒿
D. 锁阳
E. 麻黄

56. 主要含有萜类化合物，表面黄绿色或棕黄色，气香特异，味微苦的药材是

57. 主要含有萜类化合物，茎呈方柱形，节稍膨大，味极苦的药材是

（58～60题共用备选答案）
A. 芒硝
B. 炉甘石
C. 朱砂
D. 自然铜
E. 赭石

58. 主要成分为碳酸锌，具有明目退翳、收湿止痒敛疮功效的中药是

59. 主要成分为二硫化铁，具有散瘀、止痛、接骨疗伤功效的中药是

60. 主要成分为三氧化二铁，具有平肝潜阳、重镇降逆、凉血止血功效的中药是

（61～63题共用备选答案）
A. 杜仲
B. 牡丹皮
C. 秦皮
D. 肉桂
E. 地骨皮

61. 可于秋、冬两季采收，药材呈槽状或卷筒状的是

62. 可于春末夏初采收，热水浸出液呈黄绿色、日光下显碧蓝色荧光的是

63. 采用"环剥技术"采收，药材呈板片状或两边稍向内卷的是

（64～66题共用备选答案）
A. 蛤蚧
B. 海螵蛸
C. 桑螵蛸
D. 水蛭
E. 珍珠

64. 以除去内脏的干燥体入药的药材是

65. 以干燥卵鞘入药的药材是

66. 以干燥全体入药的药材是

（67～68题共用备选答案）
A. 枇杷叶
B. 番泻叶
C. 侧柏叶
D. 艾叶
E. 罗布麻叶

67. 多分枝，小枝扁平，叶细小鳞片状，交互对生，贴伏于枝上的药材是

68. 多皱缩、破碎，有短柄，完整叶片展平后呈卵状椭圆形，羽状深裂，裂片椭圆状披针形，边缘有不规则的粗锯齿的药材是

（69～70题共用备选答案）
A. 甘草
B. 白术
C. 白芍
D. 山药
E. 地黄

69. 显微鉴别可见草酸钙针晶束存在于黏液细胞中的中药是

70. 显微鉴别可见草酸钙针晶细小，不规则地充塞于薄壁细胞中的中药是

（71～72题共用备选答案）
A. 乳化剂
B. 溶剂
C. 防腐剂
D. 助悬剂
E. 抛射剂

71. 鱼肝油乳剂中羟苯乙酯为

72. 聚乙烯醇可作为混悬剂的

（73～74题共用备选答案）
A. 朱砂衣
B. 黄柏衣
C. 雄黄衣
D. 青黛衣
E. 赭石衣

传统中药丸剂所包药物系用处方中药物极细粉作为包衣材料，根据处方回答问题。

73. 清下焦湿热类中药丸剂常包

74. 清热解毒中药丸剂常包

（75～76题共用备选答案）
A. 0.05%
B. 0.5%
C. 0.03%
D. 0.3%
E. 0.1%

75. 合剂中可根据需要加入抑菌剂，山梨酸的用量不得超过

76. 糖浆剂中可根据需要加入抑菌剂，苯甲酸的用量不得超过

（77～79题共用备选答案）
A. 牛黄解毒片
B. 小柴胡泡腾片
C. 川贝枇杷糖浆

D. 益母草膏

E. 炉甘石洗剂

77. 服用时应整片吞服，且主药含有胆汁酸类化学成分的制剂是

78. 贮藏时应密封并置阴凉处保存，主药含薄荷脑的制剂是

79. 成品中无需添加防腐剂，且主药含有生物碱类化学成分的制剂是

（80～82题共用备选答案）

A. 生川乌

B. 薄荷脑

C. 莪术

D. 三七

E. 连翘

80. 在少林风湿跌打膏处方中，有促透皮作用且化学结构属于单萜的药物是

81. 在少林风湿跌打膏处方中，需以高浓度乙醇提取且其水溶液摇晃会产生持久性泡沫的药物是

82. 在少林风湿跌打膏处方中，需用气相色谱法测定，含量不得少于0.20%的药物是

（83～84题共用备选答案）

A. 槲皮素

B. 杜鹃素

C. 黄芩素

D. 花青素

E. 葛根素

83. 化合物结构类型为黄酮的是

84. 化合物结构类型为异黄酮的是

三、综合分析选择题（共8题，每题1分。题目分为若干组，每组题目基于同一个临床情景、病例、实例或者案例的背景信息逐题展开。每题的备选项中，只有1个最符合题意）

（85～86题共用题干）

患者，女性，45岁。近来心悸健忘，失眠多梦，大便干燥。医生诊断为心阴不足，处以滋阴养血、补心安神的天王补心丸（浓缩水丸）。药物组成：丹参25g，当归50g，石菖蒲25g，党参25g，茯苓25g，五味子50g，麦冬50g，天冬50g，地黄200g，玄参25g，制远志25g，炒酸枣仁50g，柏子仁50g，桔梗25g，甘草25g，朱砂10g。

85. 处方中含有甾体皂苷类化合物的中药是

A. 茯苓

B. 五味子

C. 当归

D. 丹参

E. 麦冬

86. 下列关于该制剂的水分及溶散时限的说法，正确的是

A. 水分不得过9.0%，在2小时内全部溶散

B. 水分不得过9.0%，在1小时内全部溶散

C. 水分不得过12.0%，在2小时内全部溶散

D. 水分不得过12.0%，在1小时内全部溶散

E. 水分不得过15.0%，在2小时内全部溶散

(87~88题共用题干)

患者,男性,55岁。症见头晕耳鸣,腰膝酸软,骨蒸潮热,夜里熟睡后汗出,醒后汗止。医师处以六味地黄丸(浓缩丸)。处方组成:熟地黄120g,酒萸肉60g,牡丹皮45g,山药60g,茯苓45g,泽泻45g。制法:以上六味,牡丹皮用水蒸气蒸馏法提取挥发性成分;药渣与酒萸肉20g、熟地黄、茯苓、泽泻加水煎煮二次,每次2小时,煎液滤过,滤液合并,浓缩成稠膏;山药与剩余酒萸肉粉碎成细粉,过筛,混匀,与上述稠膏和牡丹皮挥发性成分混匀,制丸,干燥,打光,即得。其质量应符合《中国药典》丸剂项下有关的各项规定。

87. 处方中,牡丹皮所含成分丹皮酚具有升华性,可以采用微量升华法进行鉴别,下列属于丹皮酚结晶特点的是

A. 黄色针状(低温时)、枝状和羽状(高温时)结晶

B. 无色针簇状结晶

C. 长柱状或针状、羽状结晶

D. 白色柱状或小片状结晶

E. 微黄色玫瑰花状结晶

88. 下列关于熟地黄炮制方法及作用说法,正确的是

A. 每100kg生地黄,用黄酒60~80kg

B. 熟地黄入血分凉血止血,用于吐血、衄血、尿血、便血、崩漏等

C. 熟地黄药性由寒转温,味由苦转甜,功能由清转补,具有补血滋阴、益精填髓的功能

D. 熟地黄味转甘厚而性转温,增强了补肝肾、益精血、乌须发、强筋骨的作用

E. 熟地黄以补血止血为主,用于虚损性出血

(89~92题共用题干)

患者,女性,34岁。近期带下量多、色黄、质稠、腥臭、阴部瘙痒。医师诊断为湿热下注所致的带下病,处以消糜栓。药物组成:紫草、黄柏、苦参、儿茶、枯矾、冰片、人参茎叶皂苷。用后症状减轻。

89. 紫草的主要活性成分为紫草素,其结构类型是

A. 苯醌

B. 萘醌

C. 菲醌

D. 蒽醌

E. 黄酮

90. 上述方中,主产于云南的药材是

A. 紫草

B. 黄柏

C. 苦参

D. 儿茶

E. 人参

91. 上述方中,断面纤维性,呈裂片状分层,深黄色的药材是

A. 紫草

B. 黄柏

C. 苦参

D. 儿茶

E. 冰片

92. 本品基质为聚氧乙烯单硬脂酸酯,其融变时限应为

A. 5 分钟

B. 10 分钟

C. 60 分钟

D. 30 分钟

E. 120 分钟

四、多项选择题(共 8 题,每题 1 分。每题的备选项中,有 2 个或 2 个以上符合题意。错选、少选均不得分)

93. 有毒与无毒的确定依据包括

A. 是否含有毒成分

B. 整体是否有毒

C. 剂型是否合适

D. 用量是否适当

E. 是否有相须的配伍关系

94.《中国药典》的构成包括

A. 凡例

B. 部颁标准

C. 局颁标准

D. 品种正文

E. 通用技术要求

95. 产地加工时为了使药材变色,增强气味或减小刺激性,利于干燥而采用发汗法的药材有

A. 厚朴

B. 枳壳

C. 杜仲

D. 茯苓

E. 猪苓

96. 宜用明煅法炮制的饮片有

A. 石决明

B. 石膏

C. 白矾

D. 炉甘石

E. 自然铜

97. 来源于豆科,且《中国药典》规定以黄酮类化合物和三萜皂苷类化合物为指标成分的中药有

A. 延胡索

B. 槐花

C. 甘草

D. 黄芪

E. 黄芩

98. 与盐酸-镁粉反应呈现出颜色变化的黄酮类化合物为

A. 二氢黄酮

B. 二氢黄酮醇

C. 查耳酮

D. 黄酮醇

E. 儿茶素

99. 以干燥全草入药的药材有

A. 紫花地丁

B. 蒲公英

C. 车前草

D. 穿心莲

E. 大蓟

100.《中国药典》规定,需进行溶化性检查的颗粒剂有
A. 泡腾颗粒
B. 缓释颗粒
C. 肠溶颗粒
D. 可溶性颗粒
E. 混悬颗粒

临考决胜卷（五）

一、最佳选择题（共34题，每题1分。每题的备选项中，只有1个最符合题意）

1. 粉末在紫外光灯下显亮淡绿色荧光的药材是
A. 秦皮
B. 浙贝母
C. 沉香
D. 熊胆粉
E. 补骨脂

2. 未经精细加工炮制的原料药材是指
A. 生药
B. 饮片
C. 中药配方颗粒
D. 本草
E. 中成药

3. 下列各组药材，炮制后主要起"杀酶保苷"作用的是
A. 大黄、白芍、苦杏仁
B. 秦皮、槐花、黄芩
C. 桔梗、白芍、芥子
D. 苦杏仁、黄芩、槐花
E. 商陆、茜草、麻黄

4. 侧柏炭的作用主要在于
A. 清热排脓
B. 涌吐风痰
C. 通络止痛
D. 健脾止泻
E. 收敛止血

5. 寒凉性药物不具有的功效是
A. 清热
B. 凉血
C. 解热毒
D. 回阳救逆
E. 泻火

6. 用提净法炮制的药物是
A. 白矾
B. 肉豆蔻
C. 芒硝
D. 朱砂
E. 硫黄

7. 莪术药材的适宜采收期是
A. 秋冬季地上部分枯萎时
B. 春末夏初时节
C. 植物光合作用旺盛期
D. 花完全盛开时
E. 花冠由黄变红时

8. 下列属于三萜皂苷类化合物的是
A. 麦冬皂苷
B. 知母皂苷
C. 杠柳毒苷
D. 雷公藤乙素
E. 人参皂苷

9. 主要化学成分为苦参碱和氧化苦参碱的中药是
A. 附子
B. 芥子

C. 马钱子

D. 天仙子

E. 山豆根

D. [structure: furanocoumarin]

10. 因含有莨菪烷类生物碱，安全用药范围很窄，过量易导致中毒甚至死亡，心脏病患者及孕妇忌用的中药是

A. 洋金花

B. 天仙子

C. 川乌

D. 千里光

E. 马钱子

E. [structure: tropane alkaloid]

11. 下列属于醌类化合物的是

A. [structure: bisphenol with allyl groups]

B. [structure: shikonin-like naphthoquinone]

C. [structure: menthol]

12. 下列不属于防己生物碱药理作用的是

A. 抗炎

B. 镇痛

C. 抗肿瘤

D. 调节免疫力

E. 抗腹泻

13. 水浸泡以后种皮呈龟裂状，并有黏滑感的药材是

A. 女贞子

B. 桃仁

C. 天仙子

D. 酸枣仁

E. 牵牛子

14. 表面具"砂眼"，根头有"珍珠盘"的药材是

A. 地榆

B. 银柴胡

C. 南沙参

D. 桔梗

E. 续断

15. 太子参原植物所属的科是

A. 蓼科

B. 毛茛科

C. 豆科

D. 石竹科

E. 五加科

16. 《中国药典》规定,凡检查溶出度的片剂,不再进行的检查及测定项目是

A. 含量测定

B. 崩解时限检查

C. 含量均匀度检查

D. 融变时限检查

E. 片重差异检查

17. 根茎节明显,断面中空,节处簇生纤细弯曲的根,气微,味微甜的药材是

A. 威灵仙

B. 白前

C. 紫草

D. 徐长卿

E. 秦艽

18. 呈筒状或半筒状,内表面淡灰黄色或浅棕色,常见发亮的结晶,断面较平坦,淡粉红色,显粉性的药材是

A. 黄柏

B. 牡丹皮

C. 秦皮

D. 地骨皮

E. 肉桂

19. 表面黄棕色至黑褐色,密被排列整齐的叶柄残基及鳞片,断面有黄白色维管束5～13个,环列的药材是

A. 炮附片

B. 绵马贯众

C. 地榆

D. 狗脊

E. 白芷

20. 茎呈方柱形,节稍膨大,叶上表面绿色、下表面灰绿色,味极苦的药材是

A. 青蒿

B. 荆芥

C. 益母草

D. 穿心莲

E. 大蓟

21. 为纤维状集合体,体重,质软,纵断面具有绢丝样光泽的药材是

A. 朱砂

B. 雄黄

C. 石膏

D. 硫黄

E. 赭石

22. 切面淡棕色,略呈角质样而油润,中心维管束木质部较大,黄白色,其外围有多数黄白色点状异型维管束,断续排列成2～4轮的饮片是

A. 白薇

B. 细辛

C. 牛膝

D. 白术

E. 天麻

23. 下列药材为辛夷的是

A.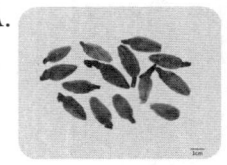
B.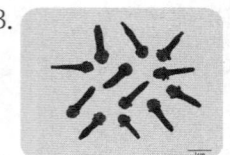
C.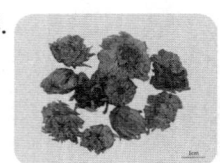
D.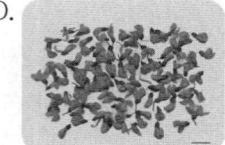
E.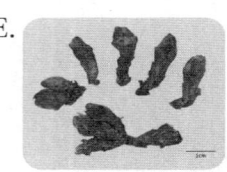

24. 下列关于硬胶囊质量要求的叙述，错误的是

A. 外观应整洁，不得有黏结、变形或破裂等现象
B. 凡规定检查溶出度或释放度的胶囊剂，一般不再进行崩解时限的检查。
C. 水分含量不得超过 9.0%
D. 硬胶囊内容物为液体或半固体者不进行水分检查。
E. 应在 60 分钟内崩解

25. 下列关于酒剂与酊剂质量要求的叙述，正确的是

A. 酒剂不要求进行乙醇含量测定
B. 普通中药酊剂每 100mL 相当于原饮片 30g
C. 酊剂在贮存期间不允许有沉淀
D. 酒剂、酊剂不需进行微生物限度检查
E. 含有毒性药品的中药酊剂，每 100mL 相当于原饮片 10g

26. 片剂辅料中，可用作稀释剂、吸收剂、崩解剂的是

A. 乙基纤维素
B. 玉米淀粉
C. 甘露醇
D. 预胶化淀粉
E. 微粉硅胶

27. 下列药材为锁阳的是

A.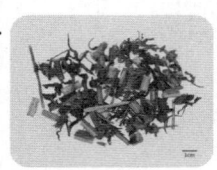
B.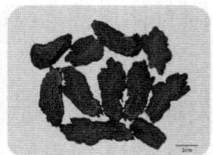
C.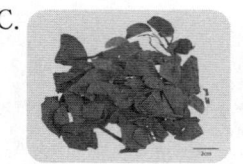
D.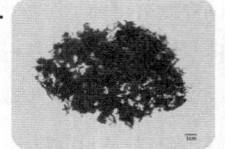
E.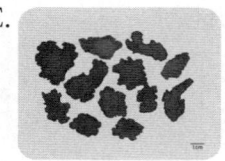

28. 用于比较药物在不同制剂中吸收速度的药物动力学参数是

A. 药物的体内总清除率
B. 药物的生物半衰期
C. 药物的表观分布容积
D. 药物的血药浓度—时间曲线下面积
E. 药物的血药浓度达峰时间

29. 关于颗粒剂粒度要求的叙述，正确的是

A. 不能通过 1 号筛和能通过 5 号筛的颗粒和粉末总和不得超过 15%
B. 不能通过 4 号筛和能通过 1 号筛的颗粒和粉末总和不得超过 15%
C. 不能通过 5 号筛和能通过 4 号筛的颗粒和

粉末总和不得超过 15%

D. 不能通过 5 号筛和能通过 1 号筛的颗粒和粉末总和不得超过 15%

E. 不能通过 1 号筛和能通过 4 号筛的颗粒和粉末总和不得超过 15%

30. 下列药物,适宜制成散剂的是

A. 刺激性大的药物

B. 易吸湿的药物

C. 易氧化变质的药物

D. 含低共熔成分的药物

E. 含挥发性成分多且剂量大的药物

31. 下列来源于蓼科植物块根的药材是

A.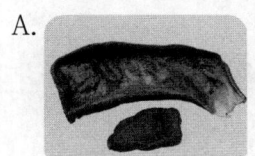
B.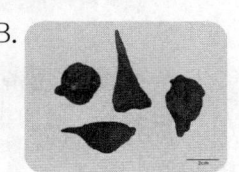
C.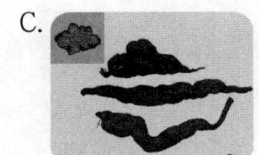
D.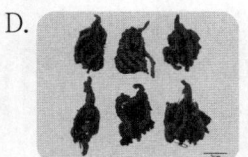
E.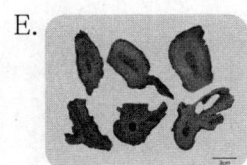

32. 下列关于栓剂应用特点的叙述,错误的是

A. 仅在腔道局部起治疗作用

B. 可避免药物对胃肠道的刺激

C. 药物经直肠吸收,大部分不受肝脏首过效应的影响

D. 适用于不能口服给药的患者

E. 栓剂分为直肠栓、阴道栓、尿道栓等

33. 呈类椭圆形的厚片,外表皮灰棕色,切面皮部红棕色,有数条向内嵌入木部,木部黄白色,有多数导管孔,射线呈放射状排列的饮片是

A. 木通

B. 槲寄生

C. 大血藤

D. 鸡血藤

E. 桑寄生

34. 下列药材为的橘核是

A.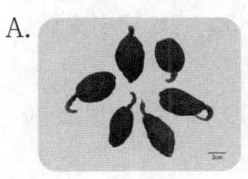
B.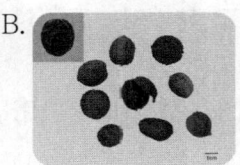
C.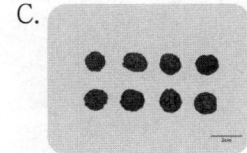
D.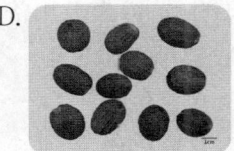
E.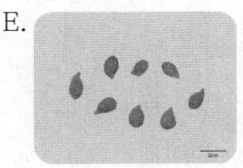

二、配伍选择题(共 50 题,每题 1 分。题目分为若干组,每组题目对应同一组备选项,备选项可重复选用,也可不选用。每题只有 1 个备选项最符合题意)

(35~36 题共用备选答案)

A. 没食子酸鞣质

B. 逆没食子酸鞣质

C. 黄没食子酸鞣质

D. 六羟基联苯二甲酸鞣质

E. 缩合鞣质

35. 诃子中所含的鞣质为

36. 大黄中所含的鞣质为

（37～38题共用备选答案）
A. 10～15kg
B. 20kg
C. 25kg
D. 30～50kg
E. 55～65kg

37. 麸炒时一般用量为100kg的药物用麦麸

38. 蛤粉炒时一般用量为100kg的药物用蛤粉

（39～40题共用备选答案）
A. 知母皂苷 BⅡ
B. 苦杏仁苷
C. 甘草皂苷
D. dl-四氢巴马汀
E. 小檗碱

39. 水溶液有微弱的起泡性和溶血性，为三萜类化合物的是

40. 易溶于热水或热乙醇，难溶于苯、三氯甲烷、丙酮等有机溶剂，为黄连的主要有效成分的是

（41～42题共用备选答案）
A. 煅石膏
B. 煅牡蛎
C. 煅炉甘石
D. 煅石决明
E. 血余炭

41. 用煅淬法炮制的饮片是

42. 用扣锅煅法炮制的饮片是

（43～44题共用备选答案）
A. 番泻叶
B. 洋金花
C. 知母
D. 满山红
E. 陈皮

43. 主要含有双蒽酮类化学成分的中药是

44. 主要含有甾体皂苷类成分的中药是

（45～46题共用备选答案）
A. 发散行气
B. 调和药性
C. 收敛固涩
D. 泻火存阴
E. 泻下通肠

45. 五味子味酸，其作用特点是

46. 芒硝味咸，其作用特点是

（47～48题共用备选答案）
A. 槲皮素
B. 黄芩素
C. 丹参素
D. 杜鹃素
E. 花青素

47. 化合物结构类型为黄酮醇的是

48. 化合物结构类型为二氢黄酮的是

（49～50题共用备选答案）

A. 地龙
B. 水蛭
C. 土鳖虫
D. 斑蝥
E. 僵蚕

49. 呈扁平卵形，前端较窄，后端较宽，背部紫褐色，有光泽，无翅的药材是

50. 略呈圆柱形，多弯曲皱缩，表面被有白色粉霜状气生菌丝的药材是

（51～52题共用备选答案）

A. 狮子头
B. 蚯蚓头
C. 马头蛇尾瓦楞身
D. 珍珠盘
E. 朱砂点

51. 党参根顶端具有的瘤状茎残基术语习称

52. 海马的外形鉴定术语习称

（53～55题共用备选答案）

A. 延胡索
B. 三棱
C. 川芎
D. 姜黄
E. 天麻

53. 呈不规则扁球形，表面有不规则网状皱纹，断面黄色，角质样，有蜡样光泽的药材是

54. 呈椭圆形或长条形，略扁，皱缩而稍弯曲，表面黄白色至淡黄棕色，顶端有红棕色至深棕色鹦嘴状芽苞或残留茎基，底部有圆脐形疤痕的药材是

55. 为不规则厚片，外表皮黄褐色或褐色，有皱缩纹，横切片可见明显波状环纹或多角形纹理，纵切片边缘不整齐，呈蝴蝶状的饮片是

（56～57题共用备选答案）

A. 引药入肝，散瘀止痛
B. 祛瘀散寒，行水消肿
C. 活血通络，祛风散寒
D. 强筋健骨，软坚散结
E. 润肠通便，解毒生肌

56. 酒作为炮制辅料，其作用是

57. 醋作为炮制辅料，其作用是

（58～59题共用备选答案）

A. 决明子
B. 乌梅
C. 草果
D. 沙苑子
E. 枸杞子

58. 类纺锤形或椭圆形，表面红色或暗红色，气微、味甜的药材是

59. 菱方形或短圆柱形，两端平行倾斜，表面绿棕色，平滑有光泽，气微、味微苦的药材是

（60～61题共用备选答案）

A. 广藿香

B. 茵陈
C. 半枝莲
D. 薄荷
E. 大蓟

60. 茎呈方柱形，有对生分枝，表面紫棕色或淡绿色，叶对生，轮伞花序腋生，揉搓后有特殊清凉香气，味辛凉的药材是

61. 茎丛生，较细，方柱形，表面暗紫色或棕绿色，叶对生，花单生于茎枝上部叶腋，气微，味微苦的药材是

(62～63题共用备选答案)

A. 合剂
B. 煎膏剂
C. 汤剂
D. 酊剂
E. 糖浆剂

62. 在汤剂基础上改进而成，并具有浓度较高、剂量较小、携带方便特点的是

63. "夏天挂旗，冬天拉丝"，这种检查方法用于

(64～65题共用备选答案)

A. 枇杷叶
B. 大青叶
C. 番泻叶
D. 蓼大青叶
E. 侧柏叶

64. 叶细小鳞片状，交互对生，贴伏于枝上，深绿色或黄绿色的药材是

65. 叶表面蓝绿色或蓝黑色，偶带膜质托叶鞘的药材是

(66～68题共用备选答案)

A. 分散均匀性
B. 脆碎度
C. 发泡量
D. 干燥失重
E. 释放度

66.《中国药典》规定，控释胶囊剂应检查

67.《中国药典》规定，缓释胶囊剂应检查

68.《中国药典》规定，阴道泡腾片应检查

(69～70题共用备选答案)

A. 乳化剂性质改变
B. 分散相与连续相之间的密度差降低
C. 乳化剂失去乳化作用
D. 微生物及光、热、空气等的作用
E. 电位降低

69. 造成乳剂不稳定现象的原因中，转相的原因是

70. 造成乳剂不稳定现象的原因中，分层的原因是

(71～72题共用备选答案)

A. 抗氧剂
B. 抑菌剂
C. 止痛剂
D. 渗透压调节剂
E. pH调节剂

71. 苯酚在注射剂中用作

72. 亚硫酸氢钠在注射剂中用作

(73~74题共用备选答案)
A. 12.0%
B. 15.0%
C. 3.0%
D. 8.0%
E. 9.0%

73. 除另有规定外,中药颗粒剂水分不得超过

74. 除另有规定外,中药散剂水分不得超过

(75~76题共用备选答案)

A.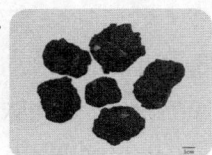
B.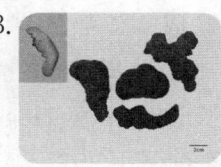
C.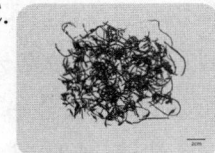
D.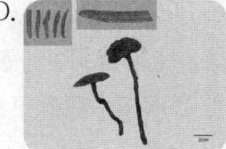
E.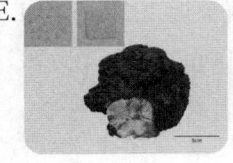

75. 图示药材药用部位为干燥树脂的是

76. 图示药材药用部位为干燥子实体的是

(77~78题共用备选答案)
A. 0.050%
B. 0.060%
C. 0.080%
D. 0.020%
E. 0.090%

77. 白芷药材中欧前胡素的含量不得少于

78. 肿节风药材中异嗪皮啶含量不得少于

(79~80题共用备选答案)
A. 淀粉
B. 预胶化淀粉
C. 糖粉
D. 干燥淀粉
E. 羧甲淀粉钠

79. 尤适用于粉末直接压片的稀释剂是

80. 在水中体积能膨胀300倍大的优良崩解剂是

(81~82题共用备选答案)
A. 何首乌
B. 肉苁蓉
C. 黄精
D. 女贞子
E. 天麻

81. 蒸制后增强疗效的是

82. 蒸制后缓和药性的是

(83～84题共用备选答案)

A.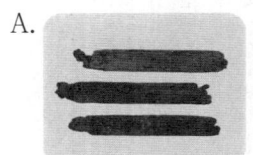
B.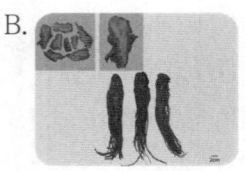
C.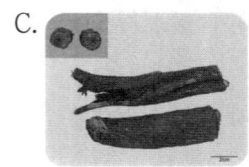
D.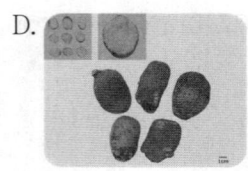
E.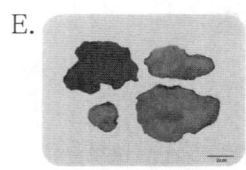

A. 桑寄生
B. 山茱萸
C. 赤芍
D. 南五味子
E. 黄连

86. 参松养心胶囊的内容物含水量为
A. 不得过 8.0%
B. 不得过 9.0%
C. 不得过 10.0%
D. 不得过 12.0%
E. 不得过 15.0%

83. 图示药材为川木香的是

84. 图示药材为当归的是

三、综合分析选择题（共 8 题，每题 1 分。题目分为若干组，每组题目基于同一个临床情景、病例、实例或者案例的背景信息逐题展开。每题的备选项中，只有 1 个最符合题意）

(85～86题共用题干)
患者，女性，63 岁。患冠心病室性早搏 5 年，求中医诊治，希冀配服中成药以缓解病情。症见心悸不安、气短乏力、动则加剧、胸部闷痛、失眠多梦、盗汗、神倦、懒言。证属气阴两虚，心络瘀阻。据此，医师处以参松养心胶囊。其药物组成为人参、麦冬、山茱萸、桑寄生、土鳖虫、赤芍、黄连、南五味子、龙骨。

85. 方中表面红褐色或灰褐色，具细纵纹，并有多数细小突起的棕色皮孔，嫩枝有的可见棕褐色茸毛的药材是

(87～90题共用题干)
八正合剂能清热，利尿，通淋。用于湿热下注，小便短赤，淋沥涩痛，口燥咽干。处方组成：瞿麦 118g、车前子（炒）118g、萹蓄 118g、大黄 118g、滑石 118g、川木通 118g、栀子 118g、甘草 118g、灯心草 59g。以上九味，车前子用 25% 乙醇浸渍，收集浸渍液。大黄用 50% 乙醇作溶剂，浸渍 24 小时后进行渗漉，收集渗漉液，减压回收乙醇。其余瞿麦等七味加水煎煮三次，煎液滤过，滤液合并，滤液浓缩至约 1300mL，与浸渍液、渗滤液合并，静置，滤过滤液浓缩至近 1000mL，加入苯甲酸钠 3g；加水至 1000mL，搅匀，分装，即得。

87. 处方中以茎髓入药的饮片是
A. 川木通
B. 栀子
C. 大黄
D. 灯心草
E. 车前子

88. 偏于清热凉血，多用于尿血的炮制品是

A. 生品灯心草

B. 朱砂拌灯心草

C. 青黛拌灯心草

D. 煅炭灯心草

E. 醋炙灯心草

89. 该制剂中含有的苯甲酸钠是用作

A. 增溶剂

B. 润湿剂

C. 抑菌剂

D. 助悬剂

E. 助溶剂

90. 方中大黄应选用的饮片是

A. 醋大黄

B. 生大黄

C. 酒大黄

D. 大黄炭

E. 熟大黄

（91～92题共用题干）

芎菊上清丸（水丸）处方由菊花、川芎、连翘、薄荷、蔓荆子（炒）、黄芩、栀子、黄连、羌活、藁本、防风、白芷、荆芥穗、桔梗、甘草组成。以上十五味，粉碎成细粉，过筛，混匀，用水泛丸，干燥，即得。具有清热解表，散风止痛的功效。用于外感风邪引起的恶风身热、偏正头痛、鼻流清涕、牙疼喉痛。

91. 处方中，主要含环烯醚萜类化合物的中药是

A. 连翘

B. 甘草

C. 黄连

D. 栀子

E. 薄荷

92. 下列关于水丸剂型特点和质量要求的说法，错误的是

A. 应控制制剂的水分不得过 9.0%

B. 应在 1 小时内溶散

C. 易溶散、吸收、显效较快，尤适于中药解表和消导制剂

D. 应使用制药用纯化水或新沸的冷开水泛丸

E. 水丸可降低处方中有毒饮片的毒性

四、多项选择题（共 8 题，每题 1 分。每题的备选项中，有 2 个或 2 个以上符合题意。错选、少选均不得分）

93. 药材软化的要求有

A. 长时间浸泡

B. 长时间蒸煮

C. 软硬适度

D. 药透水尽

E. 避免伤水

94. 宜用水飞法进行炮制的中药是

A. 雄黄

B. 芒硝

C. 朱砂

D. 炉甘石

E. 石膏

95. 按照苷键原子分类，属于氧苷的有

A. 氰苷

B. 酯苷

C. 酚苷

D. 氮苷

E. 吲哚苷

96. 在产地加工时需要"发汗"的药材有
A. 玄参
B. 续断
C. 厚朴
D. 黄柏
E. 茯苓

97. 属于吡啶类生物碱的有
A. 槟榔碱
B. 烟碱
C. 胡椒碱
D. 麻黄碱
E. 苦参碱

98. 急症患者临床用药宜选用的中药速效剂型有
A. 舌下片
B. 注射剂
C. 滴丸
D. 蜡丸
E. 吸入气雾剂

99. 散剂的特点有
A. 制备简便
B. 比表面积大,易于分散
C. 对疮面有一定的机械性保护作用
D. 便于幼儿服用
E. 稳定性增加

100. 西红花浸入水中,其现象有
A. 柱头呈喇叭状
B. 无沉淀
C. 用针拨之不易破碎
D. 水被染成红色
E. 水被染成黄色

临考决胜卷（六）

一、最佳选择题（共34题，每题1分。每题的备选项中，只有1个最符合题意）

1. 沉降性药物所示的作用是
   A. 潜阳
   B. 发表
   C. 祛风
   D. 涌吐
   E. 开窍

2. 下列中药主治病证的表述用语，不属于证名类主治病证的是
   A. 风寒表证
   B. 湿热黄疸
   C. 冷哮
   D. 惊悸
   E. 热淋

3. 水提醇沉法主要可沉淀除去的水溶性杂质为
   A. 挥发油、木脂素
   B. 三萜皂苷、甾体皂苷
   C. 多糖、蛋白质
   D. 香豆素、木脂素
   E. 蒽醌、生物碱

4. 下列影响药物吸收的因素，错误的是
   A. 非解离药物的浓度越高，越易吸收
   B. 药物的脂溶性越大，越易吸收
   C. 药物的水溶性越大，越易吸收
   D. 难溶性药物的粒径减小有利于吸收
   E. 药物的分子量越小，越易吸收

5. 炮制后酸寒之性降低，善于调经止血、柔肝止痛，主治肝郁血虚、胁痛腹痛、月经不调、四肢挛痛的饮片是
   A. 酒白芍
   B. 米炒白芍
   C. 炒白芍
   D. 土炒白芍
   E. 醋白芍

6. 文火炒后，变升为降，缓和药性，改变涌吐痰涎副作用的药材是
   A. 牛蒡子
   B. 山楂
   C. 莱菔子
   D. 苍耳子
   E. 王不留行

7. 采收根及根茎类药材一般宜在
   A. 盛夏
   B. 秋冬
   C. 夏末秋初
   D. 秋末冬初
   E. 春末夏初

8. 补骨脂内酯的结构属于
   A. 简单香豆素类
   B. 异香豆素类
   C. 呋喃香豆素类
   D. 吡喃香豆素类
   E. 其他香豆素类

9. 结构母核属于二蒽醌类的化合物是

A. 大黄素甲醚
B. 羟基茜草素
C. 山扁豆双醌
D. 番泻苷A
E. 槲皮素

10. 不能与一般生物碱沉淀试剂发生沉淀反应的是
A. 小檗碱
B. 莨菪碱
C. 厚朴碱
D. 咖啡碱
E. 苦参碱

11. 具有肾上腺皮质激素样作用，治疗胃溃疡的活性成分是
A. 商陆皂苷
B. 甘草次酸
C. 薯蓣皂苷元
D. 羽扇豆醇
E. 齐墩果酸

12. 麻黄中利尿作用最明显的成分是
A. D-伪麻黄碱
B. L-麻黄碱
C. L-甲基麻黄碱
D. D-甲基伪麻黄碱
E. D-去甲基伪麻黄碱

13. 具有抗肿瘤作用的双稠哌啶类生物碱是
A. 莨菪碱
B. 苦参碱
C. 麻黄碱
D. 去甲乌药碱
E. 粉防己碱

14. 呈长卵形滴乳状、类圆形颗粒或黏合成大小不等的不规则块状物，表面黄白色，破碎面有玻璃样光泽或蜡样光泽的药材是
A. 没药
B. 儿茶
C. 血竭
D. 乳香
E. 冰片

15. 下列关于防己性状特征的叙述，错误的是
A. 药材呈不规则圆柱形、半圆柱形或块状
B. 表面淡灰黄色
C. 体重，质坚实
D. 断面平坦，富油性，有排列较稀疏的放射状纹理
E. 气微，味苦

16. 切面类白色，略呈层片状，有羊膻气的饮片是
A. 秦皮
B. 白鲜皮
C. 杜仲
D. 香加皮
E. 合欢皮

17. 经霜变红后采收，且《中国药典》规定含果核等杂质不得过3%的药材是
A. 诃子
B. 山茱萸
C. 化橘红
D. 五味子
E. 金樱子

18. 外表皮淡黄色至黄棕色，切面略呈角质样，淡黄色至黄棕色，可见多数淡黄色小筋脉

点,嚼之有黏性的饮片是

A. 牛膝
B. 黄精
C. 黄连
D. 射干
E. 郁金

19. 呈扁圆形或扁椭圆形,表面紫红色或紫褐色,平滑有光泽,一端凹陷,可见线形种脐,另一端有细小突起合点的药材是

A. 郁李仁
B. 桃仁
C. 酸枣仁
D. 砂仁
E. 苦杏仁

20. 切面皮部墨绿色或棕褐色,木部灰黄色或黄褐色,可见放射状排列的导管束纹,形成层部位有深色环的饮片是

A. 莪术
B. 川芎
C. 续断
D. 羌活
E. 生地黄

21. 药用部位为干燥茎髓,纵剖面薄膜呈梯状排列的药材是

A. 石斛
B. 灯心草
C. 通草
D. 木通
E. 肉苁蓉

22. 略呈研棒状,花冠圆球形,花瓣4,覆瓦状抱合,萼筒圆柱状,略扁,红棕色,气芳香浓烈的药材是

A. 辛夷
B. 山银花
C. 丁香
D. 西红花
E. 槐米

23. 某药材断面皮部红棕色,有数处向内嵌入木部,木部黄白色,有多数细孔状导管,射线呈放射状排列。该药材的原植物属于

A. 桑寄生科
B. 木通科
C. 豆科
D. 五加科
E. 茜草科

24. 将鞣酸制成栓剂时,不宜选用的基质是

A. 可可豆脂
B. 半合成椰子油酯
C. 甘油明胶
D. 半合成山苍子油酯
E. 半合成棕榈油酯

25. 下列属于含糖浸出制剂的是

A. 浸膏剂
B. 煎膏剂
C. 汤剂
D. 合剂
E. 流浸膏剂

26. 下列属于阴离子型表面活性剂的是

A. 高级脂肪酸盐
B. 苯扎氯铵
C. 卵磷脂
D. 聚山梨酯80(吐温80)

E. 普朗尼克

27. 下列关于九味羌活颗粒的说法，错误的是
A. 不能通过1号筛与能通过4号筛的颗粒总和不得超过15%
B. 处方中羌活、防风、苍术、细辛、川芎含有挥发油
C. 用姜汤送服可增加疗效
D. 应进行溶化性检查，并不得有焦屑
E. 应控制制剂的水分不得超过8.0%

28. 胶囊剂指原料药物或与适宜辅料填充于空心胶囊或密封于软质囊材中制成的固体制剂。关于胶囊剂特点与分类的说法，错误的是
A. 胶囊剂可制成定时释放药物的制剂
B. 胶囊剂可外用于直肠、阴道等部位
C. 软胶囊可用压制法制备
D. 硬胶囊的填充物可以是液体药物
E. 缓释胶囊指可以缓慢地恒速释放药物的胶囊剂

29. 关于注射剂的有关规定的说法，错误的是
A. 溶液型注射液应澄清
B. 混悬型注射剂允许有可见沉淀，但振摇时应容易分散均匀
C. 乳状液型注射剂允许出现相分离，但振摇时应分散均匀
D. 注射剂的标签或说明书应标明其中所用辅料的名称
E. 注射剂所用辅料中若有抑菌剂，在标签或说明书中应标明抑菌剂的种类和浓度

30. 按照药物性质分类，下列制剂中属于低共熔成分散剂的是
A. 九分散

B. 九一散
C. 蛇胆川贝散
D. 参苓白术散
E. 痱子粉

31. 下列图示药材为白前的是
A. 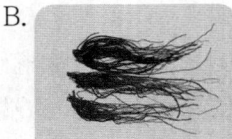 B.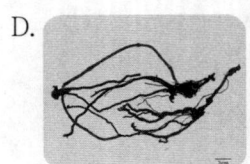

C. 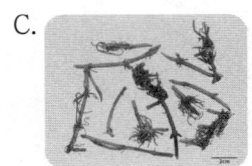 D.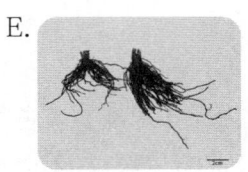

E.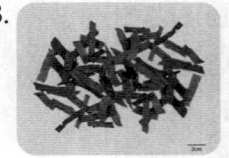

32. 下列图示药材为银杏叶的是
A. 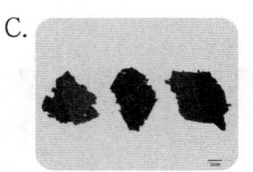 B.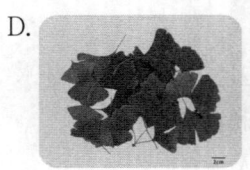

C. 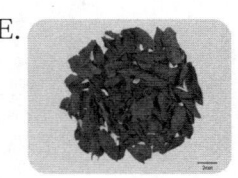 D.

E.

33. 下列图示药材为天南星的是

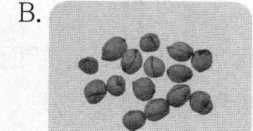

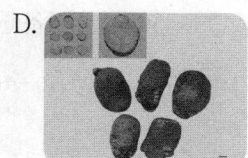

34. 下列图示药材主产于内蒙古、西藏的是

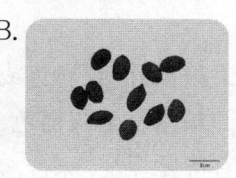

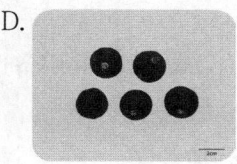

二、配伍选择题（共 50 题，每题 1 分。题目分为若干组，每组题目对应同一组备选项，备选项可重复选用，也可不选用。每题只有 1 个备选项最符合题意）

（35～36 题共用备选答案）

A. 重结晶法

B. 硅胶柱色谱法

C. 分馏法

D. 升华法

E. 凝胶色谱法

35. 根据待分离物质的溶解度不同，用于分离提纯的方法是

36. 根据待分离物质的吸附能力不同，用于分离提纯的方法是

（37～38 题共用备选答案）

A. 引药归肾，温而不燥，补肾助阳作用缓和

B. 引药入肾，增强温肾助阳、纳气、止泻的作用

C. 引药归肾，增强补肾固精安胎作用

D. 引药入肾直达下焦，温而不燥，补肝肾、强筋骨、安胎作用增强

E. 引药下行，泄热的作用增强，利尿而不伤阴

37. 盐巴戟天的炮制作用是

38. 盐补骨脂的炮制作用是

（39～40 题共用备选答案）

A. 藤黄

B. 何首乌

C. 黄精

D. 制川乌

E. 淡附片

39. 炮制后可降低毒性、供内服、并可保证药物的净度的药物是

40. 炮制后长于回阳救逆、散寒止痛的药物是

执业药师中药学临考决胜卷·中药学专业知识（一）

(41～43题共用备选答案)
A. 异黄酮类
B. 香豆素类
C. 二氢黄酮类
D. 萘醌类
E. 木脂素类

41. 陈皮中含有橙皮苷，其结构类型是

42. 前胡中含有白花前胡甲素，其结构类型是

43. 厚朴中含有厚朴酚，其结构类型是

(44～45题共用备选答案)
A. 去氢延胡索甲素
B. 阿魏酸
C. 番泻苷
D. 延胡索乙素
E. 小檗碱

44. 大黄中具有泻下作用的主要有效成分是

45. 黄连中具有抗菌作用的主要有效成分是

(46～48题共用备选答案)
A. 白及
B. 远志
C. 北豆根
D. 天冬
E. 山豆根

46. 外皮易剥落，质韧，不易折断，断面不整齐，纤维细，中心有髓，味苦的药材是

47. 表面灰黄色，有较密并深陷的横皱纹，嚼之有刺喉感的药材是

48. 表面黄白色，断面角质样，中柱黄白色，味甜、微苦的药材是

(49～50题共用备选答案)
A. 独活
B. 莪术
C. 百合
D. 白及
E. 玉竹

49. 表面黄白色至淡棕黄色，有的微带紫色，有数条纵直平行的白色维管束，断面较平坦，角质样。气微，味微苦。所述饮片是

50. 外表面灰褐色或棕褐色，具皱纹。切面皮部灰白色至灰褐色，有多数散在棕色油点。有特异香气，味苦、辛、微麻舌。所述饮片是

(51～52题共用备选答案)
A. 牡丹皮
B. 地骨皮
C. 香加皮
D. 秦皮
E. 合欢皮

51. 外表面灰棕色或黄棕色，栓皮松软常呈鳞片状；易剥落，有特异的香气，味苦。所述药材是

52. 外表面灰黄色至棕黄色，粗糙，有不规则纵裂纹，易成鳞片状剥落；内表面黄白色至灰黄色，较平坦，有细纵纹。所述药材是

（53～55题共用备选答案）

A. 鱼腥草
B. 紫花地丁
C. 穿心莲
D. 益母草
E. 肉苁蓉

53. 叶基生，披针形，蒴果椭圆形或3裂，种子多数的药材是

54. 茎呈方柱形，节稍膨大，单叶对生，叶上表面绿色、下表面灰绿色的药材是

55. 茎呈方柱形，茎中部叶交互对生，叶片灰绿色的药材是

（56～57题共用备选答案）

A. 朱砂
B. 雄黄
C. 赭石
D. 自然铜
E. 炉甘石

56. 为碳酸盐类矿物方解石族菱锌矿，主含$ZnCO_3$矿物药的是

57. 为硫化物类矿物黄铁矿族黄铁矿，主含FeS_2矿物药的是

（58～59题共用备选答案）

A. 五味子
B. 苦杏仁
C. 槟榔
D. 砂仁
E. 豆蔻

58. 种皮表皮石细胞淡黄棕色，表面观类多角形，壁较厚，孔沟细密，胞腔含暗棕色物；种皮内层石细胞呈多角形、类圆形或不规则形，壁稍厚，纹孔较大。所述饮片是

59. 内种皮厚壁细胞棕红色或黄棕色，表面观类多角形，壁厚，胞腔含硅质块；种皮表皮细胞淡黄色，表面观长条形。所述饮片是

（60～61题共用备选答案）

A. 发汗
B. 除去头尾及细根，煮后刮去外皮
C. 置沸水中煮或蒸至无白心
D. 除去须根、泥沙，干燥
E. 趁鲜切成块、片，以利于干燥

60. 白及的采收加工方法是

61. 白芍的采收加工方法是

（62～63题共用备选答案）

A. 全蝎
B. 牛黄
C. 海螵蛸
D. 蟾酥
E. 羚羊角

62. 具有"乌金衣"特征的药材是

63. 具有"通天眼"特征的药材是

（64～66题共用备选答案）

A. 白芷
B. 知母
C. 香附

D. 三七
E. 三棱

64. 表面灰褐色或灰黄色,有断续的纵皱纹和支根痕。顶端有茎痕,周围有瘤状突起。所述药材是

65. 表面黄白色或灰黄色,有刀削痕,气微,味淡,嚼之微有麻辣感的药材是

66. 表面棕褐色或黑褐色,有6~10个略隆起的环节,节上有未除净的棕色毛须及须根断痕的药材是

(67~69题共用备选答案)
A. 单萜
B. 二萜
C. 三萜
D. 四萜
E. 五萜

67. 穿心莲内酯为穿心莲抗炎作用的主要活性成分,其结构类型为

68. 艾叶的指标成分之一龙脑,其结构类型为

69. 甘草解毒作用的主要有效成分之一为甘草酸,其结构类型为

(70~71题共用备选答案)
A. 每毫升相当于0.2g饮片
B. 每毫升相当于0.1g饮片
C. 每毫升相当于1g饮片
D. 每克相当于原饮片2~5g
E. 每克含有药材量尚无统一规定

70. 除另有规定外,流浸膏剂浓度

71. 除另有规定外,浸膏剂浓度

(72~74题共用备选答案)
A. 溶出度
B. 发泡量
C. 释放度
D. 融变时限
E. 溶散时限

72. 除另有规定外,滴丸应检查

73. 除另有规定外,分散片应检查

74. 除另有规定外,栓剂应检查

(75~76题共用备选答案)
A. 糊剂
B. 涂膜剂
C. 涂剂
D. 搽剂
E. 凝胶剂

75. 原料药物用乙醇、油或适宜的溶剂制成的液体制剂,供无破损皮肤揉擦用的制剂是

76. 含原料药物的水性或油性溶液、乳状液、混悬液,供临用前用消毒纱布或棉球等柔软物料蘸取涂于皮肤或口腔、喉部黏膜的液体制剂是

(77~78题共用备选答案)
A. 羊毛脂
B. 蜂蜡

C. 钙皂
D. 聚乙二醇
E. 二甲硅油

77. 有较大的吸水性,常与凡士林合用的油脂性基质是

78. 对眼睛有刺激性,不宜作为眼膏基质的是

(79～80题共用备选答案)

A.

B.

C.

D.

E.

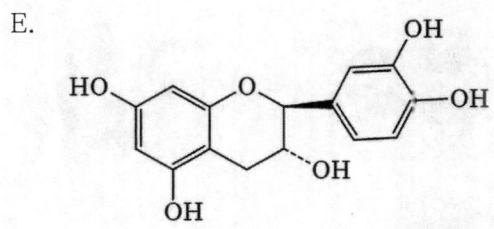

79. 图示结构中,属于金银花指标成分的是

80. 图示结构中,属于川乌指标成分的是

(81～82题共用备选答案)

A. 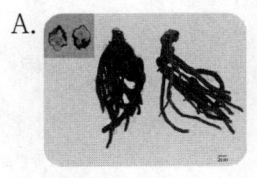　　B.

C. 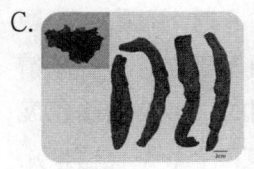　　D.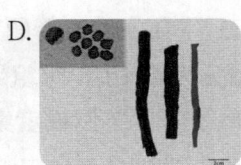

E.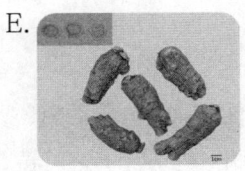

81. 图示中,原植物属于豆科的饮片是

82. 图示中,原植物属于五加科的饮片是

(83～84题共用备选答案)

A. 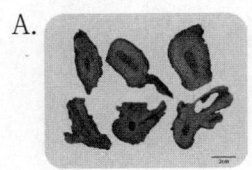　　B.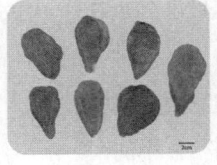

C. 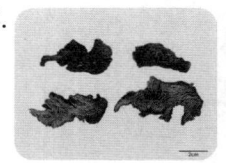　　D.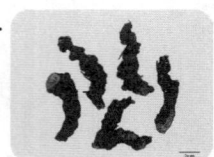

E.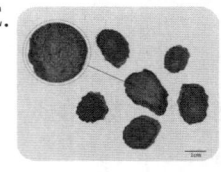

A. 纤维束鲜黄色，壁稍厚，纹孔明显
B. 联结乳管含淡黄色细小颗粒状物
C. 树脂道碎片易见，含黄色块状分泌物
D. 纤维多而壁厚，附有小晶体（砂晶和方晶）
E. 纤维成束，周围薄壁细胞含草酸钙方晶，形成晶纤维

83. 图示中，来源于菊科，药用部分为干燥根茎的是

84. 图示中，来源于蓼科，药用部分为干燥根茎及根的是

三、综合分析选择题（共 8 题，每题 1 分。题目分为若干组，每组题目基于同一个临床情景、病例、实例或者案例的背景信息逐题展开。每题的备选项中，只有 1 个最符合题意）

（85～86 题共用题干）
患者，男性，49 岁。症见大便脓血、里急后重、发热腹痛，医师处以香连丸。处方组成：萸黄连 800g，木香 200g。以上两味，粉碎成细粉，过筛，混匀，每 100g 粉末用米醋 8g 加适量的水泛丸，干燥，即得。

85.《中国药典》规定，香连丸的溶散时限是
A. 15 分钟
B. 30 分钟
C. 1 小时
D. 45 分钟
E. 2 小时

86. 香连丸处方中萸黄连的显微鉴别特征是

（87～88 题共用题干）
参芪降糖片为薄膜衣片，除去包衣后显浅棕色至棕褐色；气微，味甘、微涩。处方：人参茎叶总皂苷 6g、黄芪 124g、地黄 186g、山药 62g、天花粉 62g、覆盆子 31g、麦冬 62g、五味子 62g、枸杞子 124g、泽泻 62g、茯苓 62g。制法：以上十一味，山药、天花粉、覆盆子、茯苓粉碎成细粉；麦冬用温水浸渍 2 次，每次 2 小时，合并浸液，滤过，滤液浓缩至相对密度为 1.25～1.35（55～60℃）的稠膏；五味子用 50% 乙醇渗漉，渗漉液回收乙醇，浓缩至相对密度为 1.25～1.35（55～60℃）的稠膏；黄芪、地黄、枸杞子、泽泻等四味加水煎煮 2 次，每次 2 小时，合并煎液，滤过，滤液浓缩至相对密度为 1.15～1.20（55～60℃）的清膏，放冷，加入乙醇使含醇量约为 60%，静置，滤取上清液，回收乙醇，浓缩至相对密度为 1.25～1.35（55～60℃）的稠膏。将上述山药等四味细粉、麦冬稠膏、五味子稠膏及黄芪等四味稠膏合并，混匀，干燥，粉碎成细粉，混匀，加入人参茎叶总皂苷及糊精等适量，制成颗粒，干燥，加入氢氧化铝、硬脂酸镁适量，混匀，压制成 1000 片，包薄膜衣，即得。

87. 硬脂酸镁在该制剂中可用作
A. 润湿剂
B. 润滑剂
C. 黏合剂

D. 崩解剂

E. 填充剂

88. 按照《中国药典》规定的崩解时限检查法检查崩解时限，参芪降糖片的崩解时限应为

A. 应在60秒内全部崩解

B. 应在2小时内全部崩解

C. 应在30分钟内全部崩解

D. 应在60分钟内全部崩解

E. 应在1.5小时内全部崩解

（89~92题共用题干）

患者，男性，60岁。患慢性支气管炎近10年。近日因感风寒导致病情加重，症见恶寒发热、无汗、咳喘痰稀。医师诊断为咳喘，证属风寒水饮，处以功能解表化饮、止咳平喘的小青龙胶囊。该胶囊的处方组成有麻黄、桂枝、干姜、细辛、五味子、白芍、法半夏、炙甘草。药后诸症缓解。目前胶囊剂囊材多由明胶填充制成。

89. 方中法半夏偏于祛寒痰，常用的炮制辅料是

A. 生姜与白矾

B. 甘草与白矾

C. 甘草与生石灰

D. 甘草与生姜

E. 白矾与生石灰

90. 方中含有毒成分的中药是

A. 桂枝

B. 白芍

C. 麻黄

D. 细辛

E. 法半夏

91. 方中明胶空心胶囊质量检查项目中崩解时限的规定是

A. 5分钟

B. 8分钟

C. 12分钟

D. 10分钟

E. 15分钟

92. 明胶空心胶囊囊材中，琼脂用作

A. 增光剂

B. 增稠剂

C. 着色剂

D. 防腐剂

E. 芳香矫味剂

四、多项选择题（共8题，每题1分。每题的备选项中，有2个或2个以上符合题意。错选、少选均不得分）

93. 下列药材属于淮药的有

A. 葛根

B. 艾叶

C. 龟甲

D. 枳实

E. 防风

94. 根及根茎类药材，在产地加工时，需除去外皮的有

A. 白芍

B. 人参

C. 天南星

D. 郁金

E. 山药

95.《中国药典》规定,以苦杏仁苷为含量测定指标成分的有
A. 苦杏仁
B. 桃仁
C. 郁李仁
D. 酸枣仁
E. 柏子仁

96.下列属于麻黄碱鉴别反应的有
A. 碘化铋钾
B. 碘-碘化钾
C. 硅钨酸
D. 二硫化碳-硫酸铜反应
E. 铜络盐反应

97.下列药材来源于姜科植物的有
A. 莪术
B. 郁金
C. 益智
D. 草果
E. 重楼

98.药材花鹿茸具备的性状鉴别特征术语有
A. 大挺
B. 二杠
C. 三岔
D. 通天眼
E. 门庄

99.具有缓释作用,可显著减轻药物毒性或刺激性的丸剂有
A. 蜡丸
B. 水蜜丸
C. 大蜜丸
D. 浓缩丸
E. 糊丸

100.不宜制成胶囊剂的药物有
A. 吸湿性强的药物
B. 药物的水溶液
C. 刺激性强的易溶性药物
D. 药物的稀乙醇溶液
E. 易风化的药物

临考决胜卷（一）·答案解析

1. 正确答案：A
答案解析：苦，能泄、能燥、能坚。其中，能泄的含义有三：一指苦能降泄，如苦杏仁味苦降泄肺气，治咳喘气逆必投；代赭石味苦而善降逆，治呃逆呕喘常选。二指苦能清泄，如黄连、栀子味苦，能清热泻火，治火热内蕴或上攻诸证宜择。三指苦能通泄，如大黄苦寒，功能泻热通便，治热结便秘每用。能燥即指苦能燥湿，如治寒湿的苍术、厚朴，治湿热的黄柏、苦参等。能坚的含义有二：一指苦能坚阴，意即泻火存阴，如黄柏、知母；二指坚厚肠胃，如投用少量苦味的黄连，有厚肠止泻的作用等。故本题正确答案为A。

2. 正确答案：B
答案解析：聚酰胺吸附属于氢键吸附，介于物理吸附与化学吸附之间，也称半化学吸附。聚酰胺对黄酮类、醌类等化合物之间的氢键吸附效果较好，特别适合分离酚类、醌类、黄酮类化合物。故本题正确答案为B。

3. 正确答案：C
答案解析：石决明药材（杂色鲍）呈长卵圆形，内面观略呈耳形。表面暗红色，有多数不规则螺肋和细密生长线，螺旋部小，体螺部大，从螺旋部顶处开始向右排列有20余个疣状突起，末端6～9个开孔，孔口与壳面平。内面光滑，具珍珠样彩色光泽，壳较厚，质坚硬，不易破碎。气微，味微咸。故本题正确答案为C。珍珠药材呈类球形、卵圆形、长圆形或棒形。表面类白色、浅粉红色、浅黄绿色或浅蓝色，半透明，平滑或微有凹凸，具特有的彩色光泽。质坚硬，破碎面显层纹。气微，味淡。

4. 正确答案：A
答案解析：熊胆粉投入清水杯中，即在水面旋转并呈黄色线状下沉而短时间内不扩散。故本题正确答案为A。西红花加水浸泡后，水液染成黄色，药材不变色。哈蟆油用温水浸泡，膨胀度不低于55。葶苈子、车前子等加水浸泡，则种子变黏滑，且体积膨胀。牛黄水液可使指甲染黄，习称"挂甲"。

5. 正确答案：E
答案解析：药物的体内过程包括吸收、分布、代谢和排泄等过程。故本题正确答案为E。

6. 正确答案：D
答案解析：《中国药典》规定用高效液相色谱法测定药材、饮片及制剂中的黄曲霉毒素的限量。需进行黄曲霉毒素限量检查的药材和饮片有九香虫、土鳖虫、大枣、马钱子、地龙、肉豆蔻、延胡索、全蝎、决明子、麦芽、远志、陈皮、使君子、柏子仁、胖大海、莲子、桃仁、蜈蚣、蜂房、槟榔、酸枣仁、僵蚕、薏苡仁、水蛭。并规定每1000g样品中含黄曲霉毒素B_1不得超过5μg，含黄曲霉毒素B_1、黄曲霉毒素B_2、黄曲霉毒素G_1和黄曲霉毒素G_2的总量不得超过10μg。故本题正确答案为D。

7. 正确答案：D
答案解析：三环二萜类的雷公藤甲素、雷公藤乙素、雷公藤内酯及16-羟基雷公藤内酯醇是从雷公藤中分离出的抗癌活性物质。故本题正确答案为D。雷公藤中生物碱的基本结构主要分为两类：倍半萜大环内酯生物碱和精眯类生物碱。倍半萜大环内酯生物碱类主要为雷公藤碱、雷公藤次碱、雷公藤宁碱、雷公藤春碱和雷公藤碱己等。精眯类生物碱主要为苯乙烯南蛇碱、呋喃南蛇碱、苯代南蛇碱、南蛇藤别肉桂酰胺碱。

8. 正确答案：B
答案解析： 多剂量包装的散剂应附分剂量的用具；含有毒性药的口服散剂应单剂量包装。故本题正确答案为B。

9. 正确答案：A
答案解析： 炒扁豆性微温，偏于健脾止泻。用于脾虚泄泻、白带过多。故本题正确答案为A。燀白扁豆是为了分离不同的药用部位，增加药用品种。扁豆衣气味俱弱，健脾作用较弱，偏于祛暑化湿。燀苦杏仁是为了除去非药用部位，便于有效成分煎出，提高药效。炒苦杏仁性温，长于温散肺寒，多用于肺寒咳喘、久喘肺虚。炒神曲健脾悦胃功能增强，发散作用减少。

10. 正确答案：B
答案解析： 半夏呈类球形，有的稍偏斜，直径0.7～1.6cm。表面白色或浅黄色，顶端有凹陷的茎痕，周围密布麻点状根痕；下面钝圆，较光滑。质坚实，断面洁白，富粉性。气微，味辛辣、麻舌而刺喉。故本题正确答案为B。天南星的性状鉴别特征：呈扁球形，高1～2cm，直径1.5～6.5cm。表面类白色或淡棕色，较光滑，顶端有凹陷的茎痕，周围有麻点状根痕，有的块茎周边具小扁球状侧芽。质坚硬，不易破碎，断面不平坦，色白，粉性。气微辛，味麻辣。

11. 正确答案：B
答案解析： 马勃宜在子实体刚成熟时采收，过迟则孢子散落。故本题正确答案为B。茯苓在立秋后采收质量较好；冬虫夏草在夏初子座出土孢子未发散时采挖；海藻在夏、秋两季采捞。

12. 正确答案：C
答案解析： 贴剂指原料药物与适宜的材料制成的供贴敷在皮肤上的可产生全身性或局部作用的一种薄片状柔性制剂。故本题正确答案为C。

13. 正确答案：B
答案解析： 生品乳香气味辛烈，对胃的刺激较强，易引起呕吐，但活血消肿、止痛力强，多用于瘀血肿痛或外用。醋乳香刺激性缓和，利于服用，便于粉碎。醋炙乳香还能增强活血止痛、收敛生肌的功效，并可矫臭矫味。故本题正确答案为B。

14. 正确答案：D
答案解析： 硫黄呈不规则块状，黄色或略呈绿黄色，表面不平坦，呈脂肪光泽，常有多数小孔；用手握紧置于耳旁，可闻轻微的爆裂声；体轻，质松，易碎，断面常呈针状结晶形；有特异的臭气，味淡。故本题正确答案为D。

15. 正确答案：D
答案解析： 香菇多糖、灵芝多糖、猪苓多糖等均具有抗肿瘤作用；昆布中的昆布素有治疗动脉粥样硬化的作用；黄芪多糖和人参多糖具有免疫调节作用；银耳多糖能有效地保护肝细胞。故本题正确答案为 D。

16. 正确答案：B
答案解析： 草乌为毛茛科植物北乌头的干燥块根。故本题正确答案为 B。川乌为毛茛科植物乌头的干燥母根；附子为毛茛科植物乌头的子根的加工品。

17. 正确答案：D
答案解析： 破裂指分散相乳滴合并，且与连续相分离成不相混溶的两层液体的现象。故本题正确答案为 D。分层指乳滴逐渐聚集在上层或下层的现象。絮凝指出现乳滴聚集成团的现象。转相指由 O/W 型乳剂转变为 W/O 型乳剂或出现相反的变化。酸败指受外界因素及微生物作用，体系中油相或乳化剂发生变质的现象。

18. 正确答案：B
答案解析： 蜜丸是饮片细粉以炼蜜为黏合剂制成的丸剂。蜂蜜为半透明、带光泽、浓稠的液体，白色至淡黄色或橘黄色至黄褐色，气芳香，味极甜，放久或遇冷渐有白色颗粒状结晶析出。故本题正确答案为 B。水丸是饮片细粉以水（或根据制法用黄酒、醋、稀药汁、糖液、含 5% 以下炼蜜的水溶液等）为黏合剂制成的丸剂，习称水泛丸。蜡丸是饮片细粉以蜂蜡为黏合剂制成的丸剂。糊丸是饮片细粉以米糊或面糊等为黏合剂制成的丸剂。糖丸是以适宜大小的糖粒或基丸为核心，用糖粉和其他辅料的混合物作为撒粉材料，选用适宜的黏合剂或润湿剂制丸，并将原料药物以适宜的方法分次包裹在糖丸中而制成的制剂。

19. 正确答案：D
答案解析： 滴眼剂的表面张力越小，越有利于药物吸收。故本题正确答案为 D。角膜吸收是眼局部用药的有效吸收途径。弱碱性药物在偏碱性时吸收较好。药物的外周血管消除可能影响药效，亦可能引起全身性副作用。适当增加黏度，有利于吸收。

20. 正确答案：A
答案解析： 醋酐-浓硫酸（Liebermann-Burchard）反应，将样品溶于醋酐中，加入浓硫酸－醋酐（1∶20）数滴，显色，颜色变化与 Liebermann-Burchard 反应相同。此反应可以区分三萜皂苷和甾体皂苷，前者最后呈红色或紫色，后者最终呈蓝绿色。故本题正确答案为 A。

21. 正确答案：E
答案解析：《中国药典》以东莨菪碱和莨菪碱为指标成分对天仙子进行含量测定，要求两者总量不得少于 0.08%。故本题正确答案为 E。

22. 正确答案：C
答案解析： C 选项图示药材为沉香，沉香为瑞香科植物白木香含有树脂的木材。故本题正确答案为 C。A 选项图示药材为槲寄生，槲寄生为桑寄生科植物槲寄生的干燥带叶茎枝。B 选项图示药材为降香，降香为豆科植物降香檀的树干和根的干燥心材。D 选项图示药材为苏木，苏木为豆科植物苏木的干燥心材。E 选项图示药材为厚朴，厚朴为木兰科植物厚朴及凹叶厚朴的干燥干皮、枝皮和根皮。

23. 正确答案：A
答案解析： A 选项图示药材为赤芍。故本题正确答案为 A。B 选项图示药材为地榆。C 选项图示药材为甘草。D 选项图示药材为黄芪。E 选项图示药材为远志。

24. 正确答案: C
答案解析: 天然菲醌类衍生物包括邻醌及对醌两种类型。如从中药丹参根中提取得到多种菲醌衍生物,其中丹参醌Ⅰ、丹参醌Ⅱ$_A$、丹参醌Ⅱ$_B$、隐丹参醌、丹参酸甲酯、羟基丹参醌Ⅱ$_A$等为邻醌类衍生物,而丹参新醌甲、丹参新醌乙、丹参新醌丙则为对醌类化合物。故本题正确答案为 C。

25. 正确答案: E
答案解析: 细辛为马兜铃科植物北细辛、汉城细辛或华细辛的干燥根和根茎。辽细辛中的主要化学成分为挥发油、木脂素类和黄酮类等。故本题正确答案为 E。

26. 正确答案: B
答案解析: 黄芩中的黄芩苷经黄芩苷酶酶解后生成的黄芩素分子中具有邻三酚羟基,易被氧化转为醌类衍生物而显绿色,这是保存或炮制不当的黄芩能够变绿色的原因。故本题正确答案为 B。

27. 正确答案: A
答案解析: 皂苷水溶液经强烈振荡能产生持久性的泡沫,且不因加热而消失,这是由于皂苷具有降低水溶液表面张力的作用。故本题正确答案为 A。蛋白质和黏液质的水溶液虽也能产生泡沫,但不能持久,很快就消失,据此可判断该中药中是否含有皂苷类化合物。

28. 正确答案: A
答案解析: 香加皮中含有的强心苷类化合物为甲型强心苷,其中杠柳毒苷和杠柳次苷为其主要成分。故本题正确答案为 A。

29. 正确答案: C
答案解析: 麝香的雄性激素样作用与其含有的雄甾烷类衍生物有密切关系,质量较好的麝香,雄甾烷类衍生物含量在 0.5% 左右。故本题正确答案为 C。

30. 正确答案: B
答案解析: 白芷呈长圆锥形,顶端有凹陷的茎痕,根头部钝四棱形或近圆形;表面灰黄色至黄棕色,具纵皱纹、支根痕及皮孔样横向突起,习称"疙瘩丁",散生或排列成四纵行。质坚实,断面白色或灰白色,粉性,形成层环棕色,近方形或近圆形,皮部散有多数棕色油点,气芳香,味辛、微苦。故本题正确答案为 B。

31. 正确答案: C
答案解析: 川芎为不规则结节状拳形团块。表面黄褐色或褐色,粗糙皱缩,有多数平行隆起的轮节,顶端有凹陷的类圆形茎痕,下侧及轮节上有多数小瘤状根痕。质坚实,不易折断,断面黄白色或灰黄色,可见波状环纹(形成层)及错综纹理,散有黄棕色小油点(油室)。气浓香,味苦、辛,稍有麻舌感、微回甜。故本题正确答案为 C。

32. 正确答案: D
答案解析: 白薇根茎粗短,有结节,多弯曲。上面有圆形的茎痕,下面及两侧簇生多数细长的根,表面棕黄色。质脆,易折断,断面皮部黄白色,木部黄色。气微,味微苦。故本题正确答案为 D。

33. 正确答案：E
答案解析：E选项图示药材为苍术（药材）。故本题正确答案为E。B选项图示药材为草乌。A选项图示药材为川乌。C选项图示药材为黄连（味连）。D选项图示药材为地黄。

34. 正确答案：C
答案解析：C选项图示药材为秦艽。故本题正确答案为C。A选项图示药材为苦参。B选项图示药材为羌活。D选项图示药材为玄参。E选项图示药材为南沙参。

[35～36] 正确答案：D、E
答案解析：栓剂油脂性基质常用的有可可豆脂、半合成脂肪酸甘油酯类（如半合成椰子油酯、半合成山苍子油酯、半合成棕榈油酯）等。可可豆脂具有同质多晶性，制备时应缓缓加热升温，待基质熔化至2/3时停止加热，使其逐步熔化，以避免晶体转型而影响栓剂成型。故35题正确答案为D。栓剂水溶性基质常用的有甘油明胶、聚乙二醇类、聚氧乙烯（40）单硬脂酸酯、聚山梨酯61、泊洛沙姆等。甘油明胶的特点：①具有弹性，不易折断，在体温下能软化并缓慢溶于分泌液中；②常用作阴道栓剂基质；③不适用于鞣酸等与蛋白质有配伍禁忌的药物。故36题正确答案为E。

[37～39] 正确答案：C、D、A
答案解析：石菖蒲药材呈扁圆柱形，多弯曲，常有分枝，表面棕褐色或灰棕色，粗糙，有疏密不匀的环节，具细纵纹，一面残留须根或圆点状根痕；叶痕呈三角形，左右交互排列，有的其上有鳞毛状的叶基残余。故37题正确答案为C。太子参药材呈细长纺锤形或细长条形，稍弯曲；表面灰黄色至黄棕色，较光滑，微有纵皱纹，凹陷处有须根痕；顶端有茎痕。故38题正确答案为D。商陆药材为横切或纵切的不规则块片，厚薄不等；纵切片弯曲或卷曲，异型维管束木部呈平行条状突起；质硬；气微，味稍甜，久嚼麻舌。故39题正确答案为A。

[40～42] 正确答案：E、C、A
答案解析：乌梢蛇药材呈圆盘状，盘径约16cm；表面黑褐色或绿黑色，密被菱形鳞片；背鳞行数成双，背中央2～4行鳞片强烈起棱，形成两条纵贯全体的黑线；头盘在中间，扁圆形，眼大而下凹陷，有光泽；上唇鳞8枚，第4、5枚入眶，颊鳞1枚，眼前下鳞1枚，较小，眼后鳞2枚；脊部高耸成屋脊状；腹部剖开边缘向内卷曲，脊肌肉厚，黄白色或淡棕色，可见排列整齐的肋骨；尾部渐细而长。尾下鳞双行。剥皮者仅留头尾之皮，中段较光滑。气腥，味淡。故40题正确答案为E。桑螵蛸药材（团螵蛸）略呈圆柱形或半球形，由多层膜状薄片叠成，表面浅黄褐色，上面带状隆起不明显，底面平坦或有凹沟；体轻，质松而韧，横断面可见外层为海绵状，内层为许多放射状排列的小室，室内各有一细小椭圆形卵，深棕色，有光泽；气微腥，味淡或微咸。故41题正确答案为C。斑蝥药材（南方大斑蝥）呈长圆形；头及口器向下垂，有较大的复眼及触角各1对，触角多已脱落；背部具革质鞘翅1对，黑色，有3条黄色或棕黄色的横纹；鞘翅下面有棕褐色薄膜状透明的内翅2片；胸腹部乌黑色，胸部有足3对；有特殊的臭气。故42题正确答案为A。

[43～45] **正确答案**：B、C、D

答案解析：藤黄可以用豆腐制、荷叶制、山羊血制。制藤黄毒性降低，可供内服，并可保证药物的净度。用于跌打损伤、金疮肿毒、肿瘤。故43题正确答案为B。朴硝用萝卜煮制后所得的芒硝，可提高其纯净度，同时缓和其咸寒之性，并借萝卜消积滞、化痰热、下气、宽中作用，以增强芒硝润燥软坚、消导、下气通便之功。故44题正确答案为C。水飞朱砂可使药物达到纯净，得极细粉，便于制剂及服用。内服多用于心悸易惊、失眠多梦、癫痫、肿毒等。故45题正确答案为D。水飞使雄黄粉达到极细和纯净，毒性降低，便于制剂，用于疮疖疔毒，疥癣，蛇虫咬伤，疟疾等。

[46～47] **正确答案**：E、A

答案解析：《中国药典》以杜鹃素为对照品对满山红进行含量测定。其中杜鹃素为二氢黄酮类化合物。故46题正确答案为E。《中国药典》以黄芩苷为指标成分对黄芩进行含量测定。黄芩苷为黄酮类化合物。故47题正确答案为A。

[48～49] **正确答案**：A、E

答案解析：绿原酸为一分子咖啡酸与一分子奎宁酸结合而成的酯，即3-咖啡酰奎宁酸。金银花具有抗菌、抗病毒作用，绿原酸和异绿原酸是金银花主要抗菌的有效成分。故48题正确答案为A。缩合鞣质的化学结构复杂，但普遍认为组成缩合鞣质的基本单元是黄烷-3-醇，最常见的代表化合物是儿茶素。故49题正确答案为E。五倍子的主要有效成分为鞣质，《中国药典》上收载的五倍子鞣质，称为鞣酸，又叫单宁酸。因五倍子盛产于我国，国际上又将五倍子鞣质称为中国鞣质，它是倍酰葡萄糖的混合物，即葡萄糖上的羟基与没食子酸所形成的酯类化合物的混合物，属水解类鞣质。

[50～51] **正确答案**：A、C

答案解析：鸡血藤为豆科植物密花豆的干燥藤茎。鸡血藤呈椭圆形、长矩圆形或不规则的斜切片，厚0.3～1.0cm。栓皮灰棕色，有的可见灰白色斑块，栓皮脱落处显红棕色。质坚硬。切面木部红棕色或棕色，导管孔多数；韧皮部有树脂状分泌物呈红棕色至黑棕色，与木部相间排列呈数个同心性椭圆形环或偏心性半圆形环；髓部偏向一侧。气微，味涩。故50题正确答案为A。川木通为毛茛科植物小木通或绣球藤的干燥藤茎。川木通呈类圆形厚片，切面边缘不整齐，残存皮部黄棕色，木部浅黄棕色或浅黄色，有黄白色放射状纹理及裂隙，其间密布细孔（导管），髓部较小，类白色或黄棕色，偶有空腔。气微，味淡。故51题正确答案为C。

[52～53] **正确答案**：E、C

答案解析：焦槟榔长于消食导滞，用于食积不消，泻痢后重、身体素质较差者可选用。故52题正确答案为E。山楂炭其性收涩，具有止血、止泻的功效，可用于胃肠出血或脾虚腹泻兼食滞者。故53题正确答案为C。焦山楂不仅酸味减弱，且增加了苦味，长于消食止泻，用于食积兼脾虚和痢疾。炒山楂酸味减弱，可缓和对胃的刺激性，善于消食化积，用于脾虚食滞、食欲不振、神倦乏力。槟榔炒后可缓和药性，以免克伐太过而耗伤正气，并能减少服后恶心、腹泻、腹痛的副作用。

[54～55] 正确答案：B、A

答案解析：《中国药典》规定，含量测定成分属于三萜皂苷类的中药是三七。故54题正确答案为B。《中国药典》规定，含量测定成分属于甾体皂苷类的中药是麦冬。故55题正确答案为A。

[56～58] 正确答案：E、A、C

答案解析：E选项所示化学结构式为小檗碱，《中国药典》以小檗碱为指标成分对黄连进行含量测定。故56题正确答案为E。A选项所示化学结构式为补骨脂内酯，补骨脂含有多种香豆素类成分，包括补骨脂内酯（补骨脂素）、异补骨脂内酯（异补骨脂素）和补骨脂定等。《中国药典》采用高效液相色谱法测定补骨脂药材中补骨脂素和异补骨脂素含量，两者总含量不得少于0.70%。故57题正确答案为A。C选项所示化学结构式为紫草素，《中国药典》采用紫外分光光度法测定紫草药材中羟基萘醌总含量，以左旋紫草素计，不得少于0.80%，采用高效液相色谱法测定药材中β,β′-二甲基丙烯酰阿卡宁（β,β′-二甲基丙烯酰欧紫草素）的含量，不得少于0.30%。故58题正确答案为C。B选项所示化学结构式为黄芩素。D选项所示化学结构式为龙脑。

[59～60] 正确答案：E、A

答案解析：地骨皮药材呈筒状或槽状，外表面灰黄色至棕黄色，粗糙，有不规则纵裂纹，易成鳞片状剥落。内表面黄白色至灰黄色，较平坦，有细纵纹。体轻，质脆，易折断，断面不平坦，外层黄棕色，内层灰白色。气微，味微甘而后苦。故59题正确答案为E。合欢皮药材呈卷曲筒状或半筒状。外表面灰棕色至灰褐色，稍有纵皱纹，密生明显的椭圆形横向皮孔，棕色或棕红色，偶有突起的横棱或较大的圆形枝痕，常附有地衣斑；内表面淡黄棕色或黄白色，平滑，具细密纵纹。断面呈纤维性片状，淡黄棕色或黄白色。气微香，味淡、微涩、稍刺舌，而后喉头有不适感。故60题正确答案为A。

[61～62] 正确答案：B、D

答案解析：党参药材呈长圆柱形，稍弯曲。表面灰黄色、黄棕色至灰棕色，根头部有多数疣状突起的茎痕及芽，每个茎痕的顶端呈凹下的圆点状，习称"狮子头"。根头下有致密的环状横纹，向下渐稀疏，有的达全长的一半，栽培品环状横纹少或无；全体有纵皱纹及散在的横长皮孔样突起，支根断落处常有黑褐色胶状物。质稍柔软或稍硬而略带韧性。断面稍平坦，有裂隙或放射状纹理，皮部淡棕黄色至黄棕色，木部淡黄色至黄色。有特殊香气，味微甜。故61题正确答案为B。川木香药材呈圆柱形或有纵槽的半圆柱形、稍弯曲。表面黄褐色或棕褐色，具纵皱纹，外皮脱落处可见丝瓜络状细筋脉；根头偶有黑色发黏的胶状物，习称"油头"。体较轻，质硬脆，易折断。断面黄白色或黄色，有深黄色稀疏油点及裂隙，木部宽广，有放射状纹理；有的中心呈枯朽状。气微香，味苦，嚼之粘牙。故62题正确答案为D。桔梗药材呈圆柱形或略呈纺锤形，下部渐细，有的有分枝，略扭曲。表面淡黄白色至黄色，不去外皮的表面黄棕色至灰棕色，具纵扭皱沟，并有横长的皮孔样斑痕及支根痕，上部有横纹。有的顶端有较短的根茎或不明显，其上有数个半月形茎痕。质脆。断面不平坦，横切面可见放射状裂隙，皮部黄白色，形成层环棕色，木部淡黄色。气微，味

执业药师中药学临考决胜卷·中药学专业知识（一）

微甜后苦。石菖蒲药材呈扁圆柱形、多弯曲，常有分枝。表面棕褐色或灰棕色，粗糙，有疏密不均匀的环节，具细纵纹，一面残留须根或圆点状根痕；叶痕呈三角形、左右交互排列，有的其上有鳞毛状的叶基残余。质硬。断面纤维性，类白色或微红色，内皮层环纹明显，并可见多数维管束小点及棕色油点。气芳香，味苦、微辛。黄精药材（大黄精）呈肥厚肉质的结节块状。表面淡黄色至黄棕色，具环节，有皱纹及须根痕，结节上侧茎痕呈圆盘状，周围凹入，中部突出。质硬而韧，不易折断。断面角质，淡黄色至黄棕色。气微，味甜，嚼之有黏性。

[63～64]正确答案：B、A
答案解析：耐热性：除另有规定外，橡胶贴膏取供试品2片，除去盖衬，60℃加热2小时，放冷后，背衬应无渗油现象；膏面应有光泽，用手指触试应仍有黏性。少林风湿跌打膏为微红色的片状橡胶贴膏。故63题正确答案为B。赋形性：取凝胶贴膏供试品1片，置37℃、相对湿度64%的恒温恒湿箱中30分钟，取出，用夹子将供试品固定在一平整钢板上，钢板与水平面的倾斜角为60°，放置24小时，膏面应无流淌现象。故64题正确答案为A。

[65～67]正确答案：B、A、C
答案解析：除另有规定外，普通中药酊剂每100mL相当于原饮片20g。故65题正确答案为B。除另有规定外，含有毒性药品的中药酊剂，每100mL相当于原饮片10g。故66题正确答案为A。除另有规定外，流浸膏剂要求每1mL相当于饮片1g；浸膏剂分为稠膏和干膏两种，每1g相当于饮片2～5g。故67题正确答案为C。

[68～69]正确答案：A、C
答案解析：《中国药典》以细辛脂素为指标成分对细辛进行含量测定，要求其含量不得少于0.05%，同时规定挥发油不得少于2.0%(mL/g)。故68题正确答案为A。肿节风的质控成分是异嗪皮啶和迷迭香酸，《中国药典》采用高效液相色谱法测定药材中异嗪皮啶和迷迭香酸含量，其中异嗪皮啶含量不得少于0.02%、迷迭香酸含量不得少于0.02%。故69题正确答案为C。

[70～71]正确答案：A、C
答案解析：白芍于夏、秋二季采挖，洗净，除去头尾及细根，置沸水中煮后除去外皮或去皮后再煮，晒干。故70题正确答案为A。延胡索于夏初茎叶枯萎时采挖，除去须根，洗净，置沸水中煮至恰无白心时，取出，晒干。故71题正确答案为C。

[72～74]正确答案：E、D、B
答案解析：注射剂中防止药物氧化可以加入：①抗氧剂，如亚硫酸钠、亚硫酸氢钠、焦亚硫酸钠；②惰性气体，如氮气、二氧化碳；③金属离子络合剂，如乙二胺四乙酸（EDTA）、乙二胺四乙酸二钠（EDTA-2Na）。故72题正确答案为E。注射剂常用的渗透压调节剂有氯化钠、葡萄糖等。眼用制剂常用的渗透压调节剂有氯化钠、硼酸、葡萄糖、硼砂等。故73题正确答案为D。注射剂常用的止痛剂有三氯叔丁醇、盐酸普鲁卡因、盐酸利多卡因等。故74题正确答案为B。

[75～77]正确答案：C、D、A
答案解析：炉甘石为碳酸盐类矿物方解石族菱锌矿，主含碳酸锌（$ZnCO_3$）。故75题正确

答案为C。芒硝为硫酸盐类矿物芒硝族芒硝，经加工精制而成的结晶体，主含含水硫酸钠（$Na_2SO_4 \cdot 10H_2O$）。故76题正确答案为D。石膏为硫酸盐类矿物硬石膏族石膏，主含含水硫酸钙（$CaSO_4 \cdot 2H_2O$）。故77题正确答案为A。朱砂为硫化物类矿物辰砂族辰砂；主含硫化汞（HgS）。硫黄为自然元素类矿物硫族自然硫，或用含硫矿物经加工制得，主含硫（S）。

[78～80] 正确答案：B、E、C
答案解析： 巴豆呈卵圆形，一般具三棱，长1.8～2.2cm，直径1.4～2cm。表面灰黄色或稍深，粗糙，有纵线6条，顶端平截，基部有果梗痕。破开果壳，可见3室，每室含种子1粒。种子呈略扁的椭圆形，长1.2～1.5cm，直径0.7～0.9cm，表面棕色或灰棕色，一端有小点状的种脐及种阜的疤痕，另端有微凹的合点，其间有隆起的种脊；外种皮薄而脆，内种皮呈白色薄膜；种仁黄白色，油质。气微，味辛辣。故78题正确答案为B。蛇床子为双悬果，呈椭圆形，长2～4mm，直径约2mm。表面灰黄色或灰褐色，顶端有2枚向外弯曲的柱基，基部偶有细梗。分果的背面有薄而突起的纵棱5条，接合面平坦，有2条棕色略突起的纵棱线。果皮松脆，揉搓易脱落，种子细小，灰棕色，显油性。气香，味辛凉、有麻舌感。故79题正确答案为E。牛蒡子呈长倒卵形，略扁，微弯曲，长5～7mm，宽2～3mm。表面灰褐色，带紫黑色斑点，有数条纵棱，通常中间1～2条较明显。顶端钝圆，稍宽，顶面有圆环，中间具点状花柱残迹；基部略窄，着生面色较淡。果皮较硬，子叶2，淡黄白色，富油性。气微，味苦后微辛而稍麻舌。故80题正确答案为C。

[81～82] 正确答案：D、A
答案解析： D选项图示药材为山银花，山银花为忍冬科植物灰毡毛忍冬、红腺忍冬、华南忍冬或黄褐毛忍冬的干燥花蕾或带初开的花。故81题正确答案为D。A选项图示药材为西红花，西红花为鸢尾科植物番红花的干燥柱头。故82题正确答案为A。B选项图示药材为洋金花。C选项图示药材为辛夷。E选项图示药材为红花。

[83～84] 正确答案：A、D
答案解析： A选项图示药材为半枝莲。故83题正确答案为A。D选项图示药材为穿心莲。故84题正确答案为D。B选项图示药材为紫花地丁。C选项图示药材为鱼腥草。E选项图示药材为金钱草。

85. 正确答案：E
答案解析： 五味子、醋五味子显微鉴别：种皮表皮石细胞淡黄棕色，表面观类多角形，直径18～50μm，壁较厚，孔沟细密，胞腔含暗棕色物。种皮内层石细胞呈多角形、类圆形或不规则形，直径约至83μm，壁稍厚，纹孔较大。果皮表皮细胞表面观类多角形，垂周壁略呈连珠状增厚，表面有角质线纹，表皮中散有油细胞。故本题正确答案为E。

86. 正确答案：D
答案解析： 醋延胡索行气止痛作用增强，广泛用于身体各部位的多种疼痛证候。故本题正确答案为D。醋延胡索制法：取净延胡索或延胡索片，加入定量的米醋拌匀，闷润至醋被吸尽后，置炒制容器内，用文火加热，炒干，取出晾凉。筛去碎屑。每100kg延胡索，用米醋20kg。醋制、酒制均能提高延胡索生物碱和延胡索乙素的煎出量，从而增强镇痛和镇静作用。

87. 正确答案：E
答案解析：①土炒山药：每100kg山药片用灶心土30kg；②麸炒山药：每100kg山药片用麦麸10kg；③土炒山药以补脾止泻为主，用于脾虚久泻；④麸炒山药以补脾健胃为主，用于脾虚食少、泄泻便溏、白带过多。土炒白术用于脾虚食少、泄泻便溏、胎动不安。故本题正确答案为E。

88. 正确答案：B
答案解析：茯苓药材呈类球形、椭圆形、扁圆形或不规则团块，大小不一。外皮薄而粗糙，棕褐色至黑褐色，有明显的皱缩纹理。体重，质坚实，断面颗粒性，有的具裂隙，外层淡棕色，内部白色，少数淡红色，有的中间抱有松根（习称茯神）。气微，味淡，嚼之粘牙。故本题正确答案为B。

89. 正确答案：B
答案解析：除另有规定外，蜜丸和浓缩蜜丸中所含水分不得过15.0%；水蜜丸和浓缩水蜜丸不得过12.0%；水丸、糊丸、浓缩水丸不得过9.0%。蜡丸不检查水分。除另有规定外，小蜜丸、水蜜丸和水丸应在1小时内全部溶散；浓缩丸和糊丸应在2小时内全部溶散。故本题正确答案为B。

90. 正确答案：C
答案解析：当归主产于甘肃岷县、武都、漳县、成县、文县等地，湖北、云南、四川等省也产。故本题正确答案为C。

91. 正确答案：D
答案解析：酒川芎能引药上行，增强活血、行气、止痛作用。多用于血瘀头痛，偏头痛，风寒湿痛，产后瘀阻腹痛。故本题正确答案为D。

92. 正确答案：B
答案解析：《中国药典》以甘草苷、甘草酸为指标成分对甘草进行含量测定。故本题正确答案为B。

93. 正确答案：ABC
答案解析：米炒法炮制的常见药材有红娘子、斑蝥、党参。故本题正确答案为ABC。

94. 正确答案：BCD
答案解析：吲哚类生物碱主要由色氨酸衍生而成，根据其结构特点，主要分为以下四类。①简单吲哚类，如板蓝根、大青叶中的大青素B，蓼蓝中的靛苷等。②色胺吲哚类，此类化合物中含有色胺部分，结构较简单，如吴茱萸中的吴茱萸碱。③单萜吲哚类，这类生物碱的结构较复杂，如萝芙木中的利血平、番木鳖中的士的宁等。士的宁又称番木鳖碱。④双吲哚类，是由两分子单吲哚类生物碱聚合而成的衍生物，如长春花中具有抗癌作用的长春碱和长春新碱。故本题正确答案为BCD。

95. 正确答案：AB
答案解析：①双黄连口服液为合剂。合剂的pH、相对密度、装量及微生物限度应符合规定。②急支糖浆为糖浆剂。糖浆剂的pH、相对密度、装量及微生物限度等均应符合规定。③复方牙痛酊、藿香正气水为酊剂。酊剂的甲醇量、乙醇量、装量及微生物限度等应符合规定。④中华跌打酒为酒剂。酒剂的总固体、甲醇量、乙醇量、装量及微生物限度等应符合规定。故本题正确答案为AB。

96. 正确答案：BC
答案解析： 片剂辅料中常用的崩解剂有干燥淀粉、低取代羟丙纤维素、羧甲淀粉钠（CMS-Na）等。泡腾崩解剂为碳酸氢钠（或碳酸钠）与有机酸（枸橼酸或酒石酸等）组成的崩解剂，遇水产生二氧化碳气体而使片剂崩解。故本题正确答案为BC。片剂辅料中常用的润滑剂有硬脂酸镁、硬脂酸、硬脂酸锌和硬脂酸钙、滑石粉、聚乙二醇、十二烷基硫酸钠、微粉硅胶等。糖粉为片剂优良的稀释剂，兼有矫味和黏合作用。片剂辅料中常用的黏合剂有淀粉浆（糊）、糖浆、胶浆类、微晶纤维素、纤维素衍生物、海藻酸钠、硅酸镁铝、白及胶、PEG4000（6000）、中药稠膏、改良淀粉、乳糖、糊精等。

97. 正确答案：BDE
答案解析： 弯曲法适用于长条状药材。药材软化后握于手中，拇指向外推，其余四指向内缩，以药材略弯曲、不易折断为宜，如白芍、山药、木通、木香等。故本题正确答案为BDE。大黄适宜用穿刺法、刀切或折断法检查。泽泻适宜用指掐法检查。

98. 正确答案：ABCD
答案解析： 药用部位为动物病理产物的药材有珍珠、僵蚕、牛黄、马宝、猴枣、狗宝等。故本题正确答案为ABCD。蝉蜕为动物的生理产物。

99. 正确答案：CDE
答案解析： 葛根为豆科植物野葛的干燥根，习称"野葛"。秋、冬二季采挖，趁鲜切成厚片或小块；干燥。葛根药材呈纵切的长方形厚片或小方块。外皮淡棕色至棕色，有纵皱纹，粗糙。切面黄白色至淡黄棕色，有的纹理不明显。质韧，纤维性强。气微，味微甜。以块大、质坚实、色白、粉性足、纤维少者为佳。故本题正确答案为CDE。粉葛为豆科植物甘葛藤的干燥根。秋、冬二季采挖，除去外皮，稍干，截段或再纵切两半或斜切成厚片，干燥。

100. 正确答案：ABCE
答案解析： 中药药理作用的特点：①中药药理作用与功效具有一致性和差异性；②中药药理作用具有多样性；③中药药理作用具有双向性；④中药量效关系具有复杂性。故本题正确答案为ABCE。

临考决胜卷（二）·答案解析

1. 正确答案：A
答案解析： 凡寒凉性药物，即表示其具有清热、泻火、凉血、解热毒等作用；倘若应用不当，即可对人体产生不良反应。寒凉性有伤阳助寒之弊，如石膏、板蓝根。故本题正确答案为 A。辛味药大多能耗气伤阴，气虚阴亏者慎用。凡温热性药物，即表示其具有温里散寒、补火助阳、温经通络、回阳救逆等作用；倘若应用不当，则有伤阴助火之害。甘味药大多能腻膈碍胃，令人中满，凡湿阻、食积、中满气滞者慎用。酸味药大多能收敛邪气，凡邪未尽之证均当慎用。

2. 正确答案：C
答案解析： 可作为超临界流体的物质有很多，如二氧化碳、一氧化二氮、六氟化硫、乙烷、庚烷、氨、二氯二氟甲烷等，其中以二氧化碳最为常用。故本题正确答案为 C。

3. 正确答案：D
答案解析： 鞣质遇铁能反应生成墨绿色的鞣酸铁盐沉淀，因而在炮制含鞣质类成分的药物时，不宜用铁器，有用竹刀切、钢刀切、木盆中洗的要求，如何首乌炮制"忌铁器"，要求用竹刀净制去皮及切制饮片。故本题正确答案为 D。

4. 正确答案：E
答案解析： 对因功效中，属于消除病理产物功效的有消食、利水、祛痰、化瘀、排石、排脓等。对病证功效指某些中药对疟疾、赘疣、痹证、鼻渊、黄疸、肺痈、绦虫证等病证，具有明显优于他药的疗效，如截疟、蚀疣、祛风湿、通鼻窍、利胆退黄、消痈排脓、驱杀绦虫等。故本题正确答案为 E。

5. 正确答案：D
答案解析： 除另有规定外，注射剂应避光贮存。故本题正确答案为 D。除另有规定外，混悬型注射液中原料药物粒径应控制在 15μm 以下，含 15～20μm（间有个别 20～50μm）者，不应超过 10%，若有可见沉淀，振摇时应容易分散均匀。

6. 正确答案：B
答案解析： 燀苦杏仁作用与生品相同。燀去皮后，除去非药用部位，便于有效成分煎出，提高药效。燀制品中的苦杏仁酶在燀制过程中因沸水煮烫破坏，故煎剂中苦杏仁苷的含量高于生品。所以苦杏仁炮制有利于保存药效，降低毒性，保证用药安全有效。故本题正确答案为 B。燀杏仁：取净杏仁置 10 倍量沸水中，加热约 5 分钟，至种皮微膨起即捞出，用凉水浸泡，取出，搓开其皮与种仁，干燥，筛去种皮。用时捣碎。

7. 正确答案：D
答案解析： 炉贝药材呈长圆锥形，高 0.7～2.5cm，直径 0.5～2.5cm。表面类白色或浅棕黄色，有的具棕色斑点。外层鳞叶 2 瓣，大小相近，相对抱合，顶端开裂而略尖，基部稍尖或较钝。故本题正确答案为 D。①松贝：呈类圆锥形或近球形。表面类白色。外层鳞叶 2 瓣，大小悬殊，大瓣紧抱小瓣，未抱部分呈新月形,习称"怀中抱月"。②青贝:呈类扁球形。外层鳞叶2瓣,大小相近,相对抱合,顶端开裂。③大贝:为鳞茎外层的单瓣鳞叶,略呈新月形。④珠贝:外层鳞叶2瓣,肥厚,略呈肾形,互相抱合。

8. 正确答案: E
答案解析: 根及根茎类药材一般在秋、冬两季植物地上部分将枯萎时及春初发芽前或刚露苗时采收,此时根或根茎中贮藏的营养物质最为丰富,通常所含有效成分也比较高,如牛膝、党参、黄连、大黄、防风等。但也有例外,有些中药由于植株枯萎时间较早,应在夏季及时采收,如浙贝母、延胡索、半夏、太子参等;而明党参则在春季采收较好。故本题正确答案为E。

9. 正确答案: D
答案解析: 外用制剂基质中添加透皮促进剂(如氮酮)等能增加药物的穿透性,有利于吸收。故本题正确答案为D。外用膏剂中药物透皮吸收包括释放、穿透及吸收三个阶段。外用膏剂透皮吸收的途径:完整的表皮;毛囊、皮脂腺和汗腺等皮肤的附属器官。一般认为,药物透过完整表皮的角质层细胞及其细胞间隙是其吸收的主要途径,皮肤的附属器官占皮肤面积较小,不是透皮吸收的主要途径。皮肤烧伤、溃疡破损时,药物可自由地进入真皮,吸收的速度和程度大大增加。药物相对分子质量越大,经皮吸收越慢,故经皮吸收制剂宜选用相对分子质量较小、药理作用强的药物。

10. 正确答案: D
答案解析: 乌头主要含二萜类生物碱,属于四环或五环二萜类衍生物。由于C_{14}和C_8的羟基常和乙酸、苯甲酸结合成酯,故称它们为二萜双酯型生物碱。此外,乌头不宜与半夏、瓜蒌、贝母、白蔹、白及等同用,临床配伍时应注意。故本题正确答案为D。

11. 正确答案: C
答案解析: 有的散剂既可内服,又可外用,如七厘散、九分散等。九分散为含有毒性成分的散剂,含有毒性药的内服散剂应单剂量包装。故本题正确答案为C。

12. 正确答案: B
答案解析: 酒润湿药粉产生的黏性较水弱,当水为润湿剂泛丸黏性过强时,可用酒替代之。酒味甘、辛,性大热善行,具有活血通络、引药上行及矫腥除臭等作用,尤适于舒筋活血类方药。此外,酒有助于生物碱、挥发油等成分的溶出,且具有一定防腐能力,又利于成品干燥。常使用黄酒或白酒。故本题正确答案为B。

13. 正确答案: E
答案解析: 除另有规定外,蜡丸不检查水分。故本题正确答案为E。

14. 正确答案: B
答案解析: 糖浆剂应澄清,在贮存期间不得有发霉、酸败、产生气体或其他变质现象,允许有少量摇之易散的沉淀。应密封,避光置干燥处贮存。故本题正确答案为B。

15. 正确答案: C
答案解析: 中药茜草中的茜草素及其苷、羟基茜草素、伪羟基茜草素,结构类型为蒽醌类。故本题正确答案为C。

16. 正确答案：D
答案解析： 20(S)-原人参二醇的结构类型是达玛烷型。故本题正确答案为D。

17. 正确答案：D
答案解析： 皂苷在含水正丁醇中有较大的溶解度，因此正丁醇常作为提取皂苷的溶剂。故本题正确答案为D。

18. 正确答案：A
答案解析： α-去氧糖常见于强心苷类，是区别于其他苷类成分的一个重要特征。故本题正确答案为A。

19. 正确答案：C
答案解析： 丹参中的化学成分主要分为两类，脂溶性的二萜醌类化合物和水溶性的酚酸类（有机酸）成分。酚酸类成分主要是丹参素、丹酚酸A、丹酚酸B、丹酚酸C、迷迭香酸等。故本题正确答案为C。

20. 正确答案：A
答案解析： 雄黄药材为块状或粒状集合体，呈不规则块状；深红色或橙红色，条痕淡橘红色，晶面有金刚石样光泽。质脆，易碎，断面具树脂样光泽。微有特异臭气，味淡。精矿粉为粉末状或粉末集合体，质松脆，手捏即成粉，橙黄色，无光泽。故本题正确答案为A。

21. 正确答案：A
答案解析： 制远志，以甘草汤制远志，既缓其苦燥之性，又能消除刺喉麻感，以安神益智为主。用于心悸、失眠、健忘、精神不安。故本题正确答案为A。蜜远志增强润肺化痰止咳的作用，用于寒痰咳逆、咳嗽痰多、咳吐不爽等。

22. 正确答案：D
答案解析： 大黄素为蒽醌类化合物，紫草素为萘醌类化合物；无色亚甲蓝显色试验：专用于检出苯醌及萘醌。样品在白色背景下呈现出蓝色斑点，可与蒽醌类区别。故本题正确答案为D。异羟肟酸铁反应：由于香豆素类具有内酯环，在碱性条件下可开环，与盐酸羟胺缩合成异羟肟酸，然后再在酸性条件下与三价铁离子络合成盐而显红色。糖的显色反应中最重要的是 Molish 反应，常用的试剂由浓硫酸和α-萘酚组成。Feigl 反应：醌类衍生物在碱性条件下加热与醛类、邻二硝基苯反应，生成紫色化合物。Keller-Kiliani 反应是α-去氧糖的特征反应，只对游离的α-去氧糖或α-去氧糖与苷元连接的苷显色。

23. 正确答案：D
答案解析： 虎杖药材多为圆柱形短段或不规则厚片，外皮棕褐色，有纵皱纹及须根痕，切面皮部较薄，木部宽广，棕黄色，射线呈放射状，皮部与木部较易分离。根茎髓中有隔或呈空洞状。质坚硬。气微，味微苦、涩。故本题正确答案为D。

24. 正确答案：B
答案解析： 牛膝药材呈细长圆柱形，挺直或稍弯曲，表面灰黄色或淡棕色，有微扭曲的细纵皱纹、排列稀疏的侧根痕和横长皮孔样突起。质硬脆，易折断，受潮后变软，断面平坦，淡棕色，略呈角质样而油润，中心维管束木质部较大，黄白色，其外周散有多数黄白色点状异型维管束，习称"筋脉点"，断续排列成2～4轮。气微，味微甜而稍苦涩。故本题正确答案为B。

25. 正确答案：C
答案解析：银柴胡药材呈类圆柱形，偶有分枝。表面浅棕黄色至浅棕色，有扭曲的纵皱纹及支根痕，多具孔穴状或盘状凹陷，习称"砂眼"，从"砂眼"处折断可见棕色裂隙中有细砂散出。根头部略膨大，有密集的呈疣状突起的芽苞或茎的残基，习称"珍珠盘"。质硬而脆，易折断，断面不平坦，较疏松，有裂隙，皮部甚薄，木部有黄、白色相间的放射状纹理。气微，味甘。故本题正确答案为C。

26. 正确答案：A
答案解析：按照《中国药典》规定的方法检查，不含糖块状茶剂以及袋装茶剂与煎煮茶剂的水分不得过12.0%，含糖块状茶剂的水分不得过3.0%。故本题正确答案为A。

27. 正确答案：A
答案解析：除另有规定外，眼用制剂的无菌、装量、渗透压摩尔浓度以及眼用半固体制剂的金属性异物等检查应符合《中国药典》制剂通则眼用制剂项下的有关规定。眼用半固体制剂包括眼膏剂、眼用凝胶剂、眼用乳膏剂等。故本题正确答案为A。滴眼剂、洗眼剂属于眼用液体制剂。眼膜剂、眼丸剂属于眼用固体制剂。

28. 正确答案：E
答案解析：吸入气雾剂和吸入喷雾剂给药时，药物以雾状吸入可直接作用于支气管平滑肌，适宜粒径的雾滴在肺泡部位有较好的分布和沉积，肺泡为药物的主要吸收部位。影响吸入气雾剂和吸入喷雾剂药物吸收的主要因素：①药物的脂溶性及分子大小，吸入给药的吸收速度与药物的脂溶性成正比，与药物的分子大小成反比。②雾滴（粒）粒径大小影响其在呼吸道沉积的部位，吸入气雾剂雾滴（粒）的粒径应在10μm以下，其中大多数应在5μm以下。雾滴过粗，药物易沉着在口腔、咽部及呼吸器官的各部位；雾滴过小，雾滴（粒）易到达肺泡部位，但沉积减少，多被呼出，吸收较少。吸入气雾剂具有速效和定位作用：药物呈细小雾滴能够直达作用部位，局部浓度高，药物分布均匀，吸收快，奏效迅速。故本题正确答案为E。

29. 正确答案：C
答案解析：软胶囊填充物料为低分子量水溶性或挥发性有机物（如乙醇、丙酮、羧酸等）或充填药物的含水量超过5%，会使软胶囊溶解或软化；醛类可使囊膜中明胶变性；O/W型乳剂会失水破坏，均不宜作为软胶囊的填充物。填充药物混悬液时，分散介质常用植物油或PEG 400。油状介质常用10%～30%的油蜡混合物作助悬剂，而非油状介质则常用1%～15%PEG 4000或PEG 6000。故本题正确答案为C。

30. 正确答案：E
答案解析：五味子系木兰科植物五味子的干燥成熟果实。其中含木脂素较多，《中国药典》以五味子醇甲为指标成分对五味子进行含量测定。故本题正确答案为E。辛夷为木兰科植物望春花、玉兰或武当玉兰的干燥花蕾。未涉及其化学成分。连翘系木犀科植物连翘的干燥果实，连翘中的木脂素类成分多为双环氧木脂素及木脂内酯,《中国药典》以挥发油、连翘苷和连翘酯苷A为指标成分对连翘进行含量测定。细辛为马兜铃科植物北细辛、汉城细辛或华细辛的根及根茎,辽细辛中的主要化学成分为挥发油、木脂素类和黄酮类等。《中国药典》以细辛脂素及挥发油为指标成分对细辛进行含量测定。

31. 正确答案:C
答案解析:醋三棱的炮制方法如下。取净三棱,加入定量的米醋拌匀,闷润至醋被吸尽,置炒制容器内,用文火加热,炒至颜色加深,取出晾凉。每100kg三棱片,用米醋15kg。故本题正确答案为C。

32. 正确答案:E
答案解析:A选项图示药材为巴戟天,B选项图示药材为白芷,C选项图示药材为北沙参,D选项图示药材为桔梗,E选项图示药材为南沙参。南沙参药材呈圆锥形或圆柱形,略弯曲,长7～27cm,直径0.8～3.0cm。表面黄白色或淡棕黄色,凹陷处常有残留粗皮,上部多有深陷横纹,呈断续的环状,下部有纵纹及纵沟。顶端具1或2个根茎。体轻,质松泡,易折断,断面不平坦,黄白色,多裂隙。气微,味微甘。故本题正确答案为E。

33. 正确答案:D
答案解析:D选项图示药材为鸦胆子,为苦木科植物鸦胆子的干燥成熟果实。故本题正确答案为D。A选项图示药材为牵牛子,牵牛子为旋花科植物裂叶牵牛或圆叶牵牛的干燥成熟种子;B选项图示药材为沙苑子,沙苑子为豆科植物扁茎黄芪的干燥成熟种子;C选项图示药材为决明子,决明子为豆科植物决明或小决明的干燥成熟种子;E选项图示药材为菟丝子,菟丝子为旋花科植物南方菟丝子或菟丝子的干燥成熟种子。

34. 正确答案:C
答案解析:C选项图示药材为五加皮。故本题正确答案为C。A选项图示药材为桑白皮。B选项图示药材为合欢皮。D选项图示药材为苦楝皮。E选项图示药材为关黄柏。

[35～36] 正确答案:A、E
答案解析:治表证的荆芥、薄荷,治气滞的香附,治血瘀的川芎等,都具有辛味。故35题正确答案为A。治寒湿的苍术、厚朴,治湿热的黄柏、苦参等,均为苦味。故36题正确答案为E。

[37～38] 正确答案:B、D
答案解析:广药主要指南岭以南、广东、广西和海南所产的道地药材。如砂仁、广藿香、穿心莲、广金钱草、粉防己、槟榔、益智、肉桂、苏木、巴戟天、高良姜、八角茴香、胡椒、荜茇、胖大海、马钱子、罗汉果、陈皮、青蒿、石斛、钩藤、蛤蚧、金钱白花蛇、海龙、海马、地龙等。故37题正确答案为B。贵药主要指产于贵州的道地药材。如天冬、天麻、黄精、白及、杜仲、吴茱萸、五倍子、朱砂等。故38题正确答案为D。

[39～40] 正确答案:C、B
答案解析:马钱子碱通过中枢和外周两种途径发挥镇痛作用,并具有免疫调节、抗肿瘤和抗心律失常作用,可治疗风湿性关节炎、强直性脊柱炎等。故39题正确答案为C。川乌中含有的乌头碱、次乌头碱、新乌头碱属于二

萜双酯型生物碱。川乌具有镇痛、抗炎、免疫抑制、降血压及强心作用。故40题正确答案为B。

[41～43] 正确答案：D、A、E
答案解析： D选项所示化学结构式为黄芩苷，黄芩苷为黄芩主要成分。故41题正确答案为D。A选项所示化学结构式为蜕皮甾酮，蜕皮甾酮为牛膝的主要化学成分，具有甾体母核结构单元。故42题正确答案为A。E选项所示化学结构式为氧化苦参碱，氧化苦参碱为山豆根和苦参的主要成分。氧化苦参碱含喹诺里西啶结构单元，属于双稠哌啶类生物碱。故43题正确答案为E。B选项所示化学结构式为补骨脂内酯。C选项所示化学结构式为东莨菪碱。

[44～45] 正确答案：A、C
答案解析：《中国药典》以挥发油、连翘苷和连翘酯苷A为指标成分对连翘进行含量测定，连翘苷对DPPH自由基有一定的清除作用。故44题正确答案为A。在所有的呋喃香豆素类化合物中，补骨脂素和异补骨脂素是中药补骨脂的主要有效成分，也是研究最多、最深入的香豆素。此类化合物主要是通过光敏反应发挥生物效应，可用于治疗白癜风、斑秃。故45题正确答案为C。

[46～47] 正确答案：A、E
答案解析： 商陆中三萜皂苷主要有六种母核。《中国药典》以商陆皂苷甲（商陆皂苷A）为指标成分对商陆进行含量测定。故46题正确答案为A。甾体皂苷分类主要有螺甾烷醇类、异螺甾烷醇类、呋甾烷醇类和变形螺甾烷醇类等。变形螺甾烷醇类基本结构与螺旋甾烷醇类相同，唯F环为四氢呋喃环，如燕麦皂苷B。故47题正确答案为E。

[48～49] 正确答案：B、E
答案解析： 金银花糖浆是糖浆剂，糖浆剂含蔗糖量应不低于45%（g/mL）。故48题正确答案为B。益母草膏是煎膏剂，煎膏剂中加入炼蜜或炼糖（或转化糖）的量，一般不超过清膏量的3倍。故49题正确答案为E。

[50～51] 正确答案：E、D
答案解析： 碘甘油中，碘在甘油中的溶解度约为1.0%，加入碘化钾与碘形成可溶性络合物而助溶，并可提高碘的稳定性。故50题正确答案为E。炉甘石洗剂中，炉甘石、氧化锌为药物，甘油为润湿剂，羧甲纤维素钠为助悬剂。故51题正确答案为D。

[52～54] 正确答案：C、E、A
答案解析： 阴道泡腾片应检查发泡量。除另有规定外，供试品10片，依法检查，平均发泡体积应不小于6mL，且少于4mL的不得超过2片。故52题正确答案为C。融变时限：除另有规定外，脂肪性基质的栓剂应在30分钟内全部融化、软化或触压时无硬芯，水溶性基质的栓剂应在60分钟内全部溶解。故53题正确答案为E。舌下片指置于舌下能迅速溶化，药物经舌下黏膜吸收发挥全身作用的片剂。舌下片中的原料药应易于黏膜吸收，主要适用于急症的治疗。故54题正确答案为A。

[55～56] 正确答案：C、B
答案解析： 血竭药材略呈类圆四方形或方砖形，表面暗红色，有光泽，附有因摩擦而成的红粉。质硬而脆，破碎面红色、研粉为砖红

色。气微,味淡。在水中不溶,在热水中软化。故55题正确答案为C。儿茶呈方形或不规则块状,表面棕褐色或黑褐色,光滑而稍具光泽,质硬易碎,有细孔,遇潮有黏性,气微,味涩、苦,略回甜。故56题正确答案为B。

[57～58] 正确答案:A、C
答案解析:决明子味甘、苦、咸,性微寒。归肝、大肠经。炒决明子能缓和寒泻之性,有平肝养肾的功效。可用于治疗头痛、头晕、青盲内障。故57题正确答案为A。酸枣仁味甘、酸,性平。归肝、胆、心经。炒酸枣仁种皮开裂,易于粉碎和煎出;同时炒制能起到杀酶保苷的作用。其作用与生酸枣仁相近,养心安神作用强于生酸枣仁。故58题正确答案为C。

[59～60] 正确答案:B、E
答案解析:细辛含有痕量的马兜铃酸I,有肝肾毒性,细辛1.35g/kg灌胃,连续21天,小鼠肝脏组织中活性氧含量升高,SOD活性降低。《中国药典》对细辛的马兜铃酸I进行限量检查,要求其含量不得过0.001%。故59题正确答案为B。肿节风的质控成分是异嗪皮啶和迷迭香酸,《中国药典》采用高效液相色谱法测定药材中异嗪皮啶和迷迭香酸含量,其中异嗪皮啶含量不得少于0.02%,迷迭香酸含量不得少于0.02%。故60题正确答案为E。

[61～63] 正确答案:E、D、C
答案解析:聚乙二醇为乙二醇的高分子聚合物。聚乙二醇性质稳定,可与多数药物配伍,不易酸败和发霉;能与水、乙醇、丙酮及三氯甲烷混溶。吸湿性好,可吸收分泌液,易于洗除。药物释放和渗透较快。故61题正确答案为E。羊毛脂又称无水羊毛脂,为淡黄色黏稠半固体,熔点为36～42℃,因含胆甾醇、异胆甾醇与羟基胆甾醇及其酯而有较大的吸水性,可吸水150%、甘油140%、70%的乙醇40%。由于羊毛脂的组成与皮脂分泌物相近,故可以提高软膏中药物的渗透性。故62题正确答案为D。凡士林油腻性大而吸水性较差(仅能吸水5%),故不宜用于有多量渗出液的患处。但与适量的羊毛脂、鲸蜡醇或胆甾醇等合用,可增加其吸水性。故63题正确答案为C。蜂蜡常用于调节软膏的稠度或增加稳定性,因含有少量的游离高级脂肪醇而有乳化作用,可作为辅助乳化剂。二甲硅油对眼睛有刺激性,不宜作为眼膏基质。

[64～65] 正确答案:B、E
答案解析:阳春砂属于广药,主产于广东省,以阳春、阳江所产最有名。广西亦产,多为栽培。故64题正确答案为B。白术属于浙药,主产于浙江、安徽、湖南、湖北等省,多为栽培品。故65题正确答案为E。

[66～67] 正确答案:A、D
答案解析:秦皮(枝皮)药材呈卷筒状或槽状。外表面灰白色、灰棕色至黑棕色或相间呈斑状,平坦或稍粗糙,并有灰白色圆点状皮孔及细斜皱纹,有的具分枝痕。内表面黄白色或棕色,平滑。质硬而脆,断面纤维性,黄白色。气微,味苦。故66题正确答案为A。肉桂药材呈槽状或卷筒状。外表面灰棕色,稍粗糙,有不规则的细皱纹及横向突起的皮孔,有的可见灰白色的斑纹;内表面红棕色,较平坦,有细纵纹,划之显油痕。质硬而脆,易折断,断面不平坦,外层棕色而较粗糙,内

层红棕色而油润，两层中间有1条黄棕色的线纹。气香浓烈，味甜、辣。故67题正确答案为D。

[68～70] 正确答案：A、B、E

答案解析： 辛夷（望春花）药材呈长卵形，似毛笔头。基部常具短梗，长约0.5cm，梗上有类白色点状皮孔。苞片2～3层，每层2片，两层苞片之间有小鳞芽，苞片外表面密被灰白色或灰绿色有光泽的长茸毛，内表面类棕色，无毛。花被片9，棕色，外轮花被片3，条形，约为内两轮长的1/4，呈萼片状，内两轮花被片6，每轮3，轮状排列。除去花被，雄蕊和雌蕊多数，螺旋状排列。体轻，质脆。气芳香，味辛凉而稍苦。故68题正确答案为A。槐花药材皱缩而卷曲，花瓣多散落。完整者花萼钟状，黄绿色，先端5浅裂；花瓣5，黄色或黄白色，1片较大，近圆形，先端微凹，其余4片长圆形。雄蕊10，其中9个基部连合，花丝细长。雌蕊圆柱形，弯曲。体轻。气微，味微苦。故69题正确答案为B。洋金花药材多皱缩成条状，完整者长9～15cm。花萼呈筒状，长为花冠的2/5，灰绿色或灰黄色，先端5裂，基部具纵脉纹5条，表面微具毛茸；花冠呈喇叭状，淡黄色或黄棕色，先端5浅裂，裂片先端有短尖，短尖下有明显的纵脉纹3条，两裂片之间微凹，雄蕊5，花丝贴生于花冠筒内，长为花冠的3/4；雌蕊1，柱头棒状。烘干品质柔韧，气特异；晒干品质脆，气微，味微苦。故70题正确答案为E。

[71～72] 正确答案：A、E

答案解析： 木通饮片呈圆形、椭圆形或不规则形片。外表皮灰棕色或灰褐色。切面射线呈放射状排列，髓小或有时中空。气微，味微苦而涩。故71题正确答案为A。铁皮枫斗药材呈螺旋形或弹簧状，通常为2～6个旋纹，表面黄绿色或略带金黄色，有细纵皱纹，节明显，节上有时可见残留的灰白色叶鞘；一端可见茎基部留下的短须根。质坚实，易折断，断面平坦，灰白色至灰绿色，略角质状。气微，味淡，嚼之有黏性。故72题正确答案为E。

[73～75] 正确答案：A、C、E

答案解析： 动物的生理产物：①分泌物，如麝香、蟾酥、熊胆粉、虫白蜡、蜂蜡等。②排泄物，如五灵脂、蚕沙、夜明砂等。③其他生理产物，如蝉蜕、蛇蜕、蜂蜜、蜂房等。故73题正确答案为A。除去内脏的动物体，如地龙、蛤蚧、乌梢蛇、蕲蛇、金钱白花蛇等。故74题正确答案为C。动物体的某一部分：脏器类，如哈蟆油、鸡内金、鹿鞭、海狗肾、水獭肝、刺猬皮。故75题正确答案为E。珍珠为动物的病理产物。水蛭为动物的干燥整体。鹿角为动物体的角（动物体的某一部分）。

[76～78] 正确答案：B、A、E

答案解析： 自然铜药材晶型多为立方体，集合体呈致密块状；表面亮淡黄色，有金属光泽；有的黄棕色或棕褐色，无金属光泽，具条纹；条痕绿黑色或棕红色，体重，质坚硬或稍脆，易砸碎；断面黄白色，有金属光泽；或断面棕褐色，可见银白色亮星。故76题正确答案为B。赭石药材为鲕状、豆状、肾状集合体；多呈不规则的扁平块状；暗棕红色或灰黑色，有的有金属光泽；一面多有圆形的突起，习称"钉头"；另一面与突起相对应处有同样大小的凹窝；条痕樱红色或红棕色；体重，质硬；砸碎后断面显层叠状；气微，味淡。故77题正确答案为A。石膏药材为纤维状的集合体；呈长块状、板块状或不规则块状；白色、灰白色或淡黄色，有的半透明；体重，质软；纵断面具绢丝样光泽；气微，味淡。故78题正确答案为E。

[79~80] 正确答案：B、E
答案解析： 按照《中国药典》要求，最细粉指能全部通过六号筛，并含能够通过七号筛不少于95%的粉末。故79题正确答案为B。按照《中国药典》要求，极细粉指能全部通过八号筛，并含能够通过九号筛不少于95%的粉末。故80题正确答案为E。

[81~82] 正确答案：D、C
答案解析： D选项图示药材为枸杞子。故81题正确答案为D。C选项图示药材为小茴香。故82题正确答案为C。A选项图示药材为吴茱萸。B选项图示药材为蛇床子。E选项图示药材为山茱萸。

[83~84] 正确答案：B、E
答案解析： B选项图示药材为荆芥。故83题正确答案为B。E选项图示药材为白花蛇舌草。故84题正确答案为E。A选项图示药材为麻黄。C选项图示药材为益母草。D选项图示药材为香薷。

85. 正确答案：E
答案解析： 砂仁为姜科植物阳春砂、绿壳砂或海南砂的干燥成熟果实。故本题正确答案为E。

86. 正确答案：A
答案解析： 延胡索含有多种苄基异喹啉类生物碱，包括延胡索甲素、延胡索乙素（dl-四氢巴马汀）和去氢延胡索甲素等。《中国药典》以延胡索乙素为指标成分对延胡索进行含量测定，要求含量不得少于0.05%。故本题正确答案为A。

87. 正确答案：D
答案解析： 山药以补肾生精，益肺阴为主。用于肾虚遗精、尿频、肺虚喘咳、阴虚消渴。土炒山药以补脾止泻为主，用于脾虚久泻。麸炒山药以补脾健胃为主，用于脾虚食少、泄泻便溏、白带过多。山药无清炒和蜜炙。故本题正确答案为D。

88. 正确答案：C
答案解析： 泽泻饮片为圆形或椭圆形厚片。外表皮淡黄色至淡黄棕色，可见细小突起的须根痕。切面黄白色至淡黄色，粉性，有多数细孔。气微，味微苦。故本题正确答案为C。

89. 正确答案：A
答案解析： 熟地黄：取净生地黄，加黄酒拌匀，置蒸制容器内，密闭，隔水蒸至酒吸尽，药物显乌黑色光泽，味转甜，晒至八成干，切厚片或块。每100kg生地黄，用黄酒30~50kg。故本题正确答案为A。

90. 正确答案：E
答案解析： 党参主产于山西、陕西、甘肃、四川等省及东北各地。故本题正确答案为E。

91. 正确答案：C
答案解析： 黄芩药材呈圆锥形，扭曲。表面棕黄色或深黄色，有稀疏的疣状细根痕，上部较粗糙，有扭曲的纵皱纹或不规则的网纹，下部有顺纹和细皱纹。质硬而脆，易折断，断面黄色，中心红棕色；老根中心呈枯朽状或中空，暗棕色或棕黑色。气微，味苦。故本题正确答案为C。

92. 正确答案：E
答案解析：小柴胡颗粒为可溶性颗粒，需要进行溶化性检查。可溶性颗粒，取供试品10g（中药单剂量包装取1袋），加热水200mL，搅拌5分钟，可溶性颗粒应全部溶化或轻微浑浊。故本题正确答案为E。

93. 正确答案：BDE
答案解析：白芷为伞形科植物白芷或杭白芷的干燥根。川芎为伞形科植物川芎的干燥根茎。藁本为伞形科植物藁本或辽藁本的干燥根茎及根。川木香为菊科植物川木香或灰毛川木香的干燥根。白术为菊科植物白术的干燥根茎。故本题正确答案为BDE。

94. 正确答案：BC
答案解析：质地极其致密坚实的木质类、动物骨和角类药材，宜切极薄片，如羚羊角、鹿角、降香等。故本题正确答案为BC。质地致密、坚实者，宜切薄片，如乌药、槟榔、当归、白芍、三棱等。

95. 正确答案：ACE
答案解析：药材表面或内部的绒毛、鳞片、硬刺、根类药材的须根，以及动物类药材的茸毛等具刺激咽喉等副作用，故须除去。如骨碎补等根茎类中药表面生有茸毛（鳞片），可先用砂烫法将毛烫焦，再撞净、筛除；鹿茸加工时先用火燎去茸毛，再将其表面刮净。部分叶类药材如枇杷叶下表面密被绒毛，可在产地采摘后趁鲜用棕刷刷去绒毛。金樱子内部生有淡黄色绒毛，一般在产地趁鲜纵剖二瓣，用刀挖净毛、核。或者将干燥后的金樱子略浸、润透，纵切二瓣，除去毛、核，干燥。故本题正确答案为ACE。巴戟天、牡丹皮要去心。

96. 正确答案：ABCD
答案解析：酒炙大黄其苦寒泻下作用稍缓，并借酒升提之性，引药上行，善清上焦血分热毒。熟大黄经酒蒸后，泻下作用缓和，减轻腹痛之副作用，并增强活血祛瘀之功。大黄炭泻下作用极微，有凉血化瘀止血作用。醋大黄泻下作用减弱，以消积化瘀为主。大黄经酒炒、蒸、炖后其结合型蒽醌类衍生物减少。故本题正确答案为ABCD。

97. 正确答案：BCDE
答案解析：黄酮类化合物的主要结构类型包括黄酮类、黄酮醇类、二氢黄酮类、二氢黄酮醇类、花色素类、黄烷-3-醇类、黄烷-3,4-二醇类、异黄酮类、查耳酮类、二氢查耳酮类、橙酮类等。故本题正确答案为BCDE。蒽酮属于蒽醌类化合物。

98. 正确答案：ABCD
答案解析：规定二氧化硫残留量不得过400mg/kg的药材和饮片有毛山药、光山药、天冬、天花粉、天麻、牛膝、白及、白术、白芍、党参、粉葛等。山药片不得过10mg/kg。故本题正确答案为ABCD。

99. 正确答案：ABCDE
答案解析：乳剂属热力学不稳定的非均相体系，由于分散体系及外界条件的影响常常出现分层、絮凝、转相、破裂和酸败等不稳定现象。故本题正确答案为ABCDE。

100. 正确答案: ABCDE

答案解析: 临床应用应注意观察口服乳剂的外观性状,外观应无分层现象,无异味,内服口感适宜,有良好的流动性,无霉变。多剂量包装的口服混悬剂和干混悬剂照最低装量检查法检查,应符合规定。混悬剂使用前须摇匀,应放在低温避光的环境中保存,避免发生不稳定变化。口服混悬液,凡规定检查含量均匀度者,一般不再进行装量检查。故本题正确答案为 ABCDE。

临考决胜卷（三）·答案解析

1. 正确答案：B
答案解析：鞣质因结构中含有多元酚羟基，具强还原性，如暴露于日光和空气中则易被氧化，致颜色加深。如槟榔、白芍等切片时，长时间露置空气中表面色泽会泛红，是因所含的鞣质被氧化。特别应注意鞣质在碱性溶液中变色更快。故本题正确答案为B。

2. 正确答案：B
答案解析：花类药材一般不宜在花完全盛开后采收，开放过久几近衰败的花朵，不仅药材的颜色和气味不佳，而且有效成分的含量也会显著减少。花类中药在花初开时采收的如洋金花等。故本题正确答案为B。花类中药在含苞待放时采收的如金银花、辛夷、丁香和槐米等；在花盛开时采收的如菊花、西红花。

3. 正确答案：C
答案解析：不宜用较高温度烘干的药材，则用"晒干"或"低温干燥"（一般不超过60℃）。故本题正确答案为C。

4. 正确答案：C
答案解析：质地极其致密坚实的木质类、动物骨和角类药材，宜切极薄片，如羚羊角、鹿角、降香等。降香为豆科植物降香檀的树干和根的干燥心材。故本题正确答案为C。质地致密、坚实者，宜切薄片，如乌药、槟榔、当归、白芍、三棱等。质地松泡、粉性大者，宜切厚片，如山药、天花粉、茯苓、甘草、黄芪、南沙参等。

5. 正确答案：E
答案解析：炒酸枣仁的种皮开裂，易于粉碎和煎出；同时炒制能起到杀酶保苷的作用。其作用与生酸枣仁相近，养心安神作用强于生酸枣仁。微炒或炒黄的酸枣仁，水煎取物或乙醚提取物含量均比生品增高。炒制得当，粉碎应用，有利于药效成分酸枣仁皂苷A和酸枣仁皂苷B的煎出，增强药效。生酸枣仁、炒酸枣仁均有镇静安眠作用，炒品略强于生品。故本题正确答案为E。

6. 正确答案：C
答案解析：药材远志气微，味苦、微辛，嚼之有刺喉感。以甘草汤制远志，既缓其苦燥之性，又能消除刺喉麻感，以安神益智为主。故本题正确答案为C。

7. 正确答案：B
答案解析：淡附片的炮制方法，即取净盐附子，用清水浸漂，每日换水2～3次，至盐分漂尽，与甘草、黑豆加水共煮，至透心，切开后口尝无麻舌感时，取出，除去甘草、黑豆，切薄片，干燥。每100kg盐附子，用甘草5kg、黑豆10kg。故本题正确答案为B。

8. 正确答案：A
答案解析：鞣质可溶于水，尤其易溶于热水，故以鞣质为主要药效成分的药物在水处理软化切制时应注意少泡多润。故本题正确答案为A。

9. 正确答案：E
答案解析：《中国药典》中与纯度相关的检查主要包括杂质检查、水分测定、干燥失重、灰分测定、色度检查和酸败度测定等，并已成为中药质量评价中的常规检查项。故本题正确答案为E。有害物质检查属于中药安全性检测内容。

10. 正确答案：D
答案解析：根据 pK_a 值大小，可将生物碱分为：①强碱（pK_a > 11），如季铵碱、胍类生物碱。②中强碱（pK_a 7～11），如脂胺、脂杂环类生物碱。③弱碱（pK_a 2～7），如芳香胺、N—六元芳杂环类生物碱。④极弱碱（pK_a < 2），如酰胺、N—五元芳杂环类生物碱。故本题正确答案为D。

11. 正确答案：E
答案解析：眼用半固体制剂基质应过滤灭菌，不溶性药物应预先制成极细粉。眼膏剂、眼用乳膏剂、眼用凝胶剂应均匀、细腻、无刺激性，并易涂布于眼部便于药物分散和吸收。故本题正确答案为E。

12. 正确答案：C
答案解析：水溶液中不稳定的药物，特别是对湿热十分敏感的药物，如抗生素类药物、酶类制剂或血浆等生物制品常制备成注射用无菌粉末。注射用无菌粉末常使用灭菌注射用水溶解后使用，若粉末吸潮、硬化不易溶解，则不可使用。故本题正确答案为C。

13. 正确答案：E
答案解析：低分子溶液剂指小分子药物以分子或离子状态分散在溶剂中形成的均相液体制剂。所形成的分散体系均匀、透明并能通过半透膜，可供内服或外用。常用的有溶液剂、芳香水剂、甘油剂、醋剂等。芳香水剂指芳香挥发性药物（多为挥发油）的饱和或近饱和水溶液，也可用适宜浓度的乙醇为溶剂制成浓芳香水剂。含挥发性成分的中药经水蒸气蒸馏制备而成的芳香水剂又称为露剂。故本题正确答案为E。

14. 正确答案：B
答案解析：颠茄浸膏为浸膏剂，除另有规定外，浸膏剂分为稠膏和干膏两种，每1g相当于饮片2～5g。故本题正确答案为B。

15. 正确答案：A
答案解析：舒筋活络酒为酒剂，藿香正气水为酊剂，小建中合剂为合剂，川贝枇杷糖浆为糖浆剂，颠茄浸膏为浸膏剂，益母草膏为煎膏剂。按照《中国药典》规定的方法检查，酒剂的总固体、乙醇量、甲醇量、装量及微生物限度等均应符合有关规定。按照《中国药典》规定的方法检查，酊剂的甲醇量、乙醇量、装量及微生物限度等均应符合有关规定。故本题正确答案为A。

16. 正确答案：D
答案解析：单糖浆为蔗糖的饱和水溶液，浓度为85%（g/mL）或64.74%（g/g）。它既是药用糖浆的原料，又可用作其他口服液体制剂的矫味剂、助悬剂，还可作为丸剂、片剂的黏合剂等。高浓度单糖浆还是包糖衣的主要材料。故本题正确答案为D。

17. 正确答案：E
答案解析：杜仲药材呈板片状或两边稍向内

卷，大小不一。外表面淡灰棕色或灰褐色，有明显的皱纹或纵裂槽纹，有的树皮较薄，未去粗皮，可见明显的斜方形皮孔，内表面暗紫色或紫褐色，光滑。质脆，易折断。断面有细密、银白色、富弹性的橡胶丝相连。气微，味稍苦。故本题正确答案为E。香加皮药材呈卷筒状或槽状，少数呈不规则的块片状。外表面灰棕色或黄棕色，栓皮松软常呈鳞片状，易剥落。内表面黄色或淡黄棕色，较平滑，有细纵纹。体轻，质脆，易折断，断面不整齐，黄白色。有特异的香气，味苦。地骨皮药材外表面灰黄色至棕黄色，粗糙，有不规则纵裂纹，易成鳞片状剥落。气微，味微甘而后苦。大血藤药材表面灰棕色，粗糙，外皮常呈鳞片状剥落，剥落处显暗红棕色。气微，味微涩。丹参药材老根外皮疏松，多显紫棕色，常呈鳞片状剥落。气微，味微苦涩。

18. 正确答案：B
答案解析： 艾叶粉末显微鉴别可见非腺毛有两种：一种为T形毛，顶端细胞长而弯曲，两臂不等长，柄2～4细胞；另一种为单列性非腺毛，3～5细胞，顶端细胞特长而扭曲，常断落。腺毛表面观呈鞋底形，由4、6细胞相对叠合而成，无柄。故本题正确答案为B。

19. 正确答案：D
答案解析： 金樱子药材为花托发育而成的假果，呈倒卵形。表面红黄色或红棕色，有突起的棕色小点，系毛刺脱落后的残基。顶端有盘状花萼残基，中央有黄色柱基，下部渐尖。质硬。切开后，花托壁厚1～2mm，内有多数坚硬的小瘦果，内壁及瘦果均有淡黄色绒毛。气微，味甘、微涩。故本题正确答案为D。

20. 正确答案：C
答案解析： 北沙参药材呈细长圆柱形，偶有分枝。表面淡黄白色，略粗糙，偶有残存外皮。不去外皮的表面黄棕色，全体有细纵皱纹及纵沟，并有棕黄色点状细根痕；顶端常留有黄棕色根茎残基；上端稍细，中部略粗，下部渐细。质脆，易折断，断面皮部浅黄白色，木部黄色。气特异，味微甘。故本题正确答案为C。

21. 正确答案：D
答案解析： 细辛（北细辛）药材常卷曲成团。根茎横生呈不规则圆柱形，具短分枝；表面灰棕色，粗糙，有环形的节，分枝顶端有碗状的茎痕。根细长，密生于节上；表面灰黄色，平滑或具纵皱纹；有须根及须根痕；质脆，易折断，断面平坦，黄白色或白色。气辛香，味辛辣、麻舌。故本题正确答案为D。

22. 正确答案：B
答案解析： A选项图示药材为白头翁。B选项图示药材为山慈菇。故本题正确答案为B。C选项图示药材为白茅根。D选项图示药材为百合。E选项图示药材为干姜。

23. 正确答案：B
答案解析： 当归一般栽培至第2年秋末采挖，除去茎叶、须根及泥土，放置，待水分稍蒸发后根变软时，捆成小把，上棚，以烟火慢慢熏干。B选项图示药材为当归。故本题正确答案为B。A选项图示药材为香附。C选项图示药材为续断。D选项图示药材为白芍。E选项图示药材为桔梗。

24. 正确答案：A
答案解析：A 选项图示药材为海金沙。故本题正确答案为 A。B 选项图示药材为菟丝子。C 选项图示药材为紫石英。D 选项图示药材为白矾。E 选项图示药材为葶苈子。

25. 正确答案：B
答案解析：B 选项图示药材为绵马贯众。故本题正确答案为 B。A 选项图示药材为狗脊。C 选项图示药材为何首乌。D 选项图示药材为虎杖。E 选项图示药材为附子（白附片）。

26. 正确答案：C
答案解析：经皮肤给药的剂型如洗剂、搽剂、涂膜剂、糊剂、软膏剂、硬膏剂、贴剂、贴膏剂等。故本题正确答案为 C。

27. 正确答案：B
答案解析：散剂中可含或不含辅料。口服散剂需要时亦可添加矫味剂、芳香剂、着色剂等。除另有规定外，散剂应密闭贮存，含挥发性药物或易吸潮药物的散剂应密封贮存。故本题正确答案为 B。散剂用于烧伤治疗，如为非无菌制剂的，应在标签上标明"非无菌制剂"；产品说明书中应注明"本品为非无菌制剂"，同时在适应证下应明确"用于程度较轻的烧伤（Ⅰ度或浅Ⅱ度）"；注意事项下规定"应遵医嘱使用"。用于烧伤或严重创伤的中药局部用散剂及儿科用散剂，按照《中国药典》粒度和粒度分布测定法测定。除另有规定外，中药散剂通过六号筛的粉末重量不得少于 95%。单剂量包装的散剂应检查装量差异；多剂量包装的散剂，按照《中国药典》最低装量检查法检查，应符合规定。

28. 正确答案：B
答案解析：通过大黄的主要化学成分和其各种代谢产物的泻下活性研究发现，代谢产物大黄酸蒽酮的泻下作用最强。故本题正确答案为 B。番泻苷口服给药泻下作用显著，静脉注射给药无泻下作用，预先服用抗生素抑制肠道菌群的作用后，明显减弱了番泻苷的泻下作用，但对大黄酸蒽酮的泻下活性没有影响。研究结果表明，番泻苷经肠菌代谢 β-糖苷酶水解成苷元大黄双蒽酮化合物，进一步代谢成大黄酸蒽酮发挥泻下作用。因此，口服中药大黄的泻下主要成分是番泻苷，实际上起泻下作用的化学成分是大黄酸蒽酮，番泻苷是其前体药物，在这一体内代谢过程中，肠道菌群代谢起到非常关键的作用。

29. 正确答案：C
答案解析：乌头主要含二萜类生物碱，属于四环或五环二萜类衍生物。据报道，从各种乌头中分离出的生物碱已达 400 多种。乌头生物碱的结构复杂、结构类型多。其重要和含量较高的有乌头碱、次乌头碱和新乌头碱。《中国药典》以三者为指标成分对川乌进行含量测定，要求三者总量应为 0.05%～0.17%。故本题正确答案为 C。

30. 正确答案：B
答案解析：巴戟天药材表面灰黄色或暗灰色，具纵纹及横裂纹，有的皮部横向断离露出木部，形似连珠。质坚韧，断面皮部厚，紫色或淡紫色，易与木部剥离；木部坚硬，黄棕色或黄白色。气微，味甘而微涩。故本题正确答案为 B。

31. 正确答案：D

答案解析：药物的外周血管消除可能影响药效，亦可能引起全身性副作用。故本题正确答案为 D。眼用制剂的刺激性，不仅给眼部带来不适，而且使结膜的血管和淋巴管扩张，增加了药物从外周血管的消除，并使泪液增加而稀释药物，影响药物的眼部吸收与利用。滴眼剂的表面张力越小，越有利于滴眼剂与泪液的混合，也有利于药物与角膜的接触，使药物易于渗入。增加黏度可延长滴眼剂中药物与角膜接触的时间，有利于药物吸收。药物从眼睑缝隙的损失，使溢出的药液大部分沿面颊流下或进入鼻腔或口腔，进而进入胃肠道，这也是某些作用强烈的眼用制剂，用药后有明显的全身作用的机制之一。

32. 正确答案：E

答案解析：涂剂指含原料药物的水性或油性溶液、乳状液、混悬液，供临用前用消毒纱布或棉球等柔软物料蘸取，涂于皮肤或口腔与喉部黏膜的液体制剂。故本题正确答案为 E。

33. 正确答案：C

答案解析：双稠哌啶类由两个哌啶环共用一个氮原子稠合而成的杂环，具喹诺里西啶的基本母核。主要分布于豆科、石松科和千屈菜科。如苦参中的苦参碱、氧化苦参碱，野决明中的金雀花碱等。故本题正确答案为 C。

34. 正确答案：E

答案解析：雷公藤生物碱类化合物中雷公藤次碱、雷公藤春碱、雷公藤新碱、异雷公藤春碱等具有明显的免疫抑制作用。雷公藤红素具有抗炎和抗肿瘤作用。故本题正确答案为 E。

[35～36] 正确答案：B、C

答案解析：淡味药过用，亦能伤津液，阴虚津亏者慎用。故 35 题正确答案为 B。涩味药大多能敛邪，邪气未尽者慎用。故 36 题正确答案为 C。辛味药大多能耗气伤阴，气虚阴亏者慎用。甘味药大多腻膈碍胃，令人中满，凡湿阻、食积、中满气滞者慎用。有的咸味药如芒硝，能泻下通肠，脾虚便溏者慎用。

[37～38] 正确答案：A、D

答案解析：羊脂油甘温，能温散寒邪，补肾助阳。炙淫羊藿能增强温肾助阳作用，多用于阳痿、不孕。故 37 题正确答案为 A。蛤蚧生品和酥炙品功用相同，酥制后易粉碎，腥气减少。其功效以补肺益精，纳气定喘见长，常用于肺虚咳嗽或肾虚作喘。故 38 题正确答案为 D。盐车前子泄热利尿而不伤阴，并引药下行，增强在肾经的作用，用于肾虚脚肿、眼目昏暗、虚劳梦泄。熟三七止血化瘀作用较弱，以滋补力胜，可用于身体虚弱、气血不足。砂炒骨碎补质地松脆，易于除去鳞片，便于调剂和制剂，有利于煎出有效成分，以补肾强骨、续伤止痛为主。

[39～40] 正确答案：B、D

答案解析：《中国药典》以芦荟苷为指标成分对芦荟进行含量测定，芦荟苷既属于蒽醌类化合物，又属于碳苷。故 39 题正确答案为 B。青蒿的主要成分为青蒿素，青蒿素为倍半萜内酯化合物。故 40 题正确答案为 D。

[41～42] 正确答案：C、E

答案解析：C 选项所示结构为麻黄碱，有机胺类生物碱的结构特点是氮原子不在环状结构内,如麻黄中的麻黄碱、秋水仙中的秋水仙碱、益母草中的益母草碱等。故41题正确答案为C。E选项所示结构为阿魏酸,有机酸是一类含羧基的化合物(不包括氨基酸),广泛分布在植物界中,存在于植物的花、叶、茎、果、根等部位,多数与钾、钠、钙等金属离子或生物碱结合成盐的形式存在,也有结合成酯存在的。故42题正确答案为E。A选项所示结构为小檗碱,属于异喹啉类生物碱中的原小檗碱类生物碱。B选项所示结构为紫草素,属于萘醌类化合物。D选项所示结构为氧化苦参碱,属于吡啶类生物碱中双稠哌啶类生物碱。

[43～44] 正确答案:D、E

答案解析: 秦皮的原植物主要有两种,即木犀科植物尖叶白蜡树及白蜡树,尖叶白蜡树皮中主要含七叶内酯(秦皮乙素, aesculetin)和七叶苷(秦皮甲素, aesculin),而白蜡树皮中主要含白蜡素、七叶内酯及白蜡树苷。药理研究表明,七叶内酯和七叶苷在动物体内和体外对多种痢疾细菌都能显示出强大的抑制作用,是其在临床上治疗痢疾的有效成分。故43题正确答案为D。合欢皮属养心安神药,具有镇静催眠的作用。传统临床应用证明其有安神作用,对精神刺激所致的失眠疗效较佳,单用有效,也可入复方使用。临床方剂合欢汤有解郁作用。故44题正确答案为E。

[45～46] 正确答案:B、D

答案解析: 槲寄生的性状鉴别特征:茎枝呈圆柱形,2～5叉状分枝;表面黄绿色、金黄色或黄棕色,有纵皱纹;节膨大,节上有分枝或枝痕;体轻,质脆,易折断;断面不平坦,皮部黄色,木部色较浅,射线呈放射状,髓部常偏向一边。叶对生于枝梢,易脱落,无柄;叶片呈长椭圆状披针形;先端钝圆,基部楔形,全缘;表面黄绿色,有细皱纹,主脉5出,中间3条明显;革质;气微,味微苦,嚼之有黏性。故45题正确答案为B。大血藤的性状鉴别特征:呈圆柱形,略弯曲。表面灰棕色,粗糙,外皮常呈鳞片状剥落,剥落处显暗红棕色,有的可见膨大的节及略凹陷的枝痕或叶痕。质硬,断面皮部红棕色,有数处向内嵌入木部,木部黄白色,有多数细孔状导管,射线呈放射状排列。气微,味微涩。故46题正确答案为D。

[47～48] 正确答案:B、E

答案解析:《中国药典》以胆酸和胆红素为牛黄的质量控制成分,要求胆酸含量不得少于4.0%,胆红素含量不得少于25.0%。故47题正确答案为B。《中国药典》以β-蜕皮甾酮为质量控制成分对牛膝进行含量测定,要求其含量不得少于0.030%。故48题正确答案为E。

[49～50] 正确答案:C、A

答案解析: 苦楝皮药材呈不规则板片状、槽状或半卷筒状,长宽不一,厚0.2～0.6cm。外表面灰棕色或灰褐色,粗糙,有交织的纵皱纹和点状灰棕色皮孔,除去粗皮者淡黄色;内表面类白色或淡黄色。质韧,不易折断,断面纤维性,呈层片状,易剥离。气微,味苦。故49题正确答案为C。黄柏药材呈板片状或浅槽状,长宽不一,厚0.1～0.6cm。外表面黄棕色或黄褐色,平坦或具纵沟纹,有的可见皮孔痕及残存的灰褐色粗皮;内表面暗黄色或淡棕色,具细密的纵棱纹。体轻,质较硬,断面纤维性,呈裂片状分层,深黄色。气微,味极苦，嚼之有黏性。故50题正确答案为A。

[51～53] 正确答案：D、A、C
答案解析：赭石药材为鲕状、豆状、肾状集合体；多呈不规则的扁平块状。暗棕红色或灰黑色，有的有金属光泽。一面多有圆形突起，习称"钉头"。另一面与突起相对应处有同样大小的凹窝。条痕樱红色或红棕色。体重，质硬。砸碎后断面显层叠状。气微味淡。故51题正确答案为D。雄黄药材为块状或粒状集合体，呈不规则块状。深红色或橙红色。条痕淡橘红色。质脆，易碎。晶面有金刚石样光泽，断面具树脂样光泽。微有特异臭气，味淡。故52题正确答案为A。自然铜药材晶型多为立方体，集合体呈致密块状。表面亮淡黄色，有金属光泽。有的黄棕色或棕褐色，无金属光泽。条痕绿黑色或棕红色。具条纹，体重，质坚硬或稍脆，易砸碎。断面黄白色，有金属光泽；或断面棕褐色，可见银白色亮星。故53题正确答案为C。芒硝药材呈棱柱状、长方形或不规则块状及粒状。无色透明或类白色半透明。质脆，易碎。断面呈玻璃样光泽。气微，味咸。硫黄药材呈不规则块状。黄色或略呈绿黄色；表面不平坦，呈脂肪光泽，常有多数小孔。体轻，质松，易碎。断面常呈针状结晶形。有特异的臭气，味淡。用手握紧置于耳旁，可闻轻微的爆裂声。

[54～55] 正确答案：E、A
答案解析：Molish反应常用于检识糖和苷类化合物。故54题正确答案为E。Feigl反应常用于检识醌类化合物。故55题正确答案为A。Gibb's反应常用于检识香豆素中酚羟基对位的活泼氢。四氢硼钠（钾）反应为二氢黄酮类化合物的专属性鉴别反应。碘化铋钾反应为生物碱的沉淀反应。

[56～57] 正确答案：D、B
答案解析：《中国药典》以苦杏仁苷为指标成分对苦杏仁进行含量测定。苦杏仁苷属于氰苷。苦杏仁常采用焯法炮制，除去非药用部位，便于有效成分煎出。故56题正确答案为D。《中国药典》以延胡索乙素为指标成分对延胡索进行含量测定。延胡索乙素属于异喹啉类生物碱。延胡索常采用醋炙法、酒炙法炮制。故57题正确答案为B。

[58～59] 正确答案：E、D
答案解析：决明子为豆科植物决明或小决明的干燥成熟种子。《中国药典》以大黄酚、橙黄决明素为指标成分对决明子进行含量测定。大黄酚、橙黄决明素属于蒽醌类化合物。故58题正确答案为E。丹参为唇形科植物丹参的干燥根和根茎。《中国药典》采用高效液相色谱法测定丹参中丹参酮类和丹酚酸B的含量。丹参酮类属于菲醌类化合物。故59题正确答案为D。黄芩为唇形科植物黄芩的干燥根，主含黄酮类化合物。槐花为豆科植物槐的干燥花及花蕾，主含黄酮类化合物。何首乌为蓼科植物何首乌的干燥块根，主含蒽醌类化合物。

[60～61] 正确答案：B、A
答案解析：《中国药典》以甘草苷和甘草酸为指标成分对甘草进行含量测定。甘草苷为黄酮苷类化合物，甘草酸为三萜皂苷类化合物。故60题正确答案为B。《中国药典》以总黄酮醇苷和萜类内酯为指标成分对银杏叶进行含量测定。要求总黄酮醇苷不少于0.4%，对照品采用槲皮素、山柰素和异鼠李素；要求萜

类内酯不少于0.25%，对照品采用银杏内酯A、银杏内酯B、银杏内酯C和白果内酯。银杏内酯为双环二萜类化合物。故61题正确答案为A。《中国药典》上将知母皂苷BⅡ和芒果苷定为知母药材的质量控制成分。知母皂苷BⅡ为甾体皂苷，芒果苷为黄酮苷。《中国药典》采用高效液相色谱法测定丹参中丹参酮类和丹酚酸B的含量。丹参酮类为菲醌类化合物，丹酚酸B为有机酸。《中国药典》以大黄酚、橙黄决明素为指标成分对决明子进行含量测定。大黄酚、橙黄决明素为蒽醌类化合物。

[62～63] 正确答案：C、D

答案解析：青蒿药材茎呈圆柱形，上部多分枝；表面黄绿色或棕黄色，具纵棱线；质略硬，易折断，断面中部有髓。叶互生，暗绿色或棕绿色，卷缩易碎，完整者展平后为三回羽状深裂，裂片及小裂片矩圆形或长椭圆形，两面被短毛。气香特异，味微苦。故62题正确答案为C。大蓟药材茎呈圆柱形；表面绿褐色或棕褐色，有数条纵棱，被丝状毛；断面灰白色，髓部疏松或中空。叶皱缩，多破碎，完整叶片展平后呈倒披针形或倒卵状椭圆形，羽状深裂，边缘具不等长的针刺；上表面灰绿色或黄棕色，下表面色较浅，两面均具灰白色丝状毛。头状花序顶生，球形或椭圆形，总苞黄褐色，羽状冠毛灰白色。气微，味淡。故63题正确答案为D。

[64～65] 正确答案：A、C

答案解析：根据单萜结构中碳环的有无和多少，将单萜类分为无环（开链）、单环、双环及三环等结构种类。无环单萜代表化合物为香叶醇（牻牛儿醇）。单环单萜代表化合物为薄荷醇，其左旋体习称薄荷脑。双环单萜代表化合物为龙脑（冰片）。故64题正确答案为A。二萜类的结构分为无环（开链）、单环、双环、三环、四环、五环等类型。无环二萜代表化合物为植物醇。双环二萜代表化合物为穿心莲内酯、银杏内酯。故65题正确答案为C。

[66～67] 正确答案：C、D

答案解析：在制备明胶空心胶囊时，十二烷基磺酸钠常用作增光剂，可增加囊壳的光泽。故66题正确答案为C。二氧化钛常用作遮光剂，可防止光对药物氧化的催化，增加光敏性药物的稳定性。故67题正确答案为D。甘油、山梨醇、羧甲纤维素钠等常用作增塑剂，可增加囊壳的韧性与可塑性。琼脂常用作增稠剂，可增加胶液的胶冻力。对羟基苯甲酸酯类，如羟苯甲酯、羟苯乙酯、羟苯丙酯与羟苯丁酯等常用作防腐剂，可防止胶液在制备和贮存过程中发生霉变。

[68～69] 正确答案：B、E

答案解析：除另有规定外，乳膏剂应避光密封置25℃以下贮存，不得冷冻。故68题正确答案为B。除另有规定外，糊剂应避光密闭置25℃以下贮存，不得冷冻。故69题正确答案为E。

[70～71] 正确答案：B、C

答案解析：在服用藿香正气丸或附子理中丸治疗胃痛、呕吐等症时，可采用生姜煎汤送服，以增强药效。故70题正确答案为B。在服用大活络丸治疗中风偏瘫、口眼歪斜时，为了增加药物活血通络的功效，可用黄酒送服。故71题的正确答案为C。川芎茶调散宜饭后用清茶调服，一是能清利头目，制风药过于温燥与升散，使升中有降；二是保护挥发性成分不致丢失。在服用补中益气丸治疗慢性肠炎时，可用大枣煎汤送服，以增强药物补脾益气的作用。痛经患者在服用艾附暖宫丸时，可用温热的红糖水送服，以增强药物散寒活血的作用。

[72～73] 正确答案：D、B

答案解析： 商陆药材为横切或纵切的不规则块片，厚薄不等。外皮灰黄色或灰棕色。横切片弯曲不平，边缘皱缩；切面浅黄棕色或黄白色，异型维管束隆起，其木部明显，形成数个突起的同心性环轮，习称"罗盘纹"。纵切片弯曲或卷曲，异型维管束木部呈平行条状突起。质硬。气微，味稍甜，久嚼麻舌。故72题正确答案为D。苦参药材呈长圆柱形，下部常有分枝。表面灰棕色或棕黄色，具纵皱纹及横长皮孔样突起，外层栓皮薄，部分破裂反卷，易剥落，剥落处显黄色，光滑。质硬，不易折断，断面纤维性；切面黄白色，具放射状纹理及裂隙，有的具异型维管束呈同心性环排列或不规则散在。气微，味极苦。故73题正确答案为B。

[74～75] 正确答案：A、B

答案解析： 珍珠粉末的显微特征可见不规则碎块，半透明，具彩虹样光泽；表面显颗粒性，由数至十数薄层重叠，片层结构排列紧密，可见致密的成层线条或极细密的微波状纹理。故74题正确答案为A。牛黄药材多呈卵形、类球形、三角形或四方形，大小不一，少数呈管状或碎片。表面黄红色至棕黄色，有的表面挂有一层黑色光亮的薄膜，习称"乌金衣"，有的粗糙，具疣状突起，有的具龟裂纹。体轻，质酥脆，易分层剥落，断面金黄色，可见细密的同心层纹，有的夹有白心。气清香，味先苦而后甘，有清凉感，嚼之易碎，不粘牙。故75题正确答案为B。

[76～78] 正确答案：E、C、D

答案解析： 煅自然铜：取净自然铜，置耐火容器内，用武火加热，煅至红透立即取出，投入醋液中淬制，待冷后取出，继续煅烧醋淬至黑褐色，外表脆裂，光泽消失，质地酥脆，取出，摊开放凉，干燥后碾碎。每100kg自然铜，用醋30kg。自然铜味辛，性平。归肝经。具有散瘀、接骨、止痛的功能。本品多煅制用，经煅淬后，可增强散瘀止痛作用。多用于跌打肿痛、筋骨折伤。故76题正确答案为E。扣锅煅法煅炭的主要目的：①改变药物性能，产生或增强止血作用，如血余炭等。②降低毒性，如干漆等。故77题正确答案为C。炉甘石多用作眼科外用药，临床要求用极细药粉，大多煅淬后还需水飞制取。故78题正确答案为D。

[79～80] 正确答案：A、C

答案解析： 陈皮常剥成数瓣，基部相连，有的呈不规则的片状，厚1～4mm；外表面橙红色或红棕色，有细皱纹和凹下的点状油室；内表面浅黄白色，粗糙，附黄白色或黄棕色筋络状维管束；质稍硬而脆。故79题正确答案为A。化橘红为芸香科植物化州柚或柚的未成熟或近成熟的干燥外层果皮。前者习称"毛橘红"，后者习称"光七爪""光五爪"。故80题正确答案为C。

[81～82] 正确答案：E、A

答案解析： E选项图示药材为北豆根。故81

题正确答案为 E。A 选项图示药材为牛膝。故 82 题正确答案为 A。B 选项图示药材为川牛膝。C 选项图示药材为山豆根。D 选项图示药材为银柴胡。

[83～84] 正确答案：A、D
答案解析：A 选项图示药材为徐长卿。故 83 题正确答案为 A。D 选项图示药材为石菖蒲。故 84 题正确答案为 D。B 选项图示药材为秦艽。C 选项图示药材为紫菀。E 选项图示药材为射干。

85. 正确答案：E
答案解析：党参（党参片、米炒党参）药材显微鉴别：①联结乳管含淡黄色细小颗粒状物；②石细胞斜方形、长方形或多角形，一端稍尖，壁较厚，纹孔稀疏；③有菊糖，水合氯醛装片不加热，菊糖结晶呈扇形。故本题正确答案为 E。

86. 正确答案：C
答案解析：秦药指古秦国，现陕西及其周边地区所产的道地药材。地理范围为秦岭以北、西安以西至"丝绸之路"中段毗邻地区，以及黄河上游的部分地区，如大黄、当归、秦艽、羌活、银柴胡、枸杞子、南五味子、党参、槐米、槐角、茵陈、秦皮、猪苓等。故本题正确答案为 C。

87. 正确答案：C
答案解析：姜半夏增强了降逆止呕作用，以温中化痰、降逆止呕为主。故本题正确答案为 C。生半夏有毒，一般不内服，多外用。清半夏长于化痰，以燥湿化痰为主。法半夏偏于祛寒痰，同时具有调和脾胃的作用。

88. 正确答案：E
答案解析：广藿香饮片呈不规则的段。茎略呈方柱形，表面灰褐色、灰黄色或带红棕色，被柔毛。切面有白色髓。叶破碎或皱缩成团，完整者展平后呈卵形或椭圆形，两面均被灰白色绒毛；基部楔形或钝圆，边缘具大小不规则的钝齿；叶柄细，被柔毛。气香特异，味微苦。《中国药典》规定广藿香药材中叶不得少于 20%，从而保证中药的总体质量。故本题正确答案为 E。

89. 正确答案：E
答案解析：炒杏仁：取燀杏仁，置锅内用文火炒至微黄色，略带焦斑，有香气，取出放凉，用时捣碎。炒苦杏仁性温，长于温散肺寒。多用于肺寒咳喘、久喘肺虚。燀苦杏仁作用与生品相同。去皮后，除去非药用部位，便于有效成分煎出，提高药效。故本题正确答案为 E。

90. 正确答案：A
答案解析：连翘中的木脂素类成分多为双环氧木脂素及木脂内酯，《中国药典》以挥发油、连翘苷和连翘酯苷 A 为指标成分对连翘进行含量测定。故本题正确答案为 A。

91. 正确答案：C
答案解析：连花清瘟胶囊应符合胶囊剂项下有关的各项规定。连花清瘟胶囊为硬胶囊，硬胶囊的崩解时限为 30 分钟。故本题正确答案为 C。

92. 正确答案：B
答案解析：草麻黄药材呈细长圆柱形，少分枝，直径 1～2mm。有的带少量棕色木质茎。

表面淡绿色至黄绿色,有细纵脊线,触之微有粗糙感。节明显,节间长2~6cm。节上有膜质鳞叶,长3~4mm;裂片2(稀3),锐三角形,先端灰白色,反曲,基部联合成筒状,红棕色。体轻,质脆,易折断,断面略呈纤维性,周边绿黄色,髓部红棕色,近圆形。气微香,味涩、微苦。故本题正确答案为B。

93. 正确答案: BCD
答案解析: 紫草的主要化学成分为萘醌类化合物。洋金花主要化学成分为莨菪烷类生物碱。当归中主要含有有机酸类成分、挥发油和多糖类成分。故本题正确答案为BCD。含马兜铃酸的中药有马兜铃、关木通、广防己、细辛、天仙藤、青木香、寻骨风等。

94. 正确答案: ACDE
答案解析:《中国药典》规定水分测定法有五种:第一法(费休氏法)包括容量滴定法和库仑滴定法。第二法(烘干法)适用于不含和少含挥发性成分的药品,如三七、广枣等。第三法(减压干燥法)适用于含挥发性成分的贵重药品,如厚朴花、蜂胶等。第四法(甲苯法)适用于含挥发性成分的药品,如肉桂、肉豆蔻、砂仁等。第五法(气相色谱法),如辛夷。故本题正确答案为ACDE。

95. 正确答案: ABCE
答案解析: 低分子溶液剂指小分子药物以分子或离子状态分散在溶剂中形成的均相液体制剂。所形成的分散体系均匀、透明并能通过半透膜,可供内服或外用。常用的有溶液剂、芳香水剂、甘油剂、醑剂等。故本题正确答案为ABCE。高分子溶液剂与溶胶剂属于胶体溶液。

96. 正确答案: ABE
答案解析: 除另有规定外,贴剂应密封贮存。贴剂的含量均匀度、释放度、微生物限度等照《中国药典》规定的检查方法检查,应符合规定。缓释片、控释片和肠溶片及经肠溶材料包衣的颗粒制成的口崩片应进行释放度检查,并符合各品种项下的规定。阴道片应检查融变时限。除另有规定外,阴道片3片,均应在30分钟内全部溶化或崩解溶散并通过开孔金属圆盘,或仅残留少量无硬心的软性团块。分散片、以难溶性原料药物制成的口崩片应进行溶出度检查,并符合各品种项下的规定。故本题正确答案为ABE。

97. 正确答案: ABCD
答案解析: 片剂包衣的作用如下。①隔绝空气,避光,防潮,提高药物的稳定性。②掩盖药物的不良气味,增加患者的顺应性。③控制药物在肠道内定位释放。包肠溶衣可避免药物对胃的刺激,防止胃酸或胃酶对药物的破坏。包结肠定位肠溶衣可在结肠定位释放药物,治疗结肠部位疾病。④包缓释或控释衣,改变药物释放速度,减少服药次数,降低不良反应。⑤隔离有配伍禁忌的成分,避免相互作用,有助复方配伍。⑥改善外观,使片剂美观,且便于识别。故本题正确答案为ABCD。

98. 正确答案: ABCDE
答案解析:(1)膜剂的特点:①生产工艺简单,易于自动化和无菌生产。②药物含量准确、质量稳定。③使用方便,适于多种给药途径。④可制成不同释药速度的制剂。⑤制成多层膜剂可避免配伍禁忌。⑥体积小,重量轻,便于携带、运输和贮存。(2)膜剂常用的成膜材料有聚乙烯醇、丙烯酸树脂类、纤维素类及其他天然高分子材料。故本题正确答案为ABCDE。

99. 正确答案：BCE
答案解析：大青叶为十字花科植物菘蓝的干燥叶。蓼大青叶为蓼科植物蓼蓝的干燥叶。艾叶为菊科植物艾的干燥叶。故本题正确答案为BCE。侧柏叶为柏科植物侧柏的干燥枝梢及叶。番泻叶为豆科植物狭叶番泻或尖叶番泻的干燥小叶。药用部位为完整而已长成的干燥叶，这类中药称叶类中药。一般为单叶，如枇杷叶；少数为复叶片的小叶，如番泻叶；有时，尚带有部分嫩枝，如侧柏叶等。

100. 正确答案：ABDE
答案解析：栓剂常用的水溶性基质有甘油明胶、聚乙二醇、泊洛沙姆、聚山梨酯61、聚氧乙烯（40）单硬脂酸酯等。故本题正确答案为ABDE。

临考决胜卷（四）·答案解析

1. 正确答案：A
答案解析： 按中医治疗学分类属于对因功效的有祛风、散寒、除湿、清热、泻下、涌吐、解毒、杀虫、补气、助阳、滋阴、养血、疏肝、柔肝、宣肺、和中、理气、活血、安神、开窍、潜阳、息风、消食、利水、祛痰、化瘀、排石、排脓。故本题正确答案为A。按中医治疗学分类属于对症功效的有止痛、止血、止呕、止咳、平喘、止汗、涩肠止泻、涩精止遗。按中医治疗学分类属于对病证功效的有截疟、蚀疣、祛风湿、通鼻窍、利胆退黄、消痈排脓、驱杀绦虫。

2. 正确答案：B
答案解析： 延缓药物水解的方法包括改变溶剂、调节pH、降低温度、制成干燥固体。故本题正确答案为B。防止药物氧化的方法包括调节pH、降低温度、避光、添加抗氧剂、驱逐氧气、控制微量金属离子。

3. 正确答案：D
答案解析： 药材断面的特征往往与组织结构、细胞内含物有密切的关系。"车轮纹"指药材断面维管束与较宽的射线相间排列成稀疏整齐的放射状纹理，形如古代木质车轮，如防己、青风藤等。故本题正确答案为D。"菊花心"指药材断面维管束与较窄的射线相间排列成细密的放射状纹理，形如开放的菊花，如黄芪、甘草、白芍等。"朱砂点"指药材断面散在的红棕色油点，如茅苍术。还有何首乌的"云锦状花纹"（皮部异型维管束）、商陆的"罗盘纹"（同心环型异型维管束）等，这些特征在鉴别药材时非常有意义。

4. 正确答案：D
答案解析： 通常水溶性药物很难透入脑脊髓，而脂溶性药物却能迅速向脑脊髓转运。病理状态，如脑脊髓炎症时，血-脑屏障通透性增加。故本题正确答案为D。减小药物粒径、采用药物的亚稳定型晶型、制成盐类或固体分散体等方法，加快药物的溶出，可促进药物的吸收。药物与血浆蛋白结合是一可逆过程，具有饱和现象，血浆中药物的游离型与结合型保持动态平衡，使血浆及作用部位在一定时间内保持一定的血药浓度。因此，药物与血浆蛋白结合的能力可影响其分布。肾小管的重吸收主要与药物的脂溶性、pK_a、尿液的pH和尿量密切相关。通常脂溶性非解离型药物的重吸收多，尿量增加可降低尿液中药物浓度，重吸收减少，排泄增加。通常不同给药途径的药物吸收显效快慢的顺序为静脉＞吸入＞肌内＞皮下＞舌下或直肠＞口服＞皮肤；口服制剂药物吸收速度快慢的顺序为溶液剂＞混悬剂＞胶囊剂＞片剂＞包衣片。

5. 正确答案：A
答案解析： 盐泽泻引药下行，并能增强泄热作用，利尿而不伤阴。小剂量用于补方中，可泻肾降浊，并能防止补药之滋腻，可用于阴虚火旺，利水清热养阴，如治疗水热互结、小便不利、腰痛重者。故本题正确答案为A。

6. 正确答案：B
答案解析： 淋法，适用于气味芳香、质地疏松的全草类、叶类、果皮类和有效成分易随水流失的药材，如薄荷、荆芥、枇杷叶、陈皮等。故本题正确答案为B。淘洗法，适用于质地松软、水分易渗入、有效成分易溶于水及芳香药材，如五加皮、瓜蒌皮等。泡法，适用于质地坚硬、水分较难渗入的药材，如三棱、山药、川乌、川芎、木香、防己、何首乌、泽泻等。漂法，适用于毒性药材、带盐分的药材及具腥臭气味的药材，如川乌、肉苁蓉、昆布、海藻等。润法，适用于有效成分易溶于水的药材或质地较坚硬的药材，如大黄、何首乌、泽泻、槟榔等（质地特别坚硬的药物，需反复闷润）。

7. 正确答案：A
答案解析： 钩藤所含有效成分为钩藤碱、异钩藤碱等，加热易被破坏，故一般宜生用，入汤剂亦不可久煎，宜后下。故本题正确答案为A。加热可使蛋白质凝固变性，且大多数氨基酸遇热不稳定。因此某些富含蛋白质、氨基酸类成分的药材以生用为宜，如天花粉、雷丸等。许多植物中含有挥发性的香气物质，在炮制过程要尽量少加热或不加热。

8. 正确答案：B
答案解析： 菟丝子味辛、甘，性平。归肝、肾、脾经。具有补益肝肾、固精缩尿、安胎、明目、止泻的功能。①生品多用于煎剂和酊剂中。菟丝子偏温，补阳胜于补阴。②盐菟丝子不温不寒，平补阴阳，并能引药归肾，增强补肾固精安胎作用。用于阳痿、滑精、遗尿、带下、胎气不固、消渴。③酒菟丝子饼可增加温肾壮阳固精的作用，并可提高煎出效果，便于粉碎，为较常用的炮制方法。用于腰膝酸软、目昏耳鸣、肾虚胎漏、脾肾虚泄、消渴、遗精、白浊。④炒菟丝子其功用与生品相似，但炒后可提高煎出效果，便于粉碎，利于制剂，多入丸、散剂。故本题正确答案为B。

9. 正确答案：B
答案解析： 炒僵蚕疏风解表之力稍减，长于化痰散结。用于瘰疬痰核、中风失音，同时有助于除去生僵蚕虫体上的菌丝和分泌物，矫正气味，便于粉碎和服用。故本题正确答案为B。

10. 正确答案：D
答案解析： 蜜枇杷叶有增强润肺止咳的作用。故本题正确答案为D。

11. 正确答案：E
答案解析： 有机胺类生物碱的结构特点是氮原子不在环状结构内，如麻黄中的麻黄碱、秋水仙中的秋水仙碱、益母草中的益母草碱等。故本题正确答案为E。

12. 正确答案：B
答案解析：《中国药典》以苦杏仁苷为指标成分对桃仁进行含量测定。故本题正确答案为B。

13. 正确答案：A
答案解析： 黄精蒸后补脾、润肺、益肾功能增强，并可除去麻味，以免刺激咽喉，用于肺虚燥咳、脾胃虚弱、肾虚精亏。故本题正确答案为A。

14. 正确答案：A
答案解析： 人参药材表面灰黄色，上部或全体有疏浅断续的粗横纹及明显的纵皱纹，下部有支根2～3条，并着生多数细长的须根，须根上常有不明显的细小疣状突出。根茎（芦头）多拘挛而弯曲，具不定根（芋）和稀疏的凹窝状茎痕（芦碗）。质较硬，断面淡黄白色，显粉性，形成层环纹棕黄色，皮部有黄棕色的点状树脂道及放射状裂隙。香气特异，味微苦、甘。故本题正确答案为A。

15. 正确答案：E

答案解析：柴胡药材（南柴胡）根较细，圆锥形，顶端有多数细毛状枯叶纤维，下部多不分枝或稍分枝。表面红棕色或黑棕色，靠近根头处多具细密环纹。质稍软，易折断，断面略平坦，不显纤维性。具败油气。故本题正确答案为E。

16. 正确答案：C

答案解析：散剂的特点：①因药物粉末的比表面积较大，易分散、吸收、起效迅速。②制备简便。③外用对疮面有一定的机械性保护作用，多用于口腔科、耳鼻喉科、伤科和外科等，也适于幼儿给药。但散剂易吸潮，挥发性成分易散失部分药物成分易被氧化，所以易吸湿或易氧化变质的药物、刺激性大的药物、含挥发性成分多且剂量大的药物不宜制成散剂。分剂量散剂多为内服散剂，而非剂量散剂多为外用散剂。散剂中可含或不含辅料。口服散剂需要时亦可添加矫味剂、芳香剂、着色剂等。专供治疗、预防和润滑皮肤的散剂也可称为撒布剂或撒粉。故本题正确答案为C。

17. 正确答案：E

答案解析：颗粒剂是常见的中药固体剂型之一，尤其适宜于老年人和儿童患者使用。服用时一般取颗粒剂1袋，加热水约200mL冲服即可。颗粒剂系指原料药物与适宜的辅料混合制成具有一定粒度的干燥颗粒状制剂。颗粒剂既可冲入水中饮服，也可直接吞服。肠溶颗粒系指采用肠溶材料包裹颗粒或其他适宜方法制成的颗粒剂。肠溶颗粒应进行释放度检查。微生物限度、药物的定性鉴别、含量测定等均应符合各品种项下的有关要求。凡规定进行杂菌检查的生物制品颗粒剂，可不进行微生物限度检查。凡规定检查含量均匀度的颗粒剂，不再进行装量差异的检查。故本题正确答案为E。

18. 正确答案：A

答案解析：明胶空心胶囊剂中的增塑剂，如甘油、山梨醇、羧甲纤维素钠等，可增加囊壳的韧性与可塑性。故本题正确答案为A。

19. 正确答案：B

答案解析：静脉用乳状液型注射液中90%的乳滴粒径应在$1\mu m$以下，除另有规定外，不得有大于$5\mu m$的乳滴。除另有规定外，输液应尽可能与血液等渗。故本题正确答案为B。注射用无菌粉末按《中国药典》规定的方法检查，应符合规定。凡规定检查含量均匀度的注射用无菌粉末，一般不再进行装量差异检查。用于静脉注射、静脉滴注、鞘内注射、椎管内注射的溶液型注射液、注射用无菌粉末及注射用浓溶液，按《中国药典》规定的不溶性微粒检查法检查，应符合规定。静脉输液及椎管注射用注射液的渗透压摩尔浓度应符合规定。静脉用注射剂按《中国药典》细菌内毒素检查法或热原检查法检查细菌内毒素或热原，应符合规定。注射剂按照《中国药典》规定的无菌检查法检查无菌项目，应符合规定。

20. 正确答案：B
答案解析：酸碱法：耐酸碱的玻璃容器、瓷器或塑料制品，可采用重铬酸钾硫酸清洁液或稀氢氧化钠溶液处理破坏热原。故本题正确答案为 B。

21. 正确答案：D
答案解析：栓剂油脂性基质常用的有可可豆脂、半合成脂肪酸甘油酯类（如半合成椰子油酯、半合成山苍子油酯、半合成棕榈油酯）等。栓剂水溶性基质常用的有甘油明胶、聚乙二醇类、聚氧乙烯（40）单硬脂酸酯、聚山梨酯 61、泊洛沙姆等。故本题正确答案为 D。

22. 正确答案：E
答案解析：蜜桑白皮呈不规则的丝条状，表面深黄色或棕黄色，略具光泽，滋润，纤维性强，易纵向撕裂。气微，味甜。故本题正确答案为 E。

23. 正确答案：C
答案解析：五味子药材呈不规则的球形或扁球形。表面红色、紫红色或暗红色，皱缩，显油润；有的表面呈黑红色或出现"白霜"。果肉柔软，种子 1～2 粒，肾形，表面棕黄色，有光泽，种皮薄而脆。果肉气微，味酸；种子破碎后，有香气，味辛、微苦。故本题正确答案为 C。

24. 正确答案：A
答案解析：降香药材呈类圆柱形或不规则块状。表面紫红色或红褐色，切面有致密的纹理。质硬，有油性。气微香，味微苦。故本题正确答案为 A。

25. 正确答案：E
答案解析：甘遂药材呈椭圆形、长圆柱形或连珠形，长 1～5cm，直径 0.5～2.5cm；表面类白色或黄白色，凹陷处有棕色外皮残留；质脆，易折断，断面粉性，白色，木部微显放射状纹理，长圆柱状者纤维性较强。气微，味微甘而辣。故本题正确答案为 E。

26. 正确答案：C
答案解析：对叶百部呈长纺锤形或长条形。表面浅黄棕色至灰棕色，具浅纵皱纹或不规则纵槽。质坚实，断面黄白色至暗棕色，中柱较大，髓部类白色。故本题正确答案为 C。直立百部呈纺锤形，上端较细长，皱缩弯曲。表面黄白色或淡棕黄色，有不规则深纵沟，间或有横皱纹。质脆，易折断，断面平坦，角质样，淡黄棕色或黄白色，皮部较宽，中柱扁缩。气微，味甘、苦。蔓生百部两端稍狭细，表面多不规则皱褶及横皱纹。

27. 正确答案：D
答案解析：龙胆药材根茎呈不规则块状；表面暗灰棕色或深棕色，上端有茎痕或残留茎基，周围和下端着生多数细长的根。根呈圆柱形，略扭曲；表面淡黄色或黄棕色，上部多有显著的横皱纹，下部较细，有纵皱纹及支根痕。质脆，易折断，断面略平坦，皮部黄白色或淡黄棕色，木部色较浅，呈点状环列。气微，味甚苦。故本题正确答案为 D。

28. 正确答案：E
答案解析：秦艽药材（麻花艽）呈类圆锥形，多由数个小根纠聚而膨大，直径可达 7cm。表面棕褐色，粗糙，有裂隙，呈网状孔纹。质松脆，易折断，断面多呈枯朽状。故本题正确答窍为E。

29. 正确答案：E
答案解析：黄酮类化合物包括黄酮类、黄酮醇类、二氢黄酮类、二氢黄酮醇类、花色素类、黄烷-3-醇类、黄烷-3,4-二醇类、异黄酮类、鱼藤酮类、查耳酮类、二氢查耳酮类、橙酮类、双苯吡酮类、高异黄酮类。蒽酮属于蒽醌类。故本题正确答案为E。

30. 正确答案：E
答案解析：知母药材（毛知母）呈长条状，微弯曲，略扁，偶有分枝，长3～15cm，直径0.8～1.5cm，一端有浅黄色的茎叶残痕。表面黄棕色至棕色，上面有一凹沟，具紧密排列的环状节，节上密生黄棕色的残存叶基，由两侧向根茎上方生长；下面隆起略皱缩，并有凹陷或突起的点状根痕。质硬，易折断，断面黄白色。气微，味微甜、略苦，嚼之带黏性。故本题正确答案为E。

31. 正确答案：A
答案解析：A选项图示药材为沙棘。故本题正确答案为A。B选项图示药材酸枣仁。C选项图示药材为淡豆豉。D选项图示药材为南五味子。E选项图示药材为胖大海。

32. 正确答案：D
答案解析：D选项图示药材为山慈菇。故本题正确答案为D。A选项图示药材为白茅根。B选项图示药材为甘遂。C选项图示药材为百合。E选项图示药材为郁金。

33. 正确答案：C
答案解析：C选项图示药材为满山红。故本题正确答案为C。A选项图示药材为枇杷叶。B选项图示药材为银杏叶。D选项图示药材为紫苏叶。E选项图示药材为淫羊藿。

34. 正确答案：B
答案解析：天麻主产于四川、云南、贵州等地，东北及华北各地亦产。B选项图示药材为天麻。故本题正确答案为B。A选项图示药材为乌梅。C选项图示药材为重楼。D选项图示药材为山药。E选项图示药材为玉竹。

[35～36] 正确答案：D、C
答案解析：辛味药能散、能行，大多能耗气伤阴，气虚阴亏者慎用。故35题正确答案为D。苦味药能泄、能燥、能坚，大多能伤津、伐胃，津液大伤及脾胃虚弱者不宜大量使用。故36题正确答案为C。酸味药能收、能涩，大多能收敛邪气，凡邪未尽之证均当慎用。淡味药能渗、能利，过用亦能伤津液，阴虚津亏者慎用。甘味药能补、能缓、能和，大多能腻膈碍胃，令人中满，凡湿阻、食积、中满气滞者慎用。

[37～38] 正确答案：E、B
答案解析：麻黄绒作用缓和，适于老人、幼儿及虚人风寒感冒。故37题正确答案为E。蜜麻黄绒作用更缓和，适于表证已解而咳喘未愈的老人、幼儿及体虚患者。故38题正确答案为B。蜜麻黄性温偏润，辛散发汗作用缓和，以宣肺平喘力胜。多用于表证较轻，而肺气壅闭、咳嗽气喘较重的患者。生品发汗解表和利水消肿力强。多用于风寒表实证，风水浮肿，风湿痹痛，阴疽，痰核。

[39～40] 正确答案：A、D
答案解析：天南星炮制为胆南星后，毒性降低，其燥烈之性缓和，药性由温转凉，味由辛转苦，功能由温化寒痰转为清化热痰。以清化热痰，息风定惊力强，多用于痰热咳喘、急惊风、癫痫等。故39题正确答案为A。焦山楂不仅酸味减弱，且增加了苦味，长于消食止泻。用于食积兼脾虚和痢疾。故40题正确答案为D。

[41～42] 正确答案：E、A
答案解析：五碳醛糖包括D-木糖、D-木核糖、L-阿拉伯糖。故41题正确答案为E。甲基五碳醛糖包括D-鸡纳糖、L-鼠李糖、D-夫糖。故42题正确答案为A。

[43～44] 正确答案：A、C
答案解析：A选项图示为麻黄碱的结构式。麻黄主要成分：有机胺类生物碱（麻黄碱、伪麻黄碱）；其发汗作用机制是通过影响下丘脑体温调节中枢，启动散热过程，兴奋外周 α_1 受体，阻碍汗腺导管对钠离子的重吸收。故43题正确答案为A。C选项图示为氧化苦参碱的结构式。苦参主要成分：双稠哌啶类（喹诺里西啶类）生物碱；总生物碱具有抗肿瘤、抗病原微生物、抗心律失常、解热、抗炎、抗变态反应和调节免疫等作用。故44题正确答案为C。B选项图示为莨菪碱的结构式。D选项图示为异汉防己甲素的结构式。E选项图示为番木鳖碱的结构式，为马钱子所含的主要成分。

[45～46] 正确答案：E、D
答案解析：丹参主要成分：①菲醌类（脂溶性）包括邻醌类（丹参酮Ⅰ、丹参酮ⅡA、丹参酮ⅡB、隐丹参酮、丹参酸甲酯、羟基丹参酮Ⅱ），对醌类（丹参新醌甲、丹参新醌乙、丹参新醌丙）；②酚酸类（水溶性）包括丹参素、丹酚酸A、丹酚酸B、丹酚酸C、迷迭香酸、原儿茶酸、紫草酸单甲酯等。丹参素属于有机酸。故45题正确答案为E。芦荟中主要活性成分是羟基蒽醌类衍生物，包括芦荟大黄素、大黄酸、大黄素、大黄酚、大黄素甲醚等。《中国药典》以芦荟苷为指标成分进行含量测定，芦荟苷属于蒽酮。故46题正确答案为D。

[47～48] 正确答案：B、E
答案解析：葛根含异黄酮类化合物，主要成分有大豆素、大豆苷、大豆素-7,4'-二葡萄糖苷及葛根素、葛根素-7-木糖苷。故47题正确答案为B。《中国药典》以橙皮苷为指标成分对陈皮进行含量测定，橙皮苷属于二氢黄酮类化合物。故48题正确答案为E。

[49～51] 正确答案：B、E、D
答案解析：知母中的化学成分主要为甾体皂苷和芒果苷。故49题的正确答案为B。柴胡中所含皂苷均为三萜皂苷，柴胡皂苷是柴胡的主要有效成分。柴胡皂苷元为齐墩果烷衍生物，属于五环三萜。故50题正确答案为E。乙型强心苷元甾体母核的C-17侧链为六元不饱和内酯环。自然界中仅少数苷元属此类，如中药蟾酥中的强心成分蟾毒配基类。故51题正确答案为D。

[52～53] 正确答案：D、B
答案解析：D选项图示为海风藤。呈扁圆柱形，微弯曲，长15～60cm，直径0.3～2cm；表面灰褐色或褐色，粗糙，有纵向棱状纹理

及明显的节,节间长3~12cm,节部膨大,上生不定根。体轻,质脆,易折断,断面不整齐,皮部窄,木部宽广,灰黄色,导管孔多数,射线灰白色,放射状排列,皮部与木部交界处常有裂隙,中心有灰褐色髓。气香,味微苦、辛。故52题正确答案为D。B选项图示为竹茹。为卷曲成团的不规则丝条或呈长条形薄片状。宽窄厚薄不等,浅绿色、黄绿色或黄白色。纤维性,体轻松,质柔韧,有弹性。气微,味淡。故53题正确答案为B。A选项图示为灯心草。C选项图示为忍冬藤。E选项图示为川木通。

[54~55] 正确答案:D、B
答案解析: D选项所示图为枳壳,为芸香科植物酸橙及其栽培变种的干燥未成熟果实。故54题正确答案为D。B选项所示图为沙苑子,为豆科植物扁茎黄芪的干燥成熟种子。故55题正确答案为B。A选项所示图为南五味子,为木兰科植物华中五味子的干燥成熟果实。C选项所示图为槟榔,为棕榈科植物槟榔的干燥成熟种子。E选项所示图为金樱子,为蔷薇科植物金樱子的干燥成熟果实。

[56~57] 正确答案:C、A
答案解析: 青蒿茎呈圆柱形,上部多分枝,表面黄绿色或棕黄色,具纵棱线;质略硬,易折断,断面中部有髓。叶互生,暗绿色或棕绿色,卷缩易碎,完整者展平后为三回羽状深裂,裂片及小裂片矩圆形或长椭圆形,两面被短毛。气香特异,味微苦。青蒿主要含有萜类化合物。故56题正确答案为C。穿心莲茎呈方柱形,多分枝,节稍膨大;质脆,易折断。单叶对生,叶柄短或近无柄;叶片皱缩、易碎,完整者展开后呈披针形或卵状披针形,先端渐尖,基部楔形下延,全缘或波状;上表面绿色,下表面灰绿色,两面光滑。气微,味极苦。穿心莲主要含有萜类化合物。故57题正确答案为A。

[58~60] 正确答案:B、D、E
答案解析: 炉甘石主含碳酸锌,具有明目退翳、收湿止痒敛疮的功效。故58题正确答案为B。自然铜的主要成分为二硫化铁。自然铜具有散瘀、止痛、接骨疗伤的功效。故59题正确答案为D。赭石的主要成分为三氧化二铁。赭石具有平肝潜阳、重镇降逆、凉血止血的功效。故60题正确答案为E。芒硝的主要成分为含水硫酸钠。芒硝具有泻热通便,润燥软坚,清火消肿的功效。朱砂的主要成分为硫化汞。朱砂具有有清心镇惊、安神解毒的功效。

[61~63] 正确答案:D、C、A
答案解析: 少数皮类药材于秋、冬两季采收,此时有效成分含量较高,如川楝皮、肉桂等。肉桂每年分两期采收,第一期于4—5月间,第二期于9—10月间,以第二期产量大,香气浓,质量佳。药材呈槽状或卷筒状,长30~40cm,宽或直径为3~10cm,厚0.2~0.8cm。故61题正确答案为D。皮类药材一般在春末夏初采收,此时树皮养分及液汁增多,形成层细胞分裂较快,皮部和木部容易剥离,伤口较易愈合,如黄柏、厚朴、秦皮等。药材秦皮热水浸出液呈黄绿色,日光下显碧蓝色荧光。故62题正确答案为C。采皮时可用环状、半环状、条状剥取或砍树剥皮等方法。如杜仲、黄柏采用的"环剥技术"即在一定的时间、温度和湿度条件下,将离地面15~20cm处向上至分枝处的树皮全部环剥

下来，剥皮处用塑料薄膜包裹，不久便长出新皮，一般3年左右可恢复。药材杜仲呈板片状或两边稍向内卷，大小不一，厚0.3~0.7cm。故63题的正确答案为A。根皮通常在挖根后剥取，或趁鲜抽去木心，如牡丹皮、五加皮。

[64~66] 正确答案：A、C、D
答案解析： 蛤蚧为脊索动物门爬行纲壁虎科动物蛤蚧除去内脏的干燥体。故64题正确答案为A。桑螵蛸为节肢动物门昆虫纲螳螂科昆虫大刀螂、小刀螂或巨斧螳螂的干燥卵鞘。故65题正确答案为C。水蛭为环节动物门水蛭科动物蚂蟥、水蛭或柳叶蚂蟥的干燥全体。故66题正确答案为D。

[67~68] 正确答案：C、D
答案解析： 侧柏叶多分枝，小枝扁平，叶细小鳞片状，交互对生，贴伏于枝上，深绿色或黄绿色。质脆，易折断。气清香，味苦涩、微辛。故67题正确答案为C。艾叶多皱缩、破碎，有短柄，完整叶片展平后呈卵状椭圆形，羽状深裂，裂片椭圆状披针形，边缘有不规则的粗锯齿。上表面灰绿色或深黄绿色，有稀疏的柔毛和腺点，下表面密生灰白色绒毛，质柔软。气清香，味苦。故68题正确答案为D。

[69~70] 正确答案：D、B
答案解析： 山药粉末显微鉴别可见草酸钙针晶束存在于黏液细胞中。淀粉粒单粒扁卵形、类圆形、三角状卵形或矩圆形，脐点短缝状或人字状。故69题正确答案为D。白术粉末显微鉴别可见草酸钙针晶细小，不规则地充塞于薄壁细胞中。纤维长梭形，大多成束，壁甚厚，木化，孔沟明显。石细胞淡黄色，类圆形、多角形、长方形或少数纺锤形。薄壁细胞含菊糖，表面显放射状纹理。故70题正确答案为B。

[71~72] 正确答案：C、D
答案解析： 鱼肝油乳剂中羟苯乙酯为防腐剂。故71题正确答案为C。混悬剂中常用的合成高分子助悬剂有甲基纤维素、羧甲基纤维素钠、羟乙纤维素、聚维酮、聚乙烯醇等。故72题正确答案为D。

[73~74] 正确答案：B、D
答案解析： 传统中药丸剂所包药物系用处方中药物极细粉作为包衣材料，根据处方：清下焦湿热类中药丸剂常包黄柏衣。故73题正确答案为B。清热解毒中药丸剂常包青黛衣。故74题正确答案为D。解毒杀虫类中药丸剂常包雄黄衣。

[75~76] 正确答案：D、D
答案解析： 合剂可以根据需要加入适宜的附加剂。如需加入抑菌剂，除另有规定外，在制剂确定处方时，该处方的抑菌效力应符合《中国药典》抑菌效力检查法的规定，山梨酸和苯甲酸的用量不得超过0.3%（其钾盐、钠盐的用量分别按酸计），羟苯酯类的用量不得超过0.05%。故75题正确答案为D。糖浆剂根据需要加入适宜的附加剂。如需加入抑菌剂，除另有规定外，在制剂确定处方时，该处方的抑菌效力应符合《中国药典》抑菌效力检查法的规定，山梨酸和苯甲酸的用量不得超过0.3%（其钾盐、钠盐的用量分别按酸计），羟苯酯类的用量不得超过0.05%。故76题正确答案为D。

[77～79] 正确答案：A、C、D
答案解析：牛黄解毒片为包衣片，服用时应整片吞服。牛黄解毒片的处方包括牛黄、雄黄、石膏、大黄、黄芩、桔梗、冰片、甘草，其中牛黄主要含有胆汁酸类化合物。故77题正确答案为A。川贝枇杷糖浆含薄荷脑，贮藏时应密封并置阴凉处保存。78题正确答案为C。益母草膏由于含糖较高，高糖引起的渗透压大，微生物难以生长，成品中不需要添加防腐剂。益母草膏的处方包括益母草、炼蜜（或炼糖），其中益母草含有益母草碱，属于有机胺类生物碱。故79题正确答案为D。

[80～82] 正确答案：B、D、B
答案解析：少林风湿跌打膏中，冰片、水杨酸甲酯与薄荷脑有促透皮作用，利于药物经皮渗透至关节腔发挥药效。单环单萜的代表化合物为薄荷醇，其左旋体习称薄荷脑。双环单萜的代表化合物龙脑（即中药冰片）。故80题正确答案为B。少林风湿跌打膏中，三七等五味药以高浓度乙醇提取。且三七中主要化学成分是三萜皂苷类，含量高达12%。皂苷水溶液经强烈振荡能产生持久性的泡沫，且不因加热而消失。故81题正确答案为D。《中国药典》以挥发油作为薄荷的质量控制指标成分之一，要求其含量不得少于0.80%(mL/g)。同时规定，薄荷脑也作为其指标成分，采用气相色谱法测定，含量不得少于0.20%。故82题正确答案为B。

[83～84] 正确答案：C、E
答案解析：槲皮素为黄酮醇。杜鹃素为二氢黄酮。黄芩素为黄酮。花青素为二氢黄酮醇。葛根素为异黄酮。故83～84题的正确答案分别为C、E。

85. 正确答案：E
答案解析：含甾体皂苷类化合物的常用中药有麦冬、知母。故本题正确答案为E。

86. 正确答案：A
答案解析：天王补心丸为浓缩水丸。除另有规定外，水丸、糊丸、浓缩水丸水分不得过9.0%。除另有规定外，浓缩丸和糊丸应在2小时内全部溶散。故本题正确答案为A。

87. 正确答案：C
答案解析：牡丹皮、徐长卿根的升华物为长柱状或针状、羽状结晶（丹皮酚）。故本题正确答案为C。大黄粉末升华物有黄色针状（低温时）、枝状和羽状（高温时）结晶，在结晶上加碱液则呈红色，可进一步确证其为蒽醌类成分。薄荷的升华物为无色针簇状结晶（薄荷脑），加浓硫酸2滴及香草醛结晶少许，显黄色至橙黄色，再加蒸馏水1滴即变紫红色。斑蝥的升华物（在30～140℃）为白色柱状或小片状结晶（斑蝥素），加碱液溶解，再加酸又析出结晶。

88. 正确答案：C
答案解析：熟地黄：①取净生地，加黄酒拌匀，置蒸制容器内，密闭，隔水蒸至酒吸尽，药物显乌黑色光泽，味转甜，取出，晒至八成干，切厚片或块，干燥。每100kg生地黄，用黄酒30～50kg。②净取生地黄，置蒸制容器内，蒸至黑润，取出，晒至八成干，切厚片或块，干燥。熟地黄药性由寒转温，味由苦转甜，功能由清转补，熟地黄质厚味醇，滋腻碍脾，酒制主补阴血，且可借酒力行散，起到行药势、通血脉的作用。熟地黄性味甘，微温。归肝、肾经。具有补血滋阴，益精填髓的功能。用于血虚萎黄，心悸怔忡，月经不调，崩漏下血，肝肾阴虚，腰膝酸软，骨蒸潮热，盗汗遗精，内热消渴，眩晕，耳鸣，须发早白。故本题正确答案为C。

89. 正确答案：B
答案解析：紫草的主要化学成分为萘醌类化合物，包括乙酰紫草素、欧紫草素、紫草素、去氧紫根素等。故本题正确答案为B。

90. 正确答案：D
答案解析：主产于云南的药材有三七、木香、重楼、茯苓、萝芙木、诃子、草果、儿茶、金鸡纳等。故本题正确答案为D。

91. 正确答案：B
答案解析：黄柏药材外表面黄棕色或黄褐色，平坦或具纵沟纹，有的可见皮孔痕及残存的灰褐色粗皮；内表面暗黄色或淡棕色，具细密的纵棱纹。体轻，质较硬。断面纤维性，呈裂片状分层，深黄色。气微，味极苦，嚼之有黏性。故本题正确答案为B。

92. 正确答案：C
答案解析：聚氧乙烯单硬脂酸酯为水溶性基质，除另有规定外，水溶性基质的栓剂应在60分钟内全部溶解。故本题正确答案为C。

93. 正确答案：ABD
答案解析：有毒与无毒的确定依据：①是否含有毒成分。一般有毒药主含偏性非常突出的有毒成分，如砒石含三氧化二砷、马钱子含番木鳖碱等；而无毒药则不含或虽含而量却甚微。②整体是否有毒。中药大多为天然药，一药中常含许多成分，这些成分相互制约，有毒成分也不例外，致使有些含有毒成分的中药在整体上不显示毒性。③用量是否适当。使用剂量是否适当是确定药物有毒无毒的关键，未超出人体最大耐受量即为无毒，超过则为有毒，如苦杏仁等。故本题正确答案为ABD。

94. 正确答案：ADE
答案解析：《中国药典》由凡例、品种正文、通用技术要求构成。故本题正确答案为ADE。

95. 正确答案：ACD
答案解析：产地加工时应发汗的药材有厚朴、杜仲、玄参、续断、茯苓等。故本题正确答案为ACD。

96. 正确答案：ABC
答案解析：采用明煅法炮制的药物有白矾、牡蛎、石决明、石膏等。故本题正确答案为ABC。采用煅淬法炮制的药物有赭石、自然铜、炉甘石、磁石等。

97. 正确答案：CD
答案解析：①延胡索来源于罂粟科植物延胡索的干燥块茎，《中国药典》以延胡索乙素（异喹啉类生物碱）为指标成分对延胡索进行含量测定。②槐花来源于豆科植物槐的干燥花及花蕾，《中国药典》以总黄酮和芦丁（黄酮醇类化合物）为指标成分对槐米或槐花进行含量测定。③甘草来源于豆科植物甘草、胀果甘草或光果甘草的干燥根及根茎，《中国药典》以甘草苷（黄酮苷）和甘草酸（三萜皂苷类化合物）为指标成分控制甘草和炙甘草的质量。④黄芪来源于豆科植物蒙古黄芪或膜荚黄芪的干燥根，《中国药典》以黄芪甲苷（三萜皂苷类化合物）和毛蕊异黄酮葡萄糖苷（黄酮类化合物）为指标成分对黄芪进行药材和饮片的含量测定。⑤黄芩来源于唇形科植物黄芩的干燥根，《中国药典》以黄芩苷（黄酮类化合物）为指标成分对黄芩进行含量测定。故本题正确答案为CD。

98. 正确答案：ABD
答案解析： 盐酸-镁粉反应是黄酮类化合物最常用的颜色反应。多数黄酮、黄酮醇、二氢黄酮及二氢黄酮醇类化合物显橙红色至紫红色，少数显紫色至蓝色。但查耳酮、橙酮、儿茶素类则无该显色反应。异黄酮类化合物除少数例外，也不显色。故本题正确答案为ABD。

99. 正确答案：ABC
答案解析： 药用部位为草本植物新鲜或干燥的全体或地上部分，这类中药称为全草类中药。有的药用部位为草本植物全体，如紫花地丁、蒲公英、金钱草、半枝莲、车前草等；有的药用部位为草本植物地上部分，如益母草、广金钱草、广藿香、薄荷、穿心莲、香薷、茵陈、青蒿、大蓟等。故本题正确答案为ABC。

100. 正确答案：AD
答案解析： 溶化性检查：泡腾颗粒，取供试品3袋，分别置盛有200mL水的烧杯中，水温为15～25℃，应迅速产生气体而呈泡腾状，5分钟内颗粒均应完全分散或溶解在水中。可溶性颗粒，取供试品10g（中药单剂量包装取1袋）加热水200mL，搅拌5分钟，可溶颗粒应全部溶化，允许有轻微浑浊。故本题正确答案为AD。

临考决胜卷（五）·答案解析

1. 正确答案：B
答案解析： 浙贝母粉末在紫外光灯下显亮淡绿色荧光。故本题正确答案为B。

2. 正确答案：A
答案解析： 中药材，简称药材或生药，是指以中医药理论为指导，取自植物、动物、矿物等未经精细加工炮制的原料药材，可供制成中药饮片、提取物及中成药。故本题正确答案为A。

3. 正确答案：D
答案解析： 苷类成分常与酶共存于植物体中，植物细胞中往往含有相应的分解酶，在一定温度和湿度条件下苷可被相应的酶分解，从而使含量减少而降低或失去疗效。如苦杏仁、黄芩、芥子等含苷类成分的中药，采收后若长期放置，或炮制方法不当，与苷类成分共存的酶便可分解苦杏仁苷、黄芩苷、白芥子苷，使其疗效降低。槐花炒制，苦寒之性缓和，破坏鼠李糖转化酶，有利于芦丁的保存。炮制产生了"杀酶保苷"的作用。故本题正确答案为D。

4. 正确答案：E
答案解析： 侧柏炭寒凉之性趋于平和，功专收敛止血，用于热邪不盛的各种出血证。故本题正确答案为E。

5. 正确答案：D
答案解析： 寒凉性药物具有清热、泻火、凉血、解热毒等作用。温热性药物具有温里散寒、补火助阳、温经通络、回阳救逆等作用。故本题正确答案为D。

6. 正确答案：C
答案解析： 根据药物的不同性质，常用的提净法有两种。①降温结晶（冷结晶），如芒硝。②蒸发结晶（热结晶），如硇砂。故本题正确答案为C。

7. 正确答案：A
答案解析： 莪术属于根及根茎类中药，一般在秋冬季植物地上部分将枯萎时及春初发芽前或刚露苗时采收。故本题正确答案为A。

8. 正确答案：E
答案解析： 人参皂苷属于三萜皂苷类化合物。麦冬皂苷、知母皂苷属于甾体皂苷。雷公藤乙素属于二萜类化合物。故本题正确答案为E。

9. 正确答案：E
答案解析： 生物碱是山豆根的主要活性成分，其生物碱大多属于喹诺里西啶类。其中以苦参碱和氧化苦参碱为主。故本题正确答案为E。

10. 正确答案：B
答案解析： 天仙子因含有莨菪烷类生物碱，安全用药范围很窄，过量易导致中毒甚至死亡，心脏病患者及孕妇忌用。故本题正确答案为B。

11. 正确答案：B
答案解析：A 为木脂素类厚朴酚的化学结构，B 为萘醌类紫草素的化学结构，C 为单萜类 L-薄荷醇的化学结构，D 为香豆素类补骨脂内酯的化学结构，E 为生物碱类莨菪碱的化学结构。故本题正确答案为 B。

12. 正确答案：E
答案解析：防己生物碱具有抗炎、镇痛、抗肿瘤的作用，同时具有调节免疫力和耐缺氧的作用等。故本题正确答案为 E。

13. 正确答案：E
答案解析：牵牛子水浸泡后种皮呈龟裂状，手捻有明显的黏滑感。故本题正确答案为 E。

14. 正确答案：B
答案解析：银柴胡药材表面浅棕黄色至浅棕色，有扭曲的纵皱纹及支根痕，多具孔穴状或盘状凹陷，习称"砂眼"，从"砂眼"处折断可见棕色裂隙中有细砂散出。根头部略膨大，有密集的呈疣状突起的芽苞或茎的残基，习称"珍珠盘"。故本题正确答案为 B。

15. 正确答案：D
答案解析：太子参为石竹科植物孩儿参的干燥块根。故本题正确答案为 D。

16. 正确答案：B
答案解析：《中国药典》规定检查溶出度、释放度的片剂，一般不再进行崩解时限检查。故本题正确答案为 B。

17. 正确答案：B
答案解析：白前根茎呈细长圆柱形，有分枝，稍弯曲，长 4～15cm，直径 1.5～4.0mm。表面黄白色或黄棕色，节明显，节间长 1.5～4.5cm，顶端有残茎。质脆，断面中空，习称"鹅管白前"。节处簇生纤细弯曲的根，长可达 10cm，直径不及 1mm，有多次分枝呈毛须状，常盘曲成团。气微，味微甜。故本题正确答案为 B。

18. 正确答案：B
答案解析：牡丹皮呈筒状或半筒状，内表面淡灰黄色或浅棕色，常见发亮的结晶；断面较平坦，淡粉红色，粉性。故本题正确答案为 B。

19. 正确答案：B
答案解析：绵马贯众药材呈长倒卵形，略弯曲，上端钝圆或截形，下端较尖，有的纵剖为两半。表面黄棕色至黑褐色，密被排列整齐的叶柄残基及鳞片，并有弯曲的须根；断面略平坦，棕色，有黄白色维管束 5～13 个，环列。故本题正确答案为 B。

20. 正确答案：D
答案解析：穿心莲茎呈方柱形，节稍膨大，叶上表面绿色、下表面灰绿色，味极苦。故本题正确答案为 D。

21. 正确答案：C
答案解析：石膏为纤维状集合体，体重，质软，纵断面具有绢丝样光泽。故本题正确答案为 C。

22. 正确答案：C
答案解析：牛膝饮片呈圆柱形的段。外表皮灰黄色或淡棕色，有微细的纵皱纹及横长皮孔。质硬脆，易折断，受潮易变软。切面平坦，淡棕色或棕色，略呈角质样而油润，中心维管束木质部较大，黄白色，其外围散有多数黄白色点状异型维管束，习称"筋脉点"，断续排列成2～4轮。故本题正确答案为C。

23. 正确答案：A
答案解析： A选项为辛夷，B选项为丁香，C选项为菊花，D选项为槐花，E选项为款冬花。故本题正确答案为A。

24. 正确答案：E
答案解析： 硬胶囊的崩解时限为30分钟，软胶囊的崩解时限为1小时，故本题正确答案为E。

25. 正确答案：E
答案解析： 酒剂应检查总固体、甲醇量、乙醇量、装量及微生物限度等。除另有规定外，普通中药酊剂每100mL相当于原饮片20g。酊剂应澄清，久置允许有少量摇之易散的沉淀。酊剂应检查微生物限度。含有毒性药品的中药酊剂，每100mL相当于原饮片10g。故本题正确答案为E。

26. 正确答案：B
答案解析： 玉米淀粉可作为片剂的稀释剂、吸收剂、崩解剂。故本题正确答案为B。

27. 正确答案：E
答案解析： A选项为益母草，B选项为肉苁蓉，C选项为广金钱草，D选项为茵陈，E选项为锁阳。故本题正确答案为E。

28. 正确答案：E
答案解析： 生物利用度研究中，常用药物血药浓度达峰时间比较药物在不同制剂中的吸收速度。故本题正确答案为E。

29. 正确答案：A
答案解析： 颗粒剂粒度不能通过1号筛和能通过5号筛的总和不得超过15%。故本题正确答案为A。

30. 正确答案：D
答案解析： 散剂易吸潮，挥发性成分易散失、部分药物成分易被氧化，所以易吸湿或易氧化变质的药物、刺激性大的药物、含挥发性成分多且剂量大的药物不宜制成散剂。但可将某些药物制成特殊散剂：含毒性药散剂，如九分散等；含低共熔成分散剂，如避瘟散等；含液体成分散剂，如蛇胆川贝散等。故本题正确答案为D。

31. 正确答案：C
答案解析： A选项为掌叶大黄（药材），B选项为川乌，C选项为何首乌，D选项为黄连（味连），E选项为虎杖。选项中来源于蓼科的药材有何首乌、掌叶大黄（药材）和虎杖，何首乌药用部位为干燥的块根，掌叶大黄（药材）和虎杖药用部位为干燥的根及根茎。故本题正确答案为C。

32. 正确答案：A
答案解析： 栓剂不仅在腔道起润滑、抗菌、消炎、杀虫、收敛、止痛、止痒等局部治疗作用，而且可经腔道吸收，产生全身治疗作用。故本题正确答案为A。

33. 正确答案：C
答案解析： 大血藤饮片呈类椭圆形的厚片，外

执业药师中药学临考决胜卷·中药学专业知识（一）

表皮灰棕色，切面皮部红棕色，有数条向内嵌入木部，木部黄白色，有多数导管孔，射线呈放射状排列。故本题正确答案为C。

34. 正确答案：E
答案解析：A选项为草果，B选项为砂仁，C选项为草豆蔻，D选项为肉豆蔻，E选项为橘核。故本题正确答案为E。

[35～36] 正确答案：B、E
答案解析：诃子中所含的鞣质为逆没食子酸鞣质。故35题正确答案为B。大黄中所含的鞣质为缩合鞣质。故36题正确答案为E。

[37～38] 正确答案：A、D
答案解析：麸炒时麦麸一般用量：100kg的药物用麦麸10～15kg。故37题正确答案为A。蛤粉炒时一般用量：100kg的药物用蛤粉30～50kg。故38题正确答案为D。

[39～40] 正确答案：C、E
答案解析：甘草所含的三萜皂苷以甘草皂苷含量最高。且甘草皂苷水溶液有微弱的起泡性和溶血性。故39题正确答案为C。黄连的有效成分主要是生物碱，已经分离出来的生物碱有小檗碱、巴马汀、黄连碱、甲基黄连碱、药根碱和木兰碱等，其中以小檗碱含量最高（可达10%）。这些生物碱都属苄基异喹啉类衍生物。游离小檗碱能缓缓溶解于水中，易溶于热水或热乙醇，在冷乙醇中溶解度不大，难溶于苯、三氯甲烷、丙酮等有机溶剂。故40题正确答案为E。

[41～42] 正确答案：C、E
答案解析：煅淬指将药物在高温有氧条件下煅烧至红透后，立即投入规定的液体辅料中骤然冷却的方法。宜用煅淬法炮制的中药有自然铜、炉甘石、赭石等。故41题正确答案为C。扣锅煅法指药物在高温缺氧条件下煅烧成炭的方法，又称密闭煅、闷煅、暗煅。宜用扣锅煅法炮制的中药有血余炭、干漆等。故42题正确答案为E。

[43～44] 正确答案：A、C
答案解析：番泻叶主要含有双蒽酮类化学成分，双蒽酮苷中有番泻苷A、番泻苷B、番泻苷C、番泻苷D等。故43题正确答案为A。知母中的化学成分主要为甾体皂苷和芒果苷。故44题正确答案为C。

[45～46] 正确答案：C、E
答案解析：酸味药能收、能涩，有收敛固涩的作用。如治自汗、盗汗、遗精、滑精的五味子，治久泻久痢的五倍子，治久咳的乌梅，治大汗虚脱、崩漏经多的山茱萸等，均具酸味。另外，酸能生津、安蛔，如木瓜、乌梅等。酸味药大多能收敛邪气，凡邪未尽之证均当慎用。故45题正确答案为C。咸味药能软、能下，有软坚散结、泻下通便作用，如治瘰疬、痰核的昆布、海藻，治癥瘕的鳖甲，治热结便秘的芒硝等，均具咸味。《素问·五脏生成篇》云："多食咸，则脉凝泣而变色。"故食盐类咸味药不宜多食，高血压、动脉粥样硬化者尤当如此。有的咸味药如芒硝，能泻下通肠，脾虚便溏者慎用。故46题正确答案为E。

[47～48] 正确答案：A、D
答案解析：槲皮素和山柰酚为黄酮醇类化合物。故47题正确答案为A。杜鹃素为二氢黄酮类化合物。故48题正确答案为D。

临考决胜卷（五）·答案解析

[49～50] 正确答案：C、E
答案解析：土鳖虫药材呈扁平卵形，前端较窄，后端较宽，背部紫褐色，具有光泽，无翅。质松脆，易碎。气腥臭，味微咸。故49题正确答案为C。僵蚕药材略呈圆柱形，多弯曲皱缩。表面灰黄色，被有白色粉霜状的气生菌丝和分生孢子。质硬而脆，易折断。断面平坦，外层白色，中间有亮棕色或亮黑色的丝腺环4个。气微腥，味微咸。故50题正确答案为E。

[51～52] 正确答案：A、C
答案解析：党参根顶端具有的瘤状茎残基术语习称"狮子头"。故51题正确答案为A。海马的外形鉴定术语习称"马头蛇尾瓦楞身"。故52题正确答案为C。

[53～55] 正确答案：A、E、C
答案解析：延胡索药材呈不规则扁球形，表面黄色或黄褐色，有不规则网状皱纹，顶端有略凹陷的茎痕，底部常有疙瘩状突起。质硬而脆，断面黄色，角质样，有蜡样光泽。气微，味苦。故53题正确答案为A。天麻药材呈椭圆形或长条形，略扁，皱缩而稍弯曲。表面黄白色至淡黄棕色，有纵皱纹及由潜伏芽排列而成的横环纹多轮。顶端有红棕色至深棕色鹦嘴状芽苞或残留茎基；底部有圆脐形疤痕。质坚硬，不易折断。断面较平坦，黄白色至淡棕色，角质样。气微，味甘。故54题正确答案为E。川芎饮片为不规则厚片，外表皮黄褐色或褐色，有皱缩纹。横切片切面黄白色或灰黄色，散有黄棕色小油点，可见明显波状环纹或多角形纹理。纵切片边缘不整齐，呈蝴蝶状，习称"蝴蝶片"，切面灰白色或黄白色，散有黄棕色小油点。质坚实，气浓香，味苦、辛、微甜。故55题正确答案为C。

[56～57] 正确答案：C、A
答案解析：酒作为炮制辅料，作用是活血通络、祛风散寒。故56题正确答案为C。醋作为炮制辅料，作用是引药入肝、散瘀止痛。故57题正确答案为A。

[58～59] 正确答案：E、A
答案解析：枸杞子药材呈类纺锤形或椭圆形，表面红色或暗红色，顶端有小突起状的花柱痕，基部有白色的果梗痕。果皮柔韧，皱缩；果肉肉质，柔润。种子20～50粒，类肾形，扁而翘，表面浅黄色或棕黄色。气微，味甜。故58题正确答案为E。决明子药材略呈菱方形或短圆柱形，两端平行倾斜，表面绿棕色或暗棕色，平滑有光泽。一端较平坦，另一端斜尖，背腹面各有1条突起的棱线，棱线两侧各有1条斜向对称而色较浅的线形凹纹。质坚硬，不易破碎。气微，味微苦。故59题正确答案为A。

[60～61] 正确答案：D、C
答案解析：薄荷茎呈方柱形，有对生分枝，表面紫棕色或淡绿色，叶对生，轮伞花序腋生，揉搓后有特殊清凉香气，味辛凉。故60题正确答案为D。半枝莲茎丛生，较细，方柱形，表面暗紫色或棕绿色，叶对生，花单生于茎枝上部叶腋，气微，味微苦。故61题正确答案为C。

[62～63] 正确答案：A、B
答案解析：汤剂是临床使用最早、最为广泛的传统剂型之一。中药合剂是在汤剂的基础上改进和发展而成的，克服了汤剂临用时制

备的麻烦,是医院制剂常用的剂型之一。故62题正确答案为A。收膏的稠度与气候(气温)有关,冬季稍稀,夏季宜稠些,其相对密度一般控制在1.40左右。经验判断指标:①用细棒趁热挑起,"夏天挂旗,冬天拉丝";②用细棒趁热蘸取膏液滴于桑皮纸上,不现水迹;③将膏液滴于食指上与拇指共捻,能拉出2cm的白丝(俗称"打白丝")。故63题正确答案为B。

[64～65] 正确答案:E、D
答案解析:侧柏叶药材多分枝,小枝扁平。叶细小鳞片状,交互对生,贴伏于枝上,深绿色或黄绿色。质脆,易折断。气清香,味苦涩、微辛。故64题正确答案为E。蓼大青叶药材叶多皱缩、破碎。完整者展平后呈椭圆形,蓝绿色或蓝黑色,先端钝,基部渐狭,全缘。叶脉浅黄棕色,于下表面略突起。叶柄扁平,偶带膜质托叶鞘。质脆。气微,味微涩而稍苦。故65题正确答案为D。

[66～68] 正确答案:E、E、C
答案解析:控释胶囊应符合控释制剂的有关要求,并应进行释放度检查。故66题正确答案为E。缓释胶囊应符合缓释制剂的有关要求,并应进行释放度检查。故67题正确答案为E。阴道泡腾片应检查发泡量。故68题正确答案为C。

[69～70] 正确答案:A、B
答案解析:由O/W型乳剂转变为W/O型乳剂或出现相反的变化称为转相,属于乳化剂性质改变。故69题正确答案为A。乳剂放置过程中,乳滴逐渐聚集在上层或下层的现象,称为分层。乳剂的分层速度符合Stoke's定律,如减少乳滴的粒径、增加连续相的黏度、降低分散相与连续相之间的密度差等均能降低分层速度。故70题正确答案为B。

[71～72] 正确答案:B、A
答案解析:常用抑菌剂为苯酚、甲酚、三氯叔丁醇等。故71题正确答案为B。常用抗氧剂有亚硫酸钠、亚硫酸氢钠、焦亚硫酸钠等。故72题正确答案为A。常用的调节渗透压的附加剂有氯化钠、葡萄糖等。

[73～74] 正确答案:D、E
答案解析:颗粒剂的含水量不得超过8.0%。故73题正确答案为D。散剂的含水量不得超过9.0%。故74题正确答案为E。

[75～76] 正确答案:A、D
答案解析:A选项为没药。没药为橄榄科植物地丁树或哈地丁树的干燥树脂。故75题正确答案为A。B选项为猪苓,C选项为海藻,D选项为灵芝,E选项为茯苓。灵芝为多孔菌科真菌赤芝或紫芝的干燥子实体。故76题正确答案为D。

[77～78] 正确答案:C、D
答案解析:《中国药典》采用高效液相色谱法测定白芷药材中欧前胡素的含量,不得少于0.080%。故77题正确答案为C。《中国药典》采用高效液相色谱法测定肿节风药材中异嗪皮啶和迷迭香酸含量,其中异嗪皮啶含量不得少于0.020%,迷迭香酸含量不得少于0.020%。故78题正确答案为D。

[79～80] 正确答案:B、E
答案解析:预胶化淀粉(又称可压性淀粉):

系淀粉经物理或化学改性(有水存在下,淀粉粒全部或部分破坏)的产物,有良好的可压性、流动性和自身润滑性,并兼有黏合和崩解性能。制成的片剂硬度、崩解性均较好,尤适用于粉末直接压片,但应控制润滑剂硬脂酸镁的用量在 0.5% 以内,以免产生软化效应。故 79 题正确答案为 B。羧甲淀粉钠在水中的体积能膨胀 300 倍,是优良的崩解剂;具有良好的流动性和可压性,可作为直接压片的干燥黏合剂;适用于可溶性和不溶性药物;一般采用外加法,用量一般为片重的 2%～6%。故 80 题正确答案为 E。

[81～82] 正确答案: B、D
答案解析: 蒸制的目的如下。①改变药物性能,扩大用药范围,如何首乌、地黄等。②增强疗效,如肉苁蓉、山茱萸等。③缓和药性,如大黄、女贞子等。④减少副作用,如大黄、黄精等。⑤保存药效,利于贮存,如黄芩、桑螵蛸等。⑥便于软化切制,如木瓜、天麻等。故 81～82 题正确答案分别为 B、D。

[83～84] 正确答案: C、B
答案解析: C 选项图示药材为川木香。故 83 题正确答案为 C。B 选项图示药材为当归。故 84 题正确答案为 B。A 选项图示药材为红参。D 选项图示药材为泽泻。E 选项图示药材为土茯苓。

85. 正确答案: A
答案解析: 桑寄生茎枝呈圆柱形,长 3～4cm,直径 0.2～1.0cm;表面红褐色或灰褐色,具细纵纹,并有多数细小突起的棕色皮孔,嫩枝有的可见棕褐色茸毛;质坚硬,断面不整齐,皮部红棕色,木部色较浅。叶多卷曲,具短柄;叶片展平后呈卵形或椭圆形,长 3～8cm,宽 2～5cm;表面黄褐色,幼叶被细茸毛,先端钝圆,基部圆形或宽楔形,全缘;革质。气微,味涩。故本题正确答案为 A。

86. 正确答案: B
答案解析: 中药硬胶囊剂应进行水分检查。除另有规定外,其内容物的水分不得过 9.0%。故本题正确答案为 B。

87. 正确答案: D
答案解析: 灯心草为灯心草科植物灯心草的干燥茎髓。川木通为毛茛科植物小木通或绣球藤的干燥藤茎。大黄为蓼科植物掌叶大黄、唐古特大黄或药用大黄的干燥根及根茎。栀子为茜草科植物栀子的干燥成熟果实。车前子为车前科植物车前或平车前的干燥成熟种子。故本题正确答案为 D。

88. 正确答案: C
答案解析: 灯心草生品长于利水通淋。用于心烦失眠,尿少涩痛,口舌生疮。朱砂拌灯心草,降火安神力强。多用于心烦失眠,小儿夜啼。青黛拌灯心草偏于清热凉血。多用于尿血。灯心炭凉血止血,清热敛疮。外用治咽痹,乳蛾,阴疳。故本题正确答案为 C。

89. 正确答案: C
答案解析: 合剂如需加入抑菌剂,除另有规定外,在确定制剂处方时,该处方的抑菌效力应符合《中国药典》抑菌效力检查法的规定,山梨酸和苯甲酸的用量不得超过 0.3%(其钾盐、钠盐的用量分别按酸计)。故本题正确答案为 C。

90. 正确答案：B
答案解析： 大黄味苦，性寒。归脾、胃、大肠、肝、心经。生大黄苦寒沉降，气味重浊，走而不守，直达下焦，泻下作用峻烈，具有攻积导滞、泻火解毒的功能。用于实热便秘，高热，谵语，发狂，吐血，衄血，湿热黄疸，跌打瘀肿，血瘀经闭，产后瘀阻腹痛，痈肿疔毒；外治烧烫伤。醋大黄泻下作用减弱，以消积化瘀为主，用于食积痞满，产后瘀停，癥瘕痃癖。酒大黄其苦寒泻下作用稍缓，并借酒升提之性，引药上行，善清上焦血分热毒。用于目赤咽肿，齿龈肿痛。大黄炭泻下作用极微，有凉血化瘀止血作用。用于血热有瘀之出血。熟大黄经酒蒸后，泻下作用缓和，减轻腹痛之副作用，并能增强活血祛瘀之功。故本题正确答案为 B。

91. 正确答案：D
答案解析： 环烯醚萜苷的数目较多，根据 C-4 位取代基的有无，又分为 C-4 位有取代基的环烯醚萜苷及 4- 去甲基环烯醚萜苷两种类型。C-4 位有取代基的环烯醚萜苷如存在于清热泻火中药栀子中的主要有效成分栀子苷、京尼平苷和京尼平苷酸等，存在于鸡屎藤中的主要成分鸡屎藤苷等。连翘主要含有木脂素类化合物。甘草主要含有三萜皂苷类化合物。薄荷中单环单萜的代表化合物是薄荷醇。黄连主要含有生物碱类化合物。栀子主要含有环烯醚萜类化合物。故本题正确答案为 D。

92. 正确答案：E
答案解析： ①水分：除另有规定外，蜜丸和浓缩蜜丸中所含水分不得过15.0%；水蜜丸和浓缩水蜜丸不得过12.0%；水丸、糊丸、浓缩水丸不得过9.0%。蜡丸不检查水分。②溶散时限：除另有规定外，小蜜丸、水蜜丸和水丸应在1小时内全部溶散；浓缩丸和糊丸应在2小时内全部溶散；滴丸应在30分钟内全部溶散，包衣滴丸应在1小时内全部溶散。蜡丸照崩解时限检查法中片剂项下的肠溶衣片检查法检查，在盐酸溶液中(9→1000)检查2小时，不得有裂缝、崩解或软化现象，再在磷酸盐缓冲液(pH 6.8)中检查，1小时内应全部崩解。除另有规定外，大蜜丸及研碎、嚼碎后或用开水、黄酒等分散后服用的丸剂不检查溶散时限。③糊丸溶散迟缓，释药缓慢，"取其迟化"可延长药效，减少药物对胃肠道的刺激性。④毒性或刺激性强的药物，制成蜡丸可减轻毒性和刺激性。由题干知芎菊上清丸为水丸。故本题正确答案为 E。

93. 正确答案：CDE
答案解析： 药材在切制前软化时，应做到软硬适度、药透水尽、避免伤水。故本题正确答案为 CDE。

94. 正确答案：AC
答案解析： 雄黄、朱砂宜用水飞法炮制。芒硝宜用提净法，炉甘石宜用煅淬法，石膏宜用明煅法。故本题正确答案为 AC。

95. 正确答案：ABCE
答案解析： 根据苷键原子的不同，可分为 O-苷、S-苷、N-苷和 C-苷，其中最常见的是 O-苷。O-苷以苷元不同又可分为醇苷、酚苷、氰苷、酯苷和吲哚苷。故本题正确答案为 ABCE。

96. 正确答案：ABCE

答案解析： 有些药材在加工过程中为了促使变色，增强气味或减小刺激性，有利于干燥，常将药材堆积放置，使其发热、"回潮"，内部水分向外挥散，这种方法称为"发汗"，如厚朴、杜仲、玄参、续断、茯苓等。故本题正确答案为ABCE。

97. 正确答案：ABCE

答案解析： 槟榔碱、烟碱、胡椒碱为简单吡啶类，苦参碱属于双稠哌啶类，均属于吡啶类生物碱。麻黄碱为有机胺类生物碱。故本题正确答案为ABCE。

98. 正确答案：ABCE

答案解析： 舌下片指置于舌下能迅速溶化，药物经舌下黏膜吸收发挥全身作用的片剂。舌下片中的原料药物应易于黏膜吸收，主要适用于急症的治疗。注射剂药效迅速，作用可靠，适用于不宜口服的药物，或不能口服给药的患者，可以产生局部定位或延长药效的作用。新型水溶性基质滴丸奏效迅速，可用于急救。吸入气雾剂具有速效和定位作用，药物呈细小雾滴，能够直达作用部位，局部浓度高，药物分布均匀，吸收快，奏效迅速。故本题正确答案为ABCE。

99. 正确答案：ABCD

答案解析： 散剂的特点：①因药物粉末的比表面积较大，易分散、吸收、起效迅速；②制备简便，运输、携带、服用方便，尤其适用于幼儿服用；③外用对疮面有一定的机械性保护作用，多用于口腔科、耳鼻喉科、伤科和外科等疾病治疗。但散剂易吸潮，挥发性成分易散失、部分药物成分易被氧化，所以易吸湿或易氧化变质的药物、刺激性大的药物、含挥发性成分多且剂量大的药物不宜制成散剂。故本题答案为ABCD。

100. 正确答案：ABCE

答案解析： 西红花浸水中，可见橙黄色呈直线下降，并逐渐扩散，水被染成黄色，无沉淀。柱头呈喇叭状，有短缝；在短时间内，用针拨之不易破碎。故本题正确答案为ABCE。

临考决胜卷（六）·答案解析

1. 正确答案：A
答案解析： 沉降性药物是具有泻下、清热、利水渗湿、重镇安神、潜阳息风、消积导滞、降逆止呕、收敛固涩、止咳平喘等功效的药物，都能下行、向内。故本题正确答案为A。

2. 正确答案：D
答案解析： 证名类主治病证是以疾病的证名表述中药的主治病证，如热淋、血淋、热咳、冷哮、湿热黄疸、风热表证、风寒表证、风寒挟湿表证等。故本题正确答案为D。

3. 正确答案：C
答案解析： 水提醇沉法（也称水/醇法）是在药材浓缩水提取液中加入数倍量高浓度乙醇，放置，可沉淀除去多糖、蛋白质等水溶性杂质，达到分离的目的。故本题正确答案为C。

4. 正确答案：C
答案解析： 通常脂溶性大的药物易于透过细胞膜被吸收。故本题正确答案为C。

5. 正确答案：A
答案解析： 酒白芍炮制后使白芍酸寒伐肝之性降低，入血分，善于调经止血、柔肝止痛，主治肝郁血虚、胁痛腹痛、月经不调、四肢挛痛。故本题正确答案为A。

6. 正确答案：C
答案解析： 莱菔子的炮制是生升熟降的典型例子，生品能升能散，长于涌吐风痰。炒莱菔子变升为降，主要是改变了涌吐痰涎的副作用，既缓和了药性，又利于粉碎和煎出。长于消食除胀、降气化痰。多用于食积腹胀，气喘咳嗽。故本题正确答案为C。

7. 正确答案：B
答案解析： 许多根及根茎类中药，在秋冬季节地上部分枯萎后和春初植物发芽前或刚露苗时，既是有效成分高峰期，又是产量高峰期，这个时期就是最适宜的采收期，如莪术、郁金、姜黄、天花粉、山药等。故本题正确答案为B。

8. 正确答案：C
答案解析： 补骨脂内酯为呋喃香豆素类化合物。故本题正确答案为C。

9. 正确答案：C
答案解析： 二蒽醌类：蒽醌类脱氢缩合或二蒽酮类氧化均可形成二蒽醌类。天然二蒽醌类中两个蒽醌环都是相同且对称的，由于空间位阻的相互排斥，使两个蒽环呈反向排列，如山扁豆双醌。故本题正确答案为C。

10. 正确答案：D
答案解析： 少数生物碱不与一般生物碱沉淀试剂发生反应，如麻黄碱、吗啡、咖啡碱等，需用其他检识反应鉴别。故本题正确答案为D。

11. 正确答案：B
答案解析： 甘草次酸具有肾上腺皮质激素样

的生物活性，并治疗胃溃疡。故本题正确答案为B。

12. 正确答案：A
答案解析：麻黄具有一定的利尿作用，且以D-伪麻黄碱的作用最明显。故本题正确答案为A。

13. 正确答案：B
答案解析：苦参所含主要生物碱是苦参碱和氧化苦参碱，这些生物碱都是属于双稠哌啶类，具有喹诺里西啶的基本结构。苦参总生物碱具有抗肿瘤、抗病原微生物、抗心律失常等作用。故本题正确答案为B。

14. 正确答案：D
答案解析：乳香呈长卵形滴乳状、类圆形颗粒或黏合成大小不等的不规则块状物，表面黄白色，破碎断面有玻璃样光泽或蜡样光泽。故本题正确答案为D。

15. 正确答案：D
答案解析：防己药材呈不规则圆柱形、半圆柱形或块状，多弯曲，长5～10cm，直径1～5cm。表面淡灰黄色，在弯曲处常有深陷横沟而呈结节状的瘤块样。体重，质坚实。断面平坦，灰白色，富粉性，有排列较稀疏的放射状纹理。气微，味苦。故本题正确答案为D。

16. 正确答案：B
答案解析：白鲜皮饮片呈不规则的厚片，外表面灰白色或淡灰黄色，具细纵皱纹及细根痕，常有突起的颗粒状小点；内表面类白色，有细纵纹。切面类白色，略呈层片状。有羊膻气，味微苦。故本题正确答案为B。

17. 正确答案：B
答案解析：药材山茱萸是经霜变红后采收，且《中国药典》规定山茱萸含果核等杂质不得过3%。故本题正确答案为B。

18. 正确答案：B
答案解析：黄精饮片呈不规则的厚片。外表皮淡黄色至黄棕色，切面略呈角质样，淡黄色至黄棕色，可见多数淡黄色小筋脉点。质稍硬而韧。气微，味甜，嚼之有黏性。故本题正确答案为B。

19. 正确答案：C
答案解析：酸枣仁药材呈扁圆形或扁椭圆形，长0.5～0.9cm，宽0.5～0.7cm，厚约0.3cm。表面紫红色或紫褐色，平滑有光泽，有的有裂纹。有的两面均呈圆隆状突起；有的一面较平坦，中央有1条隆起的纵线纹，另一面微隆起，边缘略薄。一端凹陷，可见线形种脐，另一端有细小突起的合点。种皮较脆，胚乳白色，子叶2，浅黄色，富油性。气微，味淡。故本题正确答案为C。

20. 正确答案：C
答案解析：续断片切面皮部墨绿色或棕褐色，木部灰黄色或黄褐色，可见放射状排列的导管束纹，形成层部位有深色环。故本题正确答案为C。

21. 正确答案：C
答案解析：通草药用部位为干燥茎髓，呈圆柱形，表面白色或淡黄色，体轻质松软，稍有弹性，易折断，断面显银白色光泽，中部有空心或半透明圆形薄膜,气微,味淡,以条粗、色洁白、有弹性者为佳。故本题正确答案为C。

22. 正确答案: C
答案解析: 丁香略呈研棒状,长1～2cm。花冠圆球形,直径0.3～0.5cm,花瓣4,覆瓦状抱合,棕褐色至褐黄色,花瓣内为雄蕊和花柱,搓碎后可见众多黄色细粒状的花药。萼筒圆柱状,略扁,有的稍弯曲,长0.7～1.4cm,直径0.3～0.6cm,红棕色或棕褐色,上部有4枚三角状的萼片,十字状分开。质坚实,富油性。气芳香浓烈,味辛辣、有麻舌感。抓住丁香的特征"略呈研棒状"。故本题正确答案为C。

23. 正确答案: B
答案解析: 大血藤来源于木通科植物大血藤,药材特征是皮部呈红棕色,有数处向内嵌入黄白色木部,木部有多数细孔状导管,射线呈放射状排列(车轮纹)。故本题正确答案为B。

24. 正确答案: C
答案解析: 甘油明胶用明胶、甘油与水制成,常用作阴道栓剂的基质,但不适用于鞣酸等与蛋白质有配伍禁忌的药物。故本题正确答案为C。

25. 正确答案: B
答案解析: 煎膏剂指中药饮片用水煎煮,煎液浓缩,加炼蜜或炼糖(或转化糖)制成的半流体制剂。故本题正确答案为B。

26. 正确答案: A
答案解析: 本类表面活性剂起表面活性作用的是阴离子,主要包括高级脂肪酸盐、硫酸化物以及磺酸化物。故本题正确答案为A。

27. 正确答案: A
答案解析: 颗粒剂的质量要求如下。颗粒剂水分含量≤8.0%;粒度要求不能通过1号筛与能通过5号筛的颗粒总和不得超过15%;可溶性颗粒,5分钟全部溶化;泡腾颗粒,产生气体而成泡腾状,5分钟内颗粒均应完全分散或溶解在水中。故本题正确答案为A。

28. 正确答案: E
答案解析: 缓释胶囊指在规定的释放介质中缓慢地非恒速释放药物的胶囊剂。控释胶囊指在规定的释放介质中缓慢地恒速释放药物的胶囊剂。本题应注意二者的区别。故本题正确答案为E。

29. 正确答案: C
答案解析: 乳状液型注射液不得有相分离现象,不得用于椎管内注射。故本题正确答案为C。

30. 正确答案: E
答案解析: 按药物性质分类:含低共熔成分散剂,如含有樟脑和薄荷脑的痱子粉、含有薄荷脑和冰片的避瘟散等。故本题正确答案为E。

31. 正确答案: C
答案解析: A选项为徐长卿,B选项为坚龙胆,C选项为白前,D选项为茜草,E选项为威灵仙。故本题正确答案为C。

32. 正确答案：D
答案解析：A 选项为大青叶，B 选项为枇杷叶，C 选项为紫苏叶，D 选项为银杏叶，E 选项为罗布麻叶。故本题正确答案为 D。

33. 正确答案：E
答案解析：A 选项为石菖蒲，B 选项为川贝母，C 选项为半夏，D 选项为泽泻，E 选项为天南星。故本题正确答案为 E。

34. 正确答案：C
答案解析：C 选项为沙棘，主产于内蒙古、西藏。故本题正确答案为 C。A 选项为酸枣仁，主产于河北、陕西、辽宁、河南等地。B 选项为鸦胆子，主产于广东、广西等省区，云南、贵州等省亦产。D 选项为青皮，广东、福建、四川、江苏等省，均有栽培。E 选项为草豆蔻，主产于广东、广西等省区。

[35～36] 正确答案：A、B
答案解析：重结晶法是根据溶解度的不同进行分离。故 35 题正确答案为 A。硅胶和氧化铝具有吸附性，分离化合物的主要原理是吸附性差异。故 36 题正确答案为 B。

[37～38] 正确答案：A、B
答案解析：盐巴戟天引药归肾，温而不燥，补肾助阳作用缓和，多服久服无伤阴之弊。常用于阳痿遗精，宫冷不孕，月经不调，少腹冷痛。故 37 题正确答案为 A。盐补骨脂可引药入肾，增强温肾助阳、纳气、止泻的作用。用于阳痿遗精，遗尿尿频，腰膝冷痛，肾虚作喘，五更泄泻。故 38 题正确答案为 B。

[39～40] 正确答案：A、E
答案解析：制藤黄毒性降低，可供内服，并可保证药物的净度。故 39 题正确答案为 A。淡附片长于回阳救逆、散寒止痛，用于亡阳虚脱、肢冷脉微、阴寒水肿、阳虚外感、寒湿痹痛。故 40 题正确答案为 E。

[41～43] 正确答案：C、B、E
答案解析：橙皮苷属于二氢黄酮类结构。故 41 题正确答案为 C。前胡主要化学成分为香豆素类化合物，包括白花前胡甲素和白花前胡乙素等。故 42 题正确答案为 B。厚朴中主要化学成分为木脂素类化合物，包括厚朴酚及和厚朴酚等。故 43 题正确答案为 E。

[44～45] 正确答案：C、E
答案解析：大黄致泻下作用的主要成分为结合型蒽醌苷，其中以二蒽酮苷中的番泻苷泻下作用最强。故 44 题正确答案为 C。黄连抗菌的有效成分主要是小檗碱。故 45 题正确答案为 E。

[46～48] 正确答案：C、B、D
答案解析：北豆根药材呈细长圆柱形，弯曲，有分枝。表面黄棕色至暗棕色，多有弯曲的细根，并可见突起的根痕和纵皱纹，外皮易剥落。质韧，不易折断。断面不整齐，纤维细，木部淡黄色，呈放射状排列，中心有髓。气微，味苦。故 46 题正确答案为 C。远志药材呈圆柱形，略弯曲。表面灰黄色至灰棕色，有较密并深陷的横皱纹、纵皱纹及裂纹，老根的横皱纹更密更深陷，略呈结节状。质硬而脆，易折断。断面皮部棕黄色，抽去木心者中空，未去净者木部黄白色，皮部易与木部剥离。气微，味苦、微辛，嚼之有刺喉感。故 47 题正确

答案为 B。天冬药材呈长纺锤形,略弯曲。表面黄白色至淡黄棕色,半透明,光滑或具深浅不等的纵皱纹,偶有残存的灰棕色外皮。质硬或柔润,有黏性,断面角质样,中柱黄白色。气微,味甜、微苦。故 48 题正确答案为 D。

[49～50] 正确答案:C、A
答案解析:百合饮片呈长椭圆形,表面黄白色至淡棕黄色,有的微带紫色,有数条纵直平行的白色维管束。顶端稍尖,基部较宽,边缘薄,微波状,略向内弯曲;质硬而脆,断面较平坦,角质样。气微,味微苦。故 49 题正确答案为 C。独活饮片为类圆形薄片,外表面灰褐色或棕褐色,具皱纹。切面皮部灰白色至灰褐色,有多数散在棕色油点,木部灰黄色至黄棕色,形成层环棕色。有特异香气,味苦、辛、微麻舌。故 50 题正确答案为 A。

[51～52] 正确答案:C、B
答案解析:香加皮药材外表面灰棕色或黄棕色,栓皮松软常呈鳞片状,易剥落。内表面黄色或淡黄棕色,较平滑,有细纵纹。体轻,质脆,易折断,断面不整齐,黄白色。有特异的香气,味苦。故 51 题正确答案为 C。地骨皮药材外表面灰黄色至棕黄色,粗糙,有不规则纵裂纹,易成鳞片状剥落。内表面黄白色至灰黄色,较平坦,有细纵纹。体轻,质脆,易折断,断面不平坦,外层黄棕色,内层灰白色。气微,味微甘而后苦。故 52 题正确答案为 B。

[53～55] 正确答案:B、C、D
答案解析:紫花地丁药材多皱缩成团。主根长圆锥形,淡黄棕色,有细纵皱纹。叶基生,灰绿色,展平后叶片呈披针形或卵状披针形,先端钝,基部截形或稍心形,边缘具钝锯齿,两面有毛;叶柄细,上部具明显狭翅。蒴果椭圆形或 3 裂,种子多数。故 53 题正确答案为 B。穿心莲药材茎呈方柱形,多分枝,节稍膨大。质脆,易折断。单叶对生,叶柄短或近无柄;叶片皱缩、易碎,完整者展开后呈披针形或卵状披针形,先端渐尖,基部楔形下延,全缘或波状;上表面绿色,下表面灰绿色,两面光滑。故 54 题正确答案为 C。干益母草药材茎呈方柱形,表面灰绿色或黄绿色;茎中部叶交互对生,有柄;叶片灰绿色,多皱缩和破碎,易脱落。故 55 题正确答案为 D。

[56～57] 正确答案:E、D
答案解析:炉甘石为碳酸盐类矿物方解石族菱锌矿,主含 $ZnCO_3$。故 56 题正确答案为 E。自然铜为硫化物类矿物黄铁矿族黄铁矿,主含 FeS_2。故 57 题正确答案为 D。

[58～59] 正确答案:A、D
答案解析:五味子、醋五味子粉末:种皮表皮石细胞淡黄棕色,表面观类多角形,壁较厚,孔沟细密,胞腔含暗棕色物;种皮内层石细胞呈多角形、类圆形或不规则形,壁稍厚,纹孔较大;果皮表皮细胞表面观类多角形,垂周壁略呈连珠状增厚,表面有角质线纹,表皮中散有油细胞。故 58 题正确答案为 A。砂仁粉末:内种皮厚壁细胞棕红色或黄棕色,表面观类多角形,壁厚,胞腔含硅质块;种皮表皮细胞淡黄色,表面观长条形,常与下皮细胞上下层垂直排列;下皮细胞含棕色或红棕色物。故 59 题正确答案为 D。

[60～61] 正确答案:C、B
答案解析:白及夏、秋二季采挖,除去须根,洗净,置沸水中煮或蒸至无白心,晒至半干,

除去外皮，晒干。故60题正确答案为C。白芍夏、秋二季采挖，洗净，除去头尾及细根，置沸水中煮后除去外皮或去皮后再煮，晒干。故61题正确答案为B。

[62～63] 正确答案： B、E
答案解析： 牛黄有的表面挂有一层黑色光亮的薄膜，习称"乌金衣"。故62题正确答案为B。羚羊角全角呈半透明，对光透视，上半段中央有一条隐约可辨的细孔道直通角头，习称"通天眼"。故63题正确答案为E。

[64～66] 正确答案： D、E、C
答案解析： 三七表面灰褐色或灰黄色，有断续的纵皱纹和支根痕。顶端有茎痕，周围有瘤状突起。体重，质坚实，断面灰绿色、黄绿色或灰白色，木部微呈放射状排列。气微，味苦回甜。故64题正确答案为D。三棱表面黄白色或灰黄色，有刀削痕，须根痕小点状，略呈横向环状排列。体重，质坚实。气微，味淡，嚼之微有麻辣感。故65题正确答案为E。香附表面棕褐色或黑褐色，有纵皱纹，并有6～10个略隆起的环节，节上有未除净的棕色毛须及须根断痕。故66题正确答案为C。

[67～69] 正确答案： B、A、C
答案解析： 穿心莲叶中含有多种二萜内酯及二萜内酯苷类成分，如穿心莲内酯、新穿心莲内酯、14-去氧穿心莲内酯、脱水穿心莲内酯等。穿心莲内酯为穿心莲抗炎作用的主要活性成分，临床已用于治疗急性菌痢、胃肠炎、咽喉炎、感冒发热等。故67题正确答案为B。《中国药典》以桉油精（桉叶素）和龙脑为指标成分，采用气相色谱法对艾叶进行含量测定，要求含桉油精不得少于0.050%，含龙脑不得少于0.020%。龙脑为双环单萜类化合物。故68题正确答案为A。甘草所含的三萜皂苷以甘草皂苷含量最高。甘草皂苷又称甘草酸。甘草对药物、动物毒素、细菌毒素等多种因素中毒均有一定的解毒作用，其解毒作用的有效成分主要为甘草酸和甘草次酸。故69题正确答案为C。

[70～71] 正确答案： C、D
答案解析： 除另有规定外，流浸膏剂要求每1mL相当于饮片1g。故70题正确答案为C。浸膏剂分为稠膏和干膏两种，每1g相当于饮片2～5g。故71题正确答案为D。

[72～74] 正确答案： E、A、D
答案解析： 丸剂包括滴丸，需要检查溶散时限。故72题正确答案为E。分散片由难溶性药物制成，需要检查溶出度。故73题正确答案为A。栓剂为腔道给药，需要检查融变时限。故74题正确答案为D。

[75～76] 正确答案： D、C
答案解析： 搽剂指原料药物用乙醇、油或适宜的溶剂制成的液体制剂，供无破损皮肤揉擦用。故75题正确答案为D。涂剂指含原料药物的水性或油性溶液、乳状液、混悬液，供临用前用消毒纱布或棉球等柔软物料蘸取涂于皮肤或口腔、喉部黏膜的液体制剂。故76题正确答案为C。糊剂指大量的原料药物固体粉末（一般25%以上）均匀地分散在适宜的基质中所制成的半固体外用制剂。涂膜剂指原料药物溶解或分散于含成膜材料的溶剂中，涂搽患处后形成薄膜的外用液体制剂。凝胶剂指原料药物与能形成凝胶的辅料制成的具凝胶特性的稠厚液体或半固体制剂。

[77～78] 正确答案：A、E

答案解析：羊毛脂有较大的吸水性，常与凡士林合用，调节凡士林的渗透性和吸水性。故77题正确答案为A。二甲硅油对眼睛有刺激性，不宜作为眼膏基质。故78题正确答案为E。

[79～80] 正确答案：A、C

答案解析：A选项图示结构为绿原酸；B选项图示结构为大黄素；C选项图示结构为乌头碱；D选项图示结构为白芷内酯；E选项图示结构为(-)-儿茶素(2S, 3R)。《中国药典》规定，金银花含木犀草苷不得少于0.05%，含绿原酸不得少于1.5%，含酚酸类的总量不得少于3.8%。故79题正确答案为A。《中国药典》以乌头碱、次乌头碱和新乌头碱为指标成分对川乌进行含量测定，要求三者总量应为0.05%～0.17%。故80题正确答案为C。

[81～82] 正确答案：D、E

答案解析：D选项为苦参。苦参为豆科植物苦参的干燥根。故81题正确答案为D。E选项为西洋参。西洋参为五加科植物西洋参的干燥根。故82题正确答案为E。A选项为丹参，B选项为太子参，C选项为玄参。

[83～84] 正确答案：D、A

答案解析：D选项为苍术（药材）。苍术为菊科植物茅苍术或北苍术的干燥根茎。故83题正确答案为D。A选项为虎杖。虎杖为蓼科植物虎杖的干燥根茎及根。故84题正确答案为A。B选项为附子（白附片），C选项为升麻，E选项为川牛膝。

85. 正确答案：C

答案解析：小蜜丸、水蜜丸和水丸的溶散时限为1小时。故本题正确答案为C。

86. 正确答案：A

答案解析：黄连的显微鉴别中看到纤维束鲜黄色，壁稍厚，纹孔明显。故本题正确答案为A。

87. 正确答案：B

答案解析：片剂辅料中常用的润滑剂有硬脂酸镁、硬脂酸、硬脂酸锌、硬脂酸钙、滑石粉、聚乙二醇、十二烷基硫酸钠、微粉硅胶等。故本题正确答案为B。

88. 正确答案：D

答案解析：由材料可知，参芪降糖片为薄膜衣片，其相关检查应符合《中国药典》片剂项下有关的各项规定。薄膜衣片在盐酸溶液（9→1000）中检查，应在1小时内全部崩解。故本题正确答案为D。

89. 正确答案：C

答案解析：法半夏，每100kg净半夏，用甘草15kg，生石灰10kg。故本题正确答案为C。

90. 正确答案：D

答案解析：细辛含有痕量的马兜铃酸Ⅰ，有明显的肝肾毒性。故本题正确答案为D。

91. 正确答案：D

答案解析：明胶空心胶囊崩解时限要求应在10分钟内全部溶化或崩解。故本题正确答案为D。

92. 正确答案：B
答案解析： 明胶空心胶囊囊材中，琼脂常用作增稠剂，可增加胶液的胶冻力。故本题正确答案为 B。

93. 正确答案：ABC
答案解析： 淮药指淮河流域以及长江中下游地区（鄂、皖、苏三省）所产的道地药材，如半夏、葛根、苍术、射干、续断、薄荷、芡实、南沙参、太子参、茅苍术、明党参、天南星、牡丹皮、木瓜、银杏、艾叶、龟甲、鳖甲、蟾酥、斑蝥、蜈蚣、蕲蛇、石膏等。故本题正确答案为 ABC。

94. 正确答案：ACE
答案解析： 白芍除去外皮后煮，天南星除去外皮干燥，山药除去外皮。故本题正确答案为 ACE。

95. 正确答案：ABC
答案解析：《中国药典》以苦杏仁苷为指标成分进行苦杏仁、桃仁、郁李仁的含量测定，规定苦杏仁中苦杏仁苷的含量不得少于 3.0%，桃仁和郁李仁中苦杏仁苷的含量均不得少于 2.0%。故本题正确答案为 ABC。

96. 正确答案：DE
答案解析： 麻黄碱和伪麻黄碱不与一般生物碱沉淀试剂发生沉淀反应，但二硫化碳-硫酸铜反应、铜络盐反应可用于鉴别麻黄碱和伪麻黄碱。故本题正确答案为 DE。

97. 正确答案：ABCD
答案解析： 5 个选项中，除重楼为百合科植物外，其他均来源于姜科植物。故本题正确答案为 ABCD。

98. 正确答案：ABCE
答案解析： 花鹿茸呈圆柱状分枝，具有 1 个分枝者习称"二杠"，具有 2 个分枝者，习称"三岔"，主枝习称"大挺"，离锯口约 1cm 处分出侧枝，习称"门庄"。故本题正确答案为 ABCE。

99. 正确答案：AE
答案解析： 蜡丸、糊丸适用于含毒性饮片或刺激性饮片及需延缓药效的方药。故本题正确答案为 AE。

100. 正确答案：ABCDE
答案解析： 不宜制成胶囊剂的药物：①药物的水溶液或稀乙醇溶液，因其可使胶囊壁溶化；②刺激性强的易溶性药物，因其在胃中溶解后局部浓度过高而对胃黏膜产生较强刺激性；③易风化的药物，可使胶囊壁软化；④吸湿性强的药物，可使胶囊壁干燥变脆。故本题正确答案为 ABCDE。

国家执业药师职业资格考试

执业药师中药学
临考决胜卷

（药事管理与法规）

重庆三智学科技有限公司 主编

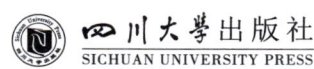

四川大学出版社

图书在版编目（CIP）数据

执业药师中药学临考决胜卷 / 重庆三智学科技有限公司主编． -- 成都：四川大学出版社，2024．7(2025．7重印).
ISBN 978-7-5690-7041-5

Ⅰ．R28-44

中国国家版本馆CIP数据核字第202409CP49号

书　　　名：	执业药师中药学临考决胜卷
	Zhiye Yaoshi Zhongyaoxue Linkao Jueshengjuan
主　　　编：	重庆三智学科技有限公司

选题策划：庞国伟　王　锋
责任编辑：吴连英
责任校对：倪德君
装帧设计：吕建坤
责任印制：李金兰

出版发行：四川大学出版社有限责任公司
　　　　　地址：成都市一环路南一段24号（610065）
　　　　　电话：（028）85408311（发行部）、85400276（总编室）
　　　　　电子邮箱：scupress@vip.163.com
　　　　　网址：https://press.scu.edu.cn
印前制作：重庆三智学科技有限公司
印刷装订：重庆川康印务有限公司

成品尺寸：210mm×285mm
印　　张：35.75
字　　数：980千字
版　　次：2024年8月 第1版
印　　次：2025年7月 第2次印刷
定　　价：198.00元（全四册）

本社图书如有印装质量问题，请联系发行部调换

版权所有 ◆ 侵权必究

扫码获取数字资源

四川大学出版社
微信公众号

前　言

执业药师是保证药品和药学服务质量，保证用药安全、有效、经济、合理，保护人民健康不可或缺和不可替代的药学技术力量。国家执业药师资格考试，是执业药师职业准入控制的重要手段，是执业药师的首要环节。通过国家执业药师资格考试，获得执业药师资格证书，是药学技术人员注册成为执业药师，合法执行药学技术业务的必要条件之一。

国家执业药师职业资格考试实行全国统一大纲、统一命题、统一组织的考试制度，原则上每年举行一次。执业药师职业资格考试分为药学、中药学两个专业类别。药学类考试科目为：药学专业知识（一）、药学专业知识（二）、药事管理与法规、药学综合知识与技能四个科目；中药学类考试科目为：中药学专业知识（一）、中药学专业知识（二）、药事管理与法规、中药学综合知识与技能四个科目。考试以四年为一个周期，参加全部科目考试的人员须在连续四个考试年度内通过全部科目的考试；免试部分科目的人员须在连续两个考试年度内通过应试科目。

本试卷由多年从事执业药师考试教学的专家团队，紧密围绕最新版考试大纲精心编写而成，其所含题目数量、题型分配、难易程度以及知识点构架等均完全紧扣考试考查要求。因此具有极强的实战性与演练性，直击考试核心"腹地"，内容精、考点准，是参加执业药师考试考生的必备考前冲刺试卷。

在此，祝各位考生顺利通过考试！

目 录

临考决胜卷(一) …………………………………………………………… 1

临考决胜卷(二) …………………………………………………………… 15

临考决胜卷(三) …………………………………………………………… 31

临考决胜卷(四) …………………………………………………………… 45

临考决胜卷(五) …………………………………………………………… 59

临考决胜卷(六) …………………………………………………………… 75

临考决胜卷(一)·答案解析 ……………………………………………… 89

临考决胜卷(二)·答案解析 ……………………………………………… 101

临考决胜卷(三)·答案解析 ……………………………………………… 115

临考决胜卷(四)·答案解析 ……………………………………………… 127

临考决胜卷(五)·答案解析 ……………………………………………… 139

临考决胜卷(六)·答案解析 ……………………………………………… 151

临考决胜卷（一）

一、最佳选择题（共34题，每题1分。每题的备选项中，只有1个最符合题意）

1. 根据药品安全风险的分类，不合理用药导致的风险属于
A. 自然风险
B. 必然风险
C. 固有风险
D. 人为风险

2. 下列关于深化医药卫生体制改革的基本任务的说法，错误的是
A. 加强公共卫生服务体系建设，完善以基层医疗卫生服务网络为基础的医疗服务体系的公共卫生服务功能
B. 完善医疗服务体系，坚持营利性医疗机构为主体，非营利性医疗机构为补充，公立医疗机构与非公立医疗机构并重的办医原则
C. 建设医疗保障体系，建立和完善以基本医疗保障为主体，其他多种形式补充医疗保险和商业健康保险为补充，覆盖城乡居民的多层次医疗保障体系
D. 建立健全药品供应保障体系，建立以国家基本药物制度为基础的药品供应保障体系，保障人民群众安全用药

3. 下列关于国民健康规划的主要任务的说法，错误的是
A. 完善企业内控药品标准体系，推进仿制药质量和疗效一致性评价
B. 构建药品和疫苗全生命周期质量管理机制，推动信息化追溯体系建设，实现重点类别来源可溯、去向可追
C. 建立符合中药特点的质量和疗效评价体系
D. 加强中药质量保障，建设药材质量标准体系、监测体系、可追溯体系

4. 根据《执业药师职业资格制度规定》和《执业药师职业资格考试实施办法》，下列人员报考执业药师职业资格考试，符合条件的是
A. 王某取得药学本科学历，毕业后在药品零售企业工作3年后报考药学类四科全科考试
B. 张某取得中药学相关专业博士学历，当年报考药学类四科全科考试
C. 全某受聘国家规定的中药学专业副主任药师职称，当年报考药学类免试两科考试
D. 李某2018年7月取得中药学大专学历，工作到2021年7月，报考中药学类四科全科考试

5. 根据《药品不良反应报告和监测管理办法》（卫生部令第81号），下列关于药品不良反应的界定与分类，错误的是
A. 药品不良反应指合格药品在正常用法用量下出现的与用药目的无关的有害反应
B. 说明书中虽已有描述，但不良反应发生的程度、后果、性质或频率比说明书描述更严重的情形属于严重药品不良反应
C. 药品说明书中未载明的不良反应属于新的药品不良反应
D. 药品群体不良事件不以"合格药品"为前提条件

6. 公民、法人或者其他组织违反行政管理秩序的行为,依法应当给予行政处罚。行政机关在作出行政处罚决定之前,应当告知当事人作出行政处罚决定的事实、理由及依据,并告知当事人依法享有的权利。行政处罚决定程序包括简易程序与听证程序,下列适用于简易程序的是

A. 没收较大价值非法财物

B. 对法人处 2000 元的罚款

C. 降低资质等级

D. 限制从业

7. 下列关于药品生产质量管理规范的说法,错误的是

A. 药品上直接印字所用油墨应当符合食用标准要求

B. 企业自检不得由外部人员或专家进行独立的质量审计

C. 企业应当建立产品召回系统,必要时可迅速、有效地从市场召回任何一批存在安全隐患的产品

D. 企业应当建立药品质量管理体系,该体系应当涵盖影响药品质量的所有因素,包括确保药品质量符合预定用途的有组织、有计划的全部活动

8. 下列关于药物临床试验管理的说法,错误的是

A. 药物临床试验是决定候选药物能否成为新药上市销售的关键阶段

B. 临床试验分为Ⅰ、Ⅱ、Ⅲ、Ⅳ期与生物等效性试验

C. Ⅱ期临床试验是治疗作用初步评价阶段

D. Ⅳ期临床试验为药品注册申请的审查提供充分依据

9. 药品注册,按照中药、化学药和生物制品等进行分类注册管理。下列关于药品注册分类,说法错误的是

A. 中药注册按照中药创新药、古代经典名方中药复方制剂、中药同名同方等进行分类

B. 化学药注册按照化学药创新药、化学药改良型新药、仿制药等进行分类

C. 生物制品注册按照生物制品创新药、生物制品改良型新药、已上市生物制品(含生物类似药)等进行分类

D. 境外生产药品的注册申请,按照药品的细化分类和相应的申报资料要求执行

10. 已上市的处方药,在符合规定的条件下,可以转换为非处方药。下列关于非处方药遴选原则的说法,错误的是

A. 无潜在毒性,不引起蓄积中毒,中药中的重金属限量不超过国内或国外公认标准

B. 长期临床使用证实该药物安全性大,无不良反应

C. 药物不用经过特殊检查、试验即可使用

D. 药物作用针对性强,功能主治明确,连续使用不引起耐药性,不需要经常调整剂量

11. 下列关于药品上市许可持有人的权利和义务的说法,错误的是

A. 药品上市许可持有人的法定代表人、主要负责人对药品质量全面负责

B. 药品上市许可持有人应当建立药品质量保证体系,配备专门人员独立负责药品质量管理

C. 经省、自治区、直辖市药品监督管理部门备案,药品上市许可持有人可以转让药品上市许可

D. 药品上市许可持有人应当建立药品上市放

行规程,对药品生产企业出厂放行的药品进行审核,经质量受权人签字后方可放行

12. 关于国家药品监督管理局推行药品注册申请电子申报制度的说法,错误的是
A. 自2023年1月1日起,药品注册申请及补充资料需以电子形式提交
B. 申请人无需提交纸质申报资料,仅需将电子申报资料存储于光盘并提交至药品审评中心
C. 电子申报资料的准备需符合现行法规及电子申报要求
D. 药品审评中心基于电子申报资料开展受理、审评工作时,需同步以纸质资料作为备份

13. 根据境外生产药品分包装备案管理要求,下列说法正确的是
A. 药品分包装用大包装的包装规格已获得《进口药品注册证》且在有效期内的,可直接进行境外生产药品分包装的备案
B. 同一药品上市许可持有人的同一品种可由多家药品生产企业分包装,但分包装期限不得超过药品注册证书的有效期
C. 境外生产药品分包装时,除注射剂外,其他剂型应当已完成内包装
D. 分包装药品使用的直接接触药品包装材料和容器的来源变更时,无需进行变更研究,可直接申请分包装备案

14. 根据《药品经营质量管理规范》的规定,药品零售企业应当定期对陈列、存放的药品进行检查,并对部分药品实行重点检查。下列不属于药品零售企业重点检查药品的是
A. 拆零药品
B. 易变质药品
C. 摆放时间较长的药品
D. 中成药

15. 根据《药品经营质量管理规范》附录6,下列关于药品零售配送质量管理主要规范内容的说法,错误的是
A. 每年至少开展一次零售配送的内审,委托配送的开展外审
B. 冷藏、冷冻药品在配送途中需中转暂存的,储存场所应符合药品贮藏要求
C. 明确包装物、寄递配送单、包装封签等技术指标
D. 药品需独立包装,不得与除医疗器械、保健食品外的其他产品合并包装

16. 关于药品经营方式和许可管理的描述,错误的是
A. 药品的经营方式根据销售对象的不同分为药品批发与药品零售
B. 药品的经营类别包括处方药、甲类非处方药、乙类非处方药
C. 药品经营类别变更属于药品经营许可证许可事项变更的内容
D. 药品经营企业改变经营方式属于需要重新办理药品经营许可证的情形

17. 下列关于处方开具的说法,错误的是
A. 急诊处方一般不超过3日用量
B. 药品名称可使用规范的中文、英文、拉丁文或缩写体书写
C. 药品用法用量应按照药品说明书规定的常规用法用量使用,特殊情况需超剂量使用时,处方医师应注明原因并再次签名
D. 处方一般不超过7日用量

18. 医疗机构应当配备依法经过资格认定的药师或者其他药学技术人员，负责本单位的药品管理、处方审核和调配、合理用药指导等工作。下列不属于医院药师的职责的是
A. 负责药品采购供应、处方或者用药医嘱审核、药品调剂等相关药品管理工作
B. 负责临床药物治疗工作，开展药学查房，为患者提供药学专业技术服务
C. 开展抗菌药物临床应用监测、药品质量监测，促进药物合理使用
D. 结合临床药物治疗实践，开展药物利用评价和药物临床应用研究

19. 医院使用的所有药品（不含中药饮片）均应通过省级药品集中采购平台采购。采购周期原则上为
A. 一年一次
B. 一年二次
C. 一年三次
D. 一年四次

20. 根据《医疗机构制剂注册管理办法》，下列不属于不得作为医疗机构制剂申报品种的是
A. 中药注射剂
B. 第二类精神药品
C. 中药、化学药组成的复方制剂
D. 医疗用毒性药品

21. 在医疗机构抗菌药物的临床使用过程中，细菌耐药率超过50%未达到75%，应当采取的措施是
A. 应当暂停针对此目标细菌的临床应用
B. 应当参照药敏试验结果选用
C. 应当及时将预警信息通报本医疗机构医务人员
D. 应当慎重经验用药

22. 根据我国对中药材专业市场的有关管理规定，下列关于中药材专业市场的说法，错误的是
A. 禁止非法销售国家规定的42种濒危物种的药材
B. 进行中药饮片分包装应确保包装上印有或贴有标签
C. 禁止销售国家规定的27种毒性药材
D. 中药材市场经营者应完善购进记录、验收、储存、运输等过程的管理制度和措施

23. 下列关于雄黄中药饮片的生产和经营管理规定，说法错误的是
A. 实行统一规划、定点生产，按省区确定2～3个定点企业
B. 包装要有突出、鲜明的毒药标志
C. 生产企业可将其销售至具有经营毒性中药饮片资格的经营单位或直销至医疗单位
D. 应专人、专库（柜）储存，并实行双人双锁保管

24. 下列关于疫苗采购、配送和储存要求的说法，错误的是
A. 疫苗上市许可持有人应当按照采购合同约定，向疾病预防控制机构供应疫苗
B. 疫苗临床试验应当由符合国务院药品监督管理部门和国务院卫生健康主管部门规定条件的三级医疗机构实施或者省级以上疾病预防控制机构组织实施
C. 各省、自治区、直辖市通过省级公共资源交易平台组织国家免疫规划疫苗的采购
D. 疾病预防控制机构应当按照规定向接种单位供应疫苗

25. 下列关于麻醉药品和精神药品经营管理，说法正确的是
A. 零售药店执业药师按处方调剂了磷酸可待因口服液给消费者，并通过身份证验证了消费者为成年人
B. 供医疗、科学研究、教学使用的小包装的麻醉药品原料药只能由国务院药品监督管理部门规定的药品生产企业经营
C. 零售连锁企业总部委托其他的药品配送企业，在公安局的协同下将复方磷酸可待因口服液配送到了该零售连锁直营门店，保障了运输的安全
D. 麻醉药品和第一类精神药品的定点批发企业，应当具备保障责任区域内医疗机构所需麻醉药品和第一类精神药品供应的能力

23. 下列关于医疗用毒性药品管理的说法，错误的是
A. 列有生马钱子的处方，其限量不超过2日极量
B. 储存毒性药品的专库或专柜加锁并由专人保管，做到双人双锁管理，专账记录
C. 注射用A型肉毒毒素生产（进口）企业应当指定具有医疗用毒性药品收购经营资质与生物制品经营资质的药品零售企业作为本企业注射用A型肉毒毒素的经营企业
D. 在医疗机构，医疗用毒性药品处方保存期限为2年

27. 下列关于药品说明书的说法，错误的是
A. 注射剂和非处方药应当列出所用的全部辅料名称
B. 药品上市后，药品上市许可持有人应当根据上市后不良反应监测数据及时更新不良反应内容

C. 药品说明书核准和修改日期应当印制在说明书首页左上角，修改日期位于核准日期上方
D. 预防用生物制品药品说明书应明确该制品每1次人用剂量和有效成分的含量或效价单位，以及装量

28. 建立药品品种档案可以作为药品监督管理部门品种审计的依据和现场核查的参考，逐品种逐环节落实保障药品质量。下列关于药品品种档案管理的说法，错误的是
A. 建立药品品种档案信息管理系统，实现对药品品种"一品一档"管理，进而实现对产品的全生命周期管理
B. 基于药品数据全生命周期管理需求，建设一个面向全国、"采管用"一体的安全可靠可信的药品信息采集平台
C. 药品品种档案的主要内容有药品处方、原辅料包材、质量标准、说明书、上市后安全性信息等信息的原始数据库，不包括生产工艺的变化
D. 药品品种档案管理主要包括文件类别的设定、格式和装订要求、申报流程、审批授权流程、文件的保管和变更，以及终止

29. 消费者应当努力掌握所需商品或者服务的知识和使用技能，正确使用商品，增强自我保护意识，属于消费者权利中的
A. 安全保障权
B. 真相知悉权
C. 知识获取权
D. 公平交易权

30. 保健食品适宜特定人群食用，具有调节机体功能，不以治疗疾病为目的，并且对人体不产生任何急性、亚急性或者慢性危害。国家对

保健食品实行注册与备案相结合的分类管理制度,下列保健食品应当注册的是

A. 使用保健食品原料目录以外原料的保健食品

B. 首次进口的属于补充矿物质、维生素等营养物质的保健食品

C. 使用保健食品原料目录内原料的保健食品

D. 非首次进口的保健食品

31. 化妆品是以涂擦、喷洒或其他类似的方式,施用于皮肤、毛发、指甲、口唇等人体表面,以清洁、保护、美化、修饰为目的的日用化学工业产品。其分为特殊化妆品和普通化妆品,下列不属于特殊化妆品的是

A. 防脱发精华露

B. 烫发露

C. 香水

D. 祛斑液

32. 国家对医疗器械按照风险程度实行分类管理,下列属于第三类医疗器械的是

A. 非无菌外科用手术器械、助听器、血管内导管

B. 无菌医用手套、一次性使用输液器、正电子发射断层扫描装置

C. 心脏起搏器、高频电刀、医学影像处理软件

D. 微波手术刀、钴60治疗机、超声肿瘤聚焦刀

33. 行政处罚指行政机关依法对违反行政管理秩序的公民、法人或者其他组织,以减损权益或者增加义务的方式予以惩戒的行为。下列情形属于不予行政处罚的是

A. 违法行为人满17周岁

B. 受他人胁迫或诱骗实施违法行为的

C. 尚未完全丧失辨认或控制自己行为能力的精神病人、智力残疾人有违法行为的

D. 涉及公民生命健康且有危害后果的违法行为在5年内未被发现

34. 下列药品案件属于生产假药行为的是

A. 甲生产企业修改了所生产药品的有效期

B. 乙零售企业将变质的药品销售给了某患者

C. 丙医疗机构将受到污染的药物给患者使用

D. 丁生产企业生产的感冒药中违规添加禁用物质PPA

二、配伍选择题(共42题,每题1分。题目分为若干组,每组题目对应同一组备选项,备选项可重复选用,也可不选用。每题只有1个备选项最符合题意)

(35～36题共用备选答案)

A. 监督检验

B. 注册检验

C. 评价抽验

D. 指定检验

35. 药品监督管理部门在监督检查中,对可疑药品进行的针对性抽验是

36. 批签发管理的生物制品在出厂上市前,进行的强制性检验属于

(37～39题共用备选答案)

A. 国家药典委员会

B. 国家药品监督管理局高级研修学院

C. 卫生健康主管部门

D. 国家药品监督管理局执业药师资格认证中心

37. 负责药品通用名称命名的机构是

38. 组织制订执业药师认证注册工作标准和规范并监督实施的机构是

39. 承担职业化药品检查员教育培训工作的机构是

（40～41题共用备选答案）
A. 查封场所、设施或财物
B. 责令停产停业
C. 对公民个人处200元以下的罚款
D. 依法处理或拍卖查封、扣押的场所、设施或财物

40. 属于行政强制措施的行为是

41. 属于行政强制执行的行为是

（42～43题共用备选答案）
A. 作用于局部的中药抗菌药
B. 需要在冷藏、冷冻条件下保存的药品
C. 中西药复方制剂
D. 儿童用维生素

42. 处方药不可以转换为非处方药的情形是

43. 不应作为乙类非处方药的情形是

（44～46题共用备选答案）
A. 每日
B. 3日内
C. 7日内
D. 72小时内

44. 可能引起可逆的或暂时的健康危害的药品，生产企业将召回计划提交给所在地省级药品监督管理部门备案的时限是

45. 使用该药品一般不引起健康危害，因其他原因需收回的，生产企业通知有关经营、使用单位停止销售和使用的时限是

46. 可能引起严重健康危害的药品，生产企业向所在地省级药品监督管理部门报告药品召回的进展情况的时限是

（47～48题共用备选答案）
A. 国家药品监督管理局食品药品审核查验中心
B. 国家药品监督管理局药品审评中心
C. 国家药品监督管理局药品评价中心
D. 省级药品监督管理部门

47. 批准文号为国药准字H20080697的药品，负责再注册审评工作的部门是

48. 批准文号为国药准字HJ20200040的药品，负责再注册审评工作的部门是

（49～50题共用备选答案）
A. 补充申请并报国家药品监督管理局药品审评中心批准后实施
B. 报所在地省、自治区、直辖市药品监督管理部门备案后实施
C. 在年度报告中报告
D. 与国家药品监督管理局药品审评中心沟通交流

49. 药品生产过程中的微小变更，药品上市许可持有人应当

50. 药品生产过程中的中等变更，药品上市许

可持有人应当

（51～53题共用备选答案）
A. 洋金花
B. 氨酚氢可酮片
C. 罂粟壳
D. 医疗机构制剂

51. 只能在经设区的市级药品监督管理部门批准的药品零售连锁企业销售，且不得陈列的是

52. 医疗机构需要凭印鉴卡才能购用的中药是

53. 不能在零售药店经营的是

（54～56题共用备选答案）
A. 药品甲（红色OTC，成分及规格：布洛芬0.3g）
B. 药品乙（成分及规格：盐酸伪麻黄碱0.09g，马来酸氯苯那敏0.004g）
C. 药品丁（红色OTC，成分及规格：对乙酰氨基酚325mg，盐酸伪麻黄碱30mg，无水氢溴酸右美沙芬15mg，盐酸苯海拉明25mg）
D. 药品丙（成分及规格：对乙酰氨基酚0.3g，可待因15mg）

54. 药品零售企业一次销售不超过2个最小包装的是

55. 药品批发企业必须具有蛋白同化制剂和肽类激素定点批发资质才能经营的处方药是

56. 药品零售企业可以销售，按照含特殊药品复方制剂管理且不含药品类易制毒化学品的是

（57～58题共用备选答案）
A. 同一批号的药品
B. 实施批签发管理的生物制品
C. 零货、拼箱的药品
D. 打开最小包装可能影响药品质量的药品

57. 药品批发企业在验收抽样时，应当开箱检查至最小包装的情形是

58. 药品批发企业在验收抽样时，应当至少检查一个最小包装的情形是

（59～60题共用备选答案）
A. 执业药师资格和中专学历
B. 执业药师资格和3年以上药品经营质量管理工作经历
C. 中级职称
D. 高中以上文化程度

59. 根据GSP的规定，符合药品批发企业药品销售人员的资质要求的为

60. 根据GSP的规定，符合药品批发企业的企业负责人的资质要求的为

（61～62题共用备选答案）
A. 国务院卫生健康主管部门
B. 国务院药品监督管理部门
C. 省级药品监督管理部门
D. 省级卫生健康主管部门

61.《医疗机构制剂许可证》经批准后，还需要将有关情况进行备案，其备案部门是

62. 医疗机构制剂批准文号的审批部门是

（63～65题共用备选答案）
A. 灵芝
B. 石斛
C. 蛤蚧
D. 蟾酥

63. 属于资源严重减少的野生药材是

64. 属于分布区域缩小，资源处于衰竭状态但不属于毒性药材的是

65. 属于二级保护野生药材物种且是毒性药材的是

（66～67题共用备选答案）
A. 至少保存3年
B. 至少保存5年
C. 保存至疫苗有效期满后不少于3年
D. 保存至疫苗有效期满后不少于5年

66. 疫苗上市许可持有人应当按照规定，建立真实、准确、完整的销售记录，其保存时间是

67. 疾病预防控制机构、接种单位接收或者购进疫苗时，应当索取本次运输、储存全过程温度监测记录，并保存的时间是

（68～69题共用备选答案）
A. 3个月
B. 3个月（不跨年度）
C. 1年
D. 1年（不跨年度）

68. 根据《蛋白同化制剂和肽类激素进出口管理办法》的有关规定，蛋白同化制剂《进口准许证》有效期为

69. 根据《蛋白同化制剂和肽类激素进出口管理办法》的有关规定，蛋白同化制剂《出口准许证》有效期为

（70～71题共用备选答案）
A. 上三分之一
B. 下三分之一
C. 左三分之一
D. 右三分之一

70. 药品通用名称应当显著、突出，对于横版标签必须在

71. 药品通用名称应当显著、突出，对于竖版标签必须在

（72～74题共用备选答案）
A. 吉械注准20202630001
B. 国械注进20213630002
C. 辽械注准20222630003
D. 国械备20190004

72. 广东省某企业申请进口某个第三类医疗器械，其注册或备案凭证的格式为

73. 辽宁省某企业自主研发了一个第二类医疗器械，其注册或备案凭证的格式为

74. 河北省某企业申请进口某个第一类医疗器械，其注册或备案凭证的格式为

（75～76题共用备选答案）
A. 行政处分

B. 行政处罚
C. 民事责任
D. 刑事责任

75. 药监部门在查出管辖区域内有药企涉嫌超范围经营药品品种，检查后没收其相关收入并处以罚款，此行为属于

76. 甲某因术后恢复情况不良与某医疗机构之间产生纠纷，要求医疗机构赔偿导致其住院延长期间所产生的恢复费用及误工费用，此行为属于

三、综合分析选择题（共16题，每题1分。题目分为若干组，每组题目基于同一个临床情景、病例、实例或者案例的背景信息逐题展开。每题的备选项中，只有1个最符合题意）

（77～79题共用题干）
2021年12月13日，某市市场监督管理部门在日常监督检查中，发现一张商贸公司购药清单存在疑点。执法人员对当事人的经营场所进行检查，发现该场所内仓库货架上摆放有碘甘油等7种药品以及销售"博来霉素"516盒的电脑销售记录，当事人现场无法提供合法进货票据、凭证和相关药品证明文件。经查，该商贸公司自2019年9月25日开始，在未取得《药品经营许可证》的情况下，先后两次从A医药公司一名赵姓业务员处购进上述碘甘油等7种药品，该公司是一家药品批发企业。随后，监管部门跟踪调查A医药公司，发现该公司具有药品经营许可证，经营范围有第二类精神药品、中成药、化学药、中药饮片。还发现质量负责人是一名大专毕业生，不具备执业药师资格，遂要求其进行整改。

77. 根据上述材料，针对该涉案的商贸公司与A医药公司的经营行为，说法错误的是
A. 该商贸公司经营文中提到的药物必须取得《药品经营许可证》
B. 该商贸公司应该按无证经营给予处罚
C. A医药公司有《药品经营许可证》，因此只要其经营范围内的药品都可以合法销售给该商贸公司
D. 采购药品必须索取相应的票据凭证

78. 下列关于A医药公司质量负责人以及质量管理部门的负责人资质要求的说法，错误的是
A. 质量负责人应当具有本科以上学历，质量管理部门的负责人对学历没有硬性要求
B. 质量负责人和质量管理部门负责人都应当具有执业药师资格
C. 质量负责人和质量管理部门负责人都应当具有3年以上经营质量管理的工作经历
D. 质量负责人应当具有中级以上职称，质量管理部门负责人应当具有初级以上职称

79. A医药公司现在要更换质量负责人，并且想要经营生物制品，下列说法正确的是
A. 更换质量负责人应当到省级药品监督管理部门办理相关手续
B. 想要经营生物制品，需要到县级以上药品监督管理部门办理增加生物制品的经营范围
C. 更换质量负责人和增加经营范围都属于药品经营许可证许可事项变更
D. 更换质量负责人属于药品经营许可证许可事项变更，增加经营范围属于药品经营许可证登记事项变更

（80～81题共用题干）
甲某为个人诊所负责人，在日常的经营活动

中,发现患者对A药品(属于常用及急抢救以外的其他药品)的需求量大。甲为获得利益,通过药品经营企业采购了该药品并向患者进行销售。后经有关部门查处,承担了相应的法律责任。

80. 关于甲某的个人诊所向患者出售A药品的行为应
A. 按无证经营处罚
B. 按无证生产处罚
C. 按销售假药处罚
D. 按无证行医处罚

81. 根据上述材料,甲某应承担的罚款为
A. 销售的药品货值金额15倍以上30倍以下的罚款;货值金额不足10万元的,按10万元计算
B. 销售的药品货值金额15倍以上30倍以下的罚款;货值金额不足1万元的,按1万元计算
C. 货值金额2倍以上10倍以下的罚款;货值金额不足5万元的,按5万元计算
D. 处10万元以上50万元以下的罚款

(82～84题共用题干)
甲药品生产企业是麻醉药品和精神药品定点生产企业,持有奥沙西泮片的药品批准证明文件,生产品种还有盐酸二氢埃托啡注射剂等麻醉药品和精神药品。乙药品生产企业生产范围为注射剂、颗粒剂和胶囊剂。丙是经国务院药品监督管理部门批准的麻醉药品和精神药品的定点批发企业。丁是经其所在地省级药品监督管理部门批准的麻醉药品和精神药品的定点批发企业,和丙企业同属一个省份。戊是和丁企业同属一个省份的取得《麻醉药品、第一类精神药品购用印鉴卡》的医疗机构。

82. 下列关于各主体行为说法,正确的是
A. 甲企业委托乙企业将奥沙西泮片剂加工为注射剂型
B. 甲企业只能将盐酸二氢埃托啡注射剂销售给丙企业
C. 乙企业接受甲企业委托生产奥沙西泮片后不得再一次委托生产
D. 乙企业拒绝接受委托生产甲企业所有药品

83. 丁企业向距离其所在地省份地理位置较近的A省某医疗机构销售盐酸二氢埃托啡注射剂,下列说法正确的是
A. 向医疗机构所在地省级药品监督管理部门申请批准
B. 向甲企业所在地省级药品监督管理部门申请批准
C. 向丁企业所在地省级药品监督管理部门申请批准
D. 丁企业是区域性批发企业,丙企业是全国性批发企业,因此只能通过丙企业向该医疗机构销售盐酸二氢埃托啡注射剂

84. 下列关于戊医疗机构的麻醉药品和精神药品使用管理说法,正确的是
A. 若丁企业无法保障该医疗机构的麻醉药品和第一类精神药品用药供给,只能通过其他医疗机构借用
B. 医疗机构不得自行配制麻醉药品
C. 针对疼痛患者开具麻醉药品处方之前,需要对患者进行疼痛评估,遵循三阶梯镇痛治疗原则
D. 麻醉药品和精神药品需要专库储存,并实

行双人双锁管理

(85～87题共用题干)
张某因牙痛去家附近的某非连锁零售药店购药，销售人员王某听了张某的描述后为其推荐了抗菌药物甲硝唑片及布洛芬混悬液（甲类非处方药），并向张某详细介绍了用法用量与注意事项。张某表示还想找执业药师再咨询一下，王某称执业药师有事请假了。张某购药后又提出想买点成人吃的维生素矿物质片，还要为其母亲购买治失眠的地西泮片，王某直接在放甲硝唑的同个货架中取出了维生素矿物质片（保健食品），并从专柜中取出地西泮片交给张某。

85. 根据上述材料，该零售药店的销售行为正确的是
A. 甲硝唑片必须凭医疗机构开具的处方销售
B. 甲硝唑片为处方药，执业药师不在岗不得销售，但可以销售布洛芬混悬液
C. 该零售企业可以销售地西泮片
D. 王某作为该药店培训合格的销售人员，可以合法地销售该药店的药品

86. 该药店的药品摆放符合规定的是
A. 将甲硝唑片与维生素矿物质片放在同一货架上
B. 地西泮片在专柜中摆放
C. 甲硝唑片与布洛芬混悬液在不同的区域摆放
D. 将甲硝唑片采用开架自选的方式陈列

87. 该药店欲扩大经营范围，下列药品不属于零售企业不得经营的是
A. 中药配方颗粒
B. 毒性中药品种
C. 医疗机构制剂
D. 麻疹疫苗

(88～89题共用题干)
甲企业为药品A的上市许可持有人，2022年7月15日取得该药品的广告批准证明文件。已知申请文件中药品批准文号有效期至2024年5月20日，为该药品证明文件中最短的有效期。药品A为甲类非处方药品，在发布广告时应当显著标明非处方药标识（OTC）和"请按药品说明书或者在药师指导下购买和使用"。

88. 该药品的广告批准文号有效期限范围是
A. 2022年7月15日至2024年7月15日
B. 2022年7月15日至2023年7月15日
C. 2022年7月15日至2024年5月20日
D. 2022年7月15日至2023年5月20日

89. 药品A肝损伤较为严重，需要在说明书标题下以醒目的黑体字注明，对服用的患者进行提醒，此处内容属于说明书的
A.【不良反应】
B.【禁忌】
C.【警示语】
D.【用法用量】

(90～92题共用题干)
2021年2月，国家药品监督管理局、国家中医药局、国家卫健委及国家医保局联合发布《关于结束中药配方颗粒试点工作的公告》，标志着中药配方颗粒试点时代的结束。作为现代化的中药饮片剂型，中药配方颗粒具有便利性和标准化的优势。随着居民保健意识

的增强、政策红利的不断释放、龙头企业的积极布局，中药配方颗粒市场保持高速增长态势。

90. 关于某中药配方颗粒生产企业甲，下列说法正确的是
A. 甲生产的中药配方颗粒上市前应由生产企业报所在地市级药品监督管理部门备案
B. 生产中药配方颗粒的中药生产企业应当取得《药品生产许可证》，并同时具有中药饮片和颗粒剂生产范围
C. 医疗机构使用的中药配方颗粒应直接从生产企业进行购买
D. 中药饮片品种已纳入医保支付范围的，经专家评审后将与中药饮片对应的中药配方颗粒纳入支付范围，并参照甲类管理

91. 某中药配方颗粒生产企业甲拟新增中成药的生产范围，下列说法错误的是
A. 新增生产范围属于《药品生产许可证》许可事项变更
B. 变更《药品生产许可证》项目后原编号不变
C. 变更后的《药品生产许可证》上将会出现小写字母 z
D. 变更后的《药品生产许可证》终止期限重新计算

92. 某消费者到当地零售药店欲购买某保健食品和甲生产企业生产的某中药配方颗粒。下列驻店执业药师的回复说法正确的是
A. 中药配方颗粒只能在零售连锁企业销售，不得在单体药店进行销售
B. 保健食品在某些特定疾病上有治疗作用，对人体不产生任何急性、亚急性或者慢性危害
C. 保健食品标签、说明书与广告需注明"本品不能代替药物"
D. 进口保健食品注册号为：国食健注 G+4 位年代号 +4 位顺序号

四、多项选择题（共 8 题，每题 1 分。每题的备选项中，有 2 个或 2 个以上符合题意。错选、少选均不得分）

93. 根据药品管理法律体系，下列属于部门规章的有
A.《药品不良反应报告和监测管理办法》
B.《生物制品批签发管理办法》
C.《药品说明书和标签管理规定》
D.《医疗用毒性药品管理办法》

94. 关于含特殊药品复方制剂管理的说法，错误的有
A. 药品零售企业销售含麻黄碱类复方制剂除处方药按处方剂量销售外，一次销售不得超过 2 个最小包装
B. 含麻黄碱类复方制剂不得网络零售
C. 含麻黄碱类复方制剂境外厂商可以委托境内厂商生产
D. 含特殊药品复方制剂不得委托生产

95. 下列关于中药材生产质量管理规范的说法，正确的有
A. 生产、质量的管理负责人应当有中药学、药学或者农学等相关专业大专及以上学历并有中药材生产、质量管理一年以上实践经验
B. 中药材生产基地一般应当选址于道地产区；在非道地产区选址，应当提供充分文献或者科学数据证明其适宜性
C. 基地选址范围内，企业至少完成一个生产周期中药材种植或者养殖，并有两个收获

期中药材质量检测数据且符合企业内控质量标准

D. 优先选用符合国家有关规定的高效、低毒生物农药；种植中药材坚持"保护优先、遵循自然"原则

96. 医疗机构和医务人员应当严格掌握使用抗菌药物预防感染的指征，下列属于限制使用级抗菌药物应用情形的有

A. 免疫功能低下合并感染

B. 局部感染

C. 预防感染

D. 严重感染

97. 根据《关于发布古代经典名方中药复方制剂简化注册审批管理规定的公告》，下列符合中药复方制剂申请上市简化注册审批条件的有

A. 制备方法与古代医籍记载基本一致

B. 功能主治用中医术语表述，与古代医籍记载基本一致

C. 给药途径与古代医籍记载一致

D. 处方中药味及所涉及的药材均有药品标准

98. 以下不属于必须凭处方销售的药品有

A. 鱼腥草注射剂

B. 含麻黄碱类复方制剂

C. 全身烧伤抗菌药

D. 复方氨酚烷胺胶囊

99. 下列关于产品广告发布媒体限制说法，正确的有

A. 处方药广告只准在国家卫生健康委员会和国家药品监督管理局共同指定的医学、药学专业刊物上发布

B. 处方药的名称可为活动冠名进行广告宣传

C. 含麻黄碱类复方制剂广告可以在大众传播媒介或者公共场所发布

D. 不得使用与处方药名称相同的商标在医学、药学专业刊物以外的媒介变相发布广告

100. 由药品监督管理部门责令限期改正；逾期不改正的，处5000元以上3万元以下罚款的有

A. 药品上市许可持有人未按规定对受托方委托销售行为进行管理的

B. 药品上市许可持有人未按规定对受托方委托储存、运输行为进行管理的；未按规定对委托销售、储存情况报告的

C. 药品批发企业未按规定对受托方委托储存、运输行为进行管理的

D. 药品零售企业以买药品赠药品或者买商品赠药品等方式向公众直接或者变相赠送处方药、甲类非处方药的

临考决胜卷（二）

一、最佳选择题（共34题，每题1分。每题的备选项中，只有1个最符合题意）

1. 下列关于健康中国建设主要原则中科学发展的论述，不正确的是
A. 把握健康领域发展规律，坚持预防为主、防治结合、中医优先
B. 转变服务模式，构建整合型医疗卫生服务体系
C. 推动健康服务从规模扩张的粗放型发展转变到质量效益提升的绿色集约式发展
D. 推动中医药和西医药相互补充、协调发展，提升健康服务水平

2. 根据中共中央、国务院《关于深化医药卫生体制改革的意见》（中发〔2009〕6号），我国深化医药卫生体制改革的总体目标是
A. 建立健全覆盖城乡居民的基本医疗卫生制度，为群众提供安全、有效、方便、价廉的医疗卫生服务
B. 建设覆盖城乡居民的公共卫生服务体系、医疗服务体系、医疗保障体系、基本药物体系，形成四位一体的基本医疗卫生制度
C. 建立健全覆盖城市居民的基本医疗卫生制度，为群众提供安全、有效、方便、价廉的医疗卫生服务
D. 建设覆盖城市居民的公共卫生服务体系、医疗服务体系、医疗保障体系、基本药物体系，形成四位一体的基本医疗卫生制度

3. 下列关于药品安全风险管理的说法，错误的是
A. 药品安全风险管理的目的在于使药品风险最小化
B. 药品安全风险具有复杂性、不可预见性、不可避免性
C. 药品安全的自然风险是客观存在的，来源于已知或者未知的药品不良反应，是我国药品安全风险的关键因素
D. 不合理用药、用药差错、药品质量问题属于药品安全的人为风险

4. 下列关于执业药师注册管理的说法，错误的是
A. 执业类别为药学类、中药学类、药学与中药学类
B. 受刑事处罚，自刑罚执行完毕之日到申请注册之日不满3年的人员不予注册
C. 经注册取得《执业药师注册证》，方可从事相应的执业活动，未经注册者，不得以执业药师身份执业
D. 执业药师注册有效期为5年，需要延续的，应当在有效期满后30日，向所在地注册管理机构提出延续注册申请

5. 下列属于互联网信息管理部门职责的是
A. 承担国家药品储备管理工作
B. 配合相关部门进一步加强互联网药品广告管理，大力整治网上虚假违法违规信息，依法查处发布虚假违法广告信息等的违法违规网站，营造风清气正的网络空间
C. 负责配合有关部门依法处置发布药品虚假违法广告、涉嫌仿冒他人网站发布互联网广告的违法违规网站、无线电台，积极引导行业

执业药师中药学临考决胜卷·药事管理与法规

自律
D. 实施反垄断执法、价格监督检查和反不正当竞争,负责药品、保健食品、医疗器械、特殊医学用途配方食品广告审查和监督处罚

6. 下列关于药品监督检查的说法,错误的是
A. 检查组实行组长负责制,检查组一般由 2 名以上检查员组成
B. 国家药品监督管理局建立检查员分级分类管理制度
C. 药品经营监督检查分为许可检查、有因检查和飞行检查三种类型
D. 构建国家、省两级职业化专业化药品检查员队伍,强化检查机构建设,明确检查事权划分,落实检查要求,完善检查工作协调机制

7. 下列关于行政许可的说法,错误的是
A. 行政许可的实施主体是行政机关
B. 行政许可的基本原则为法定原则、公开公平公正原则和信赖保护原则
C. 行政许可制度,由许可的实施机关、许可的条件、许可的程序、许可的监督以及相关法律责任等内容组成
D. 行政许可的实施通过法律规定的形式予以体现,通常是法定的许可证件或者签章

8. 药品生产许可证应载明分类码,有关分类码的说法,错误的是
A. y 代表医疗机构制剂
B. q 代表医用气体
C. d 代表按药品管理的体外诊断试剂
D. t 代表特殊药品

9. 根据《药品管理法》关于生产药品的规定,下列说法错误的是

A. 开办药品生产企业,应当经过省级药品监督管理部门批准并发给《药品生产许可证》
B. 药品上市许可持有人委托生产,受托方不得将接受委托生产的药品再次委托第三方生产
C. 经批准或通过关联审评审批的原料药应自行生产,不得再行委托他人生产
D. 委托生产时应与符合条件的药品生产企业签订委托协议和质量协议,将相关协议和实际生产场地申请资料合并提交至受托方药品生产企业所在地省级药品监督管理部门申请办理《药品生产许可证》

10. 在药品上市注册时,下列关于附条件批准的说法,错误的是
A. 对附条件批准的药品,药品上市许可持有人应当采取相应风险管理措施,并在规定期限内按照要求完成相关研究
B. 逾期未按照要求完成研究或者不能证明其获益大于风险的,省级药品监督管理部门应当注销药品注册证书
C. 治疗严重危及生命且尚无有效治疗手段的疾病的药品,药物临床试验已有数据证实疗效并能预测其临床价值的可以申请附条件批准
D. 公共卫生方面急需的药品,药物临床试验已有数据显示疗效并能预测其临床价值可以申请附条件批准

11. 在经营药品时,下列不符合《药品经营质量管理规范》相关规定的是
A. 药品批发企业质量管理部门职责不得由其他部门及人员履行
B. 药品零售企业应当建立药品采购、验收、销售、陈列检查、温湿度监测、不合格药品处

理等相关记录，记录应当至少保存5年，且超过药品有效期3年

C. 药品批发企业验收药品时，验收记录应列明：药品的通用名称、规格、批准文号、批号、剂型、有效期、生产厂商、生产日期、供货单位、到货日期、到货数量、验收合格数量、验收结果等

D. 药品零售企业发现已售出药品有严重质量问题的，应及时采取措施追回药品、做好记录，并向药品监督管理部门报告，协助药品上市许可持有人履行召回义务

12. 根据《药品经营质量管理规范》，下列关于药品经营企业设施设备与收货验收的说法，正确的是

A. 药品储存作业区与办公区应分开一定距离或有隔离措施，辅助作业区可与办公区分开，也可以同区域混用

B. 储存疫苗的企业应配备两个以上独立冷藏车

C. 冷藏、冷冻药品在阴凉库内待验，不符合温度要求的冷藏、冷冻药品应拒收

D. 拒收的药品须隔离存放于符合该药品贮藏的温度要求的环境

13. 根据《药品经营质量管理规范》，药品批发企业计算机系统运行中涉及企业经营和管理的数据应采用安全、可靠方式储存备份的频次及保护时限分别为

A. 按日备份，不少于5年
B. 按月备份，不少于5年
C. 按日备份，不少于3年
D. 按月备份，不少于3年

14. 某患者凭公立医院开的电子处方到"双通道"药店购买处方药，执业药师处方审核中发现该处方超过了说明书的剂量。执业药师下列做法符合规定的是

A. 执业药师按药品说明书修改剂量后，为患者调配该处方

B. 执业药师为患者更换了同疗效的另一药物

C. 执业药师拒绝调配，要求患者找原处方医师更正或者重新签字再来调配

D. 执业药师按处方调配给患者该药物

15. 下列不属于抗肿瘤药物临床合理应用管理指标的是

A. 限制使用级和普通使用级抗肿瘤药物的使用率

B. 抗肿瘤药物使用金额医保统筹占比

C. 抗肿瘤药物不良反应报告数量及报告率

D. 住院患者抗肿瘤药物拓展性临床使用比例

16. 医疗机构应当建立健全药品采购管理制度，确保药品质量。下列关于医疗机构药品购进渠道及进货检查验收的说法，错误的是

A. 购进药品应当逐批验收，建立真实完整的药品验收记录，验收记录应保存至超过药品有效期1年，但不得少于3年

B. 医疗机构临床使用的药品应当由药学部门进行统一采购供应

C. 个人设置的诊所不得配备常用药品和急救药品以外的其他药品

D. 应当从药品上市许可持有人或具有药品生产、经营资格的企业购进未实施审批管理的中药材

17. 下列关于处方管理规定的说法，错误的是

A. 医师开具处方应当使用经批准并公布的药品通用名称、新活性化合物的专利药品名称

和复方制剂药品名称
B. 慢性病处方，最长不超过4周
C. 处方开具当日有效，特殊情况下需要延长有效期的，最长不得超过3日
D. 医师利用计算机开具、传递普通处方时，应当同时打印出纸质处方，其格式与手写处方一致

18. 甲市医院临床需要使用一种中药制剂，但发现该中药制剂在市面上无供应，因甲医院不具备制剂室，故决定委托配制该中药制剂，下列说法错误的是
A. 甲医院应向其所在地省级药品监督管理部门备案
B. 甲医院只能委托取得《医疗机构制剂许可证》的医疗机构配制
C. 甲医院应取得该中药制剂的制剂批准文号
D. 该中药制剂委托配制后不得发布广告

19. 下列关于中药配方颗粒生产管理的规定，错误的是
A. 中药配方颗粒生产企业应当履行药品全生命周期的主体责任和相关义务
B. 中药配方颗粒生产企业实施生产全过程管理
C. 中药配方颗粒生产企业仅具备颗粒剂的生产范围即可
D. 中药配方颗粒生产企业应当建立追溯体系

20. 根据《进口药材管理办法》，下列关于药材的进口管理，说法错误的是
A. 首次进口药材申请人应当在取得进口药材批件后1年内，从进口药材批件注明的到货口岸组织药材进口
B. 进口药材批件格式：（省、自治区、直辖市简称）药材进字+4位年号+4位顺序号
C. 非首次进口药材，应当按照规定直接向进口单位所在地省级药品监督管理部门办理备案
D. 已列入《非首次进口药材品种目录》的进口中药材品种主要包括西洋参、乳香、没药、血竭、西红花、高丽红参、甘草、石斛、豆蔻、沉香、砂仁、胖大海等

21. 乡村医师王某熟悉中草药的栽培技术，并自种、自采、自用中草药。王某的下列做法正确的是
A. 自种、自采、自用国家规定需特殊管理的濒稀野生植物药材
B. 将自种的中草药加工成中药制剂
C. 将自种的中草药在其所在的村卫生室使用
D. 种植中药材生甘遂

22. 根据《按照传统既是食品又是中药材的物质目录管理规定》，纳入食药物质目录的物质应当符合的要求不包括
A. 有传统上作为食品食用的习惯
B. 已经列入《中国药典》
C. 符合中药材资源保护、野生动植物保护、生态保护等相关法律法规规定
D. 安全性评估未发现药品安全问题

23. 药品是关系到公众生命健康的特殊商品，下列关于实行特殊管理的药品的说法，错误的是
A. 药品监管部门审批生产复方地芬诺酯片所需原料药需用计划时，原则上相关企业本年度原料药需用计划量不得高于上一年度
B. 对在非法渠道查获数量较大的复方地芬诺酯片、复方曲马多片和氨酚曲马多片的生产

企业，适度削减其相应品种需用计划
C. 曲马多注射剂不得委托生产
D. 受托生产复方曲马多片的生产企业，生产范围应当包括化学药品

24. 下列关于含特殊药品复方制剂购销管理的说法，错误的是
A. 药品零售企业的复方地芬诺酯片与儿童用药（补充矿物质类）应当分区陈列
B. 具有《药品经营许可证》的企业都可以经营含特殊药品复方制剂
C. 药品批发企业从药品批发企业购进的复方甘草片可销售给其他批发企业、零售企业和医疗机构
D. 具有蛋白同化制剂、肽类激素定点批发资质的药品经营企业，方可从事含麻黄碱类复方制剂的批发业务

25. 下列关于兴奋剂的说法，正确的是
A. 蛋白同化制剂可以增加尿量以尽快减少体液和排泄物中其他兴奋剂代谢产物，以此来造成药检的假阴性结果
B. 零售企业严禁销售兴奋剂
C. 批发企业肽类激素的验收、销售和出入库登记记录应当保存至超过肽类激素有效期2年
D. 执业药师在调剂处方时发现处方中含有兴奋剂药品，且患者为运动员时，应拒绝调配

26. 根据《医疗用毒性药品管理办法》，下列关于医疗用毒性药品的说法，错误的是
A. 注射用A型肉毒毒素经营业务由其生产（进口）企业指定的具有相应资质的药品批发企业承担
B. 医疗用毒性药品是指可用于制造麻醉药品和精神药品的原料、前体和化学配剂等物质
C. 三氧化二砷和洋地黄毒苷为医疗用毒性药品
D. 医疗机构调配处方时，对处方未注明"生用"的毒性中药，应当付炮制品

27. 下列关于麻醉药品和精神药品使用管理说法，正确的是
A. 医疗机构应当规范处方权限及使用操作管理，其中参与双人双签的人员应当避免长期由固定人员担任
B. 医疗机构抢救患者急需而本医疗机构无法提供麻醉药品时，可从定点生产企业紧急借用
C. 《麻醉药品、第一类精神药品购用印鉴卡》有效期为5年，有效期满前6个月申请换发新证
D. 医疗机构向设区的市级药品监督管理部门提出办理《麻醉药品、第一类精神药品购用印鉴卡》

28. 下列广告内容符合要求的是
A. 在葡萄糖注射剂的广告中出现"仅供医药学专业人士阅读"的表述
B. 某药品广告中出现医疗机构有关义诊、医疗咨询电话等医疗服务的内容
C. 某保健品的产品广告宣称可以治疗黄褐斑
D. 广告宣传的是某知名三甲医院特配医疗制剂

29. 药品标签分为内标签和外标签，下列关于药品标签管理规定的说法，错误的是
A. 对贮藏有特殊要求的药品，应当在标签的醒目位置注明
B. 药品内包装标签尺寸过小无法全部标明内

容的，至少应当标注药品通用名称、规格、产品批号、生产企业等内容
C. 同一药品上市许可持有人生产的同一药品，分别按处方药与非处方药管理的，两者的包装颜色应当明显区别
D. 治疗用生物制品有效期的标注应自分装日期计算，其他药品有效期的标注以生产日期计算

30. 某药品上市许可持有人经市场监督管理部门批准，在某医药专刊（唯一广告投放途径）投放了其持有药品的广告，广告批准文号是粤药广审（文）第200107-00125号。下列说法正确的是
A. 该药品广告仅能在广东省发布
B. 该药品一定是非处方药
C. 从广告批准文号格式得知该药品的广告批准文号生效日期是2001年7月
D. 该药品的广告批准文号截止日期是2020年1月7日

31. 下列关于化妆品管理的说法，正确的是
A. 化妆品原料分为新原料和已使用的原料，在我国境内首次使用于化妆品的天然或者人工原料为化妆品新原料
B. 化妆品新原料应当在使用前向国务院药品监督管理部门备案
C. 化妆品新原料应当经国务院药品监督管理部门注册方可使用
D. 特殊化妆品经国家卫生健康主管部门注册后方可生产、进口

32. 某产品注明的注册号格式为：国食注字YP2022××××。下列对该产品管理的说法，正确的是

A. 属于保健食品，参照药品管理
B. 属于地方特色食品，参照食品管理
C. 属于婴幼儿配方乳粉，对出厂产品实行逐批检验
D. 属于特殊医学用途配方食品，参照药品管理

33. 下列不属于应当吊销《药品经营许可证》情形的是
A. 药品经营企业未按照规定报告疑似药品不良反应的
B. 药品经营企业购销药品未按照规定进行记录且情节严重的
C. 药品零售企业零售药品未正确说明用法、用量等事项且情节严重的
D. 药品零售企业未按照规定调配处方，且情节严重的

34. 根据《医疗器械监督管理条例》第88条规定，转让过期、失效、淘汰或者检验不合格的在用医疗器械医疗器械的处罚是
A. 处1万元以上5万元以下罚款
B. 处3万元以上10万元以下罚款
C. 没收法定代表人违法行为发生期间自本单位所获收入，并处所获收入30%以上3倍以下罚款
D. 10年内禁止法定代表人从事医疗器械生产经营活动

二、配伍选择题（共42题，每题1分。题目分为若干组，每组题目对应同一组备选项，备选项可重复选用，也可不选用。每题只有1个备选项最符合题意）

（35～37题共用备选答案）
A. 含有国家濒危野生动植物药材的

B. 独家生产品种（急救、抢救药品除外）
C. 维生素类、矿物质类药品
D. 根据药物经济学评价，可被风险效益比或成本效益比更优的品种所替代的药品

35. 不纳入国家基本药物目录遴选范围的药品是

36. 应当从国家基本药物目录中调出的药品是

37. 纳入国家基本药物目录需要经过单独验证的是

(38～39题共用备选答案)
A. 地方政府规章
B. 地方性法规
C. 行政法规
D. 自治条例和单行条例

38. 省、自治区、直辖市或设区的市、自治州的人民政府制定的是

39. 由民族自治地方的人民代表大会制定的是

(40～42题共用备选答案)
A. 立即
B. 不迟于3日内
C. 不迟于15日内
D. 不迟于30日内

40. 境内发生的导致人体器官功能显著损伤的不良反应，应当自发现或获知之日起多久内报告

41. 境内发生非严重药品不良反应，应当自获知之日起多久内报告

42. 境外发生的导致患者住院的药品不良反应应当自发现或获知之日起多久内报告

(43～44题共用备选答案)
A. 抽查检验
B. 注册检验
C. 指定检验
D. 复验

43. 首次申请上市仿制药应当进行

44. 当事人对药品检验结果有异议的，可以自收到药品检验结果之日起7日内向原药品检验机构申请

(45～46题共用备选答案)
A. 仿制境内已上市药品所用的化学原料药
B. 按照药品管理的体外诊断试剂
C. 优先审评审批的药品
D. 附条件批准的药品

45. 用于新发突发传染病防治的中药新药可以申请

46. 经申请人评估，认为无需或者不能开展药物临床试验，申请人可以直接提出药品上市许可申请的药品是

(47～49题共用备选答案)
A. 不予再注册
B. 药品生产许可事项变更
C. 药品上市后研究
D. 注销药品生产许可证

47. 在规定期限内未通过质量一致性评价的仿制药,应该进行的行政许可程序是

48. 原址或者异地新建、改建、扩建车间或者生产线的,应当进行的行政许可程序是

49. 药品生产企业营业执照依法被吊销或者注销的,应当进行的行政许可程序是

(50～51题共用备选答案)
A. 临床急需药品
B. 进口麻醉药品、精神药品
C. 进口一般药品
D. 进口蛋白同化制剂、肽类激素

50. 海关凭口岸药品监督管理部门出具的《进口药品通关单》办理通关手续的药品是

51. 海关凭国务院药品监督管理部门出具的《进口准许证》办理通关手续的药品是

(52～53题共用备选答案)
A. 2个
B. 1个
C. 3个
D. 5个

根据《药品经营质量管理规范》,企业应当按照药品GSP要求,对储存、运输设施设备的测点终端布点方案进行测试和确认,保证药品仓库、运输设备中配备的测点终端数量。

52. 冷藏车内不得少于

53. 冷藏箱内不得少于

(54～55题共用备选答案)
A. 1年
B. 2年
C. 3年
D. 5年

54. 医疗机构对医疗用毒性药品处方的保存年限是

55. 药品零售企业对普通药品处方应保存不少于

(56～57题共用备选答案)
A. 不得少于5年,且不少于药品有效期满后1年
B. 3年
C. 5年
D. 不得少于3年,且不少于药品有效期满后1年

56. 药品零售企业所持《药品经营许可证》有效期是

57. 药品批发企业药品采购记录及凭证应保存

(58～59题共用备选答案)
A. 2年
B. 3年
C. 3个月
D. 6个月

58. 《医疗机构制剂许可证》提出换证申请的期限应为有效期届满前

59. 医疗机构制剂批准文号申请再注册的期

限应为有效期届满前

(60～62题共用备选答案)

A. 1次常用量

B. 1日常用量

C. 不超过3日常用量

D. 不超过7日常用量

60. 为门诊一般患者开具丁丙诺啡片（非缓释）处方，其处方为

61. 为急诊一般患者开具布桂嗪注射剂处方，其处方为

62. 为患者开具曲马多复方制剂处方，其处方为

(63～64题共用备选答案)

A. 合法性审核

B. 经济性审核

C. 规范性审核

D. 适宜性审核

63. 审核西药、中成药处方，每一种药品应另起一行，每张处方不得超过5种药品属于

64. 审核处方用药与诊断是否相符、规定必须做皮试的药品是否注明过敏试验及结果的判定属于

(65～66题共用备选答案)

A. 小包装麻黄素

B. 地芬诺酯

C. 单位剂量麻黄碱类药物含量30mg的含麻黄碱类复方制剂

D. 单位剂量麻黄碱类药物含量40mg的含麻黄碱类复方制剂

65. 零售药店列入凭处方销售管理的是

66. 零售药店一次销售不得超过2个最小包装的是

(67～68题共用备选答案)

A. 国务院药品监督管理部门

B. 省级药品监督管理部门

C. 省级疾病预防控制机构

D. 疫苗上市许可持有人

67. 负责根据疫苗上市后研究、预防接种异常反应等情况持续更新说明书、标签的是

68. 负责注销预防接种异常反应严重或者其他原因危害人体健康的疫苗药品注册证书的是

(69～70题共用备选答案)

A.【注意事项】

B.【孕妇及哺乳期妇女用药】

C.【禁忌】

D.【不良反应】

69. 着重说明该药品对妊娠、分娩及哺乳期母婴的影响，并写明可否应用本品及用药注意事项的药品说明书项目是

70. 预防用生物制品列出禁止使用或者暂缓使用该制品的各种情况的药品说明书项目是

(71～73题共用备选答案)

A. 采用放射性核素标记的体外诊断试剂

B. 皮肤吻合器
C. 听诊器（无电能）
D. 高频电刀

71. 经营需要备案，产品需要注册的医疗器械是

72. 经营不需要许可，也不需要备案的医疗器械是

73. 经营需要许可，产品需要注册的医疗器械是

（74～76题共用备选答案）
A. 货值金额不足1万的，按1万元计算
B. 处违法收入1倍以上5倍以下的罚款
C. 处违法收入5倍以上15倍以下的罚款
D. 处违法生产、销售的药品货值金额15倍以上30倍以下的罚款

74. 违法零售劣药的，应

75. 知道或者应当知道属于假（劣）药品而为其提供储存、运输等便利条件的，没收全部储存、运输收入，并

76. 知道或者应当知道属于假（劣）药品而为其提供储存、运输等便利条件，情节严重的，没收全部储存、运输收入，并

三、综合分析选择题（共16题，每题1分。题目分为若干组，每组题目基于同一个临床情景、病例、实例或者案例的背景信息逐题展开。每题的备选项中，只有1个最符合题意）

（77～78题共用题干）

2021年12月31日，国家药监局发布了关于二丁片等4种药品转换为非处方药的公告（2021年第155号）。根据《处方药与非处方药分类管理办法（试行）》（原国家药品监督管理局令第10号）的规定，经国家药品监督管理局组织论证和审定，二丁片等4种药品由处方药转换为非处方药，要求相关药品上市许可持有人在2022年3月27日前，依据《药品注册管理办法》等有关规定就修订说明书事宜向省级药品监督管理部门备案，并将说明书修订的内容及时通知相关医疗机构、药品经营企业等单位。非处方药说明书范本规定内容之外的说明书其他内容按原批准证明文件执行。药品标签涉及相关内容的，应当一并修订。自补充申请备案之日起生产的药品，不得继续使用原药品说明书。具体转换的品种如下表：

序号	品名	规格（组成）	分类	备注
1	二丁片	每片重0.55g	甲类	双跨
2	香菊颗粒	每袋装3g	甲类	—
3	利尔眠片	每片重0.35g	甲类	—
4	复方瓜子金颗粒	每袋装5g（无蔗糖，相当于饮片28g）	甲类	—

77. 根据上述信息，下列关于处方药与非处方药转换评价的说法，错误的是
A. 申请转换为非处方药的药品应符合"应用安全、疗效确切、质量稳定、使用方便"的基本原则
B. 对存在安全隐患或不适宜按非处方药管理的品种将及时转换为处方药，按处方药管理

C. 药品上市许可持有人提出处方药转换为非处方药的申请或建议，相关资料直接报送国家药品监督管理局药品审评中心

D. 处方药转换为非处方药时，需要进行安全性以及有效性评价

78. 申请转换为非处方药的药品，必须体现"适宜自我药疗"，其基本要求不包括

A. 制剂或其成分应已在我国上市，并经过长期临床使用，同时应用比较广泛、有足够的使用人数

B. 制剂及其成分的研究应充分，结果应明确，安全性良好

C. 用法用量、疗程明确，疗效确切

D. 不得涉及小儿、孕妇等特殊人群用药

（79～80题共用题干）

甲药品生产企业经药品监督管理部门批准后取得了《药品生产许可证》，可以生产的药品剂型包括片剂、硬胶囊剂、颗粒剂。甲企业经营两年后欲变更该企业的生产负责人，于是按规定要求向当地的药品监督管理部门报送了相关变更资料。

79. 甲药品生产企业的《药品生产许可证》分为正本与副本，其生产许可证样式的制定单位是

A. 国家药品监督管理局
B. 省级药品监督管理部门
C. 设区的市级药品监督管理部门
D. 县级以上药品监督管理部门

80. 下列关于甲企业变更药品生产负责人的相关管理规定，不正确的是

A. 变更后原《药品生产许可证》编号不变

B. 变更后的《药品生产许可证》终止期限不变

C. 应当在市场监督管理部门核准变更或者企业完成变更后60日内，向原发证机关申请变更登记

D. 原发证机关应当自收到企业变更申请之日起10日内办理变更手续

（81～83题共用题干）

《药品网络销售监督管理办法》于2022年9月发布，自2022年12月1日起正式实施。药品网络销售企业应按照法规要求加强内部管理，严格规范经营。药品网络销售第三方平台企业应严格落实好审核管理责任，监测平台内经营企业违法违规行为，及时采取措施消除风险，并向所在地监管部门报告。药品监督管理部门一直在严厉打击药品网络销售违法违规行为，以切实保障人民群众身体健康和用药安全。国家药品监督管理局官网于2023年4月11日发布药品网络销售典型案例，药品网络销售企业与药品网络销售第三方平台应以此为戒，履行好自己的义务。

81. 下列不得成为药品网络销售主体的是

A. 药品上市许可持有人
B. 药品批发企业
C. 药品零售企业
D. 医疗机构

82. 下列网络药品的交易行为中，符合规定的是

A. 药品上市许可持有人不得通过网络将药品销售给个人

B. 药品零售企业通过网络销售含麻黄碱类复方制剂，一次不得超过2个最小包装

C. 医疗机构需要取得《药品类易制毒化学品购用证明》后，方可在网络上采购药品类易制毒化学品

D. 通过网络销售的药品，应当依法取得药品注册证书，但未实施审批管理的中药饮片除外

83. 下列关于药品网络交易第三方平台管理的说法，正确的是

A. 网络交易第三方平台应向国家药品监督管理局备案

B. 接受药品网络零售企业入驻的第三方平台，需配备执业药师承担监督第三方平台内药品网络零售企业处方审核等管理制度的实施工作

C. 网络药品交易第三方平台对审核通过同意入驻的药品网络销售企业建立登记档案，档案至少每年核验更新一次

D. 网络药品交易第三方平台应当保存本平台内的药品展示、交易记录与投诉举报等记录信息，相关记录信息保存期限至少5年，且不少于药品有效期满后3年

（84~86题共用题干）

甲为中国境外的药品生产企业，研制了一种A药品，A药品为一种对特定疾病有显著疗效的中成药。乙为A药品在中国境内的代理商，在中国境内履行A药品上市许可持有人的义务。近日，乙收到药品监督管理部门的通知，A药品因通用名不符合规范需进行更名。

84. 甲企业若想在我国境内为A药品申请中药品种保护，下列说法正确的是

A. 只能申请中药一级保护品种

B. 只能申请中药二级保护品种

C. 不可申请中药品种保护

D. 可申请中药一级保护品种或中药二级保护品种

85. A药品若按规定进行重新命名，关于中成药命名说法错误的是

A. 通用名称应该科学、明确、简短、不易产生歧义和误导

B. 一般不应采用人名、地名、企业名称

C. 不应借鉴古方命名

D. 不应采用现代医学药理学、解剖学、生理学、病理学或治疗学的相关用语命名

86. A药品在我国境内上市，其药品批准文号为

A. 国药准字ZC+四位年号+四位顺序号

B. 国药准字ZJ+四位年号+四位顺序号

C. ZJ+四位年号+四位顺序号

D. 国药准字Z+四位年号+四位顺序号

（87~89题共用题干）

某省药品监督管理部门对甲药品零售企业例行执法检查，发现甲药品零售企业经营的20盒化学药A外包装未标注有效期，外包装标注生产日期喷码下方位置有明显擦拭痕迹。除此之外，执法人员还发现另有5盒化学药A外包装上没有标注产品批号，化学药A的标价为20元/盒。深入调查后发现，甲药品零售企业经营的上述存在问题的化学药A是从乙药品生产企业购进的，乙药品生产企业生产的未标注有效期、产品批号的化学药A共70盒，货值金额1050元。

87. 根据上述材料，对甲药品零售企业处以罚款的金额可能为

A. 150万元
B. 13万元
C. 100万元
D. 25万元

88. 根据上述材料,对乙药品生产企业处以罚款的金额可能为
A. 1.5万元
B. 10万元
C. 70万元
D. 100万元

89. 后续的调查中发现,甲药品零售企业销售的未标注有效期的化学药A已经导致了对人体健康造成严重危害的情形,其相关责任人员应当承担的刑事责任是
A. 3年以上10年以下有期徒刑,并处罚金
B. 10年以上有期徒刑或无期徒刑,并处罚金或没收财产
C. 按生产、销售伪劣产品罪定罪处罚
D. 10年以上有期徒刑、无期徒刑或死刑,并处罚金或没收财产

(90～92题共用题干)
李某因感冒到药店购买感冒药,李某经过挑选后选择了零售价15元一盒的感冒药A,营业员小马在销售过程中发现该药品已过期,但选择隐瞒继续向李某出售,李某未仔细检查便付款购买了一盒。同时小马在得知李某经常感冒后便向其推荐了保健品B,声称该保健品具有提高人体免疫力的功能,可以预防感冒及其他疾病,李某思考后决定不购买。李某在回家服药后感冒未好转,反而愈加严重。这时才发现所购买的药品A已过期。于是李某向该药店提出索赔,该药店负责人以货品离柜概不负责为由拒绝赔偿。

90. 在该药店的经营活动中,李某被侵犯的消费者权益包括
A. 安全保障权、真相知悉权、隐私保护权
B. 安全保障权、自主选择权、公平交易权
C. 安全保障权、真相知悉权、获取赔偿权
D. 安全保障权、隐私保护权、获取赔偿权

91. 下列关于李某向药店索取赔偿的行为,说法正确的是
A. 因药品一经售出,不得退换;李某未仔细检查所售药品的情况,所以该药店拒绝赔偿的理由合理
B. 李某可以请求赔偿造成的损失,但因为自身也存在未仔细检查药品状况的问题,因此无法申请惩罚性赔偿
C. 李某除请求赔偿造成的损失外,还可以申请惩罚性赔偿,因惩罚性赔偿以价款10倍来进行计算,所以该事件中惩罚性赔偿的金额为150元
D. 李某除请求赔偿造成的损失外,还可以申请惩罚性赔偿,若以价款10倍或者损失3倍计算后所赔偿的金额未达到1000元,则李某能请求的惩罚性赔偿的金额为1000元

92. 关于保健品B,下列说法错误的是
A. 小马对保健品B的宣传内容违反了相关法律法规中的规定
B. 如果保健品B是国产且使用了保健食品原料目录以外原料生产的,则需要通过国务院食品安全监督管理部门的注册
C. 如果保健品B是国产且使用了保健食品原料目录以内原料生产的,则需要向省(区、市)食品安全监督管理部门备案

D. 如果保健品B是首次进口（并非补充矿物质、维生素等营养物质）的品种，则需要通过国务院食品安全监督管理部门的备案

四、多项选择题（共8题，每题1分。每题的备选项中，有2个或2个以上符合题意。错选、少选均不得分）

93. 药品质量公告的内容应当包括
A. 药品的品名、检品来源、检品标示的生产企业
B. 生产批号、药品规格
C. 检验机构、检验依据、检验结果、不合格项目
D. 假药或劣药的判定

94. 新药在批准上市前，申请新药上市需完成
A. Ⅰ期临床试验
B. Ⅱ期临床试验
C. Ⅲ期临床试验
D. Ⅳ期临床试验

95. 根据《药品经营质量管理规范》，下列关于零售企业药品陈列的说法，正确的有
A. 按剂型、用途、包装及储存要求分类陈列，并设置醒目标志
B. 罂粟壳、毒性中药饮片、第二类精神药品不得陈列
C. 拆零销售的药品集中存放于拆零专柜（专区）
D. 处方药不得采用开架自选的方式陈列、销售

96. 下列关于处方药与非处方药分类管理的说法，正确的有
A. 药品上市许可持有人向病患者推荐、销售非处方药无需获取药品经营许可证
B. 非人工自助售药设备可以销售除乙类非处方药品以外的药品
C. 非处方药经审批可以在大众传播媒介进行广告宣传
D. 销售甲类非处方药时，执业药师应当主动向个人消费者提供用药指导

97. 下列药品证件只能一次性使用的是
A. 第二类精神药品准予邮寄证明
B. 药品类易制毒化学品购用证明
C. 蛋白同化制剂进口准许证
D. 第二类精神药品运输证明

98. 下列关于药品类易制毒化学品管理的说法，错误的有
A. 第一类药品类易制毒化学品是可以用于制毒的化学配剂
B. 药品类易制毒化学品生产企业应当将盐酸麻黄碱滴鼻液销售给麻醉药品全国性批发企业
C. 麻醉药品全国性批发企业应当将盐酸麻黄碱注射液销售给麻醉药品区域性批发企业
D. 麻醉药品区域性批发企业之间可以购销盐酸麻黄碱片

99. 下列关于药品广告申请和审批的说法，错误的有
A. 只有持有药品批准证明文件的药品生产企业才能申请药品广告
B. 已经审查通过的广告内容需要改动的，应当提出变更申请
C. 国家药品监督管理部门负责药品广告审查工作
D. 广告主、广告经营者、广告发布者应当严格

按照审查通过的内容发布药品广告，不得进行剪辑、拼接、修改

100. 根据最高人民法院、最高人民检察院《关于办理危害药品安全刑事案件适用法律若干问题的解释》，下列说法属于生产、销售劣药共同犯罪的是
A. 甲明知乙生产改换有效期的化学药，仍提供生产、经营场所、设备的
B. 丙明知丁销售变质药品，仍提供广告宣传等帮助行为的
C. 戊明知己销售过期药品，向己提供资金
D. 庚明知他人生产、销售劣药，未向药品监督管理部门进行举报的

临考决胜卷（三）

一、最佳选择题（共34题，每题1分。每题的备选项中，只有1个最符合题意）

1. 根据《关于深化医药卫生体制改革的意见》（中发〔2009〕6号），四位一体覆盖城乡居民的基本医疗卫生制度不包括
A. 公共卫生服务体系
B. 医疗服务体系
C. 医疗保障体系
D. 医药卫生监管体系

2. 根据《药品管理法》，国家实行基本药物制度，遴选适当数量的基本药物品种，加强组织生产和储备，提高基本药物的供给能力，满足的需求是
A. 疾病防治基本用药需求
B. 疾病防治多样化用药需求
C. 疾病防治大病用药需求
D. 疾病防治重症用药需求

3. 根据《执业药师职业资格制度规定》，下列关于执业药师注册条件和要求的说法，错误的是
A. 依法取得《执业药师职业资格证书》并经注册方同意执业
B. 获得药学和中药学两类专业《执业药师职业资格证书》的人员，可申请药学与中药学类执业类别注册，并分别注册在2个执业单位按照注册的执业类别、执业范围执业
C. 遵纪守法，遵守执业药师职业道德
D. 申请人申请首次注册需要提交执业药师首次注册申请表、《执业药师职业资格证书》、身份证明、执业单位开业证明、继续教育学分证明

4. 下列关于新药、仿制药、原研药、进口药品和医疗机构制剂的界定，说法错误的是
A. 新药为"未在中国境内外上市销售的药品"
B. 仿制药为"仿与原研药品质量和疗效一致的药品"
C. 原研药品是指由原研制生产企业生产的药品
D. 进口药品是指在中国境外生产，在中国境内未准予注册销售的药品

5. 执业药师刘某关于药品安全风险的理解，正确的是
A. 药品安全风险只体现在药品生产过程中
B. 安全的药品是人们认为它对人体损害的风险程度在可接受的水平，是一种"不可接受"的有临床疗效的药品
C. 任何药品的安全性都是相对的，药品本身就具有不可避免的安全风险
D. 药品安全风险管理的目的在于使药品零风险，从而保障公众用药安全

6. 下列关于药品上市许可持有人权利和义务的说法，错误的是
A. 药品上市许可持有人应当具备法律要求的责任赔偿能力，建立责任赔偿的相关管理程序和制度，实行赔偿首负责任制
B. 药品上市许可持有人应当独立设置质量管理部门，履行全过程质量管理职责
C. 药品上市许可持有人自行生产药品的，应

当取得药品生产许可证
D. 药品上市许可持有人从事药品经营活动的,应当取得药品经营许可证

7. 药品在销售前或进口时,必须经指定的药品检验机构检验的是
A. 处方药
B. 非处方药
C. 医疗机构配置的制剂
D. 血液制品

8. 下列关于药品定期安全性更新报告的说法,错误的是
A. 国产药品的定期安全性更新报告向药品上市许可持有人、药品生产企业所在地省级药品不良反应监测机构提交,进口药品的定期安全性更新报告向国家药品不良反应监测中心提交
B. 创新药和改良型新药应当自取得批准证明文件之日起每满1年提交一次定期安全性更新报告,直至首次再注册,之后每5年报告一次,其他类别的药品,一般每3年报告一次
C. 省级药品不良反应监测机构应当对收到的定期安全性更新报告进行汇总、分析和评价,于每年4月1日前将上一年度定期安全性更新报告统计情况和分析评价结果报省级药品监督管理部门和国家药品不良反应监测中心
D. 国家药品不良反应监测中心应当对收到的定期安全性更新报告进行汇总、分析和评价,于每年7月1日前将上一年度国产药品和进口药品的定期安全性更新报告统计情况和分析评价结果报国家药品监督管理局和卫生健康主管部门

9. 医疗机构申请《印鉴卡》应当符合的条件是

A. 二级甲等以上的医疗机构
B. 具有使用麻醉药品、精神药品能力的主治医师以上的医师
C. 有与使用麻醉药品和第一类精神药品相关的诊疗科目
D. 具有兼职从事麻醉药品和第一类精神药品管理的药学专业技术人员

10. 根据药品 GSP 附录《药品经营企业计算机系统》,下列关于药品经营企业计算机系统主要规范内容的说法,错误的是
A. 药品批发企业系统处理销后退回药品时,能够调出原对应的销售、出库复核记录,记录与实物一致的可退货验收,生成销后退回验收记录,反之系统则自动拒绝销后退回,且系统不支持对原始销售数据进行修改
B. 药品批发企业应当根据计算机管理制度对系统各类记录和数据进行安全管理,做到采取安全可靠的方式按月备份,记录备份数据介质存放于安全场所
C. 药品批发企业计算机系统应对库存药品的有效期进行自动跟踪和控制,具备近效期预警提示、超有效期自动锁定及停销等功能
D. 药品零售企业系统应建立包括供货单位、经营品种等相关内容的基础数据,自动识别处方药、特殊管理的药品以及其他国家有专门管理要求的药品,可自动拒绝国家有专门管理要求的药品超数量销售

11. 下列关于药品监督管理专业技术机构及其相关工作职责的说法,错误的是
A. 国家药典委员会承担药品质量标准的制定修订以及技术复核工作
B. 国家药品监督管理局药品审评中心负责药物临床试验、药品上市许可申请的受理和技

术审评

C. 国家药品监督管理局食品药品审核查验中心组织制定修订药品、医疗器械、化妆品检查制度规范和技术文件

D. 国家药品监督管理局药品评价中心参与拟订、调整国家基本药物目录和非处方药目录

12. 下列关于药品注册类别的说法，错误的是

A. 药品注册申请按照中药、化学药和生物制品等进行分类，境外生产药品不得在我国进行药品注册申请

B. 中药注册按照中药创新药、中药改良型新药、古代经典名方中药复方制剂、同名同方药等进行分类

C. 化学药注册按照化学药创新药、化学药改良型新药、仿制药等进行分类

D. 生物制品注册按照生物制品创新药、生物制品改良型新药、已上市生物制品（含生物类似药）等进行分类

13. 药品上市许可持有人可以依法自行生产或委托生产药品，下列药品中，属于药品上市许可持有人可以委托生产的是

A. 右丙氧芬注射剂

B. 莫达非尼片

C. 亚砷酸注射液

D. 非布司他片

14. 下列关于正式的法的渊源效力冲突及其解决的描述，错误的是

A. 不同位阶的法的渊源之间，上位法的效力高于下位法

B. 同一机关制定的新的一般规定与旧的特别规定不一致时，直接适用于新的

C. 部门规章与地方政府规章不一致时，由国务院裁决

D. 地方性法规与部门规章不一致时，由国务院提出意见，认为应当适用地方性法规的，直接适用，认为应当适用部门规章的，应当提请全国人民代表大会常务委员会裁决

15. 药品上市后的变更，按照其对药品安全性、有效性和质量可控性的风险和产生影响的程度，实行分类管理。下列不属于药品上市后变更分类的是

A. 审批类变更

B. 备案类变更

C. 报告类变更

D. 认证类变更

16. 下列关于毒性中药饮片定点生产管理的说法，错误的是

A. 对市场需求量大、毒性药材生产较多的地区定点要按省区确定2～3个定点企业

B. 毒性中药材的饮片包装要有突出、鲜明的毒药标志

C. 毒性中药饮片的生产管理制度只包括生产管理、质量管理、仓储管理

D. 建立毒性中药材的饮片生产、技术经济指标统计报告制度

17. 根据《药品经营和使用质量监督管理办法》的规定，药品经营许可证由发证机关注销的情形不包括

A. 申请人主动申请注销药品经营许可证的

B. 药品经营许可证有效期届满未申请换证的

C. 药品经营企业依法终止经营药品的

D. 药品经营许可证或营业执照发生变更的

18. 根据《药品经营质量管理规范》，某药品

零售连锁企业的门店设置有库房,其设施与设备不符合要求的是
A. 储存中药饮片应设立专用库房
B. 验收要采用专用场所
C. 不合格药品要有专用存放场所
D. 营业场所经营疫苗,有专用冷藏设备

19. 根据《国务院关于修改部分行政法规的决定》(国务院令第703号),仿制企业应当付给持有《中药保护品种证书》并转让该中药品种的处方组成、工艺制法的企业合理的
A. 使用费
B. 专利许可费
C. 知识产权费
D. 所有权费

20. 下列关于中药标准的说法,错误的是
A. 省级中药标准收载有禁止收载品种的,国务院药品监督管理部门不予备案
B. 省级药品监督管理部门应当在省级中药标准发布后30日内将省级中药标准发布文件、标准文本及编制说明报国务院药品监督管理部门备案
C. 国家药品标准已收载的品种及规格涉及的省级中药标准,自国家药品标准实施后自行废止
D. 省级中药标准允许收载从国外进口、引种或者引进养殖的非我国传统习用的动物、植物、矿物等产品

21. 负责药品零售、医疗器械经营的许可、检查和处罚,以及化妆品经营和药品、医疗器械使用环节质量的检查和处罚的部门是
A. 市县两级市场监督管理部门
B. 市县两级商务部门
C. 市县两级工业和信息化部门
D. 市县两级医疗保障部门

22. 下列变更项目,不属于上市许可持有人应当以补充申请方式申报,经批准后实施的是
A. 药品说明书中涉及有效性内容以及增加安全性风险的其他内容的变更
B. 药品上市许可持有人转让药品上市许可
C. 药品生产过程中的重大变更
D. 药品分包装

23. 下列关于《麻醉药品、第一类精神药品购用印鉴卡》的说法,错误的是
A. 医疗机构配制的麻醉药品和精神药品制剂只能在本医疗机构使用,不得对外销售
B. 医疗机构凭印鉴卡向本省行政区域内定点批发企业购买麻醉药品和第一类精神药品
C. 国家卫生主管部门应将取得《印鉴卡》的医疗机构名单向全国范围定点批发企业通报
D. 医疗机构配制临床需要而市场没有供应的麻醉药品和精神药品,应该持有医疗机构制剂许可证和印鉴卡

24. 下列关于医疗机构药品购进渠道和采购规定的说法,正确的是
A. 医疗机构临床使用的药品采购工作由药学部门承担
B. 医疗机构使用的药品都是从市场上购进的
C. 遴选儿童用药可不受"一品两规"和药品总品种数限制,药品说明书中有明确儿童适应证和儿童用法用量的药品除外
D. 医疗机构在签订药品采购合同之前,要逐一查验供货商的许可文件和供应品种的许可文件,销售人员的证件在具体采购时核验

25. 根据《处方管理办法》，下列关于处方调剂要求的说法，错误的是
A. 药师应当凭医师处方调剂处方药品，非经医师处方不得调剂
B. 药师在完成处方调剂后，应当在处方上签名或者加盖专用签章
C. 除药品质量原因外，药品一经发出，不得退换
D. 药师可以不凭处方调剂非处方药，但不允许患者开架自选

26. 下列关于非处方药管理要求的说法，错误的是
A. 非处方药药品标签、使用说明书、内包装、外包装上必须印有非处方药专有标识，未印有非处方药专有标识的一律不准出厂
B. 非处方药标签和说明书除符合规定外，用语要做到科学、易懂，便于消费者自行判断、选择和使用
C. 非处方药专有标识图案分为红色和绿色，红色专有标识用于乙类非处方药药品，绿色专有标识用于甲类非处方药药品和用作指南性标志
D. 根据药品品种、规格、适应证、剂量及给药途径不同，对药品分别按处方药与非处方药进行管理

27. 根据《反不正当竞争法》对于不正当竞争行为的界定，下列不属于混淆行为的是
A. 擅自使用他人有一定影响的企业名称简称的
B. 擅自使用他人有一定影响的商品名称的
C. 擅自使用他人有一定影响的网站名称的
D. 经营者对其商品曾获荣誉等做虚假或者引人误解的商业宣传的

28. 根据《药品、医疗器械、保健食品、特殊医学用途配方食品广告审查管理暂行办法》，下列关于保健食品、特殊医学用途配方食品广告发布和内容要求的说法，错误的是
A. 保健食品的广告，内容应当以市场监督管理部门批准的注册证书或者备案凭证、注册或者备案的产品说明书内容为准
B. 特殊医学用途配方食品广告内容应当经生产企业等广告主所在地市县级广告审查机关审查批准，取得广告批准文号
C. 保健食品广告内容应当经生产企业所在地省级广告审查机关审查批准，取得保健食品广告批准文号
D. 特殊医学用途配方食品广告涉及产品名称、配方、营养学特征、适用人群等内容的，不得超出注册证书、备案凭证、说明书范围

29. 药品行政处罚决定信息公开的内容不包括
A. 行政处罚案件名称、处罚决定书文号
B. 违反法律、法规和规章的主要事实
C. 行政处罚的种类和依据
D. 作出行政处罚决定的公安机关名称和日期

30. 下列关于医疗器械经营分类管理要求的说法，错误的是
A. 经营第一类医疗器械不需许可和备案，经营第二类医疗器械实行备案管理，经营第三类医疗器械实行许可管理
B. 从事医疗器械经营的企业必须具有符合医疗器械经营质量管理要求的计算机信息管理系统，保证经营的产品可追溯
C. 对产品安全性、有效性不受流通过程影响的第二类医疗器械，可以免予经营备案
D. 从事第三类医疗器械经营的，经营企业应当向所在地设区的市级药品监督管理部门申

请经营许可

31. 下列关于第二类精神药品批发和零售管理的说法,错误的是
A. 从事第二类精神药品批发业务的企业,可以将第二类精神药品销售给定点生产企业
B. 零售环节不得向未成年人销售第二类精神药品
C. 零售环节在难以确定购药者是否为未成年人的情况下查验其身份证明
D. 零售环节对于成年购药者一定要查验其身份证明

32. 根据《关于办理走私、非法买卖麻黄碱类复方制剂等刑事案件适用法律若干问题的意见》,不以制造毒品罪定罪的违法行为是
A. 以制造毒品为目的,利用麻黄碱类复方制剂加工、提炼制毒物品的
B. 以加工、提炼制毒物品制造毒品为目的,购买麻黄碱类复方制剂的
C. 以加工、提炼制毒物品制造毒品为目的,运输麻黄碱类复方制剂进出境的
D. 以加工、提炼制毒物品为目的,购买麻黄碱类复方制剂

33. 根据《药品管理法》,生产、销售假药,或者生产、销售劣药且情节严重的,对违法行为实行的处罚制度是
A. 只处罚单位制
B. 只处罚个人制
C. 单位和个人双罚制
D. 从重处罚制

34. 根据《药品管理法》,生产、销售假药,或者生产、销售劣药且情节严重的,对法定代表人、主要负责人、直接负责的主管人员和其他责任人员可以给予的行政处罚不包括
A. 没收违法行为发生期间自本单位所获收入
B. 并处所获收入30%以上3倍以下的罚款
C. 5年内不得从事药品生产经营活动
D. 由公安机关处5日以上15日以下的拘留

二、配伍选择题(共42题,每题1分。题目分为若干组,每组题目对应同一组备选项,备选项可重复选用,也可不选用。每题只有1个备选项最符合题意)

(35～36题共用备选答案)
A. 应用安全、疗效确切、质量稳定、使用方便
B. 安全、有效、方便、廉价
C. 临床必需、安全有效、价格合理、使用方便、市场能够保障供应
D. 防治必需、安全有效、价格合理、使用方便、中西药并重、基本保障、临床首选、基层能够配备

35. 非处方药遴选的主要原则是

36. 国家基本药物遴选的主要原则是

(37～39题共用备选答案)
A. 许可法定原则
B. 公开原则
C. 高效便民原则
D. 公平公正原则

37. 行政机关及其工作人员办事公道,不徇私情,合理考虑相关因素,体现了行政许可的

38. 政府行为除涉及国家秘密、商业秘密或者

个人隐私等依法应当保密以外,应当公开进行,体现了设定和实施行政许可的

39. 设定和实施行政许可,应当依照法定的权限、范围、条件和程序,体现了设定和实施行政许可的

(40～42题共用备选答案)
A. 5个工作日内
B. 10个工作日内
C. 15个工作日内
D. 60个工作日内

40. 药物临床试验机构名称、机构地址、机构级别、机构负责人员、伦理委员会和主要研究者等备案信息发生变化时,药物临床试验机构应当在备案平台中按要求填写并提交变更情况的时间是

41. 对于新备案的药物临床试验机构或者增加临床试验专业、地址变更的,应当开展首次监督检查的时间是

42. 专利权人在规定期限内请求行政裁决,国务院专利行政部门将受理通知书副本提交国家药品审评机构,并通知仿制药申请人的时间是

(43～44题共用备选答案)
A. 发现疑似不良反应
B. 不良反应大且危害人体健康的药品
C. 药品存在质量问题或者其他安全隐患
D. 发现假劣药的

根据《药品管理法》对药品上市后风险管理的规定,回答以下问题。

43. 应当及时向药品监督管理部门和卫生健康主管部门报告的事项是

44. 药品上市许可持有人依法应当召回药品而未召回的,省级药品监督管理部门应当责令其召回的事项是

(45～47题共用备选答案)
A. 5厘米
B. 10厘米
C. 20厘米
D. 30厘米

45. 药品批发企业仓库药品与库房内墙、顶、温度调控设备及管道等设施间的距离不小于

46. 药品批发企业仓库药品与药品的垛间距不小于

47. 药品批发企业仓库药品与地面间的距离不小于

(48～49题共用备选答案)
A. 高中文化程度
B. 药学或医学、生物、化学等相关专业中专学历
C. 药学或医学、生物、化学等相关专业大专学历
D. 药学或医学、生物、化学等相关专业本科学历

48. 药品批发企业的销售、储存岗位工作人员的最低学历要求是

49. 药品批发企业的采购人员的最低学历要求是

（50～51题共用备选答案）
A. 医疗质量管理委员会
B. 医疗机构制剂室
C. 医疗机构药师
D. 药事管理与药物治疗学委员会（组）

50. 根据《医疗机构药事管理规定》，制定本机构药品处方集和基本用药供应目录的是

51. 根据《医疗机构药事管理规定》，负责药品处方或者用药医嘱审核的是

（52～53题共用备选答案）
A. 一次常用量
B. 3日常用量
C. 7日常用量
D. 15日常用量

52. 盐酸二氢埃托啡片的处方最大用量为

53. 门诊一般患者使用盐酸芬太尼透皮贴剂的处方最大用量为

（54～55题共用备选答案）
A. 查处方
B. 查药品
C. 查配伍禁忌
D. 查用药合理性

54. 对药名、剂型、规格、数量，应该

55. 对临床诊断，应该

（56～58题共用备选答案）
A. 胡黄连
B. 黄连
C. 梅花鹿茸
D. 天麻

56. 禁止采猎、不得出口的野生药材物种是

57. 资源处于衰竭状态的重要的野生药材物种是

58. 资源严重减少的主要常用的野生药材物种是

（59～60题共用备选答案）
A. 国家药品监督管理部门
B. 省级药品监督管理部门
C. 设区的市级药品监督管理部门
D. 设区的市级卫生行政部门

59. 网上公布经批准的专门从事第二类精神药品批发业务的企业名单的部门是

60. 网上公布经批准的从事第二类精神药品零售业务的企业名单的部门是

（61～62题共用备选答案）
A. 1年；可以跨自然年使用
B. 1年；不得跨自然年使用
C. 不超过3个月；可以跨自然年使用
D. 不超过3个月；不得跨自然年使用

进、出口麻醉药品和精神药品，应当取得国家药品监督管理局颁发的进口准许证和出口准许证

61. 进口准许证的有效期为

62. 出口准许证的有效期为

(63～64题共用备选答案)
A. 特殊化妆品
B. 普通化妆品
C. 第一类化妆品
D. 第二类化妆品

63. 用于染发、烫发、祛斑美白、防晒、防脱发的化妆品为

64. 宣称新功效的化妆品为

(65～66题共用备选答案)
A. 由中药饮片用传统方法提取制成的酒剂、酊剂
B. 处方中不含配伍禁忌或药品标准中标识有"剧毒""大毒"的药味
C. 传染病,不涉及孕妇、婴幼儿等特殊用药人群的中药复方制剂
D. 受患者委托,按医师处方(一人一方)应用中药传统工艺加工而成的制品

65. 医疗机构中,实行备案管理的传统中药制剂是

66. 不得纳入医疗机构中药制剂管理范围的情况是

(67～68题共用备选答案)
A. 第一类精神药品
B. 麻醉药品
C. 第二类精神药品
D. 医疗用毒性药品

67. 根据特殊管理药品有关品种目录管理的规定,双氢可待因(包括其可能存在的盐、单方制剂、异构体、酯和醚)属于

68. 根据特殊管理药品有关品种目录管理的规定,麦角咖啡因片(包括其可能存在的盐、单方制剂、异构体、酯和醚)属于

(69～71题共用备选答案)
A. 【用法用量】
B. 【不良反应】
C. 【注意事项】
D. 【警示语】

69. 欲查询接种预防性生物制品出现紧急情况的应急处理方法,在药品说明书中可查询

70. 欲查询某药品是否需要进行皮内敏感试验内容,在药品说明书中可查询

71. 在药品说明书中,有关内容应当在说明书标题下以醒目的黑体字注明的是

(72～73题共用备选答案)
A. 中医用刮痧板
B. 医学影像处理软件
C. 一次性使用输液器
D. 用于血源筛查的体外诊断试剂

72. 具有中度风险且为计算软件的医疗器械是

73. 具有较高风险且其目的是辅助疾病治疗的医疗器械是

(74～76题共用备选答案)
A. 第二类精神药品零售企业违反规定储存、销售或者销毁第二类精神药品的
B. 取得《印鉴卡》的医疗机构未依规定保存麻醉药品和精神药品专用处方或未依规定进行处方专册登记的
C. 未取得麻醉药品和第一类精神药品处方资格的执业医师擅自开具麻醉药品和第一类精神药品处方的
D. 处方的调配人、核对人违反规定，未对麻醉药品和第一类精神药品处方进行核对

74. 根据《麻醉药品和精神药品管理条例》的规定，应"由药品监督管理部门责令限期改正，给予警告，并没收违法所得和违法销售的药品；逾期不改正的，责令停业，并处5000元以上2万元以下的罚款"的情形是

75. 根据《麻醉药品和精神药品管理条例》的规定，应"由设区的市级卫生健康主管部门责令限期改正，给予警告；逾期不改正的，处5000元以上1万元以下罚款"的情形是

76. 根据《麻醉药品和精神药品管理条例》的规定，应"由县级以上卫生健康主管部门给予警告，暂停执业活动；造成严重后果的，吊销其执业证书"的情形是

三、综合分析选择题（共16题，每题1分。题目分为若干组，每组题目基于同一个临床情景、病例、实例或者案例的背景信息逐题展开。每题的备选项中，只有1个最符合题意）

(77～79题共用题干)
甲省乙市丙县丁药店经营品种中有注射剂、肿瘤治疗药、维C银翘片（标签上是红色OTC）、维生素C（营养补充剂类药品），其营业执照为法人营业执照。在日常检查中，丙县市场监督管理部门发现该药店执业药师不在岗时，所有药品均有出售。该市场监督管理部门首先责令丁药店限期改正，给予警告；丁药店到期后没有改正，丙县市场监督管理部门给予罚款900元；丁药店对该行政决定不予履行，丙县市场监督管理部门对这种行为强制执行，并加处罚款。丁药店对处罚不服，提起行政复议。行政复议后，对行政复议仍然不服提起行政诉讼。

77. 案例情景中所指的"加处罚款"属于
A. 行政强制措施
B. 行政强制执行
C. 行政处罚
D. 行政许可

78. 案例情景中执业药师不在岗时，可以销售的药品是
A. 注射剂
B. 肿瘤治疗药
C. 维C银翘片
D. 维生素C

79. 案例情景中丁药店提起行政诉讼的机构应该是
A. 丙县市场监督管理部门
B. 甲省药品监督管理部门
C. 国家药品监督管理部门
D. 丙县人民法院

(80～82题共用题干)
某三级医院抗菌药物供应目录中有以下抗菌

药物：非限制使用级（庆大霉素）、限制使用级（依替米星、阿奇霉素）、特殊使用级（万古霉素）。医疗机构在自查过程中发现有以下临床应用情况：①甲医师将万古霉素用于门诊5次且无正当理由；②依替米星频繁发生严重不良事件；③药品批发企业违规销售阿奇霉素；④万古霉素半年内使用量始终居于前列；⑤甲医师开具万古霉素处方牟取不正当利益。药师在审核处方时对上述情况均有所发现，但是没有进行干预且无正当理由。

80. 医疗机构针对"甲医师将万古霉素用于门诊5次且无正当理由"的情况，给予的处罚不包括

A. 提出警告
B. 限制其万古霉素处方权
C. 限制其依替米星处方权
D. 限制其庆大霉素处方权

81. 甲医师被限制处方权后，仍然在住院环节多次超适应证、超剂量使用庆大霉素且无正当理由，应该给予的处罚是

A. 进一步限制其非限制使用级处方权
B. 取消其抗菌药物处方权
C. 暂停其抗菌药物处方权
D. 吊销《执业医师资格证书》

82. 案例情景中的第②③④种情况，医疗机构应该采取的措施是

A. 抗菌药物应用情况公示
B. 抗菌药物应用情况报告
C. 抗菌药物应用异常情况调查
D. 取消其处方权

（83~85题共用题干）

2020年1月15日，在一个研讨班上，学员对假劣药情形、适用法律和法律责任展开了讨论。讨论的情形主要包括四个：一是采用多加防腐剂生产儿童退热药；二是多加药用淀粉少用主药生产降压药；三是部分药品超过有效期；四是某抗菌药物的外包装上标示的适应证与批准的药品说明书中适应证表述不一致，其外包装上添加了可以作为前列腺炎的二线用药的适应证等。

83. 上述信息中所指的四种情形，应定性为假药的是

A. 多加防腐剂生产儿童退热药
B. 多加药用淀粉生产降压药
C. 药品超过有效期
D. 外包装上标示的适应证超过批准的说明书内容

84. 根据最高人民法院、最高人民检察院的《关于办理危害药品安全刑事案件适用法律若干问题的解释》，针对第四种情形，如果所在企业生产金额达到100余万元，已经销售金额达到15万元，但尚未造成人员的伤害和死亡，应该认定为

A. 足以危害人体健康
B. 其他特别严重情节
C. 对人体健康造成严重危害
D. 其他严重情节

85. 根据药品管理法、刑法及其相关司法解释，针对第四种情形，如果所在的药品生产企业生产金额达到100余万元，已经销售金额达到15万元，但尚未造成人员的伤害和死亡，关于企业和相关责任人法律责任的说法，错误的是

A. 药品监督管理部门应当吊销所在企业的

《药品生产许可证》
B. 本案属于单位犯罪，单位负刑事责任，直接责任人员处所获收入15倍以上50倍以下的罚款
C. 本案应移交公安机关，追究刑事责任
D. 本案中直接负责的主管人员和其他直接责任人员的刑事责任是"处10年以上有期徒刑、无期徒刑或者死刑，并处罚金或者没收财产"

（86～88题共用题干）
某药店经营品种有复方福尔可定口服溶液、含咖啡因的感冒药（非处方药）、含麻黄碱类复方制剂（两种，一种是处方药，一种是非处方药）以及胰岛素。该药店主要向某药品批发企业采购药品。

86. 该药店采购药品时，不一定从具有蛋白同化制剂、肽类激素定点批发资质企业购进的是
A. 复方福尔可定口服溶液
B. 含麻黄碱类复方制剂处方药
C. 含麻黄碱类复方制剂非处方药
D. 胰岛素

87. 该药店下列存放和销售上述情景中药品的行为，合法的是
A. 复方福尔可定口服溶液设置专柜并开架自选
B. 复方福尔可定口服溶液与含麻黄碱类复方制剂处方药应该凭处方销售
C. 含咖啡因的感冒药（非处方药）一次销售不得超过2个最小包装
D. 含麻黄碱类复方制剂非处方药一次销售不得超过5个最小包装

88. 如果该药店向药品批发企业采购含麻黄碱类复方制剂处方药、非处方药，批发企业审核该药店资质、采购人员身份证明等建立的核实记录，保存时间为
A. 1年备查
B. 至少1年
C. 至药品有效期后1年备查
D. 至药品有效期后2年备查

（89～90题共用题干）
药品零售连锁企业神龙平民大药房开办了网上药店，取名为"中华医药网"，其域名主体部分和另一家全国最大的零售连锁药店几乎一模一样。该药店为了增加销售量，雇用了一家信息技术公司对该网上药店刷单，给予五星好评。该网上药店还设置10万元大奖来进行抽奖销售。此外，该网上药店还经常进行虚假广告，2019年该企业3部不同的虚假广告被连续查处4次。

89. 上述信息中的网上药店的经营行为，按《反不正当竞争法》的规定，没有构成的不正当竞争行为是
A. 混淆行为
B. 虚假宣传
C. 不当有奖销售
D. 网络不正当竞争行为

90. 上述信息中的网上药店虚假广告行为给予的处罚不包括
A. 处广告费用5倍以上10倍以下的罚款，广告费用无法计算或者明显偏低的，处100万元以上200万元以下的罚款
B. 吊销营业执照
C. 由广告审查机关撤销广告审查批准文件

D. 3年内不受理其广告审查申请

（91～92题共用题干）
2015年6月25日，国家食品药品监督管理总局发布《关于停止生产销售使用酮康唑口服制剂的公告》（2015年第85号），决定即日起停止酮康唑口服制剂在我国生产、销售和使用，撤销药品批准文号。

91. 上述信息中的药品标签的有效期标注是"有效期至2016年06月"，对2015年6月1日至25日期间某药品零售企业售出的该药品的认定，正确的是
A. 该药品的有效期至2016年5月31日，药品已超过有效期
B. 该药品的有效期至2016年6月1日，药品已超过有效期
C. 该药品的有效期至2016年6月30日，药品未超过有效期
D. 该药品的有效期至2016年7月1日，药品未超过有效期

92. 某药品零售企业负责人在接到停止生产、销售、使用酮康唑口服制剂的通知后，对库存和货架上的酮康唑片的处理，错误的是
A. 停止销售并下架
B. 配合药品上市许可持有人
C. 发布资讯告知员工和消费者停止销售和使用
D. 清点库存并将购销凭证和药品一并销毁

四、多项选择题（共8题，每题1分。每题的备选项中，有2个或2个以上符合题意。错选、少选均不得分）

93. 乙类非处方药应是用于常规轻微疾病和症状以及日常营养补给等的非处方药药品。下列药品中不应作为乙类非处方药的有
A. 含抗菌药物、激素等成分的化学药品
B. 中西药复方制剂
C. 儿童用维生素、矿物质类药品
D. 含毒性药材的口服中成药

94. 国家卫生健康委对《国家基本药物目录（2018年版）》中价格低廉、临床必需的药品在配套政策中给予支持，保障临床用药需求。这些配套政策主要包括
A. 通过一致性评价的品种优先纳入基本药物目录，未通过一致性评价的品种将逐步被调出基本药物目录
B. 对纳入国家基本药物目录的品种，统一设置评价时限要求
C. 化学药品新注册分类实施前批准上市的含基本药物品种在内的仿制药，自首家品种通过一致性评价后，其他药品生产企业的相同品种原则上应在3年内完成一致性评价
D. 逾期未完成的，企业经评估认为属于临床必需、市场短缺品种的，可向所在地省级药品监管部门提出延期评价申请

95. 下列属于医疗机构不得申报自配制剂品种的有
A. 医疗用毒性药品
B. 中药注射剂
C. 变态反应原生物制品
D. 化学品、中药组成的复方制剂

96. 下列是某药品零售连锁企业的经营行为，违法的是
A. 甲门店从某药品批发企业采购两者经营范围内的药品

B. 乙门店因患者寻找双黄连口服溶液而本店没存货，直接向丙门店调剂了2盒双黄连口服溶液
C. 企业总部将阿莫西林胶囊销售给某基层医疗卫生机构
D. 配送中心将红霉素软膏销售给患者

97. 根据《中华人民共和国消费者权益保护法》，下列关于提供商品和服务的经营者应当承担的义务的说法，正确的是
A. 经营者提供的商品不符合质量要求的，经营者应当承担退货运输等必要费用
B. 经营者决定停业或者迁移服务场所的，应当提前15日在其经营场所、网站、网店首页等的醒目位置公告经营者的有效联系方式等信息
C. 经营者不得以暴力、胁迫、限制人身自由等方式或者利用技术手段，强制或者变相强制消费者购买商品或者接受服务
D. 经营者应当保证其提供的商品或服务符合保障人身、财产安全的要求

98. 国家对麻醉药品的管理包括
A. 定点经营制度
B. 定点生产制度
C. 生产总量控制
D. 备案管理制度

99. 根据《中成药通用名称命名技术指导原则》，下列药品可不更名或不予更名的是
A. 一贴灵
B. 风油精（老字号，患者普遍认可）
C. 消癌平
D. 牛黄清心丸（来源于古代经典名方的中药复方制剂）

100. 下列关于阿托品类药品管理的行为，合乎规定的有
A. 吗啡阿托品注射液标签上的专有标识为黑底白字
B. 阿托品是医疗用毒性药品，其复方制剂吗啡阿托品注射液也应按毒性药品管理
C. 阿托品的盐类化合物属于医疗用毒性药品
D. 阿托品的经营，由药品监督管理部门指定的药品经营企业承担，其他任何单位不得从事经营业务

临考决胜卷（四）

一、最佳选择题（共34题，每题1分。每题的备选项中，只有1个最符合题意）

1. 药品人为风险的来源不包括
A. 不合理用药
B. 药品不良反应
C. 用药差错
D. 药品质量问题

2. 大多数药品均有不同程度的毒副反应，只有在衡量有效性大于毒副反应，或可解除、缓解毒副作用的情况下才能使用该种药品，体现药品的
A. 有效性
B. 安全性
C. 稳定性
D. 均一性

3. 下列不属于申请医保定点零售药店应具备的条件的是
A. 在注册地址正式经营至少1年
B. 至少有1名取得执业药师资格证书或具有药学、临床药学、中药学专业技术资格证书的药师，且注册地在该零售药店所在地
C. 按GSP要求，开展药品分类分区管理，并对所售药品设立明确的医保用药标识
D. 建立医保药品等基础数据库，按规定使用国家统一医保编码

4. 下列关于医保药品目录的分类、制定与调整的说法，错误的是
A. 国务院医疗保障行政部门建立完善动态调整机制，原则上每年调整一次
B. 医保目录调入分为常规准入和谈判准入两种方式
C. 各省级医疗保障部门按国家规定纳入《药品目录》的民族药、医疗机构制剂、中药饮片纳入"乙类药品"管理
D. 2024年国家药品目录调整分为准备、申报、专家评审、谈判、公布结果5个阶段

5. 2017年，刘某取得了国家规定的药学专业高级职称，受聘于某药店。他2019年第一次参加执业药师职业资格考试。根据《执业药师职业资格考试实施办法》，他参加的考试类别和成绩有效期分别为
A. 药学类免试两科，2019年至2022年
B. 中药学类免试两科，2019年至2023年
C. 药学类免试两科，2019年至2020年
D. 中药学类免试两科，2019年至2021年

6. 2009年4月6日，《中共中央国务院关于深化医药卫生体制改革的意见》（以下简称新医改意见）发布。新医改意见把基本医疗卫生制度作为公共产品向全民提供的核心理念，坚持医疗卫生事业的
A. 全面性
B. 经济性
C. 公益性
D. 合理性

7. 行政处罚的简易程序不包括
A. 执法人员向当事人出示执法证件
B. 确认违法事实，说明处罚理由和依据

C. 制作行政处罚决定书
D. 交付行政处罚罚金

8. 又称为"国家疫苗检查中心"的药品监督管理专业技术机构是
A. 国家药品审评中心
B. 国家食品药品审核查验中心
C. 国家药品评价中心
D. 国家药品审评检查分中心

9. 药品质量监督检验根据其目的和处理方法不同，可以分为抽查检验、注册检验、指定检验和复验等类型，下列说法错误的是
A. 抽查检验简称"抽验"，是国家依法对生产、经营和使用的药品质量进行有目的的调查和检查的过程
B. 药品注册检验，包括标准复核和样品检验
C. 用于血源筛查的体外诊断试剂属于指定检验的品种
D. 当事人对药品检验结果有异议的应自收到药品检验结果之日起3日内申请复验

10. 下列关于药品注册管理要求的说法，不正确的是
A. 与国家药品标准收载的同品种药品使用的检验项目和检验方法一致的，可以不进行样品检验，只进行标准复核
B. 已被注销药品注册证书、超过有效期等的药品，应当由药品监督管理部门监督销毁或者依法采取其他无害化处理等措施
C. 中药饮片符合国家药品标准或省级药品监督管理部门制定的炮制规范，方可出厂、销售
D. 境外生产的药品的注册检验应当由中检院组织口岸药品检验机构实施

11. 下列关于药品召回的说法，正确的是

A. 根据药品安全隐患的严重程度，药品召回分为四级
B. 药品生产企业是药品召回的责任主体
C. 境外生产药品涉及在境内实施召回的，应当由境内责任人组织实施
D. 应当召回药品而未召回的，市场监督管理部门应当发起责令召回

12. 下列关于药品上市许可持有人的说法，正确的是
A. 药品上市许可持有人是指取得药品注册证书的企业或者药品研制机构
B. 药品上市许可持有人是指取得进口药品注册证的企业或者药品检验机构
C. 药品上市许可持有人是指取得药品注册证书的企业或者药品检验机构
D. 药品上市许可持有人是指取得进口药品注册证的企业或者药品研制机构

13. 根据《药品经营质量管理规范》，下列关于药品零售企业拆零销售管理的说法，正确的是
A. 负责拆零销售的人员应经过专门培训
B. 拆零销售时只能提供药品说明书原件
C. 拆零销售应使用洁净、卫生的包装，包装上列明患者姓名、年龄、性别、药品名称、规格、数量、用法用量、有效期、批号等
D. 销售完成后，剩余的拆零药品应陈列在处方区

14. 下列关于处方药与非处方药分类管理的说法，不正确的是
A. 药品零售企业可不凭医师处方销售非处方药
B. 非人工自助售药设备可以销售除乙类非处方药品以外的药品

C. 销售乙类非处方药时，执业药师或其他药学技术人员应当根据个人消费者咨询需求，提供科学合理的用药指导

D. 销售甲类非处方药时，执业药师应当主动向个人消费者提供用药指导

15. 下列关于上市许可持有人禁止类行为的说法，错误的是

A. 疫苗上市许可持有人向医疗机构销售疫苗

B. 药品上市许可持有人可授权派出医药代表从事学术推广、技术咨询等活动，但不得要求其承担药品销售任务

C. 中药饮片生产企业不得以中药材及初加工产品冒充中药饮片销售

D. 禁止以展销会、博览会、交易会、订货会、产品宣传会等方式现货销售药品或赠送药品

16. 根据《药品网络销售监督管理办法》，下列关于药品网络销售的说法，错误的是

A. 药品上市许可持有人通过网络自行批发药品需取得药品经营许可证

B. 中药饮片生产企业可从事中药饮片的网络销售活动

C. 药品零售企业网络销售处方药的，在处方药销售主页上不得直接公开展示处方药的包装信息

D. 网络药品交易第三方平台应对入驻的药品网络销售企业建立登记档案，档案至少每半年核验更新一次

17. 下列关于处方审核的基本要求、依据和流程的说法，错误的是

A. 药师是处方审核工作的第一责任人

B. 依法经过资格认定的药师或者其他药学技术人员调配处方，应当进行核对，对处方所列

药品可以更改或者代用

C. 对有配伍禁忌或者超剂量的处方，应当拒绝调配；必要时，经处方医师更正或者重新签字，方可调配

D. 医疗保障主管部门将药师审核处方情况纳入医保定点医疗机构绩效考核体系

18. 下列关于医疗机构内处方保存期满后需进行销毁的说法，正确的是

A. 向医疗机构所在地设区的市级卫生健康主管部门备案后方可销毁

B. 向医疗机构所在地设区的市级药品监督管理部门备案后方可销毁

C. 经医疗机构主要负责人批准、登记备案方可销毁

D. 开具该处方的医师同意后可自行销毁

19. 某医院配制的医疗机构制剂临床效果良好，很受患者欢迎。根据《中华人民共和国药品管理法》，下列关于该医疗机构制剂管理的做法，正确的是

A. 由医疗机构的药检室负责对该制剂进行质量检验

B. 未经药品监督管理部门批准，在医疗机构之间调剂使用该制剂

C. 在医院宣传栏中对该制剂进行广告宣传

D. 将该制剂销售给其他药品零售企业

20. 特殊使用级抗菌药物可以越级使用的是

A. 在村卫生室使用

B. 在局部感染时使用

C. 在免疫功能低下时使用

D. 在抢救生命垂危患者时使用

21. 中药配方颗粒的质量监管纳入以下哪种

执业药师中药学临考决胜卷·药事管理与法规

管理范畴
A. 中药材
B. 中药饮片
C. 中成药
D. 食药两用物质

22. 不符合中药材采收和产地加工管理规定的是
A. 企业应当单独采收、处置病虫草害或生长发育不正常的药材
B. 企业应当保证加工过程方法的多样性，避免品质下降或者外源污染
C. 应及时进行中药材晾晒，防止晾晒过程中各种因素对中药材的污染
D. 产地加工过程品质受到严重影响的，原则上不得作为中药材销售

23. 关于地区性民间习用药材的说法，错误的是
A. 省级药品监督管理部门制定修订地区性民间习用药材的省级中药材标准
B. 地区性民间习用药材兼顾"地区性民间习用"和"药用"的特点
C. 对与国家药品标准或者药品注册标准中的基原或者药用部位不相同的药材，省级中药材标准不得收载
D. 城乡集市贸易市场可以出售除毒性中药品种以及省级中药材标准中明确记载具有剧毒、大毒的中药材以外的地区性民间习用药材

24. 根据《中成药通用名称命名技术指导原则》，下列关于中成药通用名称命名的说法，错误的是
A. 中成药通用名一般字数不超过5个字
B. 中成药命名可借鉴古方命名
C. 处方相同而药品名称不同，药品名称相同或相似而处方不同的已上市中成药必须更改通用名
D. 中成药通用名不应采用濒危受保护动、植物名称命名

25. 根据《野生药材资源保护管理条例》及有关规定，下列关于"杜仲"的说法，正确的是
A. 禁止采猎
B. 属于三级保护野生药材物种
C. 分布区域缩小，资源处于衰竭状态
D. 不得出口

26. 下列关于疫苗管理规定的说法，错误的是
A. 疫苗上市许可持有人应当按照采购合同规定，向疾病预防控制机构和疫苗接种单位供应疫苗
B. 疾病防控急需疫苗和创新疫苗，国务院药品监督管理部门予以优先审评审批
C. 三级医疗机构或省级以上疾病预防控制机构实施或组织实施疫苗临床试验
D. 疫苗上市许可持有人可以自行配送疫苗，也可委托配送

27. 根据《药品类易制毒化学品管理办法》，下列小包装麻黄素的销售行为，符合规定的是
A. 甲麻醉药品区域性批发企业将其销售给乙麻醉药品区域性批发企业
B. 丙药品类易制毒化学品生产企业将生产的该药品销售给专门从事第二类精神药品的丁批发企业
C. 戊麻醉药品全国性批发企业将其销售给己麻醉药品区域性批发企业
D. 庚麻醉药品全国性批发企业将其销售给辛

第二类精神药品区域性批发企业

28.下列有关医疗用毒性药品管理的说法,错误的是
A.每次配料,必须经2人以上复核无误,并详细记录每次生产所用原料和成品数,经手人要签字备查
B.由国务院药品监督管理部门制定并下达毒性药品的年度生产、收购、供应和配制计划
C.除相关的药品零售企业、医疗机构外,其他任何单位、个人均不得从事毒性药品的配方业务
D.零售药店凭盖有医师所在的医疗单位公章的正式处方供应和调配毒性药品

29.下列关于非处方药专有标识管理的说法,错误的是
A.非处方药专有标识图案呈椭圆形,中间有"OTC"的字样
B.甲类非处方药为红底白字
C.乙类非处方药为绿底白字
D.外包装标签不可以单色印刷

30.以下药品广告内容和发布行为不违规的是
A.以非处方药"金嗓子喉片"的名称为某电视台节目冠名
B.祛湿通络胶囊广告当中出现了专业机构及其工作人员名义和形象力荐该药品
C.茸杞补肾茶广告宣称"1盒见效,8小时肾脾同洗,15天后体内毒素减少,肿胀回缩,服用30天后尿急完全消失"
D.麝香心脑通胶囊广告宣称"新栓旧栓一并除;首次实现了截根源性治疗;使心脑血管治疗不再难;脑血栓7天见效,中风偏瘫10天见效"

31.特殊医学用途配方食品是指为了满足进食受限、消化吸收障碍、代谢紊乱或者特定疾病状态人群对营养素或者膳食的特殊需要,专门加工配制而成的配方食品。下列关于特殊医学用途配方食品管理的说法,错误的是
A.特殊医学用途配方食品应当经国务院食品安全监督管理部门注册
B.特殊医学用途配方食品广告应当显著标明适用人群、"不适用于非目标人群使用""请在医师或者临床营养师指导下使用"
C.特殊医学用途配方食品注册号的格式为:国食注字TP+××××(4位年代号)+××××(4位顺序号)
D.特殊医学用途配方食品注册证书有效期为5年

32.下列关于第二类和第三类医疗器械的注册号的说法,错误的是
A.国务院药品监督管理部门统一制定医疗器械注册证格式
B.注册号的格式:×1械注×2××××3×4××5××××6
C.注册形式境内用"准"字,进口和港澳台的都用"进"字
D.注册证格式中首次注册年份后数字代表产品管理类别

33.根据《最高人民法院、最高人民检察院关于办理危害药品安全刑事案件适用法律若干问题的解释》第2条规定,生产、销售、提供假药,不属于应当认定为刑法第141条规定的"对人体健康造成严重危害"的情形的是
A.造成轻伤或者重伤的
B.致人重度残疾以上的
C.造成轻度残疾或者中度残疾的

D. 造成器官组织损伤导致一般功能障碍或者严重功能障碍的

34. 伪造、变造、出租、出借、非法买卖许可证或者药品批准证明文件的，相关处罚不包括

A. 没收违法所得，处违法所得 3 倍以上 5 倍以下的罚款
B. 情节严重的，并处违法所得 5 倍以上 15 倍以下的罚款
C. 情节严重的，吊销药品生产许可证、药品经营许可证、医疗机构制剂许可证或者药品批准证明文件
D. 情节严重的，对法定代表人、主要负责人、直接负责的主管人员和其他责任人员，处 2 万元以上 20 万元以下的罚款

二、配伍选择题（共 42 题，每题 1 分。题目分为若干组，每组题目对应同一组备选项，备选项可重复选用，也可不选用。每题只有 1 个备选项最符合题意）

（35～36题共用备选答案）
A. 基本医疗保险制度
B. 补充医疗保险制度
C. 医疗救助制度
D. 医疗互助制度

35. 国家医疗保障基本制度不包括

36. 保障参保群众基本医疗保险之外个人负担的、符合社会保险相关规定的医疗费用的医疗保障制度为

（37～38题共用备选答案）
A. 国家药品监督管理局药品评价中心
B. 中国食品药品检定研究院
C. 国家药品监督管理局食品药品审核查验中心
D. 国家药品监督管理局药品审评中心

37. 组织开展进口药品注册检验以及上市后有关数据收集分析等工作的技术机构是

38. 承担药物临床试验、非临床研究机构资格认定（认证）、研制现场检查和药品注册现场检查的是

（39～40题共用备选答案）
A. 注册检验
B. 指定检验
C. 抽查检验
D. 复验

39. 通过质量公告的形式向公众发布药品质量监督检查结果的检验是

40. 新药上市申请、首次申请上市的仿制药及首次申请上市的境外生产药品都应当进行的检验是

（41～43题共用备选答案）
A. 国药准字 H+4 位年号 +4 位顺序号
B. 国药准字 Z+4 位年号 +4 位顺序号
C. 国药准字 SC+4 位年号 +4 位顺序号
D. 国药准字 SJ+4 位年号 +4 位顺序号

41. 四川省某药厂生产的同名同方药的批准文号格式为

42. 四川省某药厂生产的某仿制药的批准文号格式为

43.香港某药厂生产的血液制品的批准文号格式为

(44~46题共用备选答案)
A.所有作用于全身的抗菌药
B.所有作用于全身的激素
C.消费者进行自我诊断下的安全性
D.疗效确切,用药后的效果明显或明确

44.处方药转换为非处方药时,安全性评价包括

45.处方药转换为非处方药时,有效性应具有的特点是

46.不得由处方药转换评价为非处方药的药品是

(47~49题共用备选答案)
A.国家药品监督管理局药品评价中心
B.省级药品监督管理部门
C.县级以上药品监督管理部门
D.国家药品监督管理局药品审评中心

47.中国境内生产的药品再注册申请的提出部门是

48.在我国境内销售的法国生产药品再注册的提出部门是

49.在我国境内生产药品,召回药品需要销毁的,其监督销毁部门是

(50~52题共用备选答案)
A.药品的通用名称、规格、生产厂商、购货单位、剂型、批号、有效期、销售数量、销售日期、单价、金额
B.购货单位、药品的通用名称、剂型、规格、数量、批号、有效期、生产厂商、出库日期、质量状况和复核人员
C.药品的通用名称、规格、批准文号、批号、剂型、有效期、生产厂商、生产日期、供货单位、到货日期、到货数量、验收合格数量、验收结果
D.药品的通用名称、规格、产地、剂型、数量、价格、生产厂商、供货单位、购货日期

50.药品批发企业按规定从本省某药品生产企业购进中药饮片,并建立采购记录,按照GSP有关规定,该企业的采购记录应当列明

51.药品批发企业应做好药品销售记录,销售记录应当列明

52.药品批发企业人员对一批新到的化学药品制剂进行验收,其验收记录应当列明

(53~54题共用备选答案)
A.药品零售企业被其他药品零售连锁企业总部收购,企业经营范围未发生变化
B.企业在原仓库地址增加仓库
C.企业改变企业名称
D.企业改变法定代表人

53.按照变更药品经营许可程序办理的是

54.属于许可事项变更的是

(55~57题共用备选答案)
A.1年

B. 2年
C. 4年
D. 3年

55. 医疗机构麻醉药品处方保存期限至少为

56. 医疗机构第二类精神药品处方保存期限至少为

57. 医疗机构急诊处方保存期限为

(58～59题共用备选答案)
A. 每5年报告一次
B. 每3年报告一次
C. 每1年报告一次
D. 每半年报告一次

58. 医疗机构对非限制使用级抗菌药物临床应用情况的报告频次为

59. 医疗机构对限制使用级抗菌药物临床应用情况的报告频次为

(60～62题共用备选答案)
A. 所在地设区的市级药品监督管理部门
B. 所在地省级药品监督管理部门
C. 国家药品监督管理部门
D. 所在地设区的市级卫生健康主管部门

60. 专门从事第二类精神药品批发业务的药品经营企业资质审批部门是

61. 医疗机构《麻醉药品、第一类精神药品购用印鉴卡》的审批部门是

62. 跨省（区、市）从事麻醉药品和第一类精神药品批发业务的药品经营企业资质审批部门是

(63～65题共用备选答案)
A. 天蓝色与白色相间
B. 黑色与白色相间
C. 绿色与白色相间
D. 宝石蓝色与白色相间

63. 氯胺酮的专用标志颜色为

64. 阿托品的专用标志颜色为

65. 羟考酮的专用标志颜色为

(66～67题共用备选答案)
A. 蛋白同化制剂
B. 所有肽类激素
C. 麻醉镇痛剂
D. 利尿剂

66. 列入兴奋剂实施严格管理，药品零售企业不得经营的是

67. 列入兴奋剂管理，药品零售企业必须凭处方销售的是

(68～69题共用备选答案)
A. 网络不正当竞争行为
B. 侵犯商业秘密
C. 诋毁商誉
D. 混淆行为

68. 根据《反不正当竞争法》，甲药品生产企业部门负责人，以金钱诱导的方式让"网络黑

客"将乙企业正在研制药物的临床研究数据上传至互联网,该行为属于

69. 根据《反不正当竞争法》,丙药品经营企业,未经"网红"丁药品电商平台的同意,擅自使用丁电商网页主体的部分,该行为属于

(70~71题共用备选答案)
A. 津×广审(视)第220520-×××××号
B. 津×广审(视)第250520-×××××号
C. 津×广审(视)第240519-×××××号
D. 津×广审(视)第270519-×××××号

70. A产品于2022年5月20日取得广告批准文号,已知A产品注册证明文件、备案凭证或者生产许可文件最短的有效期到2025年05月20日,A产品的广告批准文号的格式可能是

71. B产品于2022年5月20日取得广告批准文号,已知B产品注册证明文件、备案凭证或者生产许可文件未规定有效期,B产品的广告批准文号的格式可能是

(72~74题共用备选答案)
A. 3万元以下罚款
B. 5000元以上5万元以下的罚款
C. 10万元以上100万元以下的罚款
D. 20万元以上100万元以下的罚款

72. 委托配制中药制剂应备案而未备案,不涉及拒不改正的情况下,应承担的罚款为

73. 药品零售企业未按规定凭处方销售处方药,逾期不改正的

74. 广告主在针对未成年人的大众传播媒介上发布药品广告,不涉及情节严重的情况下,应承担的罚款为

(75~76题共用备选答案)
A. 2倍以上10倍以下
B. 1倍以上5倍以下
C. 10倍以上30倍以下
D. 5倍以上15倍以下

75. 药品批发企业从个人处购进药品且情节严重的,并处违法购进药品货值金额的罚款倍数为

76. 接受委托运输的企业,知道承运药品为劣药,依然为其提供运输服务的,没收全部运输收入,并处违法收入的罚款倍数为

三、综合分析选择题(共16题,每题1分。题目分为若干组,每组题目基于同一个临床情景、病例、实例或者案例的背景信息逐题展开。每题的备选项中,只有1个最符合题意)

(77~78题共用题干)
甲为药品上市许可持有人,自行生产降压药A;甲接受同省份戊医疗机构委托配制中药医疗机构制剂的请求。乙为药品批发企业,从甲处购进降压药A进行销售。丙为药品零售企业,从乙处购进降压药A进行销售。丁为某医疗机构,在使用降压药A的过程中发现该药品某批次的包装有部分字体印刷不清晰的情况,遂向甲进行报告,甲经过内部研讨后认为该药品一般不引起健康危害,但依旧决定对该批次药品进行召回。

77. 上述案例中,甲对降压药A发起召回,对

应的召回分类和分级分别是
A. 主动召回；二级召回
B. 责令召回；二级召回
C. 主动召回；三级召回
D. 责令召回；三级召回

78. 下列关于戊医疗机构委托甲药品上市许可持有人为其配制中药制剂的行为,合法的是
A. 戊医疗机构应委托具有《医疗机构制剂许可证》的其他医疗机构配制中药制剂,不得委托甲药品上市许可持有人配制中药制剂
B. 戊医疗机构在委托甲药品上市许可持有人为其配制中药制剂时无需取得《医疗机构制剂许可证》,除特殊情况外需要取得该中药制剂的制剂批准文号
C. 戊医疗机构委托甲药品上市许可持有人为其配制中药制剂,需要向甲药品上市许可持有人所在地省级药品监督管理部门备案
D. 若戊医疗机构委托甲药品上市许可持有人为其配制的中药制剂属于由中药饮片经粉碎后制成的胶囊剂,需要向省级药品监督管理部门批准取得制剂批准文号

（79～80题共用题干）
甲是药品批发企业,经批准获得《药品经营许可证》,经营范围包括麻醉药品、第二类精神药品、医疗用毒性药品、化学原料药及其制剂、抗生素原料药及其制剂、生物制品。乙是药品零售企业（非连锁）,经营范围包括中药饮片、中成药、化学药制剂、生物制品。丙是药品上市许可持有人,持有品种包括磷酸可待因糖浆和某国家免疫规划疫苗。乙药品零售企业的执业药师丁,凭患者身份证原件向其销售了3盒含麻黄碱类复方制剂非处方药,并对其进行用药指导,因店内正在举行促销活动,丁以买二赠一的方式向患者赠送了一盒中成药（甲类非处方药）。

79. 关于执业药师丁凭患者身份证原件向患者销售了3盒含麻黄碱类复方制剂非处方药的行为,下列说法正确的是
A. 含麻黄碱类复方制剂含有麻黄碱类物质,属于含特殊药品复方制剂,应当凭医师处方方可销售
B. 丁是执业药师,可以凭患者身份证原件向其销售3盒含麻黄碱类复方制剂非处方药
C. 含麻黄碱类复方制剂非处方药一次销售不得超过2个最小包装
D. 药品零售企业不得销售含麻黄碱类复方制剂

80. 下列关于乙药品零售企业举行促销活动的说法,正确的是
A. 药品零售企业不得举行促销活动
B. 丁以买二赠一的方式向患者赠送了一盒中成药（甲类非处方药）属于合法行为
C. 丁可以采取买二赠一的方式向患者赠送非处方药,但不得以买二赠一的方式赠送处方药
D. 丁不得以买二赠一的方式向患者赠送甲类非处方药

（81～83题共用题干）
某市一名癫痫病患儿家属王某,因帮助患儿家属群群主李某代收海外购买的氯巴占包裹,被该县检察院认定为走私毒品,最终,检察院以王某犯罪情节轻微作出不予起诉的决定。李某成了该案被继续起诉的被告人。在我国,氯巴占属于中枢神经系统抗癫痫药物,被列为第二类精神管制药品,此前在国内未被

批准上市。

81. 根据上述案例，结合药品进口管理法律法规，下列说法正确的是
A. 王某可以从海外购买氯巴占，然后在境内销售给他人使用
B. 氯巴占属于第二类精神药品，个人不得携带入境
C. 氯巴占属于药品类易制毒化学品，个人不得携带入境
D. 王某可以凭借正规医疗机构的医疗诊断书，从海外携带少量、自用的氯巴占

82. 医疗机构欲临时进口氯巴占，下列关于其进口流程，说法错误的是
A. 国家卫生健康委组织提出氯巴占临床需求量，确定使用医疗机构名单，选定牵头进口的医疗机构
B. 牵头进口的医疗机构应向国家药品监督管理局提出临时进口申请
C. 国家药品监督管理局在收到医疗机构相关申请后5日内，对符合要求的做出同意进口的复函，同时出具进口准许证
D. 进口单位持进口准许证直接向海关办理通关手续

83. 下列关于个人携带易制毒化学品入境的管理的叙述，正确的是
A. 个人不得携带易制毒化学品入境
B. 个人不得携带第一类易制毒化学品入境
C. 个人不得携带除了第一类中的药品类易制毒化学品药品制剂和高锰酸钾以外的易制毒化学品入境
D. 个人携带易制毒化学品入境，应当以数量合理为限，并且接受药品监督管理部门监管

(84～86题共用题干)

案例一：2022年12月14日，A省经济技术开发区市场监督管理局根据海关缉私部门线索通报，对A省经济技术开发区某医院使用违规进口相关A化学药品展开调查。经查，A化学药品属于未经批准擅自进口的药品，涉案货值金额8万元，该医院利用A药品违法所得共计18.7万元。

案例二：A省经济技术开发区的某批发企业取得B药品（麻醉药品）的药品注册证书，成为B药品的上市许可持有人，该企业对已批准上市的B药品进口出口。同时，经查，该批发企业未取得药品批准证明文件进口A药品，涉案金额28万元。

案例三：A省某药品生产企业在取得某三级医疗机构的医疗机构制剂配方后，准备生产该医疗机构制剂。被A省药品监督管理部门在日常监督检查中发现并叫停该行为。

84. 下列关于药品进口管理的说法，有误的是
A. 药品应当从允许药品进口的口岸进口，并由进口药品企业向口岸所在地药品监督管理部门备案
B. 进口药品未按照规定备案的，责令改正，给予警告
C. 进口药品未按照规定备案的，且逾期不改正的，吊销药品注册证书
D. 药品应当从允许药品进口的口岸进口，并由药品上市许可持有人向口岸所在地药品监督管理部门备案

85. 案例二的批发企业未取得药品批准证明文件进口A药品，进一步检查发现，未造成情节严重情形，针对该批发企业违法行为，下列罚款金额符合《药品管理法》的是

A. 200万元
B. 250万元
C. 400万元
D. 450万元

A. 3个月
B. 12个月
C. 16个月
D. 24个月

86.下列关于案例三该生产企业想生产医疗机构制剂行为的说法,错误的是
A. 该生产企业不能自行生产医疗机构制剂
B. 该生产企业的行为属于不正当竞争行为
C. 该生产企业经省药监批准后取得《医疗机构制剂许可证》,方可生产医疗机构制剂
D. 该生产企业可以接受有医疗机构制剂批准文号的医疗机构委托生产医疗机构中药制剂

(87～88题共用题干)
某药品生产企业生产的药品"复方风湿宁片",其功能主治为"活血舒筋,祛风除湿,用于风湿痹痛、手足麻木酸软"。在获得药品广告审查部门批准之后,广告在发布过程中出现了"服用5天颈椎就不疼了;4周后8年的老风湿完全好了;服药60天变硬变形的关节恢复正常;治疗所有骨病,康复后行动自如"等广告内容。

87. 对上述信息中的药品广告内容的定性,错误的是
A. 属于广告中不得出现的情形
B. 未按照审查通过的内容发布药品广告
C. 进行虚假宣传
D. 属于不得发布广告的药品

88. 因上述信息中的违法广告情节严重,在规定的时间内,广告审查部门不再受理该企业该品种的广告审查申请。这个规定的时间指的是

(89～90题共用题干)
2021年,成都全市开展"春雷行动2021",成都郫都区市场监管局执法人员对某药店进行检查时,发现该药店经营场所待售中药饮片陈列柜中有2种中药饮片均超过了有效期。该局当即立案调查,并对上述中药饮片采取了扣押。经调查,过期中药饮片货值金额77.61元,售出10g,违法所得4.5元。当事人经营场所待售药品陈列柜中的上述2种药品均已超过有效期,当事人销售劣药的行为违反了《中华人民共和国药品管理法》第九十八条第一款"禁止生产(包括配制,下同)、销售、使用假药、劣药"规定。

89. 关于该药店将面临的行政处罚中的财产罚款,下列说法正确的是
A. 最低罚款为150万元
B. 最低罚款为10万元
C. 最低罚款为100万元
D. 最低罚款为50万元

90. 关于上述案件,下列说法正确的是
A. 涉事中药饮片应认定为劣药
B. 该药店涉嫌无证经营药品
C. 该药店涉嫌生产劣药
D. 该药店涉嫌销售假药

(91～92题共用题干)
麻黄碱类复方制剂是含有麻黄碱类物质和其他药物成分的药品复方制剂,是用于治疗感

冒和咳嗽的常用药品，且大多为非处方药，常见的如新康泰克胶囊、麻黄碱苯海拉明片、消咳宁等。麻黄碱类物质是制造甲基苯丙胺（俗称"冰毒"）等合成毒品的主要原料。由于麻黄碱类物质及其单方制剂被严格管控，毒品犯罪分子转而寻求易于获取的麻黄碱类复方制剂作为制毒原料，这也导致麻黄碱类复方制剂脱离药用渠道流入非法渠道的形势较为严峻。

91. 应被列入处方药管理的麻黄碱类复方制剂中，单位剂量麻黄碱类药物含量为

A. 小于等于 30mg

B. 大于 30mg

C. 大于等于 30mg

D. 小于 30mg

92. 下列按处方药管理的麻黄碱类复方制剂广告发布的说法，正确的是

A. 可以在大众传播媒介发布药品广告

B. 不得发布广告

C. 只能在指定的医药专业刊物上发布广告

D. 可以为医药类专业活动冠名

四、多项选择题（共 8 题，每题 1 分。每题的备选项中，有 2 个或 2 个以上符合题意。错选、少选均不得分）

93. 下列属于"十四五"国家药品安全及促进高质量发展规划主要任务的有

A. 持续深化审评审批制度改革

B. 加强智慧监管体系和能力建设

C. 促进中药传承创新发展

D. 严格疫苗监管

94. 当事人对药品监督管理部门出具的药品检验结果有异议的，可以申请复验的机构有

A. 国家药品监督管理部门指定的药品检验机构

B. 原药品检验机构

C. 当事人指定的药品检验机构

D. 上一级药品监督管理部门指定的药品检验机构

95. 药品违法行为的法律责任强调处罚到人，下列属于法律责任人员的有

A. 主要负责人

B. 直接负责的主管人员

C. 法定代表人

D. 药品上市许可持有人

96. 根据《药品经营质量管理规范》，药品零售企业应当加强对所售药品的陈列管理，药品零售企业可以销售但不得陈列的药品包括

A. 复方盐酸伪麻黄碱缓释胶囊

B. 罂粟壳

C. 盐酸曲马多片

D. 注射用 A 型肉毒毒素

97. 下列属于医院药师工作职责的有

A. 参与临床药物治疗，进行个体化药物治疗方案的设计与实施

B. 建立药品遴选制度，审核本临床科室申请的新购入药品

C. 制定本医疗机构基本用药供应目录

D. 开展抗菌药物临床应用监测，实施处方点评与超常预警

98. 根据《处方管理办法》，处方审核内容包括合法性审核、规范性审核和适宜性审核。下列属于规范性审核内容的为

A. 处方剂量、用法是否正确
B. 中药饮片要单独开具处方
C. 选用剂型与给药途径是否适宜
D. 药品剂量、用法准确清楚，不得使用"自用"等含糊不清字句

99. 根据乡村中医药技术人员自种、自采、自用中草药的要求，下列属于乡村中医药技术人员不得自种、自采、自用的中草药有
A. 罂粟壳
B. 濒稀野生植物药材
C. 特殊炮制后方可使用的植物中草药
D. 加工成制剂后方可使用的植物中草药

100. 根据《医疗器械监督管理条例》的规定，下列对于未经经营许可从事第三类医疗器械经营活动的行政处罚行为的说法，正确的有

A. 没收违法所得、违法经营的医疗器械和用于违法经营的工具、设备、原材料等物品
B. 违法经营的医疗器械货值金额不足1万元的，并处5万元以上15万元以下罚款；货值金额1万元以上的，并处货值金额15倍以上30倍以下罚款
C. 情节严重的，责令停产停业，10年内不受理相关责任人及单位提出的医疗器械许可申请
D. 对违法单位的法定代表人、主要负责人、直接负责的主管人员和其他责任人员，没收违法行为发生期间自本单位所获收入，并处所获收入30%以上3倍以下罚款，10年内禁止其从事医疗器械生产经营活动

临考决胜卷（五）

一、最佳选择题（共34题，每题1分。每题的备选项中，只有1个最符合题意）

1. 关于深化医药卫生体制改革的基本任务的说法，错误的是
A. 完善以基层医疗卫生服务网络为基础的医疗服务体系的公共卫生服务功能，促进城乡居民逐步享有均等化的基本公共卫生服务
B. 坚持非营利性医疗机构为主体、营利性医疗机构为补充，公立医疗机构为主导、非公立医疗机构共同发展的办医原则，建设结构合理、覆盖城乡的医疗服务体系
C. 加快建立和完善以商业保险为主体，其他多种形式补充医疗保险和基本医疗保险为补充，覆盖城乡居民的多层次医疗保障体系
D. 建立以国家基本药物制度为基础的药品供应保障体系，保障人民群众安全用药

2. 《基本医疗保险用药管理暂行办法》明确规定，基本医疗保险用药范围通过制定《基本医疗保险药品目录》（以下简称《药品目录》）进行管理。下列关于《药品目录》管理的说法，正确的是
A. 纳入国家《药品目录》的药品，应当符合临床必需、安全有效、价格便宜等基本条件
B. 因被纳入诊疗项目等原因，无法单独收费的药品不能纳入国家《药品目录》
C. 各省级医疗保障主管部门按国家规定纳入《药品目录》的民族药、医疗机构制剂纳入"甲类药品"管理
D. 工伤保险和生育保险支付药品费用时区分甲、乙类

3. 国家药品监督管理局与人力资源和社会保障部按照职责分工对执业药师职业资格制度实施和执业药师执业行为进行监督和检查。下列关于执业药师违法违规行为的说法，错误的是
A. 以不正当手段取得《执业药师职业资格证书》的，按照国家专业技术人员资格考试违纪违规行为处理规定处理
B. 以欺骗手段取得《执业药师注册证》的，由发证部门吊销《执业药师职业资格证书》
C. 贿赂取得《执业药师注册证》的，由发证部门撤销《执业药师注册证》，3年内不予执业药师注册
D. 伪造《执业药师注册证》的，药品监督管理部门发现后应当当场予以收缴并追究责任，构成犯罪的，移送相关部门依法追究刑事责任

4. 下列有关药品监督检查的说法，正确的是
A. 药品经营监督检查主要包括合规检查、日常检查、有因检查、专项检查
B. 药品生产监督检查主要包括许可检查、常规检查、指定检查
C. 现场检查时发现缺陷有一定质量风险，经整改后综合评定结论为不符合要求的，药品监督管理部门必要时依据风险采取告诫、约谈等风险控制措施
D. 药品经营监督检查可采取的检查方式有飞行检查、延伸检查、协助检查、联合检查等

5. 法律体系按照法律效力等级由高到低包括法律、行政法规、部门规章、规范性文件等。下

执业药师中药学临考决胜卷·药事管理与法规

列依次为法律、行政法规、部门规章的是
A.《中医药法》《食品药品行政处罚管理规定》《血液制品管理条例》
B.《反兴奋剂条例》《药品经营和使用质量监督管理办法》《医疗机构制剂注册管理办法(试行)》
C.《疫苗管理法》《放射性药品管理办法》《药品进口管理办法》
D.《药品注册管理办法》《消费者权益保护法》《医疗用毒性药品管理办法》

6. 下列不属于卫生健康主管部门职责的是
A. 拟订卫生健康事业发展法律法规草案、政策、规划,制定部门规章和标准并组织实施
B. 协调推进深化医药卫生体制改革,组织深化公立医院综合改革,健全现代医院管理制度,提出医疗服务和药品价格政策的建议
C. 组织制定修订国家药品标准,负责药品通用名称命名
D. 组织制定国家药物政策和国家基本药物制度

7. 下列关于药品质量公告的说法,错误的是
A. 药品质量公告由国家和省级药品监督管理部门向公众发布
B. 药品质量公告是药品质量注册检验的结果公告
C. 省级药品监督管理部门发布的药品质量公告,应当及时通过国家药品监督管理局网站向社会公布
D. 药品质量公告应当包括抽验药品的品名、检品来源、检品标示的生产企业、生产批号、药品规格、检验机构、检验依据、检验结果、不合格项目等内容

8. 药物警戒制度是国际社会药品管理的重要创新制度,是对药品风险管理理论的深化认识。下列关于药物警戒的说法,错误的是
A. 世界卫生组织(WHO)将药物警戒定义为发现、评估、理解和预防药品不良反应或其他药品相关问题的科学与活动
B. 药物警戒不仅包括收集和评估疑似药品不良反应的自发病历报告,还包括药物流行病学的研究
C. 药品警戒理念贯穿药品全生命周期,其不仅关注药品不良反应,还涉及不合理用药、质量不合格等多种药品相关问题
D. 药物警戒制度的核心是药品不良反应管理,药品上市许可申请人及药品上市许可持有人应当围绕不良反应的监测、识别、评估与控制的主线开展各项药物警戒活动

9. 下列关于主动召回的说法,错误的是
A. 召回药品需要销毁的,应当在持有人、药品生产企业或者储存召回药品所在地县级以上药品监督管理部门或者公证机构监督下销毁
B. 对不符合药品标准但尚不影响安全性、有效性的中药饮片,且能够通过返工等方式解决该问题的,可以适当处理后再上市
C. 在召回完成后10个工作日内,将药品召回和处理情况向所在地省级药品监督管理部门和卫生健康主管部门报告
D. 境内代理人在境内实施药品召回的,应当按照《药品召回管理办法》规定组织实施召回,并向国家药品监督管理部门报告药品召回和处理情况

10.根据仿制药注册和一致性评价管理要求,下列选项中不予进行仿制药注册的情形是
A. 仿制境外已上市、境内已上市的短缺药品
B. 仿制境内已上市的儿童药品

C. 仿制境内已经撤市的传染病药品
D. 仿制境内已上市的罕见病药品

11. 下列关于药品上市许可持有人的说法，错误的是
A. 药品上市许可持有人应当建立药品质量保证体系，配备专门人员独立负责药品质量管理
B. 境外药品上市许可持有人可指定在中国境内的企业法人履行药品上市许可持有人义务，与药品上市许可持有人承担连带责任
C. 药品上市许可持有人应当建立药品上市放行规程，对药品生产企业出厂放行的药品进行审核，经质量受权人签字后方可放行
D. 中药饮片经营企业履行药品上市许可持有人的相关义务，对中药饮片生产、销售实行全过程管理

12. 下列关于涉药储运行为的管理要求的说法，错误的是
A. 根据《药品经营质量管理规范》的规定，药品流通过程中，凡涉及药品储存、运输的行为应当符合药品GSP的有关要求
B. 药品上市许可持有人委托储运药品的，应当将受托方储存、运输等行为纳入己方质量管理体系，与其签订委托协议，约定双方药品质量责任，并对受托方进行监督
C. 接受委托储存、运输药品的企业应当按照药品GSP的要求开展药品储存、运输活动，按照委托协议履行义务，并且承担相应的法律责任
D. 接受疫苗上市许可持有人委托储存、运输的企业，不得再次委托储存、运输疫苗；不得将疫苗与其他药品混库储存或者混车、混箱运输

13. 药品零售连锁企业总部的经营活动，应当执行药品批发企业管理的相关要求和对所属零售门店实行"六个统一"。下列关于药品零售连锁企业总部药品经营活动的说法，错误的是
A. 药品零售连锁企业总部负责对购进药品、供货单位及其销售人员的合法资质进行审核，并统一采购药品
B. 药品零售连锁企业总部应当统一门店的药品经营范围和经营类别
C. 门店应当通过计算机系统向总部提出要货计划，由总部统一进行配送
D. 药品零售连锁企业总部建立的计算机系统应当能够对其总部和门店实施统一管理

14. 根据《处方管理办法》，下列关于处方书写要求的说法，错误的是
A. 药品用法可用拉丁文或缩写体书写
B. 新生儿、婴幼儿应当写明其日龄或月龄
C. 中药注射剂要单独开具处方
D. 处方书写应字迹清楚，不得修改，如有书写错误应重新开具

15. 中药材产地初加工是保障中药材质量的重要手段，各地要结合产地中药材的特点，加强对中药材产地初加工的管理。下列关于中药材采收与产地加工的说法，错误的是
A. 禁止使用有毒、有害物质用于防霉、防腐、防蛀，禁止染色增重、漂白、掺杂使假等
B. 保存鲜用药材时原则上不使用保鲜剂和防腐剂，如必须使用应符合有关要求
C. 坚持"质量优先、兼顾产量"原则，参照传统采收经验和现代研究，明确采收年限范围，确定基于物候期的适宜采收时间
D. 监督管理部门应当制定种植、养殖、野生

抚育或仿野生栽培中药材的采收与产地加工技术规程

16. 根据《药品管理法》《医疗机构制剂注册管理办法（试行）》等相关法律法规的规定，下列关于医疗机构制剂管理的说法，正确的是
A. 医疗机构配制制剂，应当经所在地省级卫生健康主管部门批准，取得医疗机构制剂许可证
B. 医疗机构配制的制剂，应当是本单位临床需要而市场上供应短缺的品种
C. 制剂室负责人、配制地址、配制范围的变更属于制剂许可证的许可事项变更
D. 医疗机构可以与其他单位共用配制场所、配制设备及检验设施

17. 根据《药品管理法》和《医疗机构药事管理规定》，下列关于医疗机构药学部门的人员要求的说法，正确的是
A. 二级综合医院药剂科的药学人员中，具有高等医药院校临床药学专业或者药学专业全日制本科毕业以上学历的，应当不低于药学专业技术人员总数的30%
B. 三级综合医院药学部药学人员中具有高等医药院校临床药学专业或者药学专业全日制本科毕业以上学历的，应当不低于药学专业技术人员的20%
C. 二级以上医院药学部门负责人应当具有高等学校药学专业或者临床药学专业本科以上学历或者本专业高级技术职务任职资格
D. 除诊所、卫生所、医务室、卫生保健所、卫生站以外的其他医疗机构药学部门负责人应当具有高等学校药学专业专科以上或者中等学校药学专业毕业学历，以及药师以上专业技术职务任职资格

18. 抗菌药物品种存在安全隐患、疗效不确定等情况的，临床科室、药学部门、抗菌药物管理工作组可以提出清退或更换意见。若要清退医疗机构抗菌药物供应目录内的品种，应当
A. 经抗菌药物管理工作组三分之二以上成员审议同意，并经药事管理与药物治疗学委员会三分之二以上委员审核同意
B. 经抗菌药物管理工作组二分之一以上成员审议同意，并经药事管理与药物治疗学委员会二分之一以上委员审核同意
C. 经抗菌药物管理工作组二分之一以上成员审议同意，并经药事管理与药物治疗学委员会备案
D. 经抗菌药物管理工作组三分之二以上成员审议同意，并经药事管理与药物治疗学委员会备案

19. 根据《关于加强药事管理转变药学服务模式的通知》，下列关于医院药事服务模式转变的说法，正确的是
A. 推进药学服务从"以药品为中心"转变为"以临床为中心"，从"以保障药品供应为中心"转变为"以加强药学专业技术服务、参与临床用药为中心"
B. 推进药学服务从"以患者为中心"转变为"以护理服务为中心"，从"以调剂药品为中心"转变为"提供药学服务为中心"
C. 推进药学服务从"以药品为中心"转变为"以治病为本"，从"以保障药品供应为中心"转变为"以重点加强药学专业技术服务、参与临床用药为中心"
D. 推进药学服务从"以药品为中心"转变为"以患者为中心"，从"以保障药品供应为中心"转变为"在保障药品供应的基础上，以重

点加强药学专业技术服务、参与临床用药为中心"

20. 下列关于兴奋剂认识和管理的说法，错误的是
A. 加强含兴奋剂药品的管理，主要是针对运动员的职业特点及滥用兴奋剂对人体健康造成的危害
B. 兴奋剂指起兴奋作用的药物
C. 严禁药品零售企业销售胰岛素以外的蛋白同化制剂或其他肽类激素
D. 药品中含有兴奋剂目录所列禁用物质的，生产企业应当在包装标识或者产品说明书上注明"运动员慎用"字样

21. 下列有关麻醉药品和精神药品管理的说法，错误的是
A. 因医疗急需、运输困难等情况，区域性批发企业之间调剂麻醉药品、第一类精神药品的应当在调剂后2日内将调剂情况分别报国家药品监督管理部门备案
B. 全国性批发企业和区域性批发企业应将麻醉药品、第一类精神药品送至医疗机构，医疗机构不得自行提货
C. 药品零售连锁企业应直接配送其门店所零售的第二类精神药品，不得委托配送
D. 仅取得第二类精神药品经营资格的药品批发企业，不得从事麻醉药品、第一类精神药品批发业务

22. 由于药品包装尺寸过小，药品内标签可以不标注
A. 药品通用名称
B. 批准文号
C. 规格

D. 有效期

23. 药品广告中有关药品功效的宣传应当科学准确，遵循合理宣传、科学引导的原则。药品广告可以含有的内容是
A. "增强记忆力，考生必备良药"的表述
B. "无效全额退款，保健药品"的表述
C. "知名中医院配制，秘方不外传"的表述
D. "请按药品说明书或者在药师指导下购买和使用"的表述

24. 根据国家市场监督管理总局《市场监督管理投诉举报处理暂行办法》（总局令第20号），市场监督管理部门处理投诉举报，应当遵循公正、高效的原则，做到适用依据正确、程序合法。下列情形中不属于市场监督管理部门不予受理的情形的是
A. 法院、仲裁机构、市场监督管理部门或者其他行政机关、消费者协会或者依法成立的其他调解组织已经受理或者处理过同一消费者权益争议的
B. 不是为生活消费需要购买、使用商品或者接受服务，或者不能证明与被投诉人之间存在消费者权益争议的
C. 投诉事项不属于市场监督管理部门职责，或者本行政机关不具有处理权限的
D. 除法律另有规定外，投诉人知道或者应当知道自己的权益受到被投诉人侵害之日起超过2年的

25. 根据《体外诊断试剂注册管理办法》，下列关于体外诊断试剂注册管理分类，正确的是
A. 除用于血源筛查以外的其他体外诊断试剂，按照医疗器械管理

B. 用于血源筛查的体外诊断试剂，按照药品管理

C. 除采用放射性核素标记以外的其他体外诊断试剂，按照医疗器械管理

D. 采用放射性核素标记的体外诊断试剂，按照医疗器械管理

26. 根据《保健食品注册与备案管理办法》，国产保健食品注册号格式为
A. 国食健字 G+4 位年代号 +4 位顺序号
B. 国食健注 G+4 位年代号 +4 位顺序号
C. 国食健字 J+4 位年代号 +4 位顺序号
D. 国食健注 J+4 位年代号 +4 位顺序号

27. 下列关于无证生产、经营药品的法律责任的说法，错误的是
A. 个人设置的门诊部、诊所等医疗机构向患者提供的药品超出规定的范围和品种的应按照无证经营处罚
B. 处违法生产、销售的药品（包括已售出和未售出的药品）货值金额 10 倍以上 20 倍以下的罚款
C. 罚款中的货值金额不足 10 万元的，按 10 万元计算
D. 责令关闭，没收违法生产、销售的药品和违法所得

28. 下列关于罂粟壳在医院内调剂的管理规定，错误的是
A. 处方调配后保存 3 年备查
B. 不得单方发药
C. 须凭淡红色处方方可调配
D. 每张处方不得超过 3 日用量，连续使用不得超过 5 天

29. 药品召回管理中关于责令召回的规定，以下不属于责令召回通知书内容的是
A. 召回药品的具体情况
B. 实施召回的原因
C. 调查评估结果
D. 行政罚款通知书

30. 根据食药物质的管理规定，按照传统既是食品又是中药材的物质作为食品生产经营时，其宣传信息可以包含的内容是
A. 虚假宣传
B. 涉及疾病预防
C. 保健功效
D. 治疗功能

31. 根据《药品管理法实施条例》规定，下列不属于生产中药饮片必须具备的内容是
A. 应当选用与药品性质相适应的包装材料和容器
B. 中药饮片包装必须印有或贴有标签
C. 必须注明生产批号
D. 实施批准文号管理的中药饮片还必须注明批准文号

32.《药品管理法》及其实施条例规定，城乡集市贸易市场可以出售中药材，除现有 17 个中药材专业市场外，各地一律不得开办新的中药材专业市场，中药材专业市场要建立的经营模式是
A. 分配化
B. 计划化
C. 市场化
D. 公司化

33. 根据《药品网络销售监督管理办法》规定，通过网络销售国家实行特殊管理的药品，

未造成危害后果,法律、行政法规未作规定的,责令限期改正,并处罚款为

A. 处1万元以上5万元以下罚款
B. 处5万元以上10万元以下罚款
C. 处10万元以上20万元以下罚款
D. 处20万元以上50万元以下罚款

34. 某连锁药店未取得《医疗器械经营许可证》从事第三类医疗器械的经营活动,医疗器械货值金额为9000元,药品监督管理部门没收其违法所得、违法经营的医疗器械和用于违法经营的工具、设备、原材料等物品,并处

A. 5万元以上15万元以下罚款
B. 货值金额10倍以上20倍以下罚款
C. 10万元以上20万元以下罚款
D. 货值金额15倍以上30倍以下罚款

二、配伍选择题(共42题,每题1分。题目分为若干组,每组题目对应同一组备选项,备选项可重复选用,也可不选用。每题只有1个备选项最符合题意)

(35～37题共用备选答案)
A. 非临床治疗首选的
B. 急救、抢救用药除外,独家生产品种
C. 发生不良反应的品种
D. 根据药物经济学评价,可被风险效益比或者成本效益比更优的品种替代的

35. 纳入国家基本药物目录应当经过单独论证的品种为

36. 不得纳入国家基本药物目录的品种为

37. 应当从国家基本药物目录中调出的品种为

(38～39题共用备选答案)
A. 国家免疫规划疫苗
B. 免疫规划疫苗
C. 中国医疗保障官方标志
D. 中国医疗保障官方徽标

38. 根据药品的标识,EPI是指

39. 根据药品的标识,CHS为蓝色,中文字体及英文全称为灰色的是

(40～41题共用备选答案)
A. 药品群体不良事件
B. 新的药品不良反应
C. 严重药品不良反应
D. 一般药品不良反应

40. 导致住院或住院时间延长的不良反应,属于

41. 不良反应发生程度与说明书描述不一致的,属于

(42～44题共用备选答案)
A. 海关
B. 国家药品监督管理部门
C. 省级药品监督管理部门
D. 工业和信息化部门

42. 可以规定药品批发企业经营供医疗、科学研究、教学使用的小包装麻醉药品和第一类精神药品原料药的部门是

43. 配合有关部门依法处置发布药品虚假违法广告的是

44. 负责药品、医疗器械、化妆品生产环节的许可及检查、处罚的是

（45～46题共用备选答案）
A. 国家药典委员会
B. 行政事项受理服务和投诉举报中心
C. 中国食品药品检定研究院
D. 药品评价中心

45. 参与拟订、调整非处方药目录工作的是

46. 国家药品监督管理局直属的事业单位是

（47～49题共用备选答案）
A. 药品变更制度
B. 药品再注册制度
C. 加快药品上市注册制度
D. 关联审评审批制度

47. 对古代经典名方中药复方制剂的上市申请，实施简化注册审批的制度是

48. 国家药品监督管理局在审批药品制剂时，对化学原料药一并审评审批的制度是

49. 药品注册证书有效期为5年，在有效期届满前6个月申请的制度是

（50～51题共用备选答案）
A. 第二类精神药品
B. 中药注射剂
C. 药品类易制毒化学品
D. 肿瘤治疗药

50. 根据《药品经营质量管理规范》，药品零售企业可以经营、不得陈列的药品是

51. 根据《药品经营质量管理规范》，药品零售企业不得销售的药品是

（52～53题共用备选答案）
A. 每30分钟至少记录1次温湿度数据
B. 测点温湿度数据每分钟至少更新采集1次
C. 系统变频至每2分钟至少记录1次监测数据
D. 每5分钟至少记录1次温度数据

52. 根据温湿度设备数据监测记录频次，储存状态下

53. 根据温湿度设备数据监测记录频次，发生超温超湿时

（54～56题共用备选答案）
A. 具备执业药师资格
B. 具有药学或者医学、生物、化学等相关专业学历或者具有药学专业技术职称
C. 具有中药学中专以上学历或者具有中药学专业初级以上专业技术职称
D. 具有中药学中专以上学历或者具备中药调剂员资格

54. 药品零售企业中，企业法定代表人或者企业负责人、处方审核人员的资质要求是

55. 药品零售企业中，质量管理、验收、采购人员的资质要求是

56. 药品零售企业中，中药饮片调剂人员的资质要求是

(57～58题共用备选答案)
A. 麻醉药品、第一类精神药品、医疗用毒性药品、放射性药品、抗菌药物等药品处方，是否由具有相应处方权的医师开具
B. 药品名称应当使用经药品监督管理部门批准并公布的药品通用名称、新活性化合物的专利药品名称和复方制剂药品名称
C. 抗菌药物、麻醉药品、精神药品、医疗用毒性药品、放射药品、易制毒化学品等的使用符合相关管理规定
D. 西药、中成药、中成药与西药、中成药与中药饮片之间是否存在重复给药和有临床意义的相互作用

57. 属于处方合法性审核的内容的是

58. 属于处方适宜性审核的内容的是

(59～60题共用备选答案)
A. ×药制剂H(Z)+4位年号+4位流水号
B. ×药制备字Z+4位年号+4位顺序号+3位变更顺序号
C. 国药准字H(Z,S)+4位年号+4位流水号
D. ×药材进字+4位年号+4位顺序号

59. 属于医疗机构制剂的批准文号格式的是

60. 属于传统中药制剂备案号格式的是

(61～63题共用备选答案)
A. 阿桔片
B. 含麻黄碱类复方制剂（单位剂量麻黄碱类药物含量大于30mg，不含30mg）
C. 咖啡因
D. 儿童用维生素

61. 药品批发企业必须具有蛋白同化制剂、肽类激素定点批发资质才能经营的是

62. 零售连锁部门经批准后方可经营的是

63. 可以在大众媒介上发布广告的是

(64～66题共用备选答案)
A. 放射性药品
B. 小包装麻黄素
C. 第一类中的药品类易制毒化学品药品制剂
D. 含麻黄碱类复方制剂

64. 对于属于非处方药一次销售不得超过2个最小包装的是

65. 麻醉药品批发企业应当按照《麻醉药品和精神药品管理条例》相关规定的渠道销售的是

66. 严禁任何单位和个人随身携带乘坐公共交通运输工具的是

(67～68题共用备选答案)
A. 真相知悉权
B. 自主选择权
C. 维权结社权
D. 公平交易权

67. 消费者享有成立维护自身合法权益的社会组织，属于消费者权利中的

68. 消费者有权对商品进行比较、鉴别和挑选，属于消费者权利中的

(69～70题共用备选答案)
A. 按生产假药处罚
B. 按生产劣药处罚
C. 按无证生产处罚
D. 按生产伪劣产品处罚

69. 某医疗机构未按备案材料载明的要求配制中药制剂，其应承担的法律责任为

70. 某医疗机构应用传统工艺配制中药制剂未按规定备案，其应承担的法律责任为

(71～72题共用备选答案)
A. 处15万元以上30万元以下的罚款
B. 处10万元以上20万元以下的罚款
C. 处50万元以上500万元以下的罚款
D. 处10万元以上50万元以下的罚款

71. 使用未经审评的直接接触药品的包装材料或未经核准的标签、说明书的法律责任，应承担的罚款是

72. 未按照规定建立并实施药品追溯制度的企业，逾期不改正的，应承担的罚款是

(73～74题共用备选答案)
A. 梅花鹿鹿茸
B. 马鹿鹿茸
C. 刺五加
D. 白术

73. 属于禁止采猎的野生药材物种是

74. 属于资源严重减少的野生药材物种是

(75～76题共用备选答案)
A. 补充申请并报国家药品监督管理局药品审评中心批准后实施
B. 报所在地省、自治区、直辖市药品监督管理部门备案后实施
C. 在年度报告中报告
D. 与国家药品监督管理局药品审评中心沟通交流

75. 药品生产过程中的重大变更，药品上市许可持有人应当

76. 药品说明书中涉及有效性内容以及增加安全性风险的其他内容的变更，药品上市许可持有人应当

三、综合分析选择题（共16题，每题1分。题目分为若干组，每组题目基于同一个临床情景、病例、实例或者案例的背景信息逐题展开。每题的备选项中，只有1个最符合题意）

(77～79题共用题干)
胡某，中国香港人，2020年毕业于某中医药大学药学专业，本科学历，毕业后就职于某市医院药剂科。工作一定年限后通过考试取得《执业药师职业资格证书》，随即在医院旁开办的一家药品零售企业注册，成为该零售企业执业药师，销售处方药时由药剂科前往药店审核处方并提供药学服务。近日，有一患者前往胡某所在店内，想要购买一种医疗机构制剂。

77. 胡某的同事想要报考执业药师考试，下列符合报考条件的是
A. 王某大学专科学历中药学专业，在医院药

房工作3年后报考执业药师

B. 陈某大学本科临床医学专业,在医学岗位工作20年,取得高级职称,报考执业药师,免考药事管理与法规和药学综合知识与技能科目

C. 何某硕士学历护理专业,在药学岗位工作满2年,报考执业药师考试

D. 张某本科学历药学专业,在化妆品质量管理岗位工作满2年,报考执业药师考试

78.关于胡某注册成为该零售企业执业药师,销售处方药时由药剂科前往药店审核处方并提供药学服务的行为,下列说法正确的是

A. 属于合法行为

B. 属于违法行为,应吊销《执业药师职业资格证》

C. 属于违法行为,应撤销《执业药师注册证》,3年内不予执业药师注册

D. 属于违法行为,应撤销《执业药师注册证》,在全国执业药师注册管理信息系统中记入的个人不良信息记录撤销前,不能再次注册执业

79. 对于该患者想要购买医疗机构制剂的情况,胡某应当

A. 凭医生开具的处方方可销售

B. 告知该患者,医疗机构制剂不得在药品零售企业销售

C. 登记该患者的身份证信息后方可销售

D. 可直接向该患者销售

(80～81题共用题干)
甲医疗器械批发企业经营的高频电刀采购自境内乙医疗器械生产企业。后医疗器械不良事件监测、评估结果表明使用该高频电刀可能或已经引起暂时的或可逆的健康危害,药品监督管理部门决定责令召回。

80. 高频电刀医疗器械的召回主体是

A. 甲医疗器械批发企业

B. 乙医疗器械生产企业

C. 省级药品监督管理部门

D. 国家药品监督管理部门

81. 高频电刀医疗器械召回分级及通知到有关医疗器械经营企业、使用单位或告知使用者的时限分别为

A. 一级召回,1日内

B. 二级召回,3日内

C. 三级召回,7日内

D. 四级召回,15日内

(82～84题共用题干)
2018年王某从专科大学药学专业毕业,经过几年积累之后,其在2022年3月份和其朋友徐某一起合资在A省开办了一家药品批发企业。该企业的经营范围为化学药品、第二类精神药品、中药饮片、中成药、体外诊断试剂、生物制品,并且该企业具备涉药储运的资质。2022年4月,药品监督管理部门对该企业进行GSP监督检查,检查中发现该企业销售药品开具的发票内容与付款流向不一致。

82. 接受委托储存、运输药品的企业应当符合药品GSP中药品批发企业储存运输有关条款要求,下列关于其相关要求的叙述,错误的是

A. 具备物流操作设施设备符合药品现代物流要求

B. 具备与委托方实现数据对接的计算机系统,对药品储存、运输信息进行记录并可追

溯，为委托方药品追溯制度的实施、药品召回或追回提供支持

C. 具备符合药品现代物流条件及与经营规模相适应的药品营业场所和运输等设施设备，保证药品储存、运输质量安全

D. 具备符合资质的人员，建立相应的药品质量管理体系文件，包括收货、验收、入库、储存、养护、出库、运输等操作规程

83. 某公立医疗机构从该批发企业采购一批药品，下列关于药品采购的说法，错误的是

A. 复方磺胺甲噁唑注射液由国家招标定点生产、议价采购

B. 中药饮片实行谈判采购

C. 麻醉药品和第一类精神药品仍按现行规定采购

D. 对临床用量大、采购金额高、多家企业生产的基本药物实行招标采购

84. 关于检查中发现该企业销售药品开具的发票内容与付款流向不一致的现象，下列说法正确的是

A. 发票内容与付款流向不一致属于GSP现场检查指导原则中的主要缺陷项目

B. 该企业无法通过本次的GSP检查

C. 该企业经过整改后才能通过本次的GSP检查

D. 该企业本次可以通过GSP检查，但是此缺陷项目需要企业自行整改

（85～88题共用题干）

甲是A省的单体零售药店，经营范围：化学药、中成药、中药饮片。乙是A省连锁零售企业，且为医疗保险定点零售药店，经营类别：处方药、甲类非处方药、乙类非处方药；经营范围：化学药、第二类精神药品、中成药、中药饮片、生物制品。丙是A省药品批发企业，经营类别：处方药、甲类非处方药、乙类非处方药；经营范围：化学药、中成药、中药饮片。丁是A省药品上市许可持有人，经营范围：麻醉药品、放射性药品、化学药、中成药、中药饮片。

85. 经A省药品监督管理部门和市场监督管理部门联合调查，发现丙企业存在伪造《药品经营许可证》的违法情形，涉案药品金额12.8万元，但并未造成严重情形。根据丙企业的违法行为，丙企业应承担的处罚金额可能是

A. 10万

B. 86万

C. 36.7万

D. 102.4万

86. 关于丁上市许可持有人可以自行销售其取得药品注册证的药品，也可以委托符合条件的企业进行销售，下列说法错误的是

A. 药品上市许可持有人从事药品经营活动的，应当取得药品经营许可证

B. 药品上市许可持有人自行销售其取得药品注册证书的放射性药品，应当符合放射性药品经营企业具备的条件，无需另行取得《放射性药品经营许可证》

C. 药品上市许可持有人开展委托销售活动前，应当向其所在地省级药品监督管理部门报告

D. 药品上市许可持有人委托销售的，应当委托符合条件的药品经营企业

87. 下列关于甲企业想要变更一些事项的说

法,错误的是
A. 甲企业变更质量负责人属于登记事项变更
B. 甲企业想要新增第二类精神药品的经营范围,需要经市级药品监督管理部门批准
C. 甲企业想改变经营方式,属于许可事项变更
D. 甲企业若被乙零售连锁企业收购,但是实际的经营地址并未发生变化,可按变更药品经营许可证办理

88. 关于乙企业的经营行为,说法正确的是
A. 乙企业的三个门店可以配备一个执业药师,通过远程审方的形式开展药学服务
B. 乙企业经批准可以在展销会现场赠送药品
C. 乙企业总部可以向个人直接销售药品,但是必须配备执业药师
D. 乙企业不得委托不符合药品GSP的企业储存运输药品

(89～90题共用题干)

1968年反兴奋剂运动刚开始时,国际奥委会规定的违禁物质为四大类,随后逐渐增加,目前兴奋剂种类已达到七大类。分类如下:

分类	代表品种	其他信息
刺激剂	①咖啡因;②士的宁	最早禁用的一批兴奋剂,也是最原始意义上的兴奋剂
麻醉止痛剂	③哌替啶类;④阿片生物碱类	—
蛋白同化制剂	⑤多数为雄性激素的衍生物	滥用可导致生理、心理的不良后果,还会形成强烈的心理依赖

续表

分类	代表品种	其他信息
肽类激素及其类似物	⑥人生长激素(HGH)及其类似物;⑦红细胞生成素(EPO)及其类似物;⑧胰岛素、胰岛素样生长因子及其类似物;⑨促性腺激素;⑩促皮质素类	大量摄入会降低自身内分泌水平,损害身体健康,还可能引起心血管疾病、糖尿病等。滥用肽类激素也会形成较强的心理依赖
利尿剂	⑪氢氯噻嗪	增加尿量以尽快减少体液和排泄物中其他兴奋剂代谢产物,以此来造成药检的假阴性结果
β受体阻断剂	⑫普萘洛尔	减轻比赛前的紧张和焦虑,有时还用于帮助休息和睡眠
血液兴奋剂	—	又称为血液红细胞回输技术

89. 依照《反兴奋剂条例》的规定,参照我国有关特殊管理药品的管理措施,实施严格管理的品种是
A. ①②⑪
B. ⑤⑥⑦
C. ①②⑤
D. ⑨⑩⑪

90. 可在取得相应资质的药品零售企业经营且必须凭处方销售的是
A. ①⑧⑪
B. ②⑨⑫

C. ⑤①⑫
D. ⑧⑨⑪

（91~92题共用题干）

甲为药品研发机构，A为甲研制的一种药品，我国公共卫生方面急需A药品，且药物临床试验已有数据显示疗效并能预测其临床价值。乙为药品批发企业，经营了一种国外的保健品B，B属于我国首次进口的用于补充维生素的保健品。

91. 对于上述材料中的A药品，在进行加快上市注册程序申报时，下列说法错误的是

A. A药品可以申请附条件批准程序
B. 国家市场监督管理局按照统一指挥、早期介入、快速高效、科学审批的原则，组织加快并同步开展A药品注册受理、审评、核查、检验工作
C. 持有人应当在A药品上市后采取相应的风险管理措施
D. 完成申报后，持有人逾期未按照要求完成研究或者不能证明其获益大于风险的，国家药品监督管理局应当依法处理，直至注销药品注册证书

92. 对于上述材料中的B保健品，其管理方式为

A. 向国家食品安全监督管理部门注册
B. 向省级食品安全监督管理部门注册
C. 向省级食品安全监督管理部门备案
D. 向国家食品安全监督管理部门备案

四、多项选择题（共8题，每题1分。每题的备选项中，有2个或2个以上符合题意。错选、少选均不得分）

93. 国家实行基本药物制度，遴选适当数量的基本药物品种，加强组织生产和储备，提高基本药物的供给能力，满足疾病防治基本用药需求。下列属于在全国范围内建立实施基本药物制度的目标主要有

A. 提高群众获得基本药物的可及性，保证群众基本用药需求
B. 维护群众的基本医疗卫生权益，促进社会公平正义
C. 改变医疗机构"以医补药"的运行机制，体现公共卫生服务的公益性
D. 规范药品生产流通使用行为，促进合理用药，减轻群众负担

94. 下列事项中，属于省级药品监督管理部门依法承担的职责有

A. 对药品批发企业的药品储存行为开展监督检查
B. 对药品网络零售行为开展监督检查
C. 对药品网络第三方平台销售行为开展监督检查
D. 对药品零售连锁企业总部的药品储存行为开展监督检查

95.《药品生产许可证》的载明事项分为许可事项和登记事项。下列属于登记事项的有

A. 生产地址
B. 生产负责人
C. 生产范围
D. 企业负责人

96. 下列属于不正当竞争行为的有

A. 某药品批发企业为获得竞争优势为医疗机构的药品采购申请了相应的折扣，该折扣以明示方法向交易相对方支付

B. 甲雇佣网络水军通过虚假交易生成不真实的销量数据或用户好评的"刷单炒信"行为
C. 乙药品企业开展有奖销售活动，特等奖金额5万元
D. 丙企业未经同意通过插入"电脑病毒"的方式干扰其他正常运作的商家网络页面

97. 下列关于药品经营许可证延续、遗失补办和注销的说法，错误的有
A. 药品经营许可证遗失的，药品经营企业应当立即向原发证机关申请补发，原发证机关按照原核准事项在7个工作日内补发药品经营许可证
B. 药品经营许可证有效期届满未申请换证或者药品经营企业终止经营药品的，应由原发证机关注销药品经营许可证
C. 药品经营许可证核发、重新审核发证（延续）、变更、吊销、撤销、注销等信息市场监督管理部门应当在10个工作日内更新，并在完成后10个工作日内予以公开
D. 药品经营许可证有效期届满需要继续经营药品的，药品经营企业应当在有效期届满前6个月，向发证机关提出重新审查发证（延续）申请

98.《中国上市药品目录集》是国家药品监督管理局发布批准上市药品信息的载体。下列《中国上市药品目录集》收录药品的范围包括
A. 按化学药品新注册分类批准的仿制药
B. 通过质量和疗效一致性评价的药品
C. 基于完整规范的安全性和有效性的研究数据获得批准的创新药
D. 基于完整规范的安全性和有效性的研究数据获得批准的改良型新药及进口原研药品

99. 下列需要取消其麻醉药品和第一类精神药品处方资格的情形有
A. 具有麻醉药品和第一类精神药品处方资格的执业医师违反规定开具相关处方
B. 具有麻醉药品和第一类精神药品处方资格的执业医师未按临床应用指导原则使用麻醉药品和第一类精神药品的
C. 未取得麻醉药品和第一类精神药品处方资格的执业医师擅自开具麻醉药品和第一类精神药品处方的
D. 具有麻醉药品和第一类精神药品处方调剂资格的处方调配人违反规定，未对麻醉药品和第一类精神药品处方进行核对，造成严重后果的

100. 特殊医学用途配方食品，是指为了满足进食受限、消化吸收障碍、代谢紊乱或特定疾病状态人群对营养素或膳食的特殊需要，专门加工配制而成的配方食品。下列关于特殊医学用途配方食品和婴幼儿配方食品管理的说法，不正确的是
A. 适用于0月龄至12月龄的特殊医学用途婴儿配方食品和适用于1岁以上人群的特殊医学用途配方食品
B. 适用于1岁以上人群的特殊医学用途配方食品，包括全营养配方食品、特定全营养配方食品、非全营养配方食品
C. 婴幼儿配方乳粉产品配方注册号格式为：国食注字PF+4位年代号+4位顺序号
D. 生产婴幼儿配方食品使用的生鲜乳、辅料等食品原料、食品添加剂等，应当符合法律、行政法规的规定和食品安全地方标准，保证婴幼儿生长发育所需的营养成分

临考决胜卷（六）

一、**最佳选择题**（共34题，每题1分。每题的备选项中，只有1个最符合题意）

1. 关于药品上市前的风险管理的说法，错误的是
A. 开展药物非临床研究，应当符合国家有关规定，有与研究项目相适应的人员、场地、设备、仪器和管理制度，保证有关数据、资料和样品的真实性
B. 开展药物临床试验，应当符合伦理原则，制定临床试验方案，经伦理委员会审查同意
C. 对于药物临床试验期间出现的可疑且非预期严重不良反应和其他潜在的严重安全性风险信息，申办者应当按照相关要求及时向药品审评中心报告
D. 申办者应当建立药品不良反应监测体系，全面收集安全性信息并开展风险监测、识别、评估和控制，及时发现存在的安全性问题

2. 下列关于制定法的效力渊源的说法，错误的是
A. 宪法是我国的根本法，是治国安邦的总章程，具有最高法律效力，是由全国人民代表大会依据特别程序制定的
B. 法律由全国人大代表大会及其常务委员会制定的规范性文件，由国家主席签署主席令公布
C. 部门规章由国务院法制机构组织起草，由总理签署国务院令公布
D. 省、自治区、直辖市的人民代表大会及其常务委员会可以制定地方性法规

3. 县级以上人力资源和社会保障部门与负责药品监督管理的部门按规定对执业药师给予表彰和奖励的情形，不包括的是
A. 执业活动中，职业道德高尚，事迹突出的
B. 长期在边远贫困地区基层单位工作且表现突出的
C. 在多家零售连锁药店，负责处方审核工作的
D. 向患者提供药学服务工作表现突出的

4. 药品管理法律体系按照法律效力等级由高到低排序，正确的是
A. 宪法、法律、行政法规、部门规章
B. 宪法、法律、部门规章、行政法规
C. 部门规章、行政法规、法律、宪法
D. 宪法、部门规章、行政法规、法律

5. 根据《药品管理法》规定，可以申请成为药品上市许可持有人的是
A. 上海市三甲综合性医院内科的主任医师
B. 广东省某药品零售连锁企业的总经理
C. 河北省某药物研究所
D. 四川省某药品批发企业的董事长

6. 根据《执业药师职业资格制度规定》，执业药师欲变更执业范围，应当办理的手续和部门是
A. 办理变更注册手续、省级药品监督管理部门
B. 办理注销注册手续、市县级药品监督管理部门
C. 办理延续注册手续、省级市场监督管理部门
D. 办理再次注册手续、市县级市场监督管理部门

7. 药物临床试验分为Ⅰ期临床试验、Ⅱ期临床试验、Ⅲ期临床试验、Ⅳ期临床试验以及生物等效性试验。关于各期临床试验的目的和主要内容的说法，不正确的是
A. 新药在批准上市前，申请新药注册应当完成Ⅰ、Ⅱ、Ⅲ期临床试验
B. 在某些特殊情况下，经批准也可仅进行Ⅱ期、Ⅲ期临床试验或仅进行Ⅲ期临床试验
C. Ⅲ期临床试验评价药物利益与风险关系，最终为药物注册申请的审查提供充分依据
D. 来源于临床实践的中药新药，人用经验能在临床定位、适用人群筛选、疗程探索、剂量探索等方面提供研究、支持证据的，可不开展Ⅰ期临床试验

8. 下列关于仿制药注册要求和一致性评价的说法，不正确的是
A. 对已经批准上市的国产仿制药按与原研药品质量和疗效一致的原则，分期分批进行质量一致性评价
B. 对已经批准上市的进口仿制药与原研药品质量和疗效一致的原则，分期分批进行质量一致性评价
C. 对已经批准上市的原研药品地产化品种，按与原研药品质量和疗效一致的原则，分期分批进行质量一致性评价
D. 对已经批准上市的原研药品国际化品种，按与原研药品质量和疗效一致的原则，分期分批进行质量一致性评价

9. 下列关于化学药品目录集的说法，不正确的是
A. 国家药品监督管理局建立化学药品目录集
B. 化学药品目录集收录新批准上市、通过仿制药质量和疗效一致性评价的化学药品

C. 化学药品目录载明药品名称、活性成分、剂型、规格、是否为参比制剂、持有人等相关信息，并向社会公开
D. 化学药品目录集收载程序和要求，由药品评价中心制定，并向社会公布

10. 药品注册标准的制定应当科学、合理，能够有效地控制产品质量。药品注册标准指
A. 药品注册标准是经药品注册申请人提出，由国务院药品监督管理部门药品审评中心核定
B. 药品注册标准是经药品注册申请人提出，由国家药品监督管理局食品药品审核查验中心核定
C. 药品注册标准经核准后，由国务院药品监督管理部门药品审评中心发给药品上市许可持有人
D. 药品注册标准经核准后，由国家药品监督管理局食品药品审核查验中心发给药品上市许可持有人

11. 根据《药品管理法》的规定，下列关于药品经营方式、经营类别与经营范围的说法，错误的是
A. 药品零售连锁企业由总部、配送中心和若干个门店构成，在总部的统一质量管理下，实施规模化、集团化管理
B. 药品零售连锁门店的经营范围可以适当地超过药品零售连锁总部的经营范围
C. 药品批发企业取得化学药经营范围的，可以经营化学原料药
D. 药品批发企业在经营冷藏、冷冻等有特殊管理要求的药品的，应当在《药品经营许可证》经营范围中予以分别标注，如"生物制品（含冷藏、冷冻药品）""化学药（含冷藏药品）"

12. 根据《疫苗管理法》，疫苗上市许可持有人超出生产能力需要委托疫苗生产的批准部门是
A. 国家药品监督管理部门
B. 省级药品监督管理部门
C. 国务院卫生健康主管部门
D. 省级卫生健康主管部门

13. 张某，女性，35岁。从微信中得知使用生长因子（属肽类激素）可以美容，就接连去了多家零售药店购买，但是一无所获。各家药店对此事有不同的解释，其中正确的是
A. 零售药店断货，要等几天进货后再告知
B. 零售药店不能销售该药品，即使有执业医师处方也不能调配
C. 销售时必须有执业药师指导使用，现因执业药师正好不在岗，无法销售
D. 需要凭执业医师处方才能调配，由于没有医师处方，故不可以调配

14. 根据《医疗机构药事管理规定》，下列关于医疗机构药学部门的设置条件与职责的说法，错误的是
A. 三级医院设置药学部，并可根据实际情况设置二级科室药剂科
B. 药学部门关注的重点是药品质量、用药合理性和药品供应保障
C. 专业技术性是药学部门最重要的性质，主要体现在要求医院药师能解释和调配处方，评价处方和处方中的药物，掌握配制制剂的技术，承担药物治疗监护工作
D. 二级以上医院药学部门负责人应当具有高等学校药学专业或者临床药学专业本科以上学历，及本专业高级技术职务任职资格

15. 根据医疗机构对于抗菌药物处方权的规定，下列可被授予特殊使用级抗菌药物处方权的是
A. 具有初级专业技术职务任职资格的医师
B. 具有高级专业技术职务任职资格的医师
C. 具有中级专业技术职务任职资格的医师
D. 在乡、镇医疗机构独立从事一般执业活动的执业助理医师

16. 下列有关中药分类的说法，错误的是
A. 通常情况下的中药材是农副产品，应当经过适当加工处理，能直接用于药品生产或入药配伍使用
B. 中药饮片指在中医药理论指导下，根据辨证施治和调剂、制剂的需要，对产地初加工的中药材进行特殊加工炮制后形成的制成品
C. 只有中药饮片才可直接用于临床配方或制剂生产，中医处方调配和中成药生产投料均应为中药饮片，中药材不可直接入药
D. 中成药应由依法取得药品生产许可证的企业生产，质量符合国家药品标准

17. 根据《中医药法》相关规定，关于古代经典名方的说法，正确的是
A. 我国古代中医典籍所记载的方剂都属于古代经典名方
B. 符合条件要求的经典名方制剂申请上市，可仅提供药学及非临床安全研究性资料，免报药效学研究及临床试验材料
C. 实行目录管理，具体目录由国务院中医药主管部门会同卫生健康管理部门制定
D. 涉及孕妇、婴幼儿等特殊用药人群的古代经典名方，应简化注册审批程序加快审批

18. 根据《关于纳入国家免疫规划疫苗包装

标注特殊标识的通知》(国食药监注〔2005〕257号),下列关于国家免疫规划疫苗包装标注的说法,错误的是
A. "免费"字样应当标注在疫苗最小外包装的显著位置,字样颜色为红色,宋体字
B. "免费"字样大小可与疫苗通用名称相同
C. "免疫规划"专用标识应当印刷在疫苗最小外包装顶面的正中处
D. "免费"字样、"免疫规划"专用标识两者标注其一即可

19.根据《疫苗管理法》和相关规定,下列关于疫苗上市后管理的说法,正确的是
A. 疾病预防控制机构应当建立疫苗定期检查制度,对不能提供本次运输、储存全过程温度监测记录或者温度控制不符合要求的疫苗自行销毁
B. 疫苗上市许可持有人应当按照规定,建立真实、准确、完整的销售记录,并保存至疫苗有效期满后不少于5年备查
C. 按照规定疫苗上市许可持有人不得直接将疫苗配送至接种单位
D. 境外疫苗持有人可以指定境内一家具备冷链药品质量保证能力的药品批发企业统一销售不同品种疫苗,履行在销售环节的义务,并承担责任

20.下列关于麻醉药品和精神药品处方资格及处方管理的说法,错误的是
A. 执业医师取得经本医疗机构培训合格授予麻醉药品、第一类精神药品处方资格后,方可在本机构开具麻醉药品和第一类精神药品
B. 第二类精神药品没有要求授予处方资格,但是限定必须是执业医师才可以开具处方
C. 因抢救患者等紧急情况,无法核对患者信息的,执业医师应该向上级汇报后,开具麻醉药品和精神药品处方
D. 对不符合麻醉药品和第一类精神药品处方管理规定的,处方调配人、核对人应拒绝发药

21.下列药品中,药品零售连锁企业经市级药品监督管理部门批准后可以经营的是
A. 哌醋甲酯
B. 复方樟脑酊
C. 每剂量单位含氢可酮碱7mg的口服固体制剂
D. 依托咪酯

22.下列药品中,在药品标签和说明书中不需要印有专有标识的是
A. 外用药品
B. 非处方药
C. 第二类精神药品
D. 含麻黄碱类复方制剂,单位剂量麻黄碱类药物含量大于30mg(不含30mg)

23.下列文字图案在药品标签中可以出现的是
A. 企业形象标志、企业防伪标识
B. 进口原料、专利药品
C. ××总经销、××总代理
D. 印刷企业、印刷批次

24.下列关于非处方药标识管理规定的说明,错误的是
A. 乙类非处方药专有标识为绿色
B. 甲类非处方药专有标识为红色
C. 非处方药分为甲、乙两类,就用药安全性而言,乙类非处方药相对于甲类非处方药更安全,专有标识为绿色
D. 批发企业经营非处方药的指南性标志为红色

25. 下列关于网络销售药品条件的说法，不正确的是
A. 药品网络销售者应当是具备保证网络销售药品安全能力的药品上市许可持有人、药品经营企业
B. 药品网络销售者为药品上市许可持有人、药品批发企业的，不得向个人消费者销售药品
C. 线上销售药品，零售企业可采用电子形式出具销售凭证，购销记录保存时限原则上为至少3年，且不少于药品有效期后1年
D. 入驻同个或多个药品网络交易第三方平台开展经营活动的，应当将第三方平台名称、店铺名称、店铺首页链接在药品网络销售企业报告内容中逐个列明

26. 关于抗肿瘤药物处方和调配管理的说法，正确的是
A. 二级以上医疗机构经过本机构培训授予高级职称执业医师限制使用级处方权
B. 其他医疗机构经过当地县级卫生健康主管部门培训授予中级以上职称执业医师普通使用级抗肿瘤药物处方权
C. 抗肿瘤药物的调配应当设置专门区域，实行相对集中调配，并做好医务人员职业防护
D. 抗肿瘤药物处方应当由经过抗肿瘤药物临床应用知识培训并考核合格的主管药师审核和调配

27. 下列有关含麻黄碱类复方制剂的销售管理的说法，不正确的是
A. 药品零售企业应从具有经营资质的药品批发企业购进含麻黄碱类复方制剂
B. 药品零售企业必须凭执业医师开具的处方销售单位剂量麻黄碱类药物含量大于30mg（不含30mg）的含麻黄碱类复方制剂
C. 麻黄碱类复方制剂每个最小包装规格麻黄碱类药物含量，口服固体制剂不得超过800mg
D. 药品零售企业不得开架销售含麻黄碱类复方制剂，应当设置专柜由专人管理

28. 根据《关于对医疗机构应用传统工艺配制中药制剂实施备案管理的公告》，下列不得实行备案管理的是
A. 由中药饮片粉碎后加入适量辅料制成的丸剂
B. 由中药饮片提取制成的中药配方颗粒
C. 由中药饮片经粉碎后制成的胶囊剂
D. 由中药饮片用传统方法提取制成的酒剂

29. 下列关于药品召回要求的说法，不正确的是
A. 药品上市许可持有人对召回药品的处理应当有详细的记录，记录应当保存5年且不得少于药品有效期后1年
B. 实施一级、二级召回的，药品上市许可持有人还应当申请在所在地省级药品监督管理部门网站依法发布召回信息
C. 药品上市许可持有人在完成召回和处理后7个工作日内向所在地省级药品监督管理部门和市场监督主管部门提交药品召回的总结报告
D. 召回药品需要销毁的，应当在持有人、药品生产企业或者储存召回药品所在地县级以上药品监督管理部门或者公证机构监督下销毁

30. 保健食品，是指声称具有特定保健功能或者以补充维生素、矿物质为目的的食品。下列关于保健食品的说法，错误的是
A. 保健食品不以治疗疾病为目的，并且对人体不产生任何急性、亚急性或者慢性危害

B. 保健食品注册证书有效期为5年

C. 申请注册的保健食品，国务院食品安全监督管理部门经组织技术审评，对符合安全和功能声称要求的，准予注册

D. 保健食品广告应当显著标明"保健食品不是药品，不适用于非目标人群使用"

31. 化妆品，是指以涂擦、喷洒或其他类似的方式，施用于皮肤、毛发、指甲、口唇等人体表面，以清洁、保护、美化、修饰为目的的日用化学工业产品。下列关于化妆品的说法，错误的是

A. 化妆品的最小销售单元应当有标签，帮助中心应当符合相关法律、行政法规、强制性国家标准，内容真实、完整、准确

B. 儿童化妆品应当在销售包装展示面标注省药品监督管理局规定的儿童化妆品标志，标志颜色为绿色

C. 儿童化妆品，是指适用于年龄在12岁以下（含12岁）儿童，具有清洁、保湿、爽身、防晒等功效的化妆品

D. 我国境内首次使用于化妆品的天然或者人工原料为化妆品新原料，国家对风险程度较高的化妆品新原料实行注册管理

32. 某中药饮片生产企业生产的某中药饮片，其标签标示"功能主治：清热、平肝、提升免疫力、抗癌"，与本省中药饮片炮制规范注明的功能主治"清热、平肝"不符，该批药品经抽样检验均符合规定。该批中药饮片应定性为

A. 合格药品

B. 假药

C. 劣药

D. 违反说明书和标签管理规定的药品

33. 根据《药品网络销售监督管理办法》第36条规定，药品网络销售企业违反第13条、第19条第二款要求，逾期不改正的，处5万元以上10万元以下罚款的情形是

A. 药品网络销售企业未依法履行信息展示要求的

B. 药品网络销售企业未依法履行报告义务的

C. 药品网络零售企业未履行纸质处方管理义务的

D. 药品网络零售企业未履行处方审核、调配和标记管理等义务的，未达到情节严重的

34. 未取得《药品生产许可证》《药品经营许可证》或者《医疗机构制剂许可证》生产、经营药品的应按照无证生产、经营药品处罚。下列行为不属于无证生产经营药品的是

A. 未经批准擅自在城乡集贸市场设点销售药品的

B. 出租、出借药品经营许可证的

C. 药品生产许可证超过有效期限仍进行生产的

D. 药品上市许可持有人和药品生产企业变更生产地址、生产范围应当经批准而未经批准的

二、配伍选择题（共42题，每题1分。题目分为若干组，每组题目对应同一组备选项，备选项可重复选用，也可不选用。每题只有1个备选项最符合题意）

（35～37题共用备选答案）

A. 按基本医疗保险的规定支付

B. 先由参保人员自付一定比例，再按基本医疗保险的规定支付

C. 由个人账户支付或个人自付

D. 由国家财政免费支付

35. 参保患者自行购买药品发生的费用

36. 使用医保药品目录"甲类目录"的药品所发生的费用

37. 使用医保药品目录"乙类目录"的药品所发生的费用

（38～39题共用备选答案）
A. 处方药
B. 非处方药
C. 双跨药品
D. 双轨药品

38. 英文为"Prescription Drugs"，英文简写为"Rx"的药品是

39. 英文为"Over The Counter Drugs"，英文简写为"OTC"的药品是

（40～41题共用备选答案）
A. 海关
B. 人力资源和社会保障部门
C. 商务部
D. 工业和信息化管理部门

40. 完善职业资格制度，健全职业技能多元化评价政策的部门是

41. 负责药品进出口的监管、统计与分析的部门是

（42～43题共用备选答案）
A. 线上线下均不得批发和零售
B. 线上线下均可批发和零售
C. 线下不可批发，线上可批发
D. 线下可零售，线上不得零售

42. 医疗机构制剂、中药配方颗粒、疫苗的管理方式是

43. 头孢地尼、伊曲康唑、左奥硝唑、头孢泊肟酯的管理方式是

（44～46题共用备选答案）
A. 制剂及其成分具有法定质量标准，质量可控、稳定
B. 用药期间需要专业人员进行医学监护和指导的药品
C. 当药品成为非处方药后广泛使用时出现滥用、误用情况下的安全性
D. 绝大多数适用对象正确使用后能产生预期的作用

44. 属于非处方药有效性的特点是

45. 属于非处方药安全性评价的内容是

46. 属于处方药转换为非处方药的基本要求的是

（47～48题共用备选答案）
A. 1年
B. 3年
C. 5年
D. 7年

根据《药品经营质量管理规范》，回答以下问题。

47. 药品批发企业质量负责人的工作经验最低要求是

48. 药品批发企业负责疫苗质量管理岗位人员工作经验最低要求是

（49～51题共用备选答案）
A. 一级召回
B. 二级召回
C. 三级召回
D. 四级召回

49. 药品上市许可持有人应在3日内将调查评估报告和召回计划递交给所在地省级药品监督管理部门备案的药品召回级别是

50. 药品上市许可持有人应当1日内通知有关药品经营企业、使用单位停止销售和使用的药品召回级别是

51. 药品上市许可持有人应当每日向所在地省级药品监督管理部门报告药品召回的进展情况的药品召回级别是

（52～54题共用备选答案）
A. 市场监督管理部门
B. 工业和信息化部门
C. 专利管理部门
D. 医疗保障主管部门

52. 承担食品、医药工业等的行业管理工作，盐业和国家储备盐行政管理的部门是

53. 负责相关市场主体登记注册和营业执照核发，查处准入、生产、经营、交易中的有关违法行为的部门是

54. 建立价格信息监测和信息发布制度的部门是

（55～56题共用备选答案）
A. 药物临床试验
B. 药品上市许可
C. 药品再注册
D. 加快上市注册

55. 药品注册证书有效期为5年，药品注册证书有效期内，持有人应当持续保证上市药品的安全性、有效性和质量可控性，并在有效期届满前6个月申请。这属于

56. 对符合条件的以临床价值为导向的创新药品注册申请，申请人可以申请适用突破性治疗药物、附条件批准、优先审评审批及特别审批程序。这属于

（57～59题共用备选答案）
A. 红色
B. 蓝色
C. 黄色
D. 绿色

57. 根据《药品经营质量管理规范》，合格药品为

58. 根据《药品经营质量管理规范》，不合格药品为

59. 根据《药品经营质量管理规范》，待确定药品为

(60～61题共用备选答案)
A. 合法性审核
B. 规范性审核
C. 适宜性审核
D. 安全性审核

60. 根据《关于印发医疗机构处方审核规范的通知》，针对西药及中成药处方，药师审方时核实"规定必须做皮试的药品，是否注明过敏试验及结果的判定"，这属于

61. 根据《关于印发医疗机构处方审核规范的通知》，针对西药及中成药处方，药师审方时核实"每一种药品应当另起一行，每张处方不得超过5种药品"，这属于

(62～64题共用备选答案)
A. 不超过15日常用量
B. 不超过7日常用量
C. 不超过3日常用量
D. 不超过1日常用量

62. 为急诊重度慢性疼痛患者开具的麻醉药品注射剂处方，其处方限量为

63. 为门诊轻症患者开具的第一类精神药品控释制剂处方，其处方限量为

64. 为儿童多动症患者开具的哌醋甲酯处方，其处方限量为

(65～66题共用备选答案)
A. 防风
B. 蟾酥
C. 虎骨
D. 麝香

65. 属于濒临灭绝状态的稀有珍贵野生药材物种的是

66. 属于不得出口的野生药材物种的是

(67～69题共用备选答案)
A. 水银
B. 士的宁
C. 阿普唑仑
D. 羟考酮

67. 属于毒性药品西药品种的是

68. 属于毒性药品中药品种的是

69. 零售药店不得陈列且不属于第二类精神药品的是

(70～72题共用备选答案)
A. 不得分行书写
B. 印刷在右上角
C. 印刷在边角
D. 印制在首页左上角

70. 药品标签使用注册商标的，应当

71. 药品通用名称除因包装尺寸的限制而无法同行书写的，应当

72. 药品说明书核准和修改日期应当

(73～74题共用备选答案)
A. 保证安全的义务
B. 真实标记的义务
C. 提供信息的义务

D. 保证质量的义务

73. 经营者提供商品或者服务应当明码标价,这种经营者义务属于

74. 租赁他人柜台或者场地的经营者,应当标明其真实名称和标记,这种经营者义务属于

(75～76题共用备选答案)
A. 向所在地设区的市级药品监督管理部门备案
B. 向所在地省级药品监督管理部门备案
C. 向所在地设区的市级药品监督管理部门申请经营许可
D. 向所在地省级药品监督管理部门申请经营许可

75. 从事手术显微镜经营的,经营企业应当

76. 从事微波手术刀经营的,经营企业应当

三、综合分析选择题（共16题,每题1分。题目分为若干组,每组题目基于同一个临床情景、病例、实例或者案例的背景信息逐题展开。每题的备选项中,只有1个最符合题意）

(77～78题共用题干)
我国进出口药品管理实行分类和目录管理,即将药品分为进出口麻醉药品、进出口精神药品以及进口一般药品。国家药品监督管理局会同国务院对外贸易主管部门对上述药品依法制定并调整管理目录,以签发许可证件的形式对其进出口加以管制。

77. 麻醉药品和精神药品进口无需办理的证件是
A. 《进口药品通关单》
B. 《进口许可证》
C. 《进口药品注册证》
D. 《进口药品生产批件》

78. 甲药品经营企业采用虚假材料骗取批准证明文件进口药品,其行为被发现后,可以处进口药品货值金额多少倍的罚款
A. 2倍以上5倍以下
B. 5倍以上10倍以下
C. 10倍以上20倍以下
D. 15倍以上30倍以下

(79～81题共用题干)
药品零售药店甲的经营类别有处方药、甲类非处方药和乙类非处方药,该药店法人代表为执业药师。为了进一步提高药店药学服务水平,该药店2019年6月25日招聘了1名执业药师王某。2019年7月7日,王某家中有急事请假。

79. 王某的执业岗位应该是
A. 处方审核岗位
B. 验收岗位
C. 质量管理岗位
D. 采购岗位

80. 下列药店对药品的摆放方式,错误的是
A. 处方药、非处方药分区陈列
B. 乙类非处方药开架自选
C. 在柜台摆放经营闹羊花
D. 拆零销售药品集中存放于拆零专柜或专区

81. 2019年7月7日,该药店采取的措施不包括

A. 挂牌告知执业药师王某不在岗
B. 向所在地县级药品监督管理部门报告
C. 停止销售处方药
D. 停止销售甲类非处方药

B. 只需承担行政责任，不需要承担刑事责任
C. 按生产、销售伪劣产品罪承担刑事责任
D. 按生产、销售假药罪，处3年以下有期徒刑，并处罚金

(82~85题共用题干)
某市药品监督管理部门在监督检查中，发现甲药品生产企业将库存的生产批号为"190607"的复方氨酚烷胺胶囊，生产批号更改为"200306"并出厂销售。另外，乙医疗机构药品工作人员赵某，明知甲药品生产企业的实际情况，却为谋私利购买该批复方氨酚烷胺胶囊并提供给患者使用。经调查，甲药品生产企业销售该批药品的金额为8万元，但还不能认定为"对人体健康造成严重危害"。

82. 甲药品生产企业更改生产批号的复方氨酚烷胺胶囊应认定为
A. 劣药
B. 假药
C. 残次药品
D. 无证生产的药品

83. 下列关于甲药品生产企业刑事责任的认定，正确的是
A. 构成生产、销售劣药罪
B. 构成生产、销售假药罪
C. 构成无证生产、经营药品罪
D. 构成生产、销售伪劣产品罪

84. 下列关于甲药品生产企业和其主要负责人可能承担的法律责任的说法，正确的是
A. 该批药品不能认定为"对人体健康造成严重危害"，不需承担行政责任

85. 下列关于乙医疗机构工作人员赵某的行为，可以认定为
A. 销售劣药
B. 销售假药
C. 生产劣药
D. 生产假药

(86~87题共用题干)
甲企业持有医疗器械A的备案凭证等资料，2020年3月10日取得医疗器械A的广告批准证明文件（该医疗器械的备案凭证、生产许可文件未规定有效期），乙企业、丙企业分别为医疗器械A授权同意的生产企业与经营企业。丁医疗机构购进使用该器械。

86. 关于该医疗器械广告批准文号说法错误的是
A. 广告申请主体应当严格按照审查通过的内容发布医疗器械广告，不得进行剪辑、拼接、修改
B. 已经审查通过的广告内容需要改动的，应当重新申请广告审查
C. 该广告批准文号有效期为3年
D. 经广告审查机关审查通过并向社会公开的药品广告，可以依法在全国范围内发布

87. 不能成为该医疗器械广告申请主体的是
A. 甲企业
B. 乙企业
C. 丙企业
D. 丁医疗机构

(88～89题共用题干)
患者,女性,36岁,静脉滴注上市5年内的某国产药品(改良型新药),7分钟后全身瘙痒难以忍受,立即停药,患者症状无缓解,并出现呼吸困难,血压下降至40/25mmHg,神志模糊,给予抗休克治疗,患者神志逐渐清醒,呼吸顺畅,痒感消失,血压回升至正常范围内。查询药品说明书,【不良反应】项下没有注明该药品可能发生过敏性休克。同时,新闻媒体开始报道同种药品在某地区近段时间开始集聚出现同样的病例100例。

88. 根据《药品不良反应报告和监测管理办法》,上述信息中患者出现的临床症状不应该定性为
A. 一般药品不良反应
B. 新的药品不良反应
C. 药品群体不良事件
D. 严重药品不良反应

89. 根据《药品不良反应报告和监测管理办法》,下列关于上述信息中的医疗机构对发生的药品不良反应处置的说法,正确的是
A. 该药品不良反应不属于报告范围,可以不报告
B. 通过在医院内发布药讯代替不良反应报告
C. 药品的定期安全性更新报告应当自取得批准证明文件之日起每5年报告一次
D. 药品的定期安全性更新报告向药品上市许可持有人所在地省级药品不良反应监测机构提交

(90～92题共用题干)
甲药品生产企业为了生产洋地黄毒苷注射液,向乙药品生产企业采购原料药洋地黄毒苷。然后,甲药品生产企业将洋地黄毒苷注射液销售给丙医疗机构。丙医疗机构医师根据说明书开具处方,药师根据说明书指导患者合理用药。

90. 洋地黄毒苷注射液属于
A. 麻醉药品
B. 第一类精神药品
C. 医疗用毒性药品
D. 化学药品

91. 下列关于洋地黄毒苷的生产需要满足的要求,不合法的是
A. 乙药品生产企业需要由药品监督管理部门指定,取得毒性药品生产许可
B. 洋地黄毒苷原料药年度生产、供应计划,由省级药品监督管理部门根据医疗需要制定
C. 洋地黄毒苷原料药的生产记录保存3年备查
D. 洋地黄毒苷原料药包装容器要有毒药标志

92. 丙医疗机构医师需要了解"强心苷制剂中毒是不是可以用洋地黄毒苷注射液解毒",可以查阅
A.【用法用量】
B.【适应证】
C.【药物相互作用】
D.【注意事项】

四、多项选择题(共8题,每题1分。每题的备选项中,有2个或2个以上符合题意。错选、少选均不得分)

93. 根据《"健康中国2030"规划纲要》,到2030年需达到的健康中国战略目标包括

A. 基本实现健康公平
B. 主要健康指标进入高收入国家行列
C. 建成基本医疗保障全覆盖的健康国家
D. 促进全民健康的制度体系更加完善

94. 下列关于麻醉药品和精神药品邮寄管理的说法，正确的有
A. 邮寄证明一证一次有效
B. 寄件详情单加盖寄件单位运输专用章，收件人必须是单位
C. 应在窗口投交
D. 邮寄证明由省级邮政主管部门指定的符合安全保障条件的邮政营业机构收寄后保存2年备查

95. 下列关于药品专利期补偿的说法，正确的有
A. 自发明专利申请日起满4年，或自实质审查请求之日起满3年后授予发明专利权的，国务院专利行政部门应专利权人的请求，就发明专利在授权过程中的不合理延迟给予专利权期限补偿
B. 自发明专利申请日起满4年，且自实质审查请求之日起满3年后授予发明专利权的，国务院专利行政部门应专利权人的请求，就发明专利在授权过程中因申请人引起的不合理延迟给予专利权期限补偿
C. 为补偿新药上市审评审批占用的时间，对在中国获得上市许可的新药相关发明专利，国务院专利行政部门应专利权人的请求给予专利权期限补偿
D. 补偿期限不超过5年，新药批准上市后总有效专利权期限不超过14年

96. 医疗机构配制的制剂可以在指定的医疗机构之间调剂使用的前提条件包括
A. 发生灾情、疫情、突发事件
B. 临床急需而市场没有供应
C. 经国务院或省级药品监督管理部门批准
D. 医疗机构之间协议调剂使用

97. 下列非连锁药品零售企业销售药品行为，符合药品管理法律法规的有
A. 在严格审核医师处方后，凭处方向购药患者销售了1瓶复方磷酸可待因糖浆
B. 在严格审核医师处方后，凭处方向购药患者销售了2盒布洛伪麻缓释胶囊
C. 在登记购药患者身份证信息后，向其销售了2盒复方盐酸伪麻黄碱缓释胶囊的最小包装
D. 凭处方向购药患者销售了1盒米非司酮紧急避孕片

98. 根据《药品经营质量管理规范》，药品批发企业应当接受相关法律法规和专业知识培训，且必须经考核合格后方可上岗参与相关工作的人员有
A. 从事特殊管理药品的储存、运输等工作的人员
B. 从事冷藏冷冻药品的储存、运输等工作的人员
C. 从事阴凉药品的储存、运输等工作的人员
D. 从事国家有专门管理要求药品的储存、运输等工作的人员

99. 医疗机构购进药品的要求包括
A. 禁止医务人员自行采购药品
B. 医疗机构采购同一通用名称药品的品种通常不得超过3种
C. 执行药品进货检查验收制度

D. 遵循临床常用必需、剂型规格适宜、包装使用方便的原则

100. 根据《中医药法》，符合中医药特点的管理制度和发展方针包括
A. 遵循中医药发展规律
B. 坚持继承和创新相结合
C. 保持和发挥中医药特色和优势
D. 运用现代科学技术，促进中医药理论和实践的发展

临考决胜卷（一）·答案解析

1. 正确答案：D
答案解析： 人为风险属于药品的制造风险和使用风险，主要来源于不合理用药、用药差错、药品质量问题、政策制度设计及管理导致的风险，是我国药品安全风险的关键因素。故本题正确答案为 D。

2. 正确答案：B
答案解析： 完善医疗服务体系，坚持非营利性医疗机构为主体、营利性医疗机构为补充，公立医疗机构为主导、非公立医疗机构共同发展的办医原则。故本题正确答案为 B。

3. 正确答案：A
答案解析： 国民健康规划的主要任务：①保障药品质量安全。完善国家药品标准体系，推进仿制药质量和疗效一致性评价。建立符合中药特点的质量和疗效评价体系。构建药品和疫苗全生命周期质量管理机制，推动信息化追溯体系建设，实现重点类别来源可溯、去向可追。②夯实中医药高质量发展基础。开展中医药活态传承、古籍文献资源保护与利用。提升中医循证能力。促进中医药科技创新。加快古代经典名方制剂研发。加强中药质量保障，建设药材质量标准体系、监测体系、可追溯体系。推动教育教学改革，构建符合中医药特点的人才培养模式。健全中医医师规范化培训制度和全科医生、乡村医生中医药知识培训机制。故本题正确答案为 A。

4. 正确答案：A
答案解析： 凡中华人民共和国公民和获准在我国境内就业的外籍人员，具备以下条件之一者，均可申请参加执业药师职业资格考试：①取得药学类、中药学类专业大专学历，在药学或中药学岗位工作满 4 年；②取得药学类、中药学类专业大学本科学历或学士学位，在药学或中药学岗位工作满 2 年；③取得药学类、中药学类专业第二学士学位、研究生班毕业或硕士学位，在药学或中药学岗位工作满 1 年；④取得药学类、中药学类专业博士学位；⑤取得药学类、中药学类相关专业相应学历或学位的人员，在药学或中药学岗位工作的年限相应增加 1 年。A 选项符合报考条件。B 选项不符合条件⑤。按照国家有关规定，取得药学或医学专业高级职称并在药学岗位工作的，可免试药学专业知识（一）、药学专业知识（二），只参加药事管理与法规、药学综合知识与技能两个科目的考试；取得中药学或中医学专业高级职称并在中药学岗位工作的，可免试中药学专业知识（一）、中药学专业知识（二），只参加药事管理与法规、中药学综合知识与技能两个科目的考试。C 选项不符合。D 选项不符合条件①。故本题正确答案为 A。

5. 正确答案：B
答案解析： 药品说明书中虽已有描述，但不良反应发生的程度、后果、性质或频率比说明书描述更严重的情形属于新的药品不良反应。故本题正确答案为 B。

6. 正确答案：B
答案解析： 简易程序（当场处罚程序）：当违

法事实确凿、有法定依据、拟作出数额较小的罚款（对公民处200元以下，对法人或者其他组织处3000元以下的罚款）或者警告时，可以适用简易程序，当场作出行政处罚的决定。听证程序：行政机关作出以下行政处罚决定之前，应当告知当事人有要求举行听证的权利：①较大数额罚款；②没收较大数额违法所得、没收较大价值非法财物；③降低资质等级或吊销许可证件；④责令停产停业、责令关闭、限制从业；⑤其他较重的行政处罚等；⑥法律法规、规章规定的其他情形。故本题正确答案为B。

7. 正确答案：B
答案解析： 企业自检应当由企业指定人员进行独立、系统、全面的自检，也可由外部人员或专家进行独立的质量审计。故本题正确答案为B。

8. 正确答案：D
答案解析： Ⅲ期临床试验为药品注册申请的审查提供充分依据。Ⅳ期临床试验为新药上市后的应用研究阶段。故本题正确答案为D。

9. 正确答案：A
答案解析： 药品注册，按照中药、化学药和生物制品等进行分类注册管理。中药注册按照中药创新药、中药改良型新药、古代经典名方中药复方制剂、同名同方药等进行分类。化学药注册按照化学药创新药、化学药改良型新药、仿制药等进行分类。生物制品注册按照生物制品创新药、生物制品改良型新药、已上市生物制品（含生物类似药）等进行分类。中药、化学药和生物制品等药品的细化分类和相应的申报资料要求，由国家药品监督管理局根据注册药品的产品特性、创新程度和审评管理需要组织制定，并向社会公布。境外生产药品的注册申请，按照药品的细化分类和相应的申报资料要求执行。故本题正确答案为A。

10. 正确答案：B
答案解析： 非处方药应当使用方便，药物不用经过特殊检查和试验即可使用。非处方药应当应用安全，长期临床使用证实安全性大；无潜在毒性，不易引起蓄积中毒，中药中的重金属限量不超过国内或国外公认标准；基本无不良反应。非处方药应当疗效确切，药物作用针对性强，功能主治明确，连续使用不引起耐药性，不需要经常调整剂量。故本题正确答案为B。

11. 正确答案：C
答案解析： 经国务院药品监督管理部门批准，药品上市许可持有人可以转让药品上市许可。选项C中的部门级别、管理方式均与此规定不符。故本题正确答案为C。

12. 正确答案：D
答案解析： 为提高药品审评审批效率，国家药品监督管理局决定药品注册申请申报资料实施电子形式提交。自2023年1月1日起，申请人提交的国家药品监督管理局审评审批药品注册申请以及审评过程中补充资料等，调整为以电子形式提交申报资料，申请人无需提交纸质申报资料。申请人应当按照现行法规及电子申报资料要求准备电子申报资料，将光盘提交至药品审评中心提出申请。药品审评中心将基于电子申报资料开展受理、审评和审批工作，相关工作程序不变。故本题正确答案为D。

13. 正确答案：A
答案解析：①同一药品上市许可持有人的同一品种应当由一个药品生产企业分包装，分包装的期限不得超过药品注册证书的有效期；②除片剂、胶囊剂外，境外生产药品分包装的其他剂型应当已完成内包装；③分包装药品使用的直接接触药品包装材料和容器的来源和材质应与已获准上市药品一致。如有变更，药品上市许可持有人应按照《已上市中药药学变更研究技术指导原则》《已上市化学药品药学变更研究技术指导原则》《已上市生物制品药学变更研究技术指导原则》进行研究，属于重大或中等变更的，完成审批或备案后，方可进行药品分包装申请。故本题正确答案为A。

14. 正确答案：D
答案解析：药品零售企业应当定期对陈列、存放的药品进行检查，重点检查拆零药品和易变质、近效期、摆放时间较长的药品及中药饮片。故本题正确答案为D。

15. 正确答案：B
答案解析：冷藏、冷冻药品在配送途中严禁中转暂存。故本题正确答案为B。

16. 正确答案：C
答案解析：药品经营类别变更不属于药品经营许可证许可事项变更的内容。经营许可证许可事项变更的内容包括：经营方式、经营范围、经营地址、仓库地址（包括原址增减仓库、异地设库和委托储存等）。故本题正确答案为C。

17. 正确答案：B
答案解析：药品名称应当使用规范的中文名称书写，没有中文名称的可以使用规范的英文名称书写。故本题正确答案为B。

18. 正确答案：B
答案解析：医院药师关于药物治疗工作的职责是参与临床药物治疗，进行个体化药物治疗方案的设计与实施，开展药学查房，为患者提供药学专业技术服务。负责临床药物治疗工作的是医师。故本题正确答案为B。

19. 正确答案：A
答案解析：医院使用的所有药品（不含中药饮片）均应通过省级药品集中采购平台采购。采购周期原则上一年一次。故本题正确答案为A。

20. 正确答案：B
答案解析：有下列情形之一的，不得作为医疗机构制剂申报：市场上已有供应的品种；含有未经国家药品监督管理部门批准的活性成分的品种；除变态反应原外的生物制品；中药注射剂；中药、化学药组成的复方制剂；医疗用毒性药品、放射性药品；其他不符合国家有关规定的制剂。对临床需要而市场无供应的麻醉药品和精神药品，持有医疗机构制剂许可证和印鉴卡的医疗机构需要配制制剂的，经所在地省级药品监督管理部门批准后可配制。根据题意，要求选择可以作为医疗机构制剂申报的品种。故本题正确答案为B。

21. 正确答案：B
答案解析：医疗机构应当开展细菌耐药监测工作，建立细菌耐药预警机制，并采取下列相应措施：①主要目标细菌耐药率超过30%的抗菌药物，应当及时将预警信息通报本医疗机构医务人员；②主要目标细菌耐药率超过40%的抗菌药物，应当慎重经验用药；③主要目标细菌耐药率超过50%的抗菌药物，应当参照药敏试验结果选用；④主要目标细菌耐药率超过75%的抗菌药物，应当暂停针对此目标细菌的临床应用，根据追踪细菌耐药监测结果，再决定是否恢复临床应用。故本题正确答案为B。

22. 正确答案：B
答案解析：中药材专业市场内严禁从事饮片分包装、改换标签等活动。故本题正确答案为B。

23. 正确答案：A
答案解析：毒性中药材的饮片定点生产原则：①对于市场需求量大，毒性药材生产较多的地区定点要合理布局，相对集中，按省区确定2～3个定点企业；②对于一些产地集中的毒性中药材品种，如朱砂、雄黄、附子等，要全国集中统一定点生产，供全国使用。毒性中药材的饮片严格执行《中药饮片包装管理办法》，包装要有突出、鲜明的毒药标志。定点生产的毒性中药饮片，应销往具有经营毒性中药饮片资格的经营单位或直销到医疗单位。毒性中药饮片必须按国家有关规定，实行专人、专库（柜）、专账、专用衡器，双人双锁保管。故本题正确答案为A。

24. 正确答案：C
答案解析：国家免疫规划疫苗以外的其他免疫规划疫苗、非免疫规划疫苗由各省、自治区、直辖市通过省级公共资源交易平台组织采购。故本题正确答案为C。

25. 正确答案：D
答案解析：麻醉药品和第一类精神药品的定点批发企业，应当具备保障责任区域内医疗机构所需麻醉药品和第一类精神药品供应的能力。磷酸可待因口服液是麻醉药品，麻醉药品不能由零售药店经营。供医疗、科学研究、教学使用的小包装的麻醉药品原料药可以由国务院药品监督管理部门规定的药品批发企业经营。复方磷酸可待因口服液按照第二类精神药品管理。药品零售连锁企业门店所零售的第二类精神药品，应当由本企业直接配送，不得委托配送。故本题正确答案为D。

26. 正确答案：C
答案解析：注射用A型肉毒毒素生产（进口）企业应当指定具有医疗用毒性药品收购经营资质的药品批发企业作为本企业注射用A型肉毒毒素的经营企业。生马钱子为毒性药品中药品种，其处方限量是不超过2日极量。储存毒性药品的专库或专柜，其条件要求与储存麻醉药品的专库或专柜相同，专库或专柜加锁并由专人保管，做到双人双锁管理，专账记录。在医疗机构，医疗用毒性药品处方保存期限为2年。故本题正确答案为C。

27. 正确答案：C
答案解析：药品说明书核准和修改日期应当印制在说明书首页左上角，修改日期位于核准日期下方，按时间顺序逐行书写。注射剂和非处方药应当列出所用的全部辅料名称。不良反应项可依据在既往临床试验实践和文献报道中发现的不良反应撰写，药品上市后，药品上市许可持有人应当根据上市后不良反应监测数据及时更新。预防用生物制品应明确该制品每1次人用剂量和有效成分的含量或效价单位,以及装量(或冻干制剂的复溶后体积)。故本题正确答案为C。

28. 正确答案:C
答案解析: 药品品种档案指每一个上市药品所建立的,内容包括药品处方、原辅料包材、质量标准、说明书、上市后安全性信息、生产工艺变化等信息的原始数据库。故本题正确答案为C。

29. 正确答案:C
答案解析: 知识获取权指消费者享有获得有关消费和消费者权益保护方面知识的权利。消费者应当努力掌握所需商品或者服务的知识和使用技能,正确使用商品,增强自我保护意识。故本题正确答案为C。

30. 正确答案:A
答案解析: 使用保健食品原料目录以外原料的保健食品和首次进口的保健食品应当经国务院食品安全监督管理部门注册。但是,首次进口的保健食品中属于补充维生素、矿物质等营养物质的,应当报国务院食品安全监督管理部门备案。其他保健食品应当报省级食品安全监督管理部门备案。故本题正确答案为A。

31. 正确答案:C
答案解析: 特殊化妆品包括用于染发、烫发、祛斑美白、防晒、防脱发的化妆品以及宣称新功效的化妆品;普通化妆品是特殊化妆品以外的化妆品。采用排除法,故本题正确答案为C。

32. 正确答案:D
答案解析: 微波手术刀、钴60治疗机、超声肿瘤聚焦刀均为第三类医疗器械。非无菌外科用手术器械为第一类医疗器械,助听器为第二类医疗器械。无菌医用手套为第二类医疗器械。医学影像处理软件属于第二类医疗器械。故本题正确答案为D。

33. 正确答案:D
答案解析: 涉及公民生命健康且有危害后果的违法行为在5年内未被发现属于不予行政处罚的情形。ABC选项的内容都属于从轻或减轻处罚的情形。不予行政处罚的情形包括:不满(小于)14周岁的人有违法行为的;精神病人、智力残疾人在不能辨认或控制自己行为时有违法行为的;违法行为轻微并及时纠正,没有造成危害后果的;初次违法且危害后果轻微并及时改正的;当事人有证据足以证明没有主观过错的;违法行为在2年内未被发现,除涉及公民生命健康安全、金融安全且有危害后果以及法律另有规定外,上述期限延长至5年。故本题正确答案为D。

34. 正确答案:D
答案解析: 假药认定包括:①药品所含成分与国家药品标准规定的成分不符;②以非药品冒充药品或者他种药品冒充此种药品;③变质的药品;④药品所标明的适应证或者功能主治超出规定范围。D项,丁生产企业生产的感冒药中违规添加禁用物质PPA属于生产假药的行为。故本题正确答案为D。

[35~36] 正确答案:A、D
答案解析: ①监督抽检指药品监督管理部门根据监管需要对质量可疑药品进行的抽查检

验。②评价抽检指药品监督管理部门为评价某类或一定区域药品质量状况而开展的抽查检验。③批签发为实施上市前的检验行为，属于指定检验。故35～36题正确答案为A、D。

[37～39] 正确答案：A、D、B
答案解析： 国家药典委员会的主要职责：①组织编制、修订和编译《中华人民共和国药典》；②组织制定和修订国家药品标准；③负责药品通用名称命名。故37题正确答案为A。国家药品监督管理局执业药师资格认证中心承担执业药师资格考试相关工作，组织制订执业药师认证注册工作标准和规范并监督实施，承担执业药师认证注册管理工作。故38题正确答案为D。国家药品监督管理局高级研修学院组织开展执业药师考前培训、继续教育、师资培训及相关工作；实施公务人员高级研修，承担监管政策理论研究及人才队伍发展战略研究；承担职业化药品检查员教育培训工作；开展药品安全专业技术人员培训工作。故39题正确答案为B。

[40～41] 正确答案：A、D
答案解析： 行政强制措施包括：扣押财物；冻结存款、汇款；查封场所、设施或财物；限制公民人身自由；其他行政强制措施。故40题正确答案为A。行政强制执行包括：划拨存款、汇款；代履行；拍卖或者依法处理查封、扣押的场所、设施或财物；加处罚款或滞纳金；排除妨碍、恢复原状；其他强制执行方式。故41题正确答案为D。

[42～43] 正确答案：B、C
答案解析： 处方药不可转换为非处方药的情形：中药材与饮片、原料药、药用辅料；个人消费者不便自我使用的药物剂型；需要在特殊条件下保存的药品；作用于全身的抗菌药、激素（部分避孕药除外）；用药期间需要专业人员进行医学监护、指导的药品；含毒性中药材，且不能证明其安全性的药品；疫苗、血液制品、药品类易制毒化学品、医疗用毒性药品、麻醉药品、精神药品和放射性药品、其他特殊管理的药品；用于急救和其他患者不宜自我治疗疾病的药品。故42题正确答案为B。不应作为乙类非处方药的情形：辅助用药；中西药复方制剂；化学药品含激素、抗菌药物等成分的；严重不良反应发生率达万分之一以上的；中成药组方中含无国家或省级药品标准药材的（药食同源的除外）；中成药含毒性药材（含大毒和有毒）与重金属的口服制剂、含大毒药材的外用制剂；儿童用药（有儿童用法用量的均包括在内，维生素、矿物质类除外）。故43题正确答案为C。

[44～46] 正确答案：B、C、A
答案解析： 可能引起可逆的或暂时的健康危害的药品召回属于二级召回，二级召回中生产企业将召回计划提交给所在地省级药品监督管理部门备案的时限是3日内，故44题正确答案为B。使用该药品一般不引起健康危害，因其他原因需收回的药品召回属于三级召回，三级召回中生产企业通知有关经营、使用单位停止销售和使用的时限是7日内，故45题正确答案为C。可能引起严重健康危害的药品召回属于一级召回，一级召回中生产企业向所在地省级药品监督管理部门报告药品召回的进展情况的时限是每日，故46题正确答案为A。

临考决胜卷（一）·答案解析

[47～48] 正确答案：D、B
答案解析： 批准文号为国药准字 H20080697 的药品，证明该药品为境内生产的药品，负责境内生产药品再注册审评工作的部门是省级药品监督管理部门。故 47 题正确答案为 D。批准文号为国药准字 HJ20200040 的药品，证明该药品为境外生产的药品，国家药品监督管理局药品审评中心为负责境外生产药品再注册审评工作的部门。故 48 题正确答案为 B。

[49～50] 正确答案：C、B
答案解析： 持有人应当在年度报告中报告的变更：①药品生产过程中的微小变更；②国家药品监督管理局规定需要报告的其他变更。故 49 题正确答案为 C。持有人应当在变更实施前，报所在地省级药品监督管理部门备案的：①药品生产过程中的中等变更；②药品包装标签内容的变更；③药品分包装；④国家药品监督管理局规定需要备案的其他变更。境外生产药品发生上述变更的，应当在变更实施前报药品审评中心备案。故 50 题正确答案为 B。

[51～53] 正确答案：B、C、D
答案解析： 在零售药店不得陈列的有罂粟壳中药饮片、毒性中药饮片、第二类精神药品，其中，经营第二类精神药品需要经过其所在地设区的市级药品监督管理部门批准，氨酚氢可酮片属于第二类精神药品。故 51 题正确答案为 B。医疗机构需要凭《印鉴卡》才能购用的药品是麻醉药品和第一类精神药品，洋金花属于医疗用毒性药品，罂粟壳为麻醉药品且属于中药。故 52 题正确答案为 C。不能在零售企业经营的品种：麻醉药品、放射性药品、第一类精神药品、终止妊娠药品（包括含有"米非司酮"成分的所有药品制剂）、蛋白同化制剂、肽类激素（胰岛素除外）、药品类易制毒化学品、疫苗、体内诊断试剂、体外诊断试剂（药品）、中药配方颗粒、医疗机构制剂。罂粟壳属于麻醉药品的特殊规定，可以按照要求零售。经营洋金花不需要经设区的市级药品监督管理部门批准。故 53 题正确答案为 D。

[54～56] 正确答案：C、B、D
答案解析： 药品零售企业一次销售不超过 2 个最小包装的是含麻黄碱的复方制剂的非处方药，其单剂量含麻黄碱的量不超过 30mg，符合要求的是药品丁。故 54 题正确答案为 C。药品批发企业必须具有蛋白同化制剂、肽类激素定点批发资质方可经营含麻黄碱的复方制剂。B 选项药品乙中盐酸伪麻黄碱的含量是 0.09g（90mg），属于处方药。故 55 题正确答案为 B。药品丙含可待因 15mg，是含特殊药品的复方制剂，零售时凭处方销售。故 56 题正确答案为 D。药品甲是含布洛芬的甲类非处方药。

[57～58] 正确答案：C、A
答案解析： 破损、渗液、污染、封条损坏等包装异常的、零货、拼箱的药品应当开箱检查至最小包装。故 57 题正确答案为 C。同一批号的药品应当至少检查一个最小包装。故 58 题正确答案为 A。实施批签发管理的生物制品可不开箱检查。打开最小包装可能影响药品质量的药品可不打开最小包装

[59～60] 正确答案：D、C
答案解析： 药品批发企业中对药品销售、储

存人员的要求是高中以上文化程度。故59题正确答案为D。药品批发企业的企业负责人的资质要求为大专以上学历或者中级以上职称。故60题正确答案为C。药品批发企业质量管理部门负责人必须具有执业药师资格和3年以上药品经营质量管理工作经历；执业药师资格和中专学历同时满足，GSP中没有这个要求。

[61~62] 正确答案：B、C
答案解析：《医疗机构制剂许可证》由省级药品监督管理部门审批，将有关情况报国务院药品监督管理部门备案。故61题正确答案为B。医疗机构制剂批准文号的审批部门是省级药品监督管理部门。故62题正确答案为C。

[63~65] 正确答案：B、C、D
答案解析：石斛属于资源严重减少的野生药材（三级保护药材）。故63题正确答案为B。蛤蚧、蟾酥属于二级保护药材（分布区域缩小，资源处于衰竭状态），但蛤蚧不属于毒性药材。故64题正确答案为C。注意蟾酥既属于二级保护药材，又属于医疗用毒性药材。故65题正确答案为D。

[66~67] 正确答案：D、D
答案解析：疫苗上市许可持有人应当按照规定，建立真实、准确、完整的销售记录，并保存至疫苗有效期满后不少于5年备查。故66题正确答案为D。疾病预防控制机构、接种单位接收或者购进疫苗时，应当索取本次运输、储存全过程温度监测记录，并保存至疫苗有效期满后不少于5年备查。故67题正确答案为D。

[68~69] 正确答案：C、B
答案解析：药品《进口准许证》有效期为1年。故68题正确答案为C。药品《出口准许证》有效期不超过3个月（有效期时限不跨年度）。故69题正确答案为B。

[70~71] 正确答案：A、D
答案解析：药品通用名称应当显著、突出，对于横版标签，必须在上三分之一范围内显著位置标出；对于竖版标签，必须在右三分之一范围内显著位置标出。故70~71题正确答案分别为A、D。

[72~74] 正确答案：B、C、D
答案解析：进口第三类医疗器械应该经国家药品监督管理局注册，故注册证格式为国械注进。故72题正确答案为B。国产第二类医疗器械应当经省级药品监督管理部门注册，辽械注准为辽宁省国产第二类医疗器械注册证格式。故73题正确答案为C。进口第一类医疗器械应当经国家药品监督管理局备案。故74题正确答案为D。吉械注准为吉林省内国产第二类医疗器械注册证格式。

[75~76] 正确答案：B、C
答案解析：罚款、没收违法所得、没收非法财物属于行政处罚的具体方式。故75题正确答案为B。生产者、销售者因生产、销售缺陷产品致他人遭受人身伤害、财产损失，而应承担的特殊侵权民事责任。故76题正确答案为C。

77. 正确答案：C
答案解析：药品批发企业应当严格审核药品购货单位资质，按照其药品生产范围、经营范围或诊疗范围向其销售药品。A 医药公司属于药品批发企业，只能将药品销售给符合购进药品资质的药品上市许可持有人、药品生产企业、药品经营企业和药品使用单位，该商贸公司没有《药品经营许可证》，因此 A 医药公司不得将药品销售给该商贸公司。故本题正确答案为 C。

78. 正确答案：D
答案解析： 批发企业质量负责人和质量管理部门负责人对职称没有要求。药品批发企业质量负责人应当具有本科以上学历、执业药师资格和 3 年以上药品经营质量管理工作经历；质量管理部门负责人应当具有执业药师资格以及 3 年以上药品经营质量管理工作经历。故本题正确答案为 D。

79. 正确答案：A
答案解析： 更换质量负责人应当向原发证机关申请，A 医药公司为药品批发企业，其经营许可证应当为省级药品监督管理部门核发，所以更换质量负责人也应当找省级药品监督管理部门。增加经营范围应当向原发证机关申请，A 医药公司为药品批发企业，其经营许可证应当为省级药品监督管理部门核发，所以增加经营范围也应当找省级药品监督管理部门。更换质量负责人属于登记事项变更，经营范围属于许可事项变更。故本题正确答案为 A。

80. 正确答案：A
答案解析： 个人设置的门诊部、诊所等医疗机构向患者提供的药品超出规定的范围和品种的，按照无证经营处罚。个人设置的门诊部、诊所等医疗机构不得配备急救药品和常用药品以外的其他药品。故本题正确答案为 A。

81. 正确答案：A
答案解析： 未取得药品生产许可证、药品经营许可证或者医疗机构制剂许可证生产、销售药品的，责令关闭，没收违法生产、销售的药品和违法所得，并处违法生产、销售的药品货值金额 15 倍以上 30 倍以下的罚款；货值金额不足 10 万元的，按 10 万元计算。故本题正确答案为 A。

82. 正确答案：D
答案解析： 奥沙西泮为第二类精神药品，不得委托生产和委托加工。基于此前提，即便乙企业按照自身生产范围将剂型改成注射剂也违规，因此乙企业拒绝接受委托生产甲企业所有药品是合理的。麻醉药品和精神药品定点生产企业生产的第一类精神药品制剂可以销售给全国性批发企业，区域性批发企业和经批准购用的其他单位。根据材料，丙企业是全国性批发企业，丁企业是区域性批发企业，经所在地省级药品监督管理部门批准，甲企业可以销售给丁企业。故本题正确答案为 D。

83. 正确答案：C
答案解析： 区域性批发企业因特殊地理位置，将麻醉药品就近销售至其他省内取得使用资格医疗机构的，需要经区域性批发企业所在地的省级药品监督管理部门批准。故本题正确答案为 C。

84. 正确答案：C
答案解析： 针对疼痛患者开具麻醉药品和第一类精神药品处方前，要对患者进行疼痛评估，遵循三阶梯镇痛治疗原则。医疗机构抢救患者急需麻醉药品和第一类精神药品而本医疗机构无法提供时,可以从其他医疗机构或者定点批发企业紧急借用;抢救工作结束后,应当及时将借用情况报所在地设区的市级药品监督管理部门和卫生健康主管部门备案。持有《医疗机构制剂许可证》和印鉴卡的医疗机构可以向所在地省级药品监督管理部门申请配制临床需要而市场无供应的麻醉药品和精神药品。第二类精神药品需要专库储存,并没有实行双人双锁管理。故本题正确答案为C。

85. 正确答案: A
答案解析: 药品零售企业必须做到严格凭处方销售的药品包括:所有注射剂、医疗用毒性药品、第二类精神药品、禁止零售的药品以外其他按兴奋剂管理的药品、精神障碍治疗药(抗精神病、抗焦虑、抗躁狂、抗抑郁药)、抗病毒药(逆转录酶抑制剂和蛋白酶抑制剂)、肿瘤治疗药、含麻醉药品的复方口服溶液和曲马多制剂、未列入非处方药目录的抗菌药物和激素,以及国家药品监督管理局公布的其他必须凭处方销售的药品。甲硝唑片属于抗菌药,为处方药,需要凭医疗机构开具的处方销售。布洛芬混悬液为甲类非处方药,执业药师不在岗时不得销售处方药与甲类非处方药。地西泮片属于第二类精神药品,只能由经批准的药品零售连锁企业经营,该药店为非零售连锁企业,不得经营第二类精神药品。在执业药师不在岗的情况下,王某作为该药店的销售人员,只能向顾客推荐乙类非处方药。故本题正确答案为A。

86. 正确答案: C
答案解析: 处方药、非处方药分区陈列,并有处方药、非处方药专用标识。甲硝唑片为处方药,布洛芬混悬液为甲类非处方药,应分区陈列。维生素矿物质片为保健食品,不得与药品放在同一货架上陈列。地西泮片为第二类精神药品,罂粟壳、毒性中药饮片、第二类精神药品不得陈列。甲硝唑片为处方药,处方药不得采用开架自选的方式陈列、销售。故本题正确答案为C。

87. 正确答案: B
答案解析: 零售企业不得经营:疫苗、医疗机构制剂、中药配方颗粒、麻醉药品、放射性药品第一类精神药品、终止妊娠药品(包括含有"米非司酮"成分的所有药品制剂)、蛋白同化制剂、肽类激素(胰岛素除外)、药品类易制毒化学品、体内诊断试剂、体外诊断试剂(药品)以及我国法律法规规定的其他禁止零售的药品。故本题正确答案为B。

88. 正确答案: C
答案解析: 药品广告批准文号有效期:与产品注册证明文件、备案凭证或者生产许可文件最短的有效期一致;产品注册证明文件、备案凭证或者生产许可文件未规定有效期的,广告批准文号有效期为2年。故本题正确答案为C。

89. 正确答案: C
答案解析: 警示语指对药品严重不良反应及潜在的安全性问题的警告,还可以包括药品禁忌、注意事项、剂量过量等需提示用药人群特别注意的事项。有该方面内容的,还应当在说明书标题下以醒目的黑体字注明。故本题正确答案为C。

90. 正确答案：B
答案解析： 生产中药配方颗粒的中药生产企业应当取得《药品生产许可证》，并同时具有中药饮片和颗粒剂生产范围。中药配方颗粒上市前由生产企业报所在地省级药品监督管理部门备案，其质量监管纳入中药饮片管理范畴。医疗机构使用的中药配方颗粒在省级药品集中采购平台进行采购。中药饮片品种已纳入医保支付范围的，经专家评审后将与中药饮片对应的中药配方颗粒纳入支付范围，并参照乙类管理。故本题正确答案为B。

91. 正确答案：D
答案解析： 企业变更后的《药品生产许可证》终止期限不变，《药品生产许可证》的许可事项是指生产地址和生产范围等，新增生产范围属于《药品生产许可证》许可事项变更。许可证项目变更、重新发证，原编号不变。《药品生产许可证》分类码包含大写字母和小写字母，其中大写字母用于归类药品上市许可持有人和产品类型，小写字母代表制剂属性：①大写字母：A代表自行生产的药品上市许可持有人、B代表委托生产的药品上市许可持有人、C代表接受委托的药品生产企业、D代表原料药生产企业。②小写字母：h代表化学药、z代表中成药、s代表生物制品、d代表按药品管理的体外诊断试剂、y代表中药饮片、q代表医用气体、t代表特殊药品、x代表其他。故本题正确答案为D。

92. 正确答案：C
答案解析： 保健食品标签、说明书与广告需注明"本品不能代替药物"。中药配方颗粒不得在医疗机构以外销售，换而言之不得在任何零售药店进行销售。保健食品不以治疗疾病为目的。进口保健食品注册号为：国食健注J+4位年代号+4位顺序号。故本题正确答案为C。

93. 正确答案：ABC
答案解析： 部门规章：药品管理现行有效的主要规章有20多部，其中包括《药品不良反应报告和监测管理办法》《生物制品批签发管理办法》《药品说明书和标签管理规定》。《医疗用毒性药品管理办法》属于行政法规。故本题正确答案为ABC。

94. 正确答案：CD
答案解析： ①销售含麻黄碱类复方制剂除处方药按处方剂量销售外，一次销售不得超过2个最小包装；②含麻黄碱类复方制剂不得网络零售（含麻黄的中成药除外）；③含麻黄碱类复方制剂不得委托生产；境内企业不得接受境外厂商委托生产；④复方地芬诺酯片、复方曲马多片、氨酚曲马多片等含麻醉药品复方制剂和含精神药品复方制剂不得委托生产。并非所有的含特殊药品复方制剂都不得委托生产。故本题正确答案为CD。

95. 正确答案：BCD
答案解析： 生产、质量的管理负责人应当有中药学、药学或者农学等相关专业大专及以上学历并有中药材生产、质量管理三年以上实践经验。故本题正确答案为BCD。

96. 正确答案：AD
答案解析： ①严重感染、免疫功能低下合并感染或病原菌只对限制使用级抗菌药物敏感时，方可选用限制使用级抗菌药物。②预防感染、治疗轻度或局部感染应当首选非限制使用级抗菌药物。故本题正确答案为AD。

97. 正确答案：ABC
答案解析：①来源于国家公布目录中的古代经典名方且无上市品种的中药复方制剂申请上市，符合以下条件的，实施简化注册审批：处方中不含配伍禁忌或药品标准中标识有"剧毒""大毒"及经现代毒理学证明有毒性的药味；处方中药味及所涉及的药材均有国家药品标准；制备方法与古代医籍记载基本一致；除汤剂可制成颗粒剂外，剂型应当与古代医籍记载一致；给药途径与古代医籍记载一致，日用饮片量与古代医籍记载相当；功能主治应当采用中医术语表述，与古代医籍记载基本一致；适用范围不包括传染病，不涉及孕妇、婴幼儿等特殊用药人群。②处方中药味及所涉及的药材均有国家药品标准方可实施简化注册审批，并非"具有药品标准"即可。故本题正确答案为ABC。

98. 正确答案：BD
答案解析：①注射剂一律按处方药管理；②单位剂量麻黄碱类药物含量大于30mg（不含30mg）按处方药管理；③抗菌药用于全身的按处方药管理；④复方氨酚烷胺胶囊为甲类非处方药。故本题正确答案为BD。

99. 正确答案：AD
答案解析：①处方药只准在国家卫生健康委员会和国家药品监督管理局共同指定的医学、药学专业刊物上发布。②不得利用处方药的名称为各种活动冠名进行广告宣传。③对按处方药管理的含麻黄碱类复方制剂：其广告只能在医学、药学专业刊物上发布，不得在大众传播媒介发布广告或者以其他方式进行以公众为对象的广告宣传。④不得使用与处方药名称相同的商标、企业字号在医学、药学专业刊物以外的媒介变相发布广告，也不得利用该商标、企业字号为各种活动冠名进行广告宣传。故本题正确答案为AD。

100. 正确答案：ABC
答案解析：药品零售企业以买药品赠药品或者买商品赠药品等方式向公众直接或者变相赠送处方药、甲类非处方药的逾期不改正的，处5000元以上5万元以下罚款；造成危害后果的，处5万元以上20万元以下罚款。故本题正确答案为ABC。

临考决胜卷（二）·答案解析

1. 正确答案：A
答案解析：把握健康领域发展规律，坚持预防为主、防治结合、中西医并重。故本题正确答案为 A。

2. 正确答案：A
答案解析：我国深化医药卫生体制改革的总体目标是：建立健全覆盖城乡居民的基本医疗卫生制度，为群众提供安全、有效、方便、价廉的医疗卫生服务。故本题正确答案为 A。

3. 正确答案：C
答案解析：药品安全风险可分为自然风险和人为风险。①药品安全的自然风险，又称"必然风险""固有风险"，是药品的内在属性，属于药品设计风险。药品安全的自然风险是客观存在的，和药品的疗效一样，是由药品本身所决定的，来源于已知或者未知的药品不良反应；②药品安全的人为风险，属于"偶然风险"的范畴，指人为有意或无意违反法律法规而造成的药品安全风险，存在于药品的研制、生产、经营、使用各个环节。人为风险属于药品的制造风险和使用风险，主要来源于不合理用药、用药差错、药品质量问题、政策制度设计及管理导致的风险，是我国药品安全风险的关键因素。药品安全风险管理的目的在于使药品风险最小化，从而保障公众用药安全。药品安全风险大致有以下几方面特点：复杂性、不可预见性、不可避免性。故本题正确答案为 C。

4. 正确答案：D
答案解析：执业药师注册有效期为 5 年。需要延续的，应当在有效期届满 30 日前，向所在地注册管理机构提出延续注册申请。有下列情形之一的申请注册人员，不予注册：①不具备完全民事行为能力的；②甲、乙类传染病传染期，精神病发病期等健康状况不适宜或者不能胜任执业药师业务工作的；③受刑事处罚，自刑罚执行完毕之日到申请注册之日不满 3 年的；④未按规定完成继续教育学习的；⑤近 3 年有新增不良信息记录的；⑥国家规定不宜从事执业药师业务的其他情形。我国执业药师实行注册制度。持有《执业药师职业资格证书》的人员，经注册取得《执业药师注册证》后，方可以执业药师身份执业。故本题正确答案为 D。

5. 正确答案：B
答案解析：国家互联网信息办公室（简称"网信办"）与中央网络安全和信息化委员会办公室，一个机构两块牌子，列入中共中央直属机构序列。其主要职责是配合相关部门进一步加强互联网药品广告管理，大力整治网上虚假违法违规信息，依法查处发布虚假违法广告信息等的违法违规网站，营造风清气正的网络空间。工业与信息化部门的职责：承担食品、医药工业等的行业管理工作；承担盐业和国家储备盐行政管理、中药材生产扶持项目管理、国家药品储备管理工作。同时，负责配合有关部门依法处置发布药品虚假违法广告、涉嫌仿冒他人网站发布互联网广告的违法违规网站、无线电台，积极引导行业自律。市场监督管理部门的职责：实施反垄断执法、价格监督检查和反不正当竞争，负责药品、保健食品、医疗器械、特殊医学用途配方食品广告审查和监督处罚。故本题正确答案为 B。

6. 正确答案：C
答案解析： 在药品经营环节，药品检查包括许可检查、常规检查、有因检查和其他检查。故本题正确答案为 C。

7. 正确答案：B
答案解析： 行政许可的基本原则为：许可法定原则、公开原则、公平公正原则、高效便民原则。故本题正确答案为 B。

8. 正确答案：A
答案解析： 分类码小写字母用于区分制剂属性，h 代表化学药、z 代表中成药、s 代表生物制品、d 代表按药品管理的体外诊断试剂、y 代表中药饮片、q 代表医用气体、t 代表特殊药品、x 代表其他。故本题正确答案为 A。

9. 正确答案：D
答案解析： 委托生产时应与符合条件的药品生产企业签订委托协议和质量协议，将相关协议和实际生产场地申请资料合并提交至药品上市许可持有人所在地省级药品监督管理部门申请办理《药品生产许可证》。故本题正确答案为 D。

10. 正确答案：B
答案解析： 对附条件批准的药品，药品上市许可持有人应当采取相应风险管理措施，并在规定期限内按照要求完成相关研究；逾期未按照要求完成研究或者不能证明其获益大于风险的，国家药品监督管理部门应当依法处理，直至注销药品注册证书。故本题正确答案为 B。

11. 正确答案：B
答案解析： 药品零售企业应当建立药品采购、验收、销售、陈列检查、温湿度监测、不合格药品处理等相关记录，做到真实、完整、准确、有效和可追溯。记录及相关凭证应当符合药品 GSP 有关记录保存时限的管理要求。其中，药品零售企业购进药品活动中的有关资质材料和购进凭证、记录保存不得少于 5 年，且不少于药品有效期满后 1 年。故本题正确答案为 B。

12. 正确答案：D
答案解析： 拒收的药品须隔离存放于符合该药品贮藏的温度要求的环境。药品储存作业区、辅助作业区与办公区和生活区分开一定距离或有隔离措施。储存疫苗的企业应配备两个以上独立冷库。冷藏、冷冻药品应在冷库内待验。故本题正确答案为 D。

13. 正确答案：A
答案解析： 药品批发企业应当根据计算机管理制度对系统各类记录和数据进行安全管理，做到采取安全、可靠的方式按日备份，记录备份数据介质存放于安全场所，保存时限符合药品 GSP 第 42 条的规定（至少保存 5 年）。故本题正确答案为 A。

14. 正确答案：C
答案解析： 执业药师对处方所列药品不得擅自更改或者代用，对有配伍禁忌或者超剂量的处方，应当拒绝调配，但经处方医师更正或者重新签字确认的，可以调配。选项 A 是更改处方，选项 B 是代用药物。故本题正确答案为 C。

15. 正确答案：B
答案解析： 抗肿瘤药物临床合理应用管理指标应当包括：①限制使用级和普通使用级抗肿瘤药物的使用率；②抗肿瘤药物使用金额占比；③抗肿瘤药物处方合理率；④抗肿瘤药物不良反应报告数量及报告率；⑤使用抗肿瘤药物患者的病理诊断和检测率；⑥住院患者抗肿瘤药物拓展性临床使用比例。故本题正确答案为B。

16. 正确答案：D
答案解析： 医疗机构应当从药品上市许可持有人或者具有药品生产、经营资格的企业购进药品；但是，购进未实施审批管理的中药材除外。购进药品应当逐批验收，并建立真实、完整的药品验收记录；验收记录必须按规定保存至超过药品有效期1年，但不得少于3年。医疗机构临床使用的药品应当由药学部门进行统一采购供应。个人设置的门诊部、诊所等医疗机构不得配备常用药品和急救药品以外的其他药品。故本题正确答案为D。

17. 正确答案：B
答案解析： 根据患者诊疗需要，长期处方的处方量一般在4周内；根据慢性病特点，病情稳定的患者适当延长，最长不超过12周。超过4周的长期处方，医师应当严格评估，强化患者教育，并在病历中记录，患者通过签字等方式确认。故本题正确答案为B。

18. 正确答案：B
答案解析： 医疗机构配制中药制剂，应当依照《药品管理法》的规定取得《医疗机构制剂许可证》，或者委托取得《药品生产许可证》的药品生产企业取得医疗机构制剂许可证的其他医疗机构配制中药制剂。委托配制中药制剂，应当向委托方所在地省级药品监督管理部门备案。医疗机构配制的中药制剂，应当依法取得制剂批准文号，但是，仅应用传统工艺配制的中药制剂品种不需要取得制剂批准文号。题干所说并非应用传统工艺配制的中药制剂。医疗机构制剂不得发布广告。故本题正确答案为B。

19. 正确答案：C
答案解析： 生产中药配方颗粒的中药生产企业应当取得《药品生产许可证》，并同时具有中药饮片和颗粒剂生产范围。故本题正确答案为C。

20. 正确答案：C
答案解析： 非首次进口药材，应当按照规定直接向口岸药品监督管理部门办理备案。故本题正确答案为C。

21. 正确答案：C
答案解析： 根据当地实际工作需要，乡村中医药技术人员自种自采自用的中草药，只限于其所在的村医疗机构内使用，不得上市流通，不得加工成中药制剂。乡村中医药技术人员不得自种自采自用下列中草药：①国家规定需特殊管理的医疗用毒性中草药；②国家规定需特殊管理的麻醉药品原植物；③国家规定需特殊管理的濒稀野生植物药材。故本题正确答案为C。

22. 正确答案：D
答案解析： 在食药物质应当符合的要求中，安全性评估应该是"未发现食品安全问题"，不是"药品安全问题"。故本题正确答案为D。

23. 正确答案：D
答案解析： 复方地芬诺酯片、复方曲马多片、氨酚曲马多片等含麻醉药品复方制剂和含精神药品复方制剂不得委托生产。故本题正确答案为D。

24. 正确答案：C
答案解析： 药品批发企业从药品批发企业购进的复方甘草片、复方地芬诺酯片，只能销售给本省（区、市）的药品零售企业和医疗机构。故本题正确答案为C。

25. 正确答案：C
答案解析： 批发企业的蛋白同化制剂、肽类激素的验收、检查、保管、销售和出入库登记记录应当保存至超过蛋白同化制剂、肽类激素有效期2年。作为兴奋剂使用的蛋白同化制剂，俗称合成类固醇，是合成代谢类药物，具有促进蛋白质合成和减少氨基酸分解的作用。零售企业可以销售除禁止零售的兴奋剂（如蛋白同化制剂）以外的兴奋剂。药师在调剂处方时要加强对处方的审核，发现处方中有含兴奋剂药品且患者为运动员时，须进一步核对并确认无误后，方可调剂该类药品，并提供详细的用药指导，严格防范含兴奋剂药品的使用疏漏。故本题正确答案为C。

26. 正确答案：B
答案解析： 医疗用毒性药品是指毒性剧烈，治疗剂量和中毒剂量相近，使用不当会导致人中毒或死亡的药品。注射用A型肉毒毒素生产（进口）企业应当指定具有医疗用毒性药品收购经营资质和具有生物制品经营资质的药品批发企业作为本企业注射用A型肉毒素的经营企业。三氧化二砷和洋地黄毒苷为医疗用毒性药品。调配处方时，对处方未注明"生用"的毒性中药，应当付炮制品。故本题正确答案为B。

27. 正确答案：A
答案解析： 医疗机构应当规范处方权限及使用操作管理，其中参与双人双签的人员应当避免长期由固定人员担任，医疗机构应当制定双人双签人员轮换管理办法，明确轮换周期。医疗机构抢救患者急需而本医疗机构无法提供麻醉药品和第一类精神药品时，可从其他医疗机构或定点批发企业紧急借用。医疗机构需要使用麻醉药品和第一类精神药品的，应当经所在地设区的市级卫生健康主管部门批准，取得《麻醉药品、第一类精神药品购用印鉴卡》。印鉴卡有效期为3年，有效期满前3个月，医疗机构应当向市级卫生健康主管部门重新提出申请。故本题正确答案为A。

28. 正确答案：A
答案解析： 葡萄糖注射剂是处方药，因此其广告只能在国家卫生健康委员会和国家药品监督管理局共同指定的医学、药学专业刊物上发布，且仅供医药学专业人士阅读。药品广告内容不得含有医疗机构的名称、地址、联系方式、诊疗项目、诊疗方法以及有关义诊、医疗咨询电话、开设特约门诊等医疗服务的内容。非药品不得涉及药品的宣传。医疗机构配制的制剂不得发布广告。故本题正确答案为A。

29. 正确答案：B
答案解析： 药品内标签指直接接触药品包装的标签。内包装标签可根据其尺寸的大小，应当尽可能包含药品通用名称、适应证或者功能主治、规格、用法用量、贮藏、生产日期、生产批号、有效期、药品上市许可持有人等内容。包装尺寸过小无法全部标明上述内容的，至少应当标注药品通用名称、规格、产品批号、有效期等内容。故本题正确答案为B。

30. 正确答案：D
答案解析： 广告批准文号的文书格式：×药/械/食健/食特广审（视/声/文）第000000-00000号。×为省、自治区、直辖市的简称，前6位数字是有效期截止日（年份的后两位+月份+日期），后5位数字是省（区、市）广告审查机关当年的广告文号流水号。经广告审查机关审查通过并向社会公开的药品广告，可以依法在全国范围内发布。该药品广告的唯一投放途径是医药专刊，由此可见该药品可能是处方药。从广告批准文号格式无法得知广告批准文号的生效日期，仅能得知其截止日期。故本题正确答案为D。

31. 正确答案：A
答案解析： 化妆品原料分为新原料和已使用的原料，在我国境内首次使用于化妆品的天然或者人工原料为化妆品新原料。对具有防腐、防晒、着色、染发、祛斑美白功能的化妆品新原料，经国务院药品监督管理部门注册后方可使用；其他的化妆品新原料应当在使用前向国务院药品监督管理部门备案。B项和C项都没有说明具体是什么样的新原料，所以说法均错误。特殊化妆品经国务院药品监督管理部门注册后方可生产、进口。故本题正确答案为A。

32. 正确答案：C
答案解析： 婴幼儿配方乳粉产品配方注册号格式为：国食注字YP+4位年代号+4位顺序号。保健食品注册证号应当国食健注开头。特殊医学用途配方食品注册号格式为：国食注字TY+4位年代号+4位顺序号。故本题正确答案为C。

33. 正确答案：A
答案解析： 药品经营企业未按照规定报告疑似药品不良反应的，责令限期改正，给予警告；逾期不改正的，责令停产停业整顿，并处5万元以上50万元以下的罚款。药品经营企业购销药品未按规定进行记录，零售药品未正确说明用法、用量等事项，或未按照规定调配处方的，责令改正，给予警告；情节严重的，吊销药品经营许可证。故本题正确答案为A。

34. 正确答案：A
答案解析： 根据《医疗器械监督管理条例》第88条规定，有下列情形之一的，由负责药品监督管理的部门责令改正，处1万元以上5万元以下罚款；情节严重的，责令停产停业，直至由原发证部门吊销医疗器械生产许可证、医疗器械经营许可证，对违法单位的法定代表人、主要负责人、直接负责的主管人员和其他责任人员，没收违法行为发生期间自本单位所获收入并处所获收入30%以上2倍以下罚款，5年内禁止其从事医疗器械生产经营活动：①生产条件发生变化、不再符合医疗器械质量管理体系要求，未依照该条例规定整改、停止生产、报告；②生产、经营说明书、标签不符合该条例规定的医疗器械；③未按照医疗器械说明书和标签标示要求运输、贮存医疗器械；④转让过期、失效、淘汰或者检验不合格的在用医疗器械的。

故本题正确答案为 A。

[35～37] 正确答案：A、D、B
答案解析：下列药品不纳入国家基本药物目录遴选范围：①含有国家濒危野生动植物药材的；②主要用于滋补保健作用，易滥用的；③非临床治疗首选的；④因严重不良反应，国家药品监督管理局明确规定暂停生产、销售或使用的；⑤违背国家法律、法规，或不符合伦理要求的；⑥国家基本药物工作委员会规定的其他情况。故 35 题正确答案为 A。应当从国家基本药物目录中调出的情形：①药品标准被取消的；②国家药品监督管理局撤销其药品批准证明文件的；③发生严重不良反应，经评估不宜作为国家基本药物使用的；④根据药物经济学评价可被风险效益比或成本效益比更优的品种所替代的；⑤国家基本药物工作委员会认为应当调出的其他情形。故 36 题正确答案为 D。独家生产品种纳入国家基本药物目录应经过单独论证（急救、抢救用药除外）。故 37 题正确答案为 B。

[38～39] 正确答案：A、D
答案解析：省、自治区、直辖市或设区的市、自治州的人民政府制定地方政府规章。故 38 题正确答案为 A。自治条例和单行条例由民族自治地方的人民代表大会制定。故 39 题正确答案为 D。

[40～42] 正确答案：C、D、C
答案解析：严重药品不良反应指因使用药品引起以下损害情形之一的反应：①导致死亡；②危及生命；③致癌、致畸、致出生缺陷；④导致显著的或者永久的人体伤残或者器官功能的损伤；⑤导致住院或者住院时间延长；⑥导致其他重要医学事件，如不进行治疗可能出现上述所列情况的。药品不良反应报告应按时限要求提交。个例药品不良反应报告应当按规定时限要求提交。严重不良反应尽快报告，不迟于获知信息后的 15 日，非严重不良反应不迟于获知信息后的 30 日。境外发生的严重不良反应，药品上市许可持有人应当按照个例药品不良反应报告的要求提交。报告时限的起始日期为持有人首次获知该个例药品不良反应且符合最低报告要求的日期，记为第 0 天。第 0 天的日期需要被记录，以评估报告是否及时提交。文献报告的第 0 天为药品上市许可持有人检索到该文献的日期。导致人体器官功能显著损伤的不良反应和导致患者住院的药品不良反应均属于严重不良反应。故 40、42 题正确答案均为 C。非严重不良反应应当是 30 日内报告。故 41 题正确答案为 D。

[43～44] 正确答案：B、D
答案解析：药品注册检验，包括标准复核和样品检验。新药上市申请、首次申请上市仿制药、首次申请上市境外生产药品，应当进行样品检验和标准复核。其他药品，必要时启动样品检验和标准复核。故 43 题正确答案为 B。复验：当事人对药品检验结果有异议的，可以自收到药品检验结果之日起 7 日内向原药品检验机构或者上一级药品监督管理部门设置或者指定的药品检验机构申请复验，也可以直接向国务院药品监督管理部门设置或者指定的药品检验机构申请复验。受理复验的药品检验机构应当在国务院药品监督管理部门规定的时间内作出复验结论。故 44 题正确答案为 D。

[45～46] 正确答案：C、B

答案解析：对临床定位清晰且具有明显临床价值的以下情形中药新药等的注册申请实行优先审评审批：①用于重大疾病、新发突发传染病、罕见病防治；②临床急需而市场短缺；③儿童用药；④新发现的药材及其制剂，或者药材新的药用部位及其制剂；⑤药用物质基础清楚、作用机理基本明确。故45题正确答案为C。仿制药、按照药品管理的体外诊断试剂以及其他符合条件的情形，经申请人评估，认为无需或者不能开展药物临床试验，申请人可以直接提出药品上市许可申请。故46题正确答案为B。

[47～49] 正确答案：A、B、D

答案解析：根据一致性评价相关工作要求，药品生产（药品上市许可持有人）应将其产品按照企业规定的方法与参比制剂进行质量一致性评价，并向国家药品监督管理局报送评价结果，在规定期限内未通过质量一致性评价的仿制药，不予再注册。故47题正确答案为A。原址或者异地新建、改建、扩建车间或者生产线的，应当符合相关规定和技术要求，提交涉及变更内容的有关材料，并报经所在地省级药品监督管理部门进行药品生产质量管理规范符合性检查，检查结果应当通知企业。许可事项是指生产地址和生产范围等。故48题正确答案为B。营业执照吊销或注销，企业资格没有了，药品生产许可的资格自然失效。故49题正确答案为D。

[50～51] 正确答案：C、B

答案解析：根据《药品管理法》的有关规定，药品应当从允许药品进口的口岸进口，并由进口药品企业向口岸所在地药品监督管理部门备案，未按照规定报备的，责令改正给予警告，逾期不改正的，吊销药品注册证书。海关凭药品监督管理部门出具的《进口药品通关单》办理通关手续。无进口药品通关单的，海关将不予放行进口。故50题正确答案为C。国家对麻醉药品和精神药品实行进出口准许证管理，进、出口麻醉药品和精神药品的，应当取得国家药监局颁发的《进口准许证》《出口准许证》，进口麻醉药品和精神药品无需办理《进口药品通关单》。故51题正确答案为B。

[52～53] 正确答案：A、B

答案解析：企业应当对储存、运输设施设备的测点终端布点方案进行测试和确认，保证药品仓库、运输设备中配备的测点终端数量及位置能够准确反映环境温湿度的实际状况。仓库、冷藏车内不得少于2个，故52题正确答案为A。冷藏箱、保温箱内不得少于1个，故53题正确答案为B。

[54～55] 正确答案：B、D

答案解析：医疗机构对医疗用毒性药品处方的保存年限是2年。故54题正确答案为B。药品零售企业对普通药品处方保留不少于5年。故55题正确答案为D。

[56～57] 正确答案：C、A

答案解析：《药品经营许可证》有效期为5年，故56题正确答案为C。药品批发企业购进销售药品活动中的有关资质材料和购进销售凭证，记录保存不得少于5年，且不少于药品有效期满后1年，故57题正确答案为A。

[58～59] 正确答案：D、C

答案解析：《医疗机构制剂许可证》有效期为

执业药师中药学临考决胜卷·药事管理与法规

5年，有效期届满前6个月提出换证申请。故58题正确答案为D。医疗机构制剂批准文号的有效期为3年，有效期届满前3个月提出再注册申请。故59题正确答案为C。

[60～62] 正确答案：C、A、D
答案解析：为门诊一般患者开具第一类精神药品片剂（非缓控释），处方限量为不超过3日常用量，丁丙诺啡属于第一类精神药品。故60题正确答案为C。为门（急）诊一般患者开具的麻醉药品、第一类精神药品注射剂，处方为1次常用量，布桂嗪属于麻醉药品。故61题正确答案为A。第二类精神药品不管剂型，处方限量为不超过7日常用量，曲马多复方制剂属于第二类精神药品。故62题正确答案为D。

[63～64] 正确答案：C、D
答案解析：审核西药、中成药处方，每一种药品应另起一行，每张处方不得超过5种药品属于规范性审核。故63题正确答案为C。审核处方用药与诊断是否相符、规定必须做皮试的药品是否注明过敏试验及结果的判定属于适宜性审核。故64题正确答案为D。

[65～66] 正确答案：D、C
答案解析：单位剂量麻黄碱类药物含量大于30mg（不含30mg）的含麻黄碱类复方制剂，列入必须凭处方销售的处方药管理。故65题正确答案为D。药品零售企业销售含麻黄碱类复方制剂，应当查验购买者的身份证，并对其姓名和身份证号码予以登记。除处方药按处方剂量销售外，非处方药一次销售不得超过2个最小包装。故66题正确答案为C。小包装麻黄素属于易制毒化学品，地芬诺酯属于麻醉药品，都不得零售。

[67～68] 正确答案：D、A
答案解析：疫苗上市许可持有人应当根据疫苗上市后研究、预防接种异常反应等情况持续更新说明书、标签，并按照规定申请核准或者备案。故67题正确答案为D。对预防接种异常反应严重或者其他原因危害人体健康的疫苗，国务院药品监督管理部门应当注销该疫苗的药品注册证书。故68题正确答案为A。

[69～70] 正确答案：B、C
答案解析：着重说明该药品对妊娠、分娩及哺乳期母婴的影响，并写明可否应用本品及用药注意事项的药品说明书项目是【孕妇及哺乳期妇女用药】。故69题正确答案为B。预防用生物制品列出禁止使用或者暂缓使用该制品的各种情况的项目是【禁忌】。故70题正确答案为C。

[71～73] 正确答案：B、C、D
答案解析：皮肤吻合器属于第二类医疗器械，经营需要备案，产品需要注册。故71题正确答案为B。听诊器（无电能）属于第一类医疗器械，经营不需要许可，也不需要备案。故72题正确答案为C。高频电刀属于第三类医疗器械，经营需要许可，产品需要注册。故73题正确答案为D。采用放射性核素标记的体外诊断试剂属于药品，不是医疗器械。

[74～76] 正确答案：A、B、C
答案解析：生产、销售劣药的，没收违法生产、销售的药品和违法所得，并处违法生产、销售的药品货值金额10倍以上20倍以下的罚款；违法生产、批发的药品货值金额不足

10万元的，按10万元计算，违法零售的药品货值金额不足1万元的，按1万元计算。故74题正确答案为A。知道或者应当知道属于假（劣）药品而为其提供储存、运输等便利条件的，没收全部储存、运输收入，并处违法收入1倍以上5倍以下的罚款。故75题正确答案为B。知道或者应当知道属于假（劣）药品而为其提供储存、运输等便利条件，情节严重的，并处违法收入5倍以上15倍以下的罚款；违法收入不足5万元的，按5万元计算。故76题正确答案为C。

77. 正确答案：C
答案解析：药品上市许可持有人提出处方药转换为非处方药的申请或建议，相关资料直接报送国家药品监督管理局药品评价中心。应用安全、疗效确切、质量稳定、使用方便是非处方药的遴选原则。对存在安全隐患或不适宜按非处方药管理的品种将及时转换为处方药，按处方药管理。处方药转换为非处方药时，需要进行安全性以及有效性评价。故本题正确答案为C。

78. 正确答案：D
答案解析：基本要求包括：①制剂或其成分应已在我国上市，并经过长期临床使用，同时应用比较广泛、有足够的使用人数；②制剂及其成分的研究应充分，结果应明确，安全性良好；③制剂及其成分具有法定质量标准，质量可控、稳定；④用法用量、疗程明确，疗效确切；⑤药品适应证应符合非处方药适应证范围，适用于自我药疗；⑥涉及小儿、孕妇等特殊人群用药，应有明确的用药指示；⑦给药途径、剂型、剂量、规格、用药时间、贮存、包装、标签及说明书等特性均适自我药疗需求。故本题正确答案为D。

79. 正确答案：A
答案解析：《药品生产许可证》分为正本和副本。样式由国家药品监督管理局统一制定。电子证书与纸质证书具有同等法律效力。故本题正确答案为A。

80. 正确答案：C
答案解析：变更登记事项的，应当在市场监督管理部门核准变更或者企业完成变更后30日内，向原发证机关申请变更登记。故本题正确答案为C。

81. 正确答案：D
答案解析：药品网络销售的主体，应当是具备保证网络销售药品安全能力（包括交易全程信息真实、准确、完整、可追溯以及对消费者个人信息保护等）的药品上市许可持有人（含中药饮片生产企业）或者药品经营企业。故本题正确答案为D。

82. 正确答案：D
答案解析：通过网络销售的药品，应当依法取得药品注册证书，但未实施审批管理的中药饮片除外。药品上市许可持有人仅能销售其取得药品注册证书的药品，通过网络自行批发药品无需取得药品经营许可证，通过网络零售药品时，须依法取得药品经营许可证（零售）。禁止网络零售含麻黄碱类复方制剂（不包括含麻黄的中成药）。禁止网络销售麻醉药品、精神药品、医疗用毒性药品、放射性药品、药品类易制毒化学品、血液制品、疫苗。药品经营企业禁止经营的：医疗机构制剂、中药配方颗粒。故本题正确答案为D。

83. 正确答案：B

答案解析： 接受药品网络零售企业入驻的第三方平台，需配备执业药师承担监督第三方平台内药品网络零售企业处方审核等管理制度的实施工作。网络交易第三方平台应向省级药品监督管理局备案。网络药品交易第三方平台对审核通过同意入驻的药品网络销售企业建立登记档案，档案至少每半年核验更新一次；应当保存本平台内的药品展示、交易记录与投诉举报等记录信息，相关记录信息保存期限至少5年，且不少于药品有效期满后1年。故本题正确答案为B。

84. 正确答案：C

答案解析： 中药品种保护适用于中国境内生产制造的中药品种，A药品为中国境外生产的药品，不能申请中药品种保护。故本题正确答案为C。

85. 正确答案：C

答案解析： 中成药通用名称命名基本原则：①"科学简明，避免重名"原则。中成药通用名称应科学、明确、简短、不易产生歧义和误导，避免使用生涩用语。②"规范命名，避免夸大疗效"原则。中成药通用名称一般不应采用人名、地名、企业名称或濒危受保护动、植物名称命名。不应采用现代医学药理学、解剖学、生理学、病理学或治疗学的相关用语命名；③"体现传统文化特色"原则。中成药命名可借鉴古方命名充分结合美学观念的优点，使中成药的名称既科学规范，又体现一定的中华传统文化底蕴。故本题正确答案为C。

86. 正确答案：B

答案解析： 药品注册证书载明的药品批准文号的格式：①境内生产药品：国药准字H（Z、S）+四位年号+四位顺序号；②中国香港、澳门和台湾地区生产药品：国药准字H（Z、S）C+四位年号+四位顺序号；③境外生产药品：国药准字H（Z、S）J+四位年号+四位顺序号。其中，H代表化学药，Z代表中药，S代表生物制品。故本题正确答案为B。

87. 正确答案：B

答案解析： 未标明有效期、未标明产品批号的药品为劣药，销售劣药的罚款金额为货值金额10倍以上20倍以下，零售劣药货值金额不足1万元，按1万元计算。材料中甲企业陈列的劣药共计25盒，该药品标价为20元/盒，则该药品的货值金额为500元，故按1万元计算，罚款金额为10万元至20万元。故本题正确答案为B。

88. 正确答案：D

答案解析： 生产劣药的罚款金额为货值金额10倍以上20倍以下，生产劣药货值金额不足10万元，按10万元计算。材料中乙企业生产的劣药货值金额为1050元，故按10万元计算，罚款金额为100万元至200万元。故本题正确答案为D。

89. 正确答案：A

答案解析： 销售劣药，对人体健康造成严重危害的，处3年以上10年以下有期徒刑，并处罚金。故本题正确答案为A。

90. 正确答案：C

答案解析： 安全保障权是指消费者在购买、使用商品和接受服务时享有人身、财产安全不受损害的权利。该药店销售过期药品（劣药)会造成消费者人身损害,侵犯到李某的安全保障权。真相知悉权是指消费者享有知悉其购买、使用的商品或者接受的服务的真实情况的权利。消费者有权根据商品或者服务的不同情况,要求经营者提供商品的价格、产地、生产者、用途、性能、规格、等级、主要成分、生产日期、有效期限、检验合格证明、使用方法说明书、售后服务,或者服务的内容、规格、费用等有关情况。该药店在销售过程中隐瞒了药品过期的事实,侵犯到李某的真相知悉权。公平交易权是指消费者享有公平交易的权利;经营者与消费者进行交易,应当遵循自愿、平等、公平、诚实信用的原则;消费者在购买商品或者接受服务时,有权获得质量保障、价格合理、计量正确等公平交易条件,有权拒绝经营者的强制交易行为。药店出售过期药违背了质量保障的条件,所以侵犯了李某的公平交易权。获取赔偿权是指消费者因购买、使用商品或者接受服务受到人身、财产损害的,享有依法获得赔偿的权利。李某在使用该药店出售的过期药后出现病情加重的情况,所以药店拒不赔偿的行为侵犯了李某的获取赔偿权。综上所述,李某被侵犯的权益包括安全保障权、真相知悉权、公平交易权、获取赔偿权。故本题正确答案为C。

91. 正确答案:D
答案解析: 药品一经售出,不得退换;但质量问题的除外。此外,小马在明知药品过期的情况下仍然选择隐瞒后继续销售,所以李某可以要求惩罚性赔偿。惩罚性赔偿是指生产假药、劣药或者明知是假药、劣药仍然销售、使用的,受害人或者其近亲属除请求赔偿损失外,还可以请求支付价款10倍或者损失3倍的赔偿金;增加赔偿的金额不足1000元

的,为1000元。故本题正确答案为D。

92. 正确答案:D
答案解析: 首次进口的保健食品(并非补充矿物质、维生素等营养物质),需要通过国务院食品安全监督管理部门的注册。首次进口的属于补充矿物质、维生素等营养物质,需要向国务院食品安全监督管理部门备案。故本题正确答案为D。

93. 正确答案:ABC
答案解析: 选项D假劣药判定是由药品监督管理部门来决定的,而药品质量公告的只是公告抽查检验的结果,是判定假劣药的依据。故本题正确答案为ABC。

94. 正确答案:ABC
答案解析: ①药物临床试验,分为Ⅰ期临床试验、Ⅱ期临床试验、Ⅲ期临床试验、Ⅳ期临床试验以及生物等效性试验。根据药物特点和研究目的,研究内容包括临床药理学研究、探索性临床试验、确证性临床试验和上市后研究。新药在批准上市前,申请新药注册应当完成Ⅰ、Ⅱ、Ⅲ期临床试验。②Ⅳ期临床试验为新药上市后进行研究。故本题正确答案为ABC。

95. 正确答案:BCD
答案解析: ①按剂型、用途及储存要求分类陈列,并设置醒目标志。故与包装无关。②不得陈列:罂粟壳、毒性中药饮片、第二类精神药品;③拆零销售的药品集中存放于拆零专柜(专区)。④处方药不得采用开架自选的方式陈列、销售。故本题正确答案为BCD。

96. 正确答案：CD
答案解析：①未依法获取药品经营许可证（零售）的药品上市许可持有人、药品批发企业不得直接向病患者推荐、销售处方药、非处方药；②非人工自助售药设备禁止销售除乙类非处方药外的其他任何药品；③非处方药经审批可以在大众传播媒介进行广告宣传；④销售甲类非处方药时，执业药师应当主动向个人消费者提供用药指导。故本题正确答案为CD。

97. 正确答案：ABC
答案解析：①麻醉药品和精神药品的寄件单位应事先向所在地设区的市级药品监督管理部门申请办理《麻醉药品、精神药品邮寄证明》（简称《邮寄证明》）。《邮寄证明》一证一次有效；②购买药品类易制毒化学品时必须使用《购用证明》原件，不得使用复印件、传真件。《购用证明》只能在有效期内一次使用。《购用证明》不得转借、转让；③国家对蛋白同化制剂、肽类激素实行进出口准许证管理。《进口准许证》和《出口准许证》实行"一证一关"，只能在有效期内一次性使用，证件内容不得更改；④运输第二类精神药品无需办理运输证明。故本题正确答案为ABC。

98. 正确答案：AD
答案解析：①易制毒化学品分为三类，其中第一类是药品类易制毒化学品。第二类、第三类为制毒的化学配剂；②盐酸麻黄碱滴鼻液是药品类易制毒化学品单方制剂，药品类易制毒化学品生产企业应当将药品类易制毒化学品单方制剂销售给麻醉药品全国性批发企业；③盐酸麻黄碱注射液是药品类易制毒化学品单方制剂，麻醉药品全国性批发企业可以将药品类易制毒化学品单方制剂销售给麻醉药品区域性批发企业；④盐酸麻黄碱片是药品类易制毒化学品单方制剂，麻醉药品区域性批发企业之间不得购销药品类易制毒化学品单方制剂。故本题正确答案为AD。

99. 正确答案：ABC
答案解析：①药品、医疗器械、保健食品和特殊医学用途配方食品注册证明文件或者备案凭证持有人及其授权同意的生产、经营企业为广告申请人，可以委托代理人办理药品、医疗器械、保健食品和特殊医学用途配方食品广告审查申请；②已经审查通过的广告，内容需要改动的，应当重新申请广告审查；③各省级市场监督管理部门、药品监督管理部门负责药品、医疗器械、保健食品和特殊医学用途配方食品广告审查；④广告主、广告经营者、广告发布者应当严格按照审查通过的内容发布药品广告，不得进行剪辑、拼接、修改。故本题正确答案为ABC。

100. 正确答案：ABC
答案解析：根据最高人民法院、最高人民检察院《关于办理危害药品安全刑事案件适用法律若干问题的解释》第9条规定，明知他人生产、销售、提供假药、劣药，而提供生产、经营场所、设备或者运输、储存、保管、邮寄、网络销售渠道等便利条件的，以生产、销售、提供假药、劣药的共同犯罪论处。以共同犯罪论处的情形还包括：明知他人生产、销售、提供假药、劣药，而提供资金、贷款、账号、发票、证明、许可证件的；或者提供生产技术或者原料、辅料、包装材料、标签、说明书的；或者提供虚假药物非临床研究报告、药物临床试验报告及相关材料的；或者提供广告宣传；或者提供其他帮助的。变质药品为假药，题干问的是生产、销售劣药共同犯罪。明知他人生产、销售假（劣）药，未向药品监督管理部门进行举报的，不属于生产、销售假药、劣药共同犯罪。故本题正确答案为ABC。

临考决胜卷（三）·答案解析

1. 正确答案： D

答案解析： 深化医药卫生体制改革的基本任务是：完善医药卫生四大体系，建立覆盖城乡居民的基本医疗卫生制度，建设覆盖城乡居民的公共卫生服务体系、医疗服务体系、医疗保障体系、药品供应保障体系，形成四位一体的基本医疗卫生制度。故本题正确答案为D。

2. 正确答案： A

答案解析： 基本药物是指满足疾病防治基本用药需求，适应现阶段基本国情和保障能力，剂型适宜，价格合理，能够保障供应，可公平获得的药品。基本药物强调基本需求、基本保障。故本题正确答案为A。

3. 正确答案： B

答案解析： 获得药学和中药学两类专业《执业药师职业资格证书》的人员，可申请药学与中药学类执业类别注册。执业药师只能在一个执业单位按照注册的执业类别、执业范围执业。故本题正确答案为B。

4. 正确答案： D

答案解析： 进口药品是指在中国境外生产，在中国境内准予注册销售的药品。故本题正确答案为D。

5. 正确答案： C

答案解析： 药品安全风险客观存在，这主要是由于药品具有两重性，一方面可以防病治病，另一方面也可能引起不良反应，使用不当会危害人体健康。任何药品的安全性都是相对的，药品本身就具有不可避免的安全风险。故本题正确答案为C。药品产业链有研制、生产、流通和使用等多个环节，每个环节都存在着可能危害消费者的风险。安全的药品是人们认为它对人体损害的风险程度在可接受的水平，是一种"可接受"的有临床疗效的药品。药品安全风险管理的目的在于使药品风险最小化，从而保障公众用药安全。

6. 正确答案： D

答案解析： 药品上市许可持有人自行批发药品时，无需申领取得药品经营许可证，但需具备药品GSP规定开办药品批发企业的条件、（储存、运输药品设施设备除外），销售药品行为严格执行药品GSP。药品上市许可持有人零售药品时，应当具备药品GSP规定开办药品零售企业的条件，并依法取得药品经营许可证，零售药品行为严格执行药品GSP。故本题正确答案为D。

7. 正确答案： D

答案解析： 指定检验是法律或国家药品监督管理部门规定的某些药品在销售前或者进口时，必须经过指定药品检验机构进行检验，检验合格的，才准予销售的强制性药品检验。需进行指定检验的药品包括：①国家药品监督管理部门规定的生物制品，如生物制品批签发品种（疫苗类制品、血液制品、用于血源筛查的体外诊断试剂、国家药品监督管理局规定的其他生物制品）；②首次在中国销售的药品；③国务院规定的其他药品。故本题正确答案为D。

8. 正确答案：B
答案解析： 创新药和改良型新药应当自取得批准证明文件之日起每满1年提交一次定期安全性更新报告，直至首次再注册，之后每5年报告一次。其他类别的药品，一般应当自取得批准证明文件之日起每5年报告一次。故本题正确答案为B。

9. 正确答案：C
答案解析： 取得《印鉴卡》的必备条件：①有与使用麻醉药品和第一类精神药品相关的诊疗科目；②具有经过麻醉药品和第一类精神药品培训的、专职从事麻醉药品和第一类精神药品管理的药学专业技术人员；③有获得麻醉药品和第一类精神药品处方资格的执业医师；④有保证麻醉药品和第一类精神药品安全储存的设施和管理制度。故本题正确答案为C。

10. 正确答案：B
答案解析： 药品批发企业应当根据计算机管理制度对系统各类记录和数据进行安全管理，做到采取安全可靠的方式按日备份，记录备份数据介质存放于安全场所。故本题正确答案为B。

11. 正确答案：A
答案解析： 中国食品药品检定研究院承担药品、医疗器械、化妆品质量标准、技术规范、技术要求、检验检测方法的制修订以及技术复核工作。国家药典委员会的主要职责为：①组织编制、修订和编译《中国药典》及配套标准；②组织制定修订国家药品标准。参与拟订有关药品标准管理制度和工作机制；③组织《中国药典》收载品种的医学和药学遴选工作，负责药品通用名称命名。故本题正确答案为A。

12. 正确答案：A
答案解析： 境外生产药品的注册申请，按照药品的细化分类和相应的申报资料要求执行。故本题正确答案为A。

13. 正确答案：D
答案解析： 血液制品、麻醉药品、精神药品、医疗用毒性药品、药品类易制毒化学品不得委托生产，右丙氧芬属于麻醉药品，莫达非尼属于第二类精神药品，亚砷酸注射液属于医疗用毒性药品。故本题正确答案为D。

14. 正确答案：B
答案解析： 同一机关制定的新的一般规定与旧的特别规定不一致时，由制定机关裁决。故本题正确答案为B。

15. 正确答案：D
答案解析： 药品上市后的变更，按照其对药品安全性、有效性和质量可控性的风险和产生影响的程度，实行分类管理，分为审批类变更、备案类变更和报告类变更。故本题正确答案为D。

16. 正确答案：C
答案解析： 毒性中药饮片生产管理：建立健全毒性中药材的饮片的各项生产管理制度，包括生产管理、质量管理、仓储管理、营销管理等。故本题正确答案为C。

临考决胜卷（三）·答案解析

17. 正确答案：D
答案解析： 药品经营企业有下列情形之一的，由发证机关依法办理药品经营许可证注销手续，并予以公告：企业主动申请注销药品经营许可证的；药品经营许可证有效期届满未申请重新审查发证的；药品经营许可依法被撤销、撤回或者药品经营许可证依法被吊销的；企业依法终止的；法律、法规规定的应当注销行政许可的其他情形。许可证变更，应该是进行许可事项变更、登记事项变更，而不是注销许可证。故本题正确答案为 D。

18. 正确答案：D
答案解析： 此题将专用库房、专用场所、专用设备这些易混淆事项放在一起考查，有一定难度。但是此题同时也考查了药品零售连锁企业的特别之处：可以零售第二类精神药品，但是不可以从事疫苗经营；疫苗既不可以批发，也不可以零售，疫苗可以生产，但只能由疾病控制机构供应。故本题正确答案为 D。

19. 正确答案：A
答案解析： 仿制企业应当付给持有《中药保护品种证书》并转让该中药品种的处方组成、工艺制法的企业合理的使用费。故本题正确答案为 A。

20. 正确答案：D
答案解析： 省级中药标准禁止收载以下品种：①无本地区临床习用历史的药材、中药饮片；②已有国家药品标准的药材、中药饮片、中药配方颗粒；③国内新发现的药材；④药材新的药用部位；⑤从国外进口、引种或者引进养殖的非我国传统习用的动物、植物、矿物等产品；⑥经基因修饰等生物技术处理的动植物产品；⑦其他不适宜收载入省级中药标准的品种。故本题正确答案为 D。

21. 正确答案：A
答案解析： 国家、省（区、市）市场监督管理机构管理同级药品监督管理机构。市县两级市场监督管理部门负责药品零售、医疗器械经营的许可、检查和处罚，以及化妆品经营和药品、医疗器械使用环节质量的检查和处罚。故本题正确答案为 A。

22. 正确答案：D
答案解析： 凡属于以下变更，应当以补充申请方式申报，经批准后实施：①药品生产过程中的重大变更；②药品说明书中涉及有效性内容以及增加安全性风险的其他内容的变更；③持有人转让药品上市许可；④国家药品监督管理局规定需要审批的其他变更。药品分包装在变更实施前，报所在地省级药品监督管理部门备案。故本题正确答案为 D。

23. 正确答案：C
答案解析： 省级卫生健康主管部门应当将取得《印鉴卡》的医疗机构名单向本行政区域内的定点批发企业通报。故本题正确答案为 C。

24. 正确答案：A
答案解析： ①医疗机构使用的药品，除少部分是自制制剂外，绝大部分都是从市场上购进的；②遴选儿童用药（仅限于药品说明书中有明确儿童适应证和儿童用法用量的药品）时，可不受"一品两规"和药品总品种数限制，进一步拓宽儿童用药范围；③医疗机构在签订药品采购合同之前，要逐一查验供货商的许可文件和供应品种的许可文件，并核实销售人员持有的授权书原件和身份证原件,授权书原件应当载明授权销售的品种、地域、期限,注明销售人员的身份证号码,并加盖本企业原印章和企业法定代表人印章(或者签名),确保进货渠道的合法性。故本题正确答案为A。

25. 正确答案:D
答案解析:医疗机构所有药品均需要凭医师处方才能获得,即便是非处方药也有这个要求,另外在医院,非处方药也不允许患者开架自选。这与药品零售企业销售非处方药的要求不同。故本题正确答案为D。

26. 正确答案:C
答案解析:非处方药专有标识图案分为红色和绿色,红色专有标识用于甲类非处方药药品,绿色专有标识用于乙类非处方药药品和用作指南性标志。故本题正确答案为C。

27. 正确答案:D
答案解析:混淆行为:①擅自使用与他人有一定影响的商品名称、包装、装潢等相同或者近似的标识;②擅自使用他人有一定影响的企业名称(包括简称、字号等)、社会组织名称(包括简称等)、姓名(包括笔名、艺名、译名等);③擅自使用他人有一定影响的域名主体部分、网站名称、网页等;④其他足以引人误认为是他人商品或者与他人存在特定联系的混淆行为。选项D属于虚假宣传行为。故本题正确答案为D。

28. 正确答案:B
答案解析:特殊医学用途配方食品广告内容应当经生产企业等广告主所在地省级广告审查机关审查批准,取得广告批准文号。故本题

正确答案为B。

29. 正确答案:D
答案解析:其一,药品行政处罚由违法行为所在地药品监督管理部门负责,选项D处罚部门是公安机关,和题干不符。其二,药品行政处罚决定的信息:①行政处罚案件名称、处罚决定书文号;②被处罚的自然人姓名、被处罚的企业或其他组织的名称、统一社会信用代码(组织机构代码、事业单位法人证书编号)、法定代表人(负责人)姓名;③违反法律法规和规章的主要事实;④行政处罚的种类和依据;⑤行政处罚的履行方式和期限;⑥作出行政处罚决定的行政执法机关名称和日期。根据该规定,运用排除法也可以得到答案为D。故本题正确答案为D。

30. 正确答案:B
答案解析:从事第三类医疗器械经营的企业还应当具有符合医疗器械经营质量管理要求的计算机信息管理系统,保证经营的产品可追溯。鼓励从事第一类、第二类医疗器械经营的企业建立符合医疗器械经营质量管理要求的计算机信息管理系统。故本题正确答案为B。

31. 正确答案:D
答案解析:零售企业不得向未成年人销售第二类精神药品。在难以确定购药者是否为未成年人的情况下,可查验购药者身份证明。故本题正确答案为D。

32. 正确答案:D
答案解析:这个考点本质上也是考查"目的决定罪行"这个点。如果目的是制造毒品,直接

定性制造毒品罪。如果目的是制造制毒物品，而根据行为决定罪行。选项 D 以加工、提炼制毒物品为目的，购买麻黄碱类复方制剂，或者运输、携带寄递麻黄碱类复方制剂进出境的，分别以非法买卖制毒物品罪、走私制毒物品罪定罪处罚。故本题正确答案为 D。

33. 正确答案：C
答案解析： 单位从事药品违法行为的，严重违法行为实行"双罚制"，除对单位进行处罚，还要依法处罚到人，追究单位直接负责的主管人员和其他直接责任人员责任。故本题正确答案为 C。

34. 正确答案：C
答案解析：《药品管理法》第 118 条规定"生产、销售假药，或者生产、销售劣药且情节严重的，对法定代表人、主要负责人、直接负责的主管人员和其他责任人员，没收违法行为发生期间自本单位所获收入，并处所获收入 30% 以上 3 倍以下的罚款，终身禁止从事药品生产经营活动，并可以由公安机关处 5 日以上 15 日以下的拘留"。故本题正确答案为 C。

[35～36] 正确答案：A、D
答案解析： 非处方药遴选的主要原则：应用安全、疗效确切、质量稳定、使用方便。故 35 题正确答案为 A。国家基本药物遴选的主要原则：防治必需、安全有效、价格合理、使用方便、中西药并重、基本保障、临床首选、基层能够配备。故 36 题正确答案为 D。

[37～39] 正确答案：D、B、A
答案解析： 公平公正原则的基本精神是要求行政机关及其工作人员办事公道，不徇私情，合理考虑相关因素，平等对待相对人，不因相对人的不同身份、民族、种族、性别或者不同宗教信仰而予以歧视。故 37 题正确答案为 D。公开是对行政行为的一项基本要求。其基本含义是政府行为除涉及国家秘密、商业秘密或者个人隐私等依法应当保密以外，应当公开进行。《行政许可法》明确公开原则是行政许可领域的基本原则。故 38 题正确答案为 B。许可法定原则是法治原则在行政许可领域的具体体现，是指行政许可的设定、许可范围、许可条件和要求、实施机关及其权限、许可程序和时限以及相应法律后果等，都必须有法律法规的明确规定，符合法律要求。《行政许可法》第 4 条明确规定，设定和实施行政许可，应当依照法定的权限、范围、条件和程序。行政许可法定原则主要包括行政许可项目法定、实施机关法定、条件法定、程序法定等。故 39 题正确答案为 A。

[40～42] 正确答案：A、D、C
答案解析： 药物临床试验机构名称、机构地址、机构级别、机构负责人员、伦理委员会和主要研究者等备案信息发生变化时，药物临床试验机构应当于 5 个工作日内在备案平台中按要求填写并提交变更情况。故 40 题正确答案为 A。对于新备案的药物临床试验机构或者增加临床试验专业、地址变更的应当在 60 个工作日内开展首次监督检查。故 41 题正确答案为 D。专利权人或者利害关系人如在规定期限内提起诉讼或者请求行政裁决，应当自人民法院立案或者国务院专利行政部门受理之日起 15 个工作日内将立案或受理通知书副本提交国家药品审评机构，并通知仿制药申请人。故 42 题正确答案为 C。

[43～44]正确答案：A、C
答案解析：越严重的事项，管理措施越严格越复杂。发现疑似不良反应，应当及时向药品监督管理部门和卫生健康主管部门报告。故43题正确答案为A。药品存在质量问题或者其他安全隐患，情况最重，需要召回药品；假劣药不属于召回范围，会进行比药品召回更严厉的处罚。故44题正确答案为C。

[45～47]正确答案：D、A、B
答案解析：药品批发企业仓库药品与库房内墙、顶、温度调控设备及管道等设施间距不小于30厘米。故45题正确答案为D。不同批号的药品不得混垛，垛间距不小于5厘米。故46题正确答案为A。药品与地面间距不小于10厘米。故47题正确答案为B。冷藏、冷冻药品在库储存和运输期间码放除符合药品GSP要求外，储存药品的冷库制冷风机出风口距离100厘米内、高于出风口的位置不得摆放药品，药品与冷藏车厢内前板距离不小于10厘米，与后板、侧板、底板间距不小于5厘米，药品码放高度不得超过制冷机组出风口下沿，确保气流正常循环和温度均匀。

[48～49]正确答案：A、B
答案解析：从事药品销售、储存等工作的人员应当具有高中以上文化程度。故48题正确答案为A。药品批发企业采购人员药学或医学、生物、化学等相关专业中专学历。故49题正确答案为B。

[50～51]正确答案：D、C
答案解析：药事管理与药物治疗学委员会（组）审核制定本医疗机构药事管理和药学工作规章制度，并监督实施，制定本机构药品处方集和基本用药供应目录。故50题正确答案为D。药学部门负责药品统一采购、供应、日常药事管理工作，医院药师负责药品采购供应、处方或者用药医嘱审核、药品调剂、静脉用药集中调配和医院制剂配制，指导病房（区）护士请领、使用与管理药品。故51题正确答案为C。

[52～53]正确答案：A、C
答案解析：对于需要特别加强管制的麻醉药品，盐酸二氢埃托啡处方为一次常用量，仅限于二级以上医院内使用。故52题正确答案为A。为门（急）诊一般患者开具的麻醉药品注射剂，每张处方为一次常用量；控缓释制剂，每张处方不得超过7日常用量；其他剂型，每张处方不得超过3日常用量。透皮贴剂是通过控释机制给药，这可以由药剂学知识推理得到，"透皮贴剂"肯定不是注射剂，也不是片剂、颗粒剂、胶囊剂这种剂型，最大可能是控缓释制剂。故53题正确答案为C。

[54～55]正确答案：B、D
答案解析：药师调剂处方时必须做到"四查十对"：查处方，对科别、姓名、年龄；查药品，对药名、剂型、规格、数量；查配伍禁忌，对药品性状、用法用量；查用药合理性，对临床诊断。故54～55题正确答案分别为B、D。

[56～58]正确答案：C、B、A
答案解析：禁止采猎、不得出口的野生药材物种属于一级保护的野生药材物种，四个选项中梅花鹿茸属于一级保护的野生药材物种。故56题正确答案为C。资源处于衰竭状态的重要的野生药材物种属于二级保护的野生药材物种，四个选项中黄连属于二级保护的野

生药材物种。故57题正确答案为B。资源严重减少的主要常用的野生药材物种属于三级保护的野生药材物种，四个选项中胡黄连属于三级保护的野生药材物种。故58题正确答案为A。天麻不属于国家重点保护野生药材物种名录的药材物种。

[59～60] 正确答案：B、C
答案解析：省级药品监督管理部门负责网上公布经批准的专门从事第二类精神药品批发业务的企业名单。故59题正确答案为B。设区的市级药品监督管理部门负责网上公布经批准的从事第二类精神药品零售业务的企业名单。故60题正确答案为C。

[61～62] 正确答案：A、D
答案解析：进口准许证有效期为1年（可以跨自然年使用）。故61题正确答案为A。出口准许证有效期不超过3个月（有效期时限不跨自然年）。故62题正确答案为D。

[63～64] 正确答案：A、A
答案解析：用于染发、烫发、祛斑美白、防晒、防脱发的化妆品以及宣称新功效的化妆品为特殊化妆品。特殊化妆品以外的化妆品为普通化妆品。故63～64题正确答案均为A。

[65～66] 正确答案：A、D
答案解析：备案管理的传统中药制剂：①由中药饮片经粉碎或仅经水或油提取制成的固体（丸剂、散剂、丹剂、锭剂等）、半固体（膏滋、膏药等）和液体（汤剂等）传统剂型；②由中药饮片经水提取制成的颗粒剂以及由中药饮片经粉碎后制成的胶囊剂；③由中药饮片用传统方法提取制成的酒剂、酊剂。故65题正确答案为A。下列情况不纳入医疗机构中药制剂管理范围：①中药加工成细粉，临用时加水、酒、醋、蜜、麻油等中药传统基质调配、外用，在医疗机构内由医务人员调配使用；②鲜药榨汁；③受患者委托，按医师处方（一人一方）应用中药传统工艺加工而成的制品。故66题正确答案为D。选项B、C是实施简化注册审批的内容。

[67～68] 正确答案：B、C
答案解析：双氢可待因属于麻醉药品。故67题正确答案为B。麦角咖啡因片属于第二类精神药品。故68题正确答案为C。

[69～71] 正确答案：C、C、D
答案解析：可通过【注意事项】查询接种预防性生物制品出现紧急情况的应急处理方法。故69题正确答案为C。是否需要进行皮内敏感试验内容也要查询【注意事项】。故70题正确答案为C。【警示语】有关内容应当在说明书标题下以醒目的黑体字注明。故71题正确答案为D。

[72～73] 正确答案：B、C
答案解析：关键词是"软件"，只有选项B是软件，并且确实是第二类医疗器械。故72题正确答案为B。关键词是"较高风险"，属于第三类医疗器械，一次性使用输液器属于第三类医疗器械。故73题正确答案为C。

[74～76] 正确答案：A、B、C
根据《麻醉药品和精神药品管理条例》第70条规定，第二类精神药品零售企业违反规定储存、销售或者销毁第二类精神药品的，由药品监督管理部门责令限期改正，给予警告，

并没收违法所得和违法销售的药品；逾期不改正的，责令停业，并处5000元以上2万元以下的罚款；情节严重的，取消其第二类精神药品零售资格。故74题正确答案为A。根据《麻醉药品和精神药品管理条例》第72条规定，取得《印鉴卡》的医疗机构违反《麻醉药品和精神药品管理条例》的规定，有下列情形之一，由设区的市级卫生健康主管部门责令限期改正，给予警告；逾期不改正的，处5000元以上1万元以下罚款；情节严重的，吊销其《印鉴卡》并处分主管人员和责任人员：①未依规定购买、储存麻醉药品和第一类精神药品的；②未依规定保存麻醉药品和精神药品专用处方或未依规定进行处方专册登记的；③未依规定报告麻醉药品、精神药品的进货、库存、使用数量；④紧急借用麻醉药品和第一类精神药品后未备案的；⑤未依规定销毁麻醉药品的。故75题正确答案为B。根据《麻醉药品和精神药品管理条例》第73条第二款规定，未取得麻醉药品和第一类精神药品处方资格的执业医师擅自开具麻醉药品和第一类精神药品处方的，由县级以上卫生健康主管部门给予警告，暂停执业活动；造成严重后果的，吊销其执业证书；构成犯罪的，依法追究刑事责任。故76题正确答案为C。

77. 正确答案：B
答案解析： 罚款是行政处罚，加处罚款是行政强制执行。故本题正确答案为B。

78. 正确答案：D
答案解析： 其一，选项A和B属于必须凭处方销售的药品。其二，选项C是甲类非处方药，选项D属于乙类非处方药。执业药师不在岗，可以销售乙类非处方药。故本题正确答案为D。

79. 正确答案：D
答案解析： 行政诉讼是指公民、法人或者其他组织在认为行政机关或者法律、法规授权的组织作出的行政行为侵犯其合法权益时，依法定程序向人民法院起诉，人民法院对该行政行为合法性进行审查并作出裁决的活动。故本题正确答案为D。

80. 正确答案：D
答案解析： 医疗机构应该对出现抗菌药物超常处方3次以上且无正当理由的医师提出警告，限制其特殊使用级和限制使用级抗菌药物处方权。只有庆大霉素是非限制使用级抗菌药物，不在处方权限制范围内。故本题正确答案为D。

81. 正确答案：B
答案解析： 医师被限制处方权后，仍连续2次以上出现超常处方且无正当理由的，医疗机构取消其处方权。注意这里并没有明确抗菌药物的类别，也就是所有抗菌药物均适用，包括非限制使用级抗菌药物。故本题正确答案为B。

82. 正确答案：C
答案解析： 抗菌药物应用异常情况调查事项：使用量异常增长的；半年内使用量始终居于前列的；经常超适应证、超剂量使用的；企业违规销售的；频繁发生严重不良事件的抗菌药物。此题是将事项作为题干，措施作为备选项，需要逆向思维。故本题正确答案为C。

83. 正确答案：D

答案解析： 认定为假药的情形：①药品所含成分与国家药品标准规定的成分不符；②以非药品冒充药品或者以他种药品冒充此种药品；③变质的药品；④药品所标明的适应症或者功能主治超出规定范围。故本题正确答案为D。认定为劣药的情形：①药品成分的含量不符合国家药品标准；②被污染的药品；③未标明或者更改有效期的药品；④未注明或者更改产品批号的药品；⑤超过有效期的药品；⑥擅自添加防腐剂、辅料的药品；⑦其他不符合药品标准的药品。

84. 正确答案：B

答案解析： 具有下列情形之一的，应当认定为刑法第141条规定的"其他特别严重情节"：①致人重度残疾以上的；②造成3人以上重伤、中度残疾或者器官组织损伤导致严重功能障碍的；③造成5人以上轻度残疾或者器官组织损伤导致一般功能障碍的；④造成10人以上轻伤的；⑤引发重大、特别重大突发公共卫生事件的；⑥生产、销售、提供假药的金额50万元以上的；⑦生产、销售、提供假药的金额20万元以上不满50万元，并具有酌情从重处罚情形之一的；⑧根据生产、销售、提供的时间、数量、假药种类、对人体健康危害程度等应当认定为其他特别严重情节的。情景中，生产金额已经超过50万。故本题正确答案为B。

85. 正确答案：B

答案解析： 其一，由上一题可知，此种情况属于"其他特别严重情节"，需要追究刑事责任，选项C说法正确。致人死亡或者有其他特别严重情节的，应该"处10年以上有期徒刑、无期徒刑或者死刑，并处罚金或者没收财产"，选项D说法正确。其二，在行政责任方面，也构成了"情节严重"，应该给予吊销《药品生产许可证》的处罚，选项A的说法正确。其三，生产、销售假药，对法定代表人、主要负责人、直接负责的主管人员和其他责任人员，没收违法行为发生期间自本单位所获收入，并处所获收入30%以上3倍以下的罚款。故本题正确答案为B。

86. 正确答案：A

答案解析： 胰岛素属于肽类激素，需要从具有蛋白同化制剂、肽类激素定点批发资质企业购进；而含麻黄碱类复方制剂批发业务也是由具有蛋白同化制剂、肽类激素定点批发资质的企业经营，无论是处方药，还是非处方药。故本题正确答案为A。

87. 正确答案：B

答案解析： 复方福尔可定口服溶液列入必须凭处方销售的处方药管理，严格凭医师开具的处方销售，设置专柜由专人管理、专册登记，故A选项"开架自选"不合法。复方福尔可定口服溶液与含麻黄碱类复方制剂处方药应该凭处方销售，B选项合法。含咖啡因的感冒药（非处方药）一次销售不得超过5个最小包装，故C选项不合法。含麻黄碱类复方制剂非处方药一次销售不得超过2个最小包装，故D选项不合法。故本题正确答案为B。

88. 正确答案：C

答案解析： 药品批发企业销售含麻黄碱类复方制剂时，应当核实购买方资质证明材料、采购人员身份证明等情况，核实无误后方可销售，并跟踪核实药品到货情况，核实记录保存至药品有效期后1年备查。故本题正确答案为C。

89. 正确答案：D
答案解析："其域名主体部分和另一家全国最大的零售连锁药店几乎一模一样"构成混淆行为；"雇用了一家信息技术公司对该网上药店刷单，给予五星好评"构成虚假宣传；"设置10万元大奖来进行抽奖销售"，构成不当有奖销售。只有网络不正当竞争行为没有涉及。故本题正确答案为D。

90. 正确答案：D
答案解析：2年内有3次以上违法行为或者有其他严重情节的，处广告费用5倍以上10倍以下的罚款，广告费用无法计算或者明显偏低的，处100万元以上200万元以下的罚款，可以吊销营业执照，并由广告审查机关撤销广告审查批准文件，1年内不受理其广告审查申请。故本题正确答案为D。

91. 正确答案：C
答案解析：一是标签有效期标注为"有效期至2016年06月"，此药可以用到2016年6月30日，二是注意销售时间是"2015年6月1日至25日期间"，距离有效期还有一年，没有超过有效期。故本题正确答案为C。

92. 正确答案：D
答案解析：召回药品需要销毁的，应当在持有人、药品生产企业或者储存召回药品所在地县级以上药品监督管理部门或者公证机构监督下销毁。故本题正确答案为D。

93. 正确答案：ABD
答案解析：以下情况下不应作为乙类非处方药：①儿童用药（有儿童用法用量的均包括在内，维生素、矿物质类除外）；②化学药品含抗菌药物、激素等成分的；③中成药含毒性药材（包括大毒和有毒）和重金属的口服制剂、含大毒药材的外用制剂；④严重不良反应发生率达万分之一以上；⑤中成药组方中包括无国家或省级药品标准药材的（药食同源的除外）；⑥中西药复方制剂；⑦辅助用药。故本题正确答案为ABD。

94. 正确答案：ACD
答案解析：对纳入国家基本药物目录的品种，不再统一设置评价时限要求，B选项说法错误。故本题正确答案为ACD。

95. 正确答案：ABD
答案解析：医疗机构不得申请配制的制剂品种包括：①放射性药品；②中药注射剂；③医疗用毒性药品；④除变态反应原外的生物制品；⑤化学药、中药组成的复方制剂；⑥含有未经国家药品监督管理部门批准的活性成分的品种；⑦市场上已有供应的品种等。故本题正确答案为ABD。

96. 正确答案：ABCD
答案解析：其一，不得从非本药品零售连锁企业总部外的其他任何渠道获取药品。选项A正是这种行为，此行为违反统一采购。其二，未经本药品零售连锁企业总部批准，门店之间不得擅自调剂药品。选项B正是这种行为，此行为违反统一采购。其三，药品零售连锁企业总部、配送中心不得向本连锁企业门店外的其他单位提供药品，不得直接向个人销售药品。选项 C 和选项 D 正是这种行为。故本题正确答案为 ABCD。

97. 正确答案：ACD
答案解析： 经营者决定停业或者迁移服务场所的，应当提前 30 日在其经营场所、网站、网店首页等的醒目位置公告经营者的有效联系方式等信息。故本题正确答案为 ACD。

98. 正确答案：ABCD
答案解析： 国家对麻醉药品、精神药品的管理包括：①对麻醉药品药用原植物生产实行总量控制；②为严格麻醉药品和精神药品生产管理，国家对麻醉药品和精神药品实行定点生产制度；③国家对麻醉药品和精神药品实行定点经营制度，未经批准的任何单位和个人不得从事麻醉药品和精神药品经营活动；④区域性批发企业之间因医疗急需、运输困难等调剂麻醉药品的需要分别在所在地省级药品监督管理部门办理备案。故本题正确答案为 ABCD。

99. 正确答案：BD
答案解析： 其一，对于药品名称有地名、人名、姓氏，药品名称中有"宝""精""灵"等，但品种有一定的使用历史，已经形成品牌，公众普遍接受的，可不更名。A 选项不属于这种情况，要根据进一步的信息来决定要不要更名；B 选项属于这种情况，可不更名。其二，不应采用现代医学药理学、解剖学、生理学、病理学或治疗学的相关用语命名，如癌、消炎、降糖、降压、降脂等。C 选项违反了此规定。其三，来源于古代经典名方的各种中成药制剂也不予更名。D 选项不予更名。故本题正确答案为 BD。

100. 正确答案：CD
答案解析： 注意"阿托品"在麻醉药品目录（吗啡阿托品注射液）、医疗用毒性药品目录（阿托品）、兴奋剂目录（吗啡的衍生物）中均有出现，注意关联其管理事项。A 选项错在把吗啡阿托品注射液误认为医疗用毒性药品，B 选项也是同样的错误。毒性药品的收购和经营，由药品监督管理部门指定的药品经营企业承担，其他任何单位或者个人均不得从事毒性药品的收购、经营业务。故本题正确答案为 CD。

临考决胜卷（四）·答案解析

1. 正确答案：B
答案解析： 药品安全的人为风险，属于"偶然风险"的范畴，指人为有意或无意违反法律法规而造成的药品安全风险，存在于药品的研制、生产、经营、使用各个环节。人为风险属于药品的制造风险和使用风险，主要来源于不合理用药、用药差错、药品质量问题、政策制度设计及管理导致的风险，是我国药品安全风险的关键因素。故本题正确答案为B。

2. 正确答案：B
答案解析： 药品的质量特性：①药品的有效性是指在规定的适应证、用法和用量的条件下，能够达到预防、治疗、诊断人的疾病，有目的地调节人的生理机能的目的。有效性是药品的固有特性。通常，有效性必须在一定前提条件下产生，即有一定适应证、用法和用量。我国对药品有效性的描述，按在人体达到所规定的效应程度分为"痊愈""显效""有效"。国际上有的采用"完全缓解""部分缓解""稳定"来区别。②药品的安全性是指按规定的适应证和用法、用量使用药品后，人体产生毒副反应的程度。大多数药品均有不同程度的毒副反应，只有在衡量有效性大于毒副反应，或可解除、缓解毒副作用的情况下才能使用该种药品。③药品的稳定性是指在规定的条件下保持其有效性和安全性的能力。所谓规定的条件是指在规定的有效期内，以及生产、贮存、运输和使用的条件。如某些物质虽然具有预防、治疗、诊断疾病的有效性和安全性，但极易变质、不稳定、不便于运输和贮存，也不能作为药品进入医药市场。④药品的均一性是指药物制剂的每一单位产品都符合有效性、安全性的规定要求。药物制剂的单位产品，如一片药、一支注射剂、一包冲剂、一瓶糖浆剂等。由于人们用药剂量与药品的单位产品有密切关系，特别是有效成分在单位产品中含量很少的药品，若含量不均一，就可能造成患者用量的不足或用量过大而中毒，甚至死亡。所以，均一性是在制剂过程中形成的固有特性。故本题正确答案为B。

3. 正确答案：A
答案解析： 申请医保定点零售药店，要求该药店在注册地址正式经营至少3个月。故本题正确答案为A。

4. 正确答案：C
答案解析： 各省级医疗保障部门按国家规定纳入《药品目录》的民族药、医疗机构制剂纳入"乙类药品"管理。中药饮片的"甲乙分类"由省级医疗保障行政部门确定。故本题正确答案为C。

5. 正确答案：C
答案解析： 刘某取得药学高级职称，可以免考《药学专业知识（一）》《药学专业知识（二）》，连续两个考试年度通过考试。故本题正确答案为C。

6. 正确答案：C
答案解析： 新医改意见把基本医疗卫生制度作为公共产品向全民提供的核心理念，坚持保基本、强基层、建机制的基本原则，医疗卫生事业应当坚持公益性原则。故本题正确答案为C。

7. 正确答案：D
答案解析：行政处罚的简易程序：①表明身份（执法人员应向当事人出示执法证件）；②确认违法事实，说明处罚理由和依据；③制作行政处罚决定书；④交付行政处罚决定书；⑤备案。故本题正确答案为D。

8. 正确答案：B
答案解析：国家药品监督管理局食品药品审核查验中心又称为"国家疫苗检查中心"，国家药品监督管理局药品评价中心又称为国家药品不良反应监测中心。故本题正确答案为B。

9. 正确答案：D
答案解析：当事人对药品检验结果有异议的，可以自收到药品检验结果之日起7日内向原药品检验机构或者上一级药品监督管理部门设置或者指定的药品检验机构申请复验，也可以直接向国务院药品监督管理部门设置或者指定的药品检验机构申请复验。故本题正确答案为D。

10. 正确答案：A
答案解析：与国家药品标准收载的同品种药品使用的检验项目和检验方法一致的，可以不进行标准复核，只进行样品检验。其他情形应当进行标准复核和样品检验。与已有国家标准收载的同品种使用的检测项目和检测方法一致，或者经审评可评估药品标准科学性、可行性和合理性的，可不再进行标准复核。故本题正确答案为A。

11. 正确答案：C
答案解析：境外生产药品涉及在境内实施召回的，应当由境外药品上市许可持有人指定的在中国境内履行药品上市许可持有人义务的企业法人组织实施。根据药品质量问题或者其他安全隐患的严重程度，药品召回分为三级。药品上市许可持有人是控制风险和消除隐患的责任主体。责令召回是指药品监督管理部门经过调查评估，认为上市许可持有人应当召回药品而未主动召回的，或者药品监督管理部门经对持有人主动召回结果审查，认为持有人召回药品不彻底的，责令持有人召回药品。故本题正确答案为C。

12. 正确答案：A
答案解析：药品上市许可持有人指取得药品注册证书的企业或者药品研制机构等。故本题正确答案为A。

13. 正确答案：A
答案解析：负责拆零销售的人员应经过专门培训，销售时应提供药品说明书原件或复印件。拆零销售应使用洁净、卫生的包装，包装上列明药品名称、规格、数量、用法、用量、有效期、批号以及药店名称等内容，患者信息不需要写在包装上。拆零销售的药品应集中存放于拆零专柜或者专区。故本题正确答案为A。

14. 正确答案：B
答案解析：非人工自助售药设备禁止销售除乙类非处方药外的任何其他药品。故本题正确答案为B。

临考决胜卷（四）·答案解析

15. 正确答案：A
答案解析：疫苗上市许可持有人不得向除疾病预防控制机构外的其他任何单位或个人销售疫苗。故本题正确答案为A。

16. 正确答案：A
答案解析：药品上市许可持有人仅能销售其取得药品注册证书的药品，通过网络自行批发药品无需取得药品经营许可证，通过网络零售药品时，须依法取得药品经营许可证（零售）。故本题正确答案为A。

17. 正确答案：B
答案解析：①药师是处方审核工作的第一责任人；②依法经过资格认定的药师或者其他药学技术人员调配处方，应当进行核对，对处方所列药品不得擅自更改或者代用；③对有配伍禁忌或者超剂量的处方，应当拒绝调配；必要时，经处方医师更正或者重新签字，方可调配；④医疗保障主管部门将药师审核处方情况纳入医保定点医疗机构绩效考核体系。故本题正确答案为B。

18. 正确答案：C
答案解析：医疗机构处方保存期满后，经医疗机构主要负责人批准、登记备案，方可销毁。故本题正确答案为C。

19. 正确答案：A
答案解析：合格医疗机构制剂需按规定进行质量检验，质量检验一般由医疗机构的药检室负责，检验合格后，凭医师处方使用。故本题正确答案为A。

20. 正确答案：D
答案解析：特殊使用级抗菌药物不可以在村卫生室使用，因此A不选。局部感染选用非限制使用级，因此B不选。免疫功能低下合并感染选用限制使用级，因此C不选。因抢救生命垂危的患者等紧急情况，医师可以越级使用抗菌药物。故本题正确答案为D。

21. 正确答案：B
答案解析：中药配方颗粒是由单味中药饮片经水提、分离、浓缩、干燥、制粒而成的颗粒，在中医药理论指导下按照中医临床处方调配后供患者冲服使用。中药配方颗粒的质量监管纳入中药饮片管理范畴。故本题正确答案为B。

22. 正确答案：B
答案解析：企业应当保证加工过程方法的一致性，避免品质下降或者外源污染；避免造成生态环境污染。故本题正确答案为B。

23. 正确答案：C
答案解析：对与国家药品标准或者药品注册标准中的基原或者药用部位不相同的药材，省级中药材标准不得采用国家药品标准或者药品注册标准中已有的名称予以收载。故本题正确答案为C。

24. 正确答案：A
答案解析：中成药通用名一般字数不超过8个字（民族药除外）。故本题正确答案为A。中成药命名可借鉴古方命名充分结合美学观念的优点，使中成药的名称既科学规范，又体现一定的中华传统文化底蕴。中成药，如存在以下三种情形的，必须更名：①明显夸大疗效,误导医师和患者的;②名称不正确、不科学,有低俗用语和迷信色彩的;③处方相同而药品名称不同,药品名称相同或相似而处方不同的。中成药通用名称一般不应采用人名、地名、企业名称或濒危受保护动、植物名称命名。

25. 正确答案:C
答案解析: "杜仲"属于二级保护野生药材物种,二级保护野生药材物种是分布区域缩小,资源处于衰竭状态的重要野生药材物种。"禁止采猎"是一级保护野生药材物种的管理规定。"不得出口"是一级保护野生药材物种的管理规定。故本题正确答案为C。

26. 正确答案:A
答案解析: 疫苗上市许可持有人应当按照采购合同规定,向疾病预防控制机构供应疫苗,疾病预防控制机构向疫苗接种单位供应疫苗。故本题正确答案为A。

27. 正确答案:C
答案解析: 麻醉药品全国性批发企业可将小包装麻黄素和药品类易制毒化学品单方制剂销售给麻醉药品区域性批发企业。麻醉药品区域性批发企业之间不得购销药品类易制毒化学品单方制剂和小包装麻黄素。药品类易制毒化学品生产企业应当将药品类易制毒化学品单方制剂(如盐酸麻黄碱片、盐酸麻黄碱注射液、盐酸麻黄碱滴鼻液等)和小包装麻黄素销售给麻醉药品全国性批发企业。故本题正确答案为C。

28. 正确答案:B
答案解析: 毒性药品年度生产、收购、供应和配制计划,由省级药品监督管理部门根据医疗需要制定并下达。故本题正确答案为B。

29. 正确答案:D
答案解析: 非处方药专用标识应当一体化印刷,必须醒目、清晰。图案呈椭圆形,中间有"OTC"的字样,甲类非处方药为红底白字,乙类非处方药为绿底白字,外包装标签可以单色印刷,但在专有标识下方必须标示"甲类"或"乙类"。

30. 正确答案:A
答案解析: 不得利用处方药或特定全营养配方食品的名称为各种活动冠名进行广告宣传。非处方药的名称可以。药品广告不得使用科研单位、学术机构、行业协会或者专家、学者、医师、药师、临床营养师、患者等的名义或者形象作推荐、证明。违反科学规律,明示或者暗示可以治疗所有疾病、适应所有症状、适应所有人群,或者正常生活和治疗病症所必需等内容。故本题正确答案为A。

31. 正确答案:C
答案解析: 特殊医学用途配方食品注册号的格式:国食注字TY+4位年代号+4位顺序号,其中TY代表特殊医学用途配方食品。故本题正确答案为C。

32. 正确答案:C
答案解析: ×2为注册形式(境内用"准"字,进口用"进"字,港澳台用"许"字)。故本题正确答案为C。

33. 正确答案:B
答案解析: 生产、销售、提供假药的刑事责任中认定为"对人体健康造成严重危害"的情形有：①造成轻伤或者重伤的；②造成轻度残疾或者中度残疾的；③造成器官组织损伤导致一般功能障碍或者严重功能障碍的；④其他对人体健康造成严重危害的情形。致人重度残疾以上的应认定为"其他特别严重情节"。故本题正确答案为B。

34. 正确答案：A
答案解析：伪造、变造、出租、出借、非法买卖许可证或者药品批准证明文件的，没收违法所得；处违法所得1倍以上5倍以下的罚款；情节严重的：①并处违法所得5倍以上15倍以下的罚款，吊销药品生产许可证、药品经营许可证、医疗机构制剂许可证或者药品批准证明文件；②对法定代表人、主要负责人、直接负责的主管人员和其他责任人员，处2万元以上20万元以下的罚款，10年内禁止从事药品生产经营活动，并可以由公安机关处5日以上15日以下的拘留；违法所得不足10万元的，按10万元计算。故本题正确答案为A。

[35～36] 正确答案：D、B
答案解析：国家医疗保障基本制度包括基本医疗保险、补充医疗保险和医疗救助制度。故35题正确答案为D。补充医疗保险保障参保群众基本医疗保险之外个人负担的、符合社会保险相关规定的医疗费用。故36题正确答案为B。

[37～38] 正确答案：B、C
答案解析：组织开展进口药品注册检验以及上市后有关数据收集分析等工作的技术机构是中国食品药品检定研究院。故37题正确答案为B。承担药物临床试验、非临床研究机构资格认定（认证）、研制现场检查和药品注册现场检查的是国家药品监督管理局食品药品审核查验中心。故38题正确答案为C。

[39～40] 正确答案：C、A
答案解析：药品质量公告是指由国家和省级药品监督管理部门向公众发布的有关药品质量抽查检验结果的通告。故39题正确答案为C。注册检验，包括标准复核和样品检验；新药上市申请、首次申请上市仿制药、首次申请上市境外生产药品应当进行标准复核和样品检验。故40题正确答案为A。

[41～43] 正确答案：B、A、C
答案解析：同名同方药属于中药类别，应找到字母"Z"，四川省药厂属于境内药厂。故41题正确答案为B。仿制药属于化学药类别，应找到字母"H"，四川省药厂属于境内药厂。故42题正确答案为A。血液制品属于生物制品类别，应找到字母"S"，香港药厂属于港澳台药厂，应找到字母"C"。故43题正确答案为C。

[44～46] 正确答案：C、D、A
答案解析：处方药的安全性评价包括三方面的内容：一是指作为处方药品时的安全性；二是当药品成为非处方药后广泛使用时出现滥用、误用情况下的安全性；三是当处于消费者进行自我诊断、自我药疗情况下的药品安全性。故44题正确答案为C。非处方药的有效性应具有如下特点：一是用药对象明确适应症或功能主治明确；二是绝大多数适用对象正确使用后能产生预期的作用；三是用法用量明确；四是不需要与其他药物联合使用（辅

助治疗药品除外）；五是疗效确切，用药后的效果明显或明确，患者一般可以自我感知。故45题正确答案为D。作用于全身的抗菌药、激素（含所有具有终止妊娠作用的激素类药品，部分避孕药除外）不得转为非处方药，故46题正确答案为A。

[47～49] 正确答案：B、D、C
答案解析： 境内生产药品再注册申请由持有人向其所在地省级药品监督管理部门提出。故47题正确答案为B。境外生产药品再注册申请由持有人向药品审评中心提出。故48题正确答案为D。召回药品需要销毁的，应当在持有人、药品生产企业或者储存召回药品所在地县级以上药品监督管理部门或者公证机构监督下销毁。故49题正确答案为C。

[50～52] 正确答案：D、A、C
答案解析： 药品批发企业应建立采购记录，记录列明药品的通用名称、规格、剂型、数量、价格、生产厂商、供货单位、购货日期，中药材和中药饮片的采购记录还应标明产地。题目当中说明了采购的是中药饮片。故50题正确答案为D。药品批发企业应做好药品销售记录，销售记录应当列明药品的通用名称、规格、生产厂商、购货单位、剂型、批号、有效期、销售数量、销售日期、单价、金额。故51题正确答案为A。验收记录应当列明药品的通用名称、规格、批准文号、批号、剂型、有效期、生产厂商、生产日期、供货单位、到货日期、到货数量、验收合格数量、验收结果。故52题正确答案为C。

[53～54] 正确答案：A、B
答案解析： 药品零售企业被其他药品零售连锁企业总部收购，如实际经营地址、经营范围未发生变化的，按照变更药品经营许可程序办理。故53题正确答案为A。药品经营许可证变更分为许可事项变更和登记事项变更。许可事项变更是指经营地址、经营方式、经营范围、仓库地址（包括原址增减仓库、异地设库和委托储存等）的变更。故54题正确答案为B。

[55～57] 正确答案：D、B、A
答案解析： 医疗机构麻醉药品处方保存至少3年。故55题正确答案为D。医疗机构第二类精神药品处方保存至少2年。故56题正确答案为B。医疗机构普通处方、急诊处方、儿科处方保存期限为1年。故57题正确答案为A。

[58～59] 正确答案：C、D
答案解析： 非限制使用级抗菌药物的临床应用情况为每年报告一次。故58题正确答案为C。限制使用级抗菌药物和特殊使用级抗菌药物的临床应用情况为每半年报告一次。故59题正确答案为D。

[60～62] 正确答案：B、D、C
答案解析： 专门从事第二类精神药品批发业务的药品经营企业资质审批部门是所在地省级药品监督管理部门。故60题正确答案为B。医疗机构《麻醉药品、第一类精神药品购用印鉴卡》的审批部门是所在地设区的市级卫生健康主管部门。故61题正确答案为D。跨省（区、市）从事麻醉药品和第一类精神药品批发业务的药品经营企业资质审批部门是国家药品监督管理部门。故62题正确答案为C。

[63～65] 正确答案：C、B、A
答案解析： 精神药品的标志颜色为绿色与白色相间，氯胺酮属于第一类精神药品。故63题正确答案为C。医疗用毒性药品的标志颜色为黑白相间，黑底白字，阿托品属于医疗用毒性药品。故64题正确答案为B。麻醉药品的标志颜色为天蓝色与白色相间，羟考酮属于麻醉药品。故65题正确答案为A。

[66～67] 正确答案：A、D
答案解析： 列入兴奋剂实施严格管理的是蛋白同化制剂和肽类激素，其中，肽类激素中的胰岛素可以在药品零售企业经营，而蛋白同化制剂不可以零售，故66题正确答案为A。肽类激素包括了人生长激素、红细胞生成素、胰岛素（胰岛素样生长因子及其类似物）促性腺激素、促受质激素，在兴奋剂管理层次中实施严格管理，但是胰岛素可以在药品零售企业销售。麻醉止痛剂不得在药品零售企业销售，但是其在兴奋剂管理层次中实施特殊管理。利尿剂列入兴奋剂管理，严格实施处方药管理，且可以在药品零售企业凭处方销售，故67题正确答案为D。

[68～69] 正确答案：B、D
答案解析： 侵犯商业秘密包括：①以盗窃、贿赂、欺诈、胁迫、电子侵入或者其他不正当手段获取权利人的商业秘密；②披露、使用或者允许他人使用以前项手段获取的权利人的商业秘密；③违反保密义务或者违反权利人有关保守商业秘密的要求，披露、使用或者允许他人使用其所掌握的商业秘密；④教唆、引诱、帮助他人违反保密义务或者违反权利人有关保守商业秘密的要求，获取、披露、使用或者允许他人使用权利人的商业秘密。甲药品生产企业部门负责人，以金钱诱导的方式让"网络黑客"将乙企业正在研制药物的临床研究数据上传至互联网，该行为属于侵犯商业秘密。故68题正确答案为B。混淆行为包括：①擅自使用与他人有一定影响的商品名称、包装、装潢等相同或者近似的标识；②擅自使用他人有一定影响的企业名称（包括简称、字号等）、社会组织名称（包括简称等）、姓名（包括笔名、艺名、译名等）；③擅自使用他人有一定影响的域名主体部分、网站名称、网页等。丙药品经营企业，未经"网红"丁药品电商平台的同意，擅自使用丁药品电商网页主体部分，属于混淆行为。故69题正确答案为D。网络不正当竞争行为包括：①未经其他经营者同意，在其合法提供的网络产品或者服务中，插入链接、强制进行目标跳转；②误导、欺骗、强迫用户修改、关闭、卸载其他经营者合法提供的网络产品或者服务；③恶意对其他经营者合法提供的网络产品或者服务实施不兼容。诋毁商誉是编造、传播虚假信息或者误导性信息，损害竞争对手的商业信誉、商品声誉。

[70～71] 正确答案：B、C
答案解析： 广告批准文号格式：×药／械／食健／食特广审（视／声／文）第000000-00000号，其中"×"为省份简称；数字前6位是有效期截止日（年份的后两位＋月份＋日期），后5位是省（区、市）广告审查机关当年的广告文号流水号。广告批准文号有效期：与产品注册证明文件、备案凭证或者生产许可文件最短的有效期一致；产品注册证明文件、备案凭证或者生产许可文件未规定有效期的，广告批准文号有效期为2年。A产品注册证明文件、备案凭证或者生产许可文件最短

的有效期到 2025 年 05 月 20 日，广告批准文号有效期也到 2025 年 05 月 20 日，故数字前 6 位是 250520。故 70 题正确答案为 B。B 产品注册证明文件、备案凭证或者生产许可文件未规定有效期，广告批准文号有效期为 2 年，广告批准文号有效期到 2024 年 05 月 19 日，故数字前 6 位是 240519。故 71 题正确答案为 C。

[72～74] 正确答案：A、B、D
答案解析： 委托配制中药制剂、炮制中药饮片应备案而未备案的，或备案时提供虚假材料的，由中医药主管部门和药品监督管理部门按照各自职责分工，责令改正，没收违法所得，并处 3 万元以下罚款，向社会公告相关信息；拒不改正的，责令停止相关活动，其直接责任人员 5 年内不得从事中医药相关活动。故 72 题正确答案为 A。药品零售企业未按规定凭处方销售处方药的，由药品监督管理部门责令限期改正；逾期不改正的，处 5000 元以上 5 万元以下罚款，造成危害后果的，处 5 万元以上 20 万元以下罚款。故 73 题正确答案为 B。在针对未成年人的大众传播媒介上发布药品、保健食品、医疗器械、化妆品广告的，对广告主责令停止发布广告，对广告主处 20 万元以上 100 万元以下罚款；情节严重的，并可以吊销营业执照，由广告审查机关撤销广告审查批准文件，1 年内不受理其广告审查申请；对广告经营者、广告发布者，由市场监督管理部门没收广告费用，处 20 万元以上 100 万元以下的罚款；情节严重的，并可以吊销营业执照。故 74 题正确答案为 D。

[75～76] 正确答案：C、B
答案解析： 药品上市许可持有人、药品生产企业、药品经营企业或者医疗机构未从药品上市许可持有人或者具有药品生产、经营资格的企业购进药品的，责令改正，没收违法购进的药品和违法所得，并处违法购进药品货值金额 2 倍以上 10 倍以下的罚款；情节严重的，并处货值金额 10 倍以上 30 倍以下的罚款，吊销药品批准证明文件、药品生产许可证、药品经营许可证或者医疗机构执业许可证；货值金额不足 5 万元的，按 5 万元计算。故 75 题正确答案为 C。接受委托运输药品的企业知道或应当知道承运的产品系假劣药品，依然为委托方提供运输服务等便利条件的，没收全部储存、运输收入，并处违法收入 1 倍以上 5 倍以下的罚款；情节严重的，并处违法收入 5 倍以上 15 倍以下的罚款；违法收入不足 5 万元的，按 5 万元计算。故 76 题正确答案为 B。

77. 正确答案：C
答案解析： ①主动召回是指药品上市许可持有人主动收集、记录药品的质量问题、药品不良反应/事件、其他安全风险信息，对可能存在的质量问题或者其他安全隐患进行调查和评估，确定药品存在质量问题或者其他安全隐患的，由该持有人决定并实施的召回；②责令召回是指药品监督管理部门经过调查评估，认为药品上市许可持有人应当召回药品而未召回的，或者药品监督管理部门经对持有人主动召回结果审查，认为持有人召回药品不彻底的，责令持有人召回药品。结合案例可知该召回为主动召回。药品三级召回指的是使用该药品一般不引起健康危害，因其他原因需收回的，故本题正确答案为 C。

78. 正确答案：B
答案解析： 戊医疗机构可委托具有《医疗机

构制剂许可证》的其他医疗机构或具有《药品生产许可证》的药品生产企业配制中药制剂，材料中提到甲药品上市许可持有人自行生产降压药A，说明甲药品上市许可持有人具有《药品生产许可证》。戊医疗机构委托甲药品上市许可持有人为其配制中药制剂，需要向委托方（戊医疗机构）所在地省级药品监督管理部门备案。由中药饮片经粉碎后制成的胶囊剂属于传统中药制剂，无需取得制剂批准文号，向戊医疗机构所在地省级药品监督管理部门备案后即可配制。故本题正确答案为B。

79. 正确答案：C
答案解析： 药品零售企业对于属于非处方药的含麻黄碱类复方制剂一次销售不得超过2个最小包装。故本题正确答案为C。

80. 正确答案：D
答案解析： 药品零售企业不得采用"捆绑搭售""买商品赠药品""买N赠1""满N减1""满N元减×元"等方式直接或变相赠送销售处方药和甲类非处方药。故本题正确答案为D。

81. 正确答案：D
答案解析： 法律允许个人自带少量自用的药品入境，在个人药品进出境过程中，应尽量携带好正规医疗机构出具的医疗诊断书，以证明其确因身体需要携带，方便海关凭医师有效处方原件确定携带药品的合理数量，法律允许个人自带少量自用的药品入境，但是入境后再销售就属于违法行为。第二类精神药品并没有禁止个人携带入境。材料中已经说明氯巴占属于第二类精神药品。故本题正确答案为D。

82. 正确答案：C
答案解析： 申请流程如下：①国家卫生健康委组织提出氯巴占临床需求量，确定使用医疗机构名单，选定牵头进口的医疗机构，组织拟订药品使用规范和处方资质要求，明确患者知情同意和医生免责要求；②牵头进口的医疗机构应向国家药品监督管理局提出临时进口申请，并按要求提供材料（资质证明材料、申请报告及承诺书、拟进口药品清单等）；③国家药品监督管理局收到医疗机构相关申请后，对符合要求的，在3个工作日内以国家药品监督管理局综合司函形式作出同意进口的复函，同时出具进口准许证；④进口单位持进口准许证直接向海关办理通关手续（此类进口药品，无需进行口岸检验）。故本题正确答案为C。

83. 正确答案：C
答案解析： 进出境人员随身携带第一类中的药品类易制毒化学品药品单方制剂和高锰酸钾，应当以自用且数量合理为限，并接受海关监管；进出境人员不得随身携带第一类中的药品类易制毒化学品药品单方制剂和高锰酸钾以外的易制毒化学品，故本题正确答案为C。

84. 正确答案：D
答案解析： 药品应当从允许药品进口的口岸进口，并由进口药品企业向口岸所在地药品监督管理部门备案，未按照规定报备的，责令改正，给予警告，逾期不改正的，吊销药品注册证书。故本题正确答案为D。

85. 正确答案：D
答案解析： 未取得药品批准证明文件生产、进口药品的，没收违法生产、进口、销售的药品和违法所得以及专门用于违法生产的原料、辅料、包装材料和生产设备,责令停产停业整顿,并处违法生产、进口、销售的药品货值金额 15 倍以上 30 倍以下的罚款;货值金额不足 10 万元的,按 10 万元计算。案例二中,涉事金额 28 万元,罚款金额为 420 万～840 万元。故本题正确答案为 D。

86. 正确答案: C
答案解析: 医疗机构制剂指医疗机构根据本单位临床需要经批准而配制、自用的固定处方制剂。医疗机构制剂的申请人,应当是持有《医疗机构执业许可证》并取得《医疗机构制剂许可证》的医疗机构。故本题正确答案为 C。

87. 正确答案: D
答案解析: 其一,情景中的药品广告是经广告审查部门批准的,也就是这个药品是可以发布广告的。选项 D 的定性错误。其二,情景中的"治疗所有骨病"表示适应骨病的所有症状,这属于广告中不得出现的情形,构成虚假宣传。选项 A 和选项 C 定性正确。其三,情景中的广告,药品监督管理部门不可能批准发布,也就是广告经过了修改,发布的内容未经审查,选项 B 定性正确。故本题正确答案为 D。

88. 正确答案: B
答案解析: 材料所述行为为发布虚假广告。情节严重的,处广告费用 3 倍以上 5 倍以下的罚款,广告费用无法计算或者明显偏低的,处 20 万元以上 100 万元以下的罚款,可以吊销营业执照,并由广告审查机关撤销广告审查批准文件,1 年内不受理其广告审查申请。故本题正确答案为 B。

89. 正确答案: B
答案解析: 案例中涉案药品为超过有效期的中药饮片,超过有效期的药品应认定为劣药,生产、销售劣药的,没收违法生产、销售的药品和违法所得,并处违法生产、销售的药品货值金额 10 倍以上 20 倍以下的罚款;违法生产、批发的药品货值金额不足 10 万元的,按 10 万元计算,违法零售的药品货值金额不足 1 万元的,按 1 万元计算。涉案主体为零售企业,故最低罚款为 10 万元。故本题正确答案为 B。

90. 正确答案: A
答案解析: 根据《药品管理法》,有下列情况之一的药品认定为劣药:①药品成分的含量不符合国家药品标准;②被污染的药品;③未标明或者更改有效期的药品;④未注明或者更改产品批号的药品;⑤超过有效期的药品;⑥擅自添加防腐剂、辅料的药品;⑦其他不符合药品标准的药品。由材料可知,涉案药品为过期药品,认定为劣药,故本题正确答案为 A。

91. 正确答案: B
答案解析: 将单位剂量麻黄碱类药物含量大于 30mg(不含 30mg)的含麻黄碱类复方制剂,列入必须凭处方销售的处方药管理。医疗机构应当严格按照《处方管理办法》开具处方。药品零售企业必须凭执业医师开具的处方销售上述药品。故本题正确答案为 B。

92. 正确答案: C
答案解析: 按处方药管理的含麻黄碱类复方制剂,其广告只能在国家药品监督管理部门和国家卫生健康主管部门共同指定的医学、药学专业刊物上发布。故本题正确答案为C。

93. 正确答案：ABCD
答案解析："十四五"药品安全发展主要任务：①实施药品安全全过程监管；②支持产业升级发展；③完善药品安全治理体系；④持续深化审评审批制度改革；⑤严格疫苗监管；⑥促进中药传承创新发展；⑦加强技术支撑能力建设；⑧加强专业人才队伍建设；⑨加强智慧监管体系和能力建设；⑩加强应急体系和能力建设。故本题正确答案为ABCD。

94. 正确答案：ABD
答案解析：当事人对药品检验结果有异议的，可以自收到药品检验结果之日起7日内，向原药品检验机构或者上一级药品监督管理部门设置或者指定的药品检验机构申请复验，也可以直接向国务院药品监督管理部门设置或者指定的药品检验机构申请复验。故本题正确答案为ABD。

95. 正确答案：ABC
答案解析：法律责任人员包括法定代表人、主要负责人、直接负责的主管人员和其他责任人员。药品上市许可持有人并非具体人员，而是指持有药品注册证书的企业或研制机构。故本题正确答案为ABC。

96. 正确答案：BC
答案解析：零售药店不得陈列的药品品种：罂粟壳、毒性中药饮片、第二类精神药品。盐酸曲马多片为第二类精神药品，不得陈列。复方盐酸伪麻黄碱缓释胶囊为含麻黄碱类复方制剂，应陈列在专柜。注射用A型肉毒毒素不得在零售企业销售。故本题正确答案为BC。

97. 正确答案：AD
答案解析："参与临床药物治疗，进行个体化药物治疗方案的设计与实施，开展药学查房，为患者提供药学专业技术服务"属于医院药师的职责。"建立药品遴选制度，审核本临床科室申请的新购入药品、调整药品品种或供应企业和申报医院制剂等事宜"属于药事管理与药物治疗学委员会（组）的职责。"制定本医疗机构药品处方集和基本用药供应目录"属于药事管理与药物治疗学委员会（组）的职责。"开展抗菌药物临床应用监测，实施处方点评与超常预警，促进药物合理使用"属于医院药师的职责。故本题正确答案为AD。

98. 正确答案：BD
答案解析："处方剂量、用法是否正确"属于处方适宜性审核。"中药饮片要单独开具处方"属于处方规范性审核。"选用剂型与给药途径是否适宜"属于处方适宜性审核。"药品剂量、用法准确清楚，不得使用"自用"等含糊不清字句"属于处方规范性审核。故本题正确答案为BD。

99. 正确答案：ABCD
答案解析：自种、自采、自用指乡村中医药技术人员自己种植、采收、使用，不需经特殊加工炮制的植物中草药。禁止自种自采自用的中草药：国家规定需特殊管理的医疗用毒性中草药、濒稀野生植物药材及麻醉药品原植物。自种、自采、自用的中草药不得加工成中药制剂。故本题正确答案为ABCD。

100. **正确答案**：ABC

答案解析：对于未经经营许可从事第三类医疗器械经营活动的：①没收违法所得、违法经营的医疗器械和用于违法经营的工具、设备、原材料等物品；②违法生产经营的医疗器械货值金额不足1万元的，并处5万元以上15万元以下罚款；货值金额1万元以上的，并处货值金额15倍以上30倍以下罚款；③情节严重的，责令停产停业，10年内不受理相关责任人及单位提出的医疗器械许可申请。对违法单位的法定代表人、主要负责人、直接负责的主管人员和其他责任人员，没收违法行为发生期间自本单位所获收入，并处所获收入30%以上3倍以下罚款，终身禁止其从事医疗器械生产经营活动。故本题正确答案为ABC。

临考决胜卷（五）·答案解析

1. 正确答案：C
答案解析：根据深化医药卫生体制改革基本任务，C选项正确说法应为"建立和完善以基本医疗保障为主体，其他多种形式补充医疗保险和商业健康保险为补充，覆盖城乡居民的多层次医疗保障体系"。故本题正确答案为C。

2. 正确答案：B
答案解析：不能纳入国家《药品目录》的药品包括：①主要起滋补作用的药品；②含国家珍贵、濒危野生动植物药材的药品；③保健药品；④预防性疫苗和避孕药品；⑤主要起增强性功能、治疗脱发、减肥、美容、戒烟、戒酒等作用的药品；⑥因被纳入诊疗项目等原因，无法单独收费的药品；⑦酒制剂、茶制剂，各类果味制剂（特别情况下的儿童用药除外），口腔含服剂和口服泡腾剂（特别规定情形的除外）等；⑧其他不符合基本医疗保险用药规定的药品。纳入国家《药品目录》的药品，应当是经国家药品监督管理局批准，取得药品注册证书的化学药、生物制品、中成药（民族药），以及按国家标准炮制的中药饮片，并符合临床必需、安全有效、价格合理等基本条件。各省级医疗保障主管部门按国家规定纳入《药品目录》的民族药、医疗机构制剂纳入"乙类药品"管理。目录包括限工伤保险基金准予支付费用的品种、限生育保险基金准予支付费用的品种。工伤保险和生育保险支付药品费用时不区分甲、乙类。故本题正确答案为B。

3. 正确答案：B
答案解析：以欺骗、贿赂等不正当手段取得《执业药师注册证》的，由发证部门撤销《执业药师注册证》，3年内不予执业药师注册；构成犯罪的，依法追究刑事责任。故本题正确答案为B。

4. 正确答案：D
答案解析：在药品生产环节，药品检查包括《药品生产许可证》换发的现场检查、药品生产质量管理规范实施情况的合规检查、日常检查、有因检查、专项检查、疫苗巡查，以及对中药提取物、中药材以及登记的辅料、直接接触药品的包装材料和容器等供应商或者生产商开展的延伸检查。在药品经营环节，药品检查包括许可检查、常规检查、有因检查和其他检查；按照药品监督检查相关规定，可采取飞行检查、延伸检查、联合检查以及出具协助调查函请相关同级药品监督管理部门协助检查、取证等方式。现场检查时发现缺陷有一定质量风险，经整改后综合评定结论为符合要求的，药品监督管理部门必要时依据风险采取告诫、约谈等风险控制措施。故本题正确答案为D。

5. 正确答案：C
答案解析：①法律：与药品监督管理职责密切相关的法律主要有5部，包括《药品管理法》《疫苗管理法》《中医药法》《基本医疗卫生与健康促进法》《禁毒法》；与药品管理有关的法律有《刑法》《广告法》《价格法》《消费者权益保护法》《反不正当竞争法》《专利法》等。②行政法规：国务院制定、发布的药品管理行政法规主要有9部，包括《药品管理法实施条例》《中药品种保护条例》《易制毒化学品管理条例》《麻醉药品和精神药品管理条例》《反兴奋剂条例》《血液制品管理条例》《医疗用毒性药品管理办法》《放射性药品管理办法》《野生药材资源保护管理条例》等。③部门规章：药品管理现行有效的主要规章有20多部，包括《药品注册管理办法》《药物非临床研究质量管理规范》《药品生产监督管理办法》《药品生产质量管理规范》《生物制品批签发管理办法》《药品经营和使用质量监督管理办法》《药品经营质量管理规范》《药品网络销售监督管理办法》《药品进口管理办法》《医疗机构制剂配制质量管理规范（试行）》《医疗机构制剂配制监督管理办法（试行）》《医疗机构制剂注册管理办法（试行）》《药品说明书和标签管理规定》《处方药与非处方药分类管理办法（试行）》《药品不良反应报告和监测管理办法》《药品医疗器械飞行检查办法》等。故本题正确答案为C。

6. 正确答案：C
答案解析： 组织制定修订国家药品标准，负责药品通用名称命名是国家药典委员会职责。故本题正确答案为C。

7. 正确答案：B
答案解析： 药品质量公告指由国家和省级药品监督管理部门向公众发布的有关药品质量抽查检验结果的通告。故本题正确答案为B。

8. 正确答案：D
答案解析： 2002年，世界卫生组织（WHO）将药物警戒定义为发现、评估、理解和预防药品不良反应或其他药品相关问题的科学与活动。这个定义不仅包括收集和评估疑似药品不良反应的自发病历报告，还包括药物流行病学的研究。药品警戒理念贯穿药品全生命周期，其不仅关注药品不良反应，还涉及不合理用药、质量不合格等多种药品相关问题，且其核心由监测向风险管理转变。药物警戒制度的核心是药品风险管理，药品上市许可申请人及药品上市许可持有人应当围绕风险的监测、识别、评估与控制的主线开展各项药物警戒活动。故本题正确答案为D。

9. 正确答案：D
答案解析： 境内代理人在境内实施药品召回的，应当按照《药品召回管理办法》规定组织实施召回，并向其所在地省级药品监督管理部门和卫生健康主管部门报告药品召回和处理情况。故本题正确答案为D。

10. 正确答案：C
答案解析： 仿制药是指仿制已上市原研药品的药品，分为两类：一是仿制境外已上市、境内未上市原研药品，二是仿制境内已上市原研药品。已上市药品的原研药品无法追溯或者原研药品已经撤市的，建议不再申请仿制，如坚持提出仿制药申请，原则上不能以仿制药的技术要求予以批准。故本题正确答案为C。

11. 正确答案：D
答案解析： 中药饮片生产企业履行药品上市许可持有人的相关义务，对中药饮片生产、销售实行全过程管理，建立中药饮片追溯体系，保证中药饮片安全、有效、可追溯，并非经营企业。故本题正确答案为D。

12. 正确答案：D

答案解析： 接受疫苗委托储存、运输的企业不得再次委托储存、运输疫苗；不得将疫苗与非药品混库储存或混车、混箱运输；与其他药品混库储存或混车、混箱运输时，应当采取有效措施，防止交叉污染。故本题正确答案为 D。

13. 正确答案：B

答案解析： 药品零售连锁企业总部经营活动：①统一采购配送：药品零售连锁企业总部负责对购进药品、供货单位及其销售人员的合法资质进行审核，并统一采购药品；总部购进药品活动中的有关资质材料和购进凭证、记录保存不得少于5年，且不少于药品有效期满后1年；门店应当通过计算机系统向总部提出要货计划，由总部统一进行配送。②统一计算机系统：药品零售连锁企业总部建立的计算机系统应当能够对其总部和门店实施统一管理。③统一票据管理；统一药学服务标准；统一规章制度质量管理；统一企业标识。④药品零售连锁门店的经营类别和经营范围不得超过药品零售连锁总部。故本题正确答案为B。

14. 正确答案：D

答案解析： 处方书写应字迹清楚，不得涂改，并非不得修改，如需修改，应当在修改处签名并注明修改日期。处方中药品用法可用规范的中文、英文、拉丁文或缩写体书写。处方中患者年龄应当为实足年龄，新生儿、婴幼儿应写日龄、月龄。中药饮片、中药注射剂要单独开具处方。故本题正确答案为D。

15. 正确答案：D

答案解析： 企业应当制定种植、养殖、野生抚育或仿野生栽培中药材的采收与产地加工技术规程，明确采收的部位、采收过程中需除去的部分、采收规格等质量要求。坚持"质量优先、兼顾产量"原则，参照传统采收经验和现代研究，明确采收年限范围，确定基于物候期的适宜采收时间。应当采用适宜方法保存鲜用药材，如冷藏、砂藏、罐贮、生物保鲜等，并明确保存条件和保存时限；原则上不使用保鲜剂和防腐剂，如必须使用应当符合国家相关规定。禁止使用有毒、有害物质用于防霉、防腐、防蛀；禁止染色增重、漂白、掺杂使假等。故本题正确答案为D。

16. 正确答案：C

答案解析：《医疗机构制剂许可证》变更分为许可事项变更和登记事项变更。许可事项变更是指制剂室负责人、配制地址、配制范围的变更。医疗机构配制制剂，应当经所在地省级药品监督管理部门批准，取得医疗机构制剂许可证。医疗机构配制的制剂，应当是本单位临床需要而市场上无供应的品种。医疗机构不得与其他单位共用配制场所、配制设备及检验设施。故本题正确答案为C。

17. 正确答案：D

答案解析： ①二级综合医院药剂科的药学人员中，具有高等医药院校临床药学专业或者药学专业全日制本科毕业以上学历的，应当不低于药学专业技术人员总数的20%；三级综合医院药学部药学人员中具有高等医药院校临床药学专业或者药学专业全日制本科毕业以上学历的，应当不低于药学专业技术人员的30%。②二级以上医院药学部门负责人应当具有高等学校药学专业或者临床药学专业本科以上学历，以及本专业高级技术职务任职资格。故本题正确答案为 D。

18. 正确答案：C
答案解析： 抗菌药物品种或者品规存在安全隐患、疗效不确定、耐药率高、性价比差或者违规使用等情况的，临床科室、药学部门、抗菌药物管理工作组可以提出清退或者更换意见。清退意见经抗菌药物管理工作组二分之一以上成员同意后执行，并报药事管理与药物治疗学委员会备案，更换意见经药事管理与药物治疗学委员会讨论通过后执行。故本题正确答案为 C。

19. 正确答案：D
答案解析： 药学服务模式从"以药品为中心"转变为"以患者为中心"，从"以保障药品供应为中心"转变为"在保障药品供应的基础上，以重点加强药学专业技术服务、参与临床用药为中心"。故本题正确答案为 D。

20. 正确答案：B
答案解析： 兴奋剂不再是单指那些起兴奋作用的药物，而实际上是对禁用药物和技术的统称。《反兴奋剂条例》所称的兴奋剂，指兴奋剂目录所列的禁用物质等。故本题正确答案为 B。

21. 正确答案：A
答案解析： 因医疗急需、运输困难等情况，区域性批发企业之间调剂麻醉药品、第一类精神药品的应当在调剂后 2 日内将调剂情况分别报所在地省级药品监督管理部门备案。故本题正确答案为 A。

22. 正确答案：B
答案解析： 内包装标签可根据其尺寸的大小，应当尽可能包含药品通用名称、适应症或者功能主治、规格、用法用量、贮藏、生产日期、生产批号、有效期、药品上市许可持有人等内容包装尺寸过小无法全部标明上述内容的，至少应当标注药品通用名称、规格、产品批号、有效期等内容。故本题正确答案为 B。

23. 正确答案：D
答案解析： 药品广告不得有的情形：①使用科研单位、学术机构、行业协会或者专家、学者、医师、药师临床营养师、患者等的名义或者形象作推荐、证明。②违反科学规律，明示或者暗示可以治疗所有疾病、适应所有症状、适应所有人群，或者正常生活和治疗病症所必需等内容。③引起公众对所处健康状况和所患疾病产生不必要的担忧和恐惧，或者使公众误解不使用该产品会患某种疾病或者加重病情的内容。④含有"安全""安全无毒副作用""毒副作用小"；明示或者暗示成分为"天然"，因而安全性有保证等内容。⑤含有"热销、抢购、试用""家庭必备、免费治疗、赠送"等诱导性内容，"评比、排序、推荐、指定、选用、获奖"等综合性评价内容，"无效退款、保险公司保险"等保证性内容，怂恿消费者任意、过量使用药品的内容。非处方药应当显著标明非处方药标识和"请按药品说明书或者在药师的指导下购买或者使用"。故本题正确答案为 D。

24. 正确答案：D
答案解析： 投诉有下列情形之一的，市场监督管理部门不予受理：①投诉事项不属于市场监督管理部门职责，或者本行政机关不具有处理权限的；②法院、仲裁机构、市场监督管理部门或者其他行政机关、消费者协会或者依法成立的其他调解组织已经受理或者处理过同一消费者权益争议的；③不是为生活消费需要购买、使用商品或者接受服务，或者不能证明与被投诉人之间存在消费者权益争议的；④除法律另有规定外，投诉人知道或者应当知道自己的权益受到被投诉人侵害之日起超过3年的；⑤未提供投诉人的姓名、电话号码、通讯地址，被投诉人的名称（姓名）、地址，以及具体的投诉请求以及消费者权益争议事实，或者委托他人代为投诉的，还应当提供授权委托书原件以及受托人身份证明；⑥法律法规、规章规定不予受理的其他情形。故本题正确答案为D。

25. 正确答案：B
答案解析： 用于血源筛查和采用放射性核素标记的体外诊断试剂，按照药品管理。故本题正确答案为B。

26. 正确答案：B
答案解析： 国产保健食品注册号格式为国食健注G+4位年代号+4位顺序号。故本题正确答案为B。

27. 正确答案：B
答案解析： 未取得药品生产许可证、药品经营许可证或者医疗机构制剂许可证生产、销售药品的，责令关闭，没收违法生产、销售的药品和违法所得，并处违法生产、销售的药品（包括已售出和未售出的药品）货值金额15倍以上30倍以下的罚款；货值金额不足10万元的，按10万元计算。故本题正确答案为B。

28. 正确答案：D
答案解析： 罂粟壳必须凭有麻醉药处方权的执业医师签名的淡红色处方方可调配，每张处方不得超过3日用量，连续使用不得超过7天。故本题正确答案为D。

29. 正确答案：D
答案解析： 省级药品监督管理部门作出责令召回决定，并送达药品上市许可持有人。责令召回通知书应当包括以下内容：召回药品的具体情况，包括名称、规格、批次等基本信息；实施召回的原因；审查评价和/或调查评估结果；召回等级；召回要求。行政罚款不属于药品召回的内容。故本题正确答案为D。

30. 正确答案：C
答案解析： 按照传统既是食品又是中药材的物质作为食品生产经营时，其标签、说明书、广告、宣传信息等不得含有虚假宣传内容，不得涉及疾病预防、治疗功能。故本题正确答案为C。

31. 正确答案：C
答案解析：《药品管理法实施条例》规定，生产中药饮片，应当选用与药品性质相适应的包装材料和容器；包装不符合规定的中药饮片，不得销售。中药饮片包装必须印有或贴有标签。中药饮片的标签必须注明品名、规格、产地、生产企业、产品批号、生产日期，实施批准文号管理的中药饮片还必须注明批准文号，而不是注明生产批号。故本题正确答案为C。

32. 正确答案：D
答案解析： 中药材专业市场要建立健全交易管理部门和质量管理机构，完善市场交易和质量管理的规章制度，逐步建立起公司化的中药材经营模式。故本题正确答案为D。

33. 正确答案：B
答案解析： 根据《药品网络销售监督管理办法》第33条规定，通过网络销售国家实行特殊管理的药品，法律、行政法规已有规定的，依照法律、行政法规的规定处罚。法律、行政法规未作规定的，责令限期改正，处5万元以上10万元以下罚款；造成危害后果的，处10万元以上20万元以下罚款。故本题正确答案为B。

34. 正确答案：A
答案解析： 根据《医疗器械监督管理条例》第81条规定，有下列情形之一的，由负责药品监督管理的部门没收违法所得、违法生产经营的医疗器械和用于违法生产经营的工具、设备、原材料等物品；违法生产经营的医疗器械货值金额不足1万元的，并处5万元以上15万元以下罚款；货值金额1万元以上的，并处货值金额15倍以上30倍以下罚款：①生产、经营未取得医疗器械注册证的第二类、第三类医疗器械的；②未经生产许可从事第二类、第三类医疗器械生产活动的；③未经经营许可从事第三类医疗器械经营活动的。故本题正确答案为A。

[35～37] 正确答案：B、A、D
答案解析： 国家基本药物应当是《中华人民共和国药典》收载的，国家卫生健康主管部门、国家药品监督管理局颁布药品标准的品种。除急救、抢救用药外，独家生产品种纳入国家基本药物目录应当经过单独论证。故35题正确答案为B。下列药品不纳入国家基本药物目录遴选范围：①含有国家濒危野生动植物药材的；②主要用于滋补保健作用，易滥用的；③非临床治疗首选的；④因严重不良反应，国家药品监督管理局明确规定暂停生产、销售或使用的；⑤违背国家法律法规，或不符合伦理要求的；⑥国家基本药物工作委员会规定的其他情况。故36题正确答案为A。属于下列情形之一的品种，应当从国家基本药物目录中调出：①药品标准被取消的；②国家药品监督管理局撤销其药品批准证明文件的；③发生严重不良反应，经评估不宜作为国家基本药物使用的；④根据药物经济学评价，可被风险效益比或成本效益比更优的品种所替代的；⑤国家基本药物工作委员会认为应当调出的其他情形。故37题正确答案为D。

[38～39] 正确答案：A、C
答案解析： 自2006年1月1日起上市的纳入国家免疫规划的疫苗，其包装必须标注"免费"字样以及"免疫规划"专用标识，在其图案上方注明英文"EPI"。故38题正确答案为A。中国医疗保障官方标志图案颜色：CHS字形为蓝色，中文字中国医疗保障、英文全称CHINA HEALTHCARE SECURITY为灰色。故39题正确答案为C。

[40～41] 正确答案：C、B
答案解析： 严重药品不良反应指因使用药品引起以下损害情形之一的反应：①导致死亡；②危及生命；③致癌、致畸、致出生缺陷；④导致显著的或者永久的人体伤残或者器官功能的损伤；⑤导致住院或者住院时间延长；⑥导致其他重要医学事件，如不进行治疗可能出现上述所列情况的。故40题正确答案为C。新的药品不良反应是指药品说明书中未载

明的不良反应。说明书中已有描述，但不良反应发生的性质、程度、后果或者频率与说明书描述不一致或者更严重的，按照新的药品不良反应处理。药品群体不良事件是指同一药品在使用过程中，在相对集中的时间、区域内，对一定数量人群的身体健康或者生命安全造成损害或者威胁，需要予以紧急处置的事件。药品不良事件不同于药品不良反应，它通常指药品作用于机体，除发挥治疗功效外，有时还会产生某些与药品治疗目的无关的对人体有损害的反应，它不以"合格药品"为前提条件。故41题正确答案为B。

[42～44] 正确答案：B、D、C
答案解析： 药品经营企业不得经营麻醉药品原料药和第一类精神药品原料药。但是，供医疗、科学研究、教学使用的小包装的上述药品可以由国家药品监督管理部门规定的药品批发企业经营。故42题正确答案为B。配合有关部门依法处置发布药品虚假违法广告属于工业和信息化部门的职责。故43题正确答案为D。药品、医疗器械、化妆品生产环节的许可及检查、处罚属于省级药品监督管理部门的职责。故44题正确答案为C。

[45～46] 正确答案：D、C
答案解析： 参与拟订、调整非处方药目录工作的是药品评价中心的主要职责。故45题正确答案为D。中国食品药品检定研究院是国家药品监督管理局的直属事业单位，故46题正确答案为C。

[47～49] 正确答案：C、D、B
答案解析： 加快药品上市注册制度：对古代经典名方中药复方制剂的上市申请实施简化注册审批，具体要求按照相关规定执行。故47题正确答案为C。关联审评审批制度：国家药品监督管理局建立化学原料药、辅料及直接接触药品的包装材料和容器（以下简称原辅包）关联审评审批制度，在审批药品制剂时，对化学原料药一并审评审批，对相关辅料、直接接触药品的包装材料和容器一并审评。故48题正确答案为D。药品注册证书有效期为5年，药品注册证书有效期内持有人应当持续保证上市药品的安全性、有效性和质量可控性，并在有效期届满前6个月申请药品再注册。故49题正确答案为B。

[50～51] 正确答案：A、C
答案解析： 药品零售企业不得陈列的药品包括罂粟壳、第二类精神药品、毒性中药品种，故50题正确答案为A。药品类易制毒化学品不得零售，故51题正确答案为C。药品零售企业可以经营中药注射剂、肿瘤治疗药，但要作为处方药销售。

[52～53] 正确答案：A、C
答案解析： 温湿度设备数据监测记录频次：储存状态下每30分钟至少记录1次温湿度数据。故52题正确答案为A。运输状态下每5分钟至少记录1次温度数据；发生超温超湿时，系统变频至每2分钟至少记录1次监测数据。故53题正确答案为C。

[54～56] 正确答案：A、B、D
答案解析： A选项属于药品零售企业中企业法定代表人或者企业负责人、处方审核人员的资质要求。故54题正确答案为A。B选项属于药品零售企业中，质量管理、验收、采购人员的资质要求。故55题正确答案为B。C

选项属于药品零售企业中,中药饮片质量管理、验收、采购人员的资质要求;D选项属于药品零售企业中,中药饮片调剂人员的资质要求。故56题正确答案为D。

[57～58] 正确答案: A、D
答案解析: A选项属于处方合法性审核的内容。故57题正确答案为A。D选项属于处方适宜性审核的内容。故58题正确答案为D。B、C选项属于处方规范性审核的内容。

[59～60] 正确答案: A、B
答案解析: 医疗机构制剂的批准文号格式:×药制字H(Z)+4位年号+4位流水号。其中,×—省、自治区、直辖市简称,H—化学制剂,Z—中药制剂。故59题正确答案为A。传统中药制剂备案号格式为:×药制备字Z+4位年号+4位顺序号+3位变更顺序号(首次备案3位变更顺序号为000)。×为省份简称。故60题正确答案为B。

[61～63] 正确答案: B、C、D
答案解析: 具有蛋白同化制剂、肽类激素定点批发资质的药品经营企业,方可从事含麻黄碱类复方制剂的批发业务。故61题正确答案为B。经所在地设区的市级药品监督管理部门批准,实行统一进货、统一配送、统一管理的药品零售连锁企业可以从事第二类精神药品零售业务,除经批准的药品零售连锁企业外,其他药品零售企业不得从事第二类精神药品零售活动。咖啡因属于第二类精神药品。故62题正确答案为C。儿童用药(有儿童用法用量的均包括在内,维生素、矿物质类除外)不得作为乙类非处方药。可以在大众媒介发布广告的是非处方药品,儿童用的维生素可以作为乙类非处方药。故63题正确答案为D。

[64～66] 正确答案: D、B、A
答案解析: 除凭医师处方按处方剂量销售外,对于属于非处方药的含麻黄碱类复方制剂一次销售不得超过2个最小包装。故64题正确答案为D。麻醉药品全国性批发企业、区域性批发企业应当按照《麻醉药品和精神药品管理条例》第三章规定的渠道销售药品类易制毒化学品单方制剂和小包装麻黄素。故65题正确答案为B。放射性药品的运输,按国家运输、邮政等部门制订的有关规定执行。严禁任何单位和个人随身携带放射性药品乘坐公共交通运输工具。故66题正确答案为A。

[67～68] 正确答案: C、B
答案解析: 消费者享有成立维护自身合法权益的社会组织的权利,属于维权结社权。故67题正确答案为C。消费者享有自主选择商品、服务、经营者和购买与否的权利,有权进行比较、鉴别和挑选,属于自主选择权。故68题正确答案为B。

[69～70] 正确答案: A、A
答案解析: 医疗机构未按备案材料载明的要求配制中药制剂的,按生产假药给予处罚。故69题正确答案为A。医疗机构应用传统工艺配制中药制剂未按照规定备案的,按生产假药给予处罚。故70题正确答案为A。

[71～72] 正确答案: C、D
答案解析: 根据《药品管理法》第125条第一款第二至三项规定,有下列情形之一的,使用未经审评的直接接触药品的包装材料或者容

器生产药品,或者销售该类药品;使用未经核准的标签、说明书。没收违法生产、销售的药品和违法所得以及包装材料、容器,责令停产停业整顿,并处50万元以上500万元以下的罚款;情节严重的,吊销药品批准证明文件、药品生产许可证、药品经营许可证,对法定代表人、主要负责人、直接负责的主管人员和其他责任人员处2万元以上20万元以下的罚款,10年直至终身禁止从事药品生产经营活动。故71题正确答案为C。未按照规定建立并实施药品追溯制度行为的,责令限期改正,给予警告;逾期不改正的,处10万元以上50万元以下的罚款。故72题正确答案为D。

[73～74] 正确答案:A、C
答案解析: 梅花鹿鹿茸是一级保护药材,濒临灭绝状态,禁止采猎。故73题正确答案为A。资源严重减少指的是三级保护野生药材物种,刺五加是三级保护野生药材物种。故74题正确答案为C。

[75～76] 正确答案:A、A
答案解析: 以下变更,持有人应当以补充申请方式申报,批准后实施:①药品生产过程中的重大变更;②药品说明书中涉及有效性内容以及增加安全性风险的其他内容的变更;③持有人转让药品上市许可;④国家药品监督管理局规定需要审批的其他变更。故75～76题正确答案均为A。

77. 正确答案:C
答案解析: 凡中华人民共和国公民和获准在我国境内就业的外籍人员取得药学类、中药学类专业第二学士学位、研究生班毕业或硕士学位,在药学或中药学岗位工作满1年,相关专业相应学历或学位的人员,在药学或中药学岗位工作的年限相应增加1年。凡中华人民共和国公民和获准在我国境内就业的外籍人员,具备以下条件之一者,均可申请参加执业药师职业资格考试:①取得药学类、中药学类专业大专学历,在药学或中药学岗位工作满4年;②取得药学类、中药学类专业大学本科学历或学士学位,在药学或中药学岗位工作满2年;③取得药学类、中药学类专业博士学位。按照国家有关规定取得药学或医学专业高级职称并在药学岗位工作的,可免试药学专业知识(一)、药学专业知识(二),只参加药事管理与法规、药学综合知识与技能两个科目的考试;取得中药学或中医学专业高级职称并在中药学岗位工作的,可免试中药学专业知识(一)、中药学专业知识(二),只参加药事管理与法规、中药学综合知识与技能两个科目的考试。故本题正确答案为C。

78. 正确答案:C
答案解析: 挂靠《执业药师注册证》的,执业药师由发证部门撤销《执业药师注册证》,作为个人不良信息由负责药品监督管理的部门记入全国执业药师注册管理系统,3年内不予注册。故本题正确答案为C。

79. 正确答案:B
答案解析: 医疗机构制剂凭执业医师或执业助理医师的处方在本单位内部使用,不得在市场上销售,因此药品零售企业不得销售医疗机构制剂。故本题正确答案为B。

80. 正确答案:B
答案解析: 药品和医疗器械召回主体主要是

生产企业。故本题正确答案为B。

81. 正确答案：B
答案解析： 一是从材料中关键词"暂时、可逆的健康危害"可知，医疗器械是二级召回。二是医疗器械生产企业做出医疗器械召回决定的，一级召回在1日内，二级召回在3日内，三级召回在7日内，通知到有关医疗器械经营企业、使用单位或者告知使用者。故本题正确答案为B。

82. 正确答案：C
答案解析： 接受委托储存、运输药品的企业应具备符合药品现代物流条件及与经营规模相适应的药品储存场所和运输等设施设备，保证药品储存、运输质量安全。故本题正确答案为C。

83. 正确答案：B
答案解析： 仍按现行规定采购的药品：麻醉药品和第一类精神药品、防治传染病和寄生虫病的免费用药、国家免疫规划疫苗、中药饮片。故本题正确答案为B。

84. 正确答案：B
答案解析： 发票内容与付款流向不一致属于GSP现场检查指导原则的严重缺陷项，绝对禁止违反，具有一票否决权，故本次检查无法通过。故本题正确答案为B。

85. 正确答案：C
答案解析： 根据《药品管理法》第122条规定，伪造、变造、出租、出借、非法买卖许可证或者药品批准证明文件的，没收违法所得，并处违法所得一倍以上五倍以下的罚款；违法所得不足10万元的，按10万元计算。该企业涉案金额12.8万元，所以处罚金额应当是12.8万~64万。故本题正确答案为C。

86. 正确答案：A
答案解析： 药品上市许可持有人从事药品零售活动的，应当取得药品经营许可证。药品上市许可持有人自行批发药品时，无需申领取得药品经营许可证，但需具备药品GSP规定开办药品批发企业的条件（储存、运输药品设施设备除外），销售药品行为严格执行药品GSP。故本题正确答案为A。

87. 正确答案：B
答案解析： 不得向非连锁药品零售企业销售第二类精神药品。故本题正确答案为B。

88. 正确答案：D
答案解析： 不得委托不符合药品GSP的企业储存运输药品。零售连锁企业不得以"远程审方"等方式替代国家对执业药师的配备要求；不得以展销会、博览会、交易会、订货会、产品宣传会等方式现货销售药品或赠送药品；药品零售连锁企业总部、配送中心不得直接向个人销售药品。故本题正确答案为D。

89. 正确答案：B
答案解析： 依照《药品管理法》《反兴奋剂条例》的规定，兴奋剂目录所列禁用物质属于我国尚未实施特殊管理的蛋白同化制剂、肽类激素，参照我国有关特殊管理药品的管理措施和国际通行做法，其生产、销售、进口和使用环节实施严格管理。即：⑤~⑩均在兴奋剂管理当中属于严格管理层次。故本题正确答案为B。

临考决胜卷（五）·答案解析

90. 正确答案：A
答案解析： ①属于第二类精神药品，⑧胰岛素是肽类激素当中可在药品零售企业经营的品种，⑪属于实施处方药管理的兴奋剂品种，均可在零售企业凭处方销售。⑨促性腺激素属于肽类激素，肽类激素中可在药品零售企业销售的是胰岛素。⑤多数为雄性激素的衍生物，属于蛋白同化制剂，不得在药品零售企业经营。故本题正确答案为A。

91. 正确答案：B
答案解析： 对实施特别审批的药品注册申请，国家药品监督管理局按照统一指挥、早期介入、快速高效、科学审批的原则，组织加快并同步开展药品注册受理、审评、核查、检验工作。A药品是属于可以附条件审批。故本题正确答案为B。

92. 正确答案：D
答案解析： 保健食品的管理方式：使用保健食品原料目录以外原料的保健食品和首次进口的保健食品应当经国务院食品安全监督管理部门注册。首次进口的保健食品中属于补充维生素、矿物质等营养物质的，应当报国务院食品安全监督管理部门备案。其他保健食品应当报省、自治区、直辖市人民政府食品安全监督管理部门备案。故本题正确答案为D。

93. 正确答案：ABD
答案解析： 我国幅员辽阔，城乡、地区发展差异大，在全国范围内建立实施基本药物制度的目标主要包括：①提高群众获得基本药物的可及性，保证群众基本用药需求；②维护群众的基本医疗卫生权益，促进社会公平正义；③改变医疗机构"以药补医"的运行机制，体现基本医疗卫生的公益性；④规范药品生产流通使用行为，促进合理用药，减轻群众负担。故本题正确答案为ABD。

94. 正确答案：ACD
答案解析： 省级药品监督管理部门依据《药品管理法》、药品GSP及其现场检查指导原则制定检查细则，承担本行政区域内药品批发企业、药品零售连锁经营企业总部、药品网络交易第三方平台的监督管理以及药品上市许可持有人（包括中药饮片生产企业）批发（包括委托销售）、网络药品批发的监督管理工作。故本题正确答案为ACD。设区的市级、县级药品监督管理部门负责监督管理药品网络零售企业的销售活动。

95. 正确答案：BD
答案解析： ①生产地址、生产范围属于《药品生产许可证》载明事项中的许可事项。②登记事项是指企业名称、住所（经营场所）、法定代表人、企业负责人、生产负责人、质量负责人、质量受权人等。故本题正确答案为BD。

96. 正确答案：BD
答案解析： ①经营者为获得竞争优势为医疗机构的药品采购申请了相应的折扣，该折扣以明示方法向交易相对方支付，属于正当的竞争行为。②甲雇佣网络水军通过虚假交易生成不真实的销量数据或用户好评的"刷单炒信"，属于虚假宣传虚假交易行为。③乙药品企业开展有奖销售活动，特等奖金额5万元。有奖销售金额超过5万元属于不正当有奖销售，刚好5万元属于正当的竞争行为。④丙企业未经同意通过插入"电脑病毒"的方式干扰其他正常运作的商家网络页面,属于互联网不正当竞争行为。故本题正确答案为BD。

97. 正确答案:ACD
答案解析:①药品经营企业遗失药品经营许可证的,应当向原发证机关申请补发。原发证机关应当及时补发药品经营许可证,补发的药品经营许可证编号和有效期限与原许可证一致,发证日期为补发日期。②药品经营企业有下列情形之一的,由发证机关依法办理药品经营许可证注销手续,并予以公告:企业主动申请注销药品经营许可证的;药品经营许可证有效期届满未申请换证的;药品经营许可依法被撤销、撤回或者药品经营许可证依法被吊销的;企业依法终止的;法律法规规定的应当注销行政许可的其他情形。③药品经营许可证核发、重新审核发证(延续)、变更、吊销、撤销、注销等信息药品监督管理部门应当及时更新,并在完成后10个工作日内予以公开,并上报至国家药品监督管理局信息系统。④药品经营许可证有效期届满需要继续经营药品的,药品经营企业应当在有效期届满前6个月至2个月期间,向发证机关提出重新审查发证(延续)申请。故本题正确答案为ACD。

98. 正确答案:ABCD
答案解析:《中国上市药品目录集》收录药品的范围包括:基于完整规范的安全性和有效性的研究数据获得批准的创新药、改良型新药及进口原研药品;按化学药品新注册分类批准的仿制药;通过质量和疗效一致性评价的药品;以及经评估确定具有安全性有效性的其他药品。对符合收录范围的药品,经评估认定后纳入此目录集。故本题正确答案为ABCD。

99. 正确答案:AB
答案解析:①题目问的是取消其麻醉药品和第一类精神药品处方资格,只有A和B两个选项中提到具有麻醉药品和第一类精神药品处方资格的执业医师。②未取得麻醉药品和第一类精神药品处方资格不存在取消其麻醉药品和第一类精神药品处方资格的情况。③具有麻醉药品和第一类精神药品处方调剂资格的处方调配人不存在取消其麻醉药品和第一类精神药品处方资格的情况。故本题正确答案为AB。

100. 正确答案:CD
答案解析:婴幼儿配方乳粉产品配方注册号格式为:国食注字YP+4位年代号+4位顺序号,其中YP代表婴幼儿配方乳粉产品配方。婴幼儿配方乳粉产品配方注册证书有效期为5年。生产婴幼儿配方食品使用的生鲜乳、辅料等食品原料、食品添加剂等,应当符合法律、行政法规的规定和食品安全国家标准,保证婴幼儿生长发育所需的营养成分,而不是地方标准。故本题正确答案为CD。

临考决胜卷（六）·答案解析

1. 正确答案：D
答案解析：申办者应当建立药物警戒体系，全面收集安全性信息并开展风险监测、识别、评估和控制，及时发现存在的安全性问题，主动采取必要的风险控制措施，并评估风险控制措施的有效性，确保风险最小化，切实保护好受试者安全。药品不良反应监测是在药品上市后，药物警戒体系在上市前、上市后均有。故本题正确答案为D。

2. 正确答案：C
答案解析：部门规章由国务院各部、委员会、中国人民银行、审计署和具有行政管理职能的直属机构，应当经部务会议或者委员会会议决定，由部门首长签署命令予以公布。行政法规指国务院在法定职权范围内，为实施宪法和法律制定的规范性法律文件，行政法规由总理签署以国务院令形式公布。故本题正确答案为C。

3. 正确答案：C
答案解析：执业药师有下列情形之一的，县级以上人力资源和社会保障部门与负责药品监督管理的部门按规定对其给予表彰和奖励：①执业活动中，职业道德高尚，事迹突出的；②对药学工作做出显著贡献的；③向患者提供药学服务工作表现突出的；④长期在边远贫困地区基层单位工作且表现突出的。故本题正确答案为C。

4. 正确答案：A
答案解析：法律效力等级由高到低排序：宪法＞法律＞行政法规＞部门规章。故本题正确答案为A。

5. 正确答案：C
答案解析：药品上市许可持有人指取得药品注册证书的企业或者药品研制机构等。药品上市许可持有人的法定代表人、主要负责人对药品质量全面负责。故本题正确答案为C。

6. 正确答案：A
答案解析：执业药师变更执业地区、执业类别、执业范围、执业单位的，应当向拟申请执业所在地的省、自治区、直辖市药品监督管理部门申请办理变更注册手续。故本题正确答案为A。

7. 正确答案：D
答案解析：来源于临床实践的中药新药，人用经验能在临床定位、适用人群筛选、疗程探索、剂量探索等方面提供研究、支持证据的，可不开展Ⅱ期临床试验。故本题正确答案为D。

8. 正确答案：D
答案解析：对已经批准上市的仿制药（包括国产仿制药、进口仿制药和原研药品地产化品种），按与原研药品质量和疗效一致的原则，分期分批开展一致性评价。对已经批准上市的原研药品国际化品种，应该向国外药品监督管理机构申请注册，不在我国仿制药质量和疗效一致性评价范畴。故本题正确答案为D。

9. 正确答案：D
答案解析：化学药品目录集收载程序和要求，由药品审评中心制定，并向社会公布。故本题正确答案为 D。

10. 正确答案：A
答案解析：药品注册标准是经药品注册申请人提出，由国务院药品监督管理部门药品审评中心核定，国务院药品监督管理部门在批准药品上市许可、补充申请时发给药品上市许可持有人的经核准的质量标准。故本题正确答案为 A。

11. 正确答案：B
答案解析：药品零售连锁门店的经营范围不得超过药品零售连锁总部的经营范围。故本题正确答案为 B。

12. 正确答案：A
答案解析：超出生产能力确需委托生产的疫苗，应经国家药品监督管理部门批准。故本题正确答案为 A。

13. 正确答案：B
答案解析：严禁药品零售企业销售胰岛素以外的蛋白同化制剂或其他肽类激素。故本题正确答案为 B。

14. 正确答案：A
答案解析：三级医院设置药学部，并可根据实际情况设置二级科室；二级医院设置药剂科；其他医疗机构设置药房。故本题正确答案为 A。

15. 正确答案：B
答案解析：具有高级专业技术职务任职资格的医师，可授予特殊使用级抗菌药物处方权。具有初级专业技术职务任职资格的医师，在乡、民族乡、镇、村的医疗机构独立从事一般执业活动的执业助理医师及乡村医生，可授予非限制使用级抗菌药物处方权。具有中级以上专业技术职务任职资格的医师，可授予限制使用级抗菌药物处方权。故本题正确答案为 B。

16. 正确答案：A
答案解析：除毒性中药材和罂粟壳之外，通常情况下的中药材是农副产品，不能直接用于药品生产或入药配伍使用。只有当其经过适当加工处理，符合中药饮片生产的投料要求后，才能列为进入药用渠道的中药材，即药品概念下的中药材。故本题正确答案为 A。

17. 正确答案：B
答案解析：所称古代经典名方，是指至今仍广泛应用、疗效确切、具有明显特色与优势的古代中医典籍所记载的方剂。具体目录由国务院中医药主管部门会同药品监督管理部门制定。适用范围不包括传染病，不涉及孕妇、婴幼儿等特殊用药人群的古代经典名方，才可简化注册审批。故本题正确答案为 B。

18. 正确答案：D
答案解析：自 2006 年 1 月 1 日起上市的纳入国家免疫规划的疫苗，其包装必须标注"免费"字样以及"免疫规划"专用标识。因此，"免费"字样以及"免疫规划"专用标识是同时标注，而不是标注其一。故本题正确答案为 D。

19. 正确答案：B
答案解析： 疫苗上市许可持有人应当按照规定，建立真实、准确、完整的销售记录，并保存至疫苗有效期满后不少于5年备查。疾病预防控制机构、接种单位接收或者购进疫苗时，应当索取本次运输、储存全过程温度监测记录，并保存至疫苗有效期满后不少于5年备查；对不能提供本次运输、储存全过程温度监测记录或者温度控制不符合要求的，不得接收或者购进，并应当立即向县级以上地方人民政府药品监督管理部门、卫生健康主管部门报告。疫苗上市许可持有人应当按照采购合同约定，向疾病预防控制机构或者疾病预防控制机构指定的接种单位配送疫苗。境外疫苗持有人原则上应当指定境内一家具备冷链药品质量保证能力的药品批发企业统一销售其同一品种疫苗，履行在销售环节的义务，并承担责任。故本题正确答案为B。

20. 正确答案：C
答案解析： 执业医师开具麻醉药品和精神药品处方，应当对患者的信息进行核对；因抢救患者等紧急情况，无法核对患者信息的，执业医师可以先行开具麻醉药品和精神药品处方。故本题正确答案为C。

21. 正确答案：D
答案解析： 药品零售连锁企业经市级药品监督管理部门批准后可以经营的是第二类精神药品。依托咪酯属于第二类精神药品。故本题正确答案为D。哌醋甲酯属于第一类精神药品，复方樟脑酊属于麻醉药品，每剂量单位含氢可酮碱大于5mg的口服固体制剂按第一类精神药品管理。

22. 正确答案：D
答案解析： 含麻黄碱类复方制剂单位剂量麻黄碱类药物含量大于30mg（不含30mg）的为处方药，无国家规定专有标识。故本题正确答案为D。

23. 正确答案：A
答案解析： 药品标签不得印制"××省专销""原装正品""进口原料""驰名商标""专利药品""××监制""××总经销""××总代理"等字样。但是，"企业防伪标识""企业识别码""企业形象标志"等文字图案可以印制。以企业名称等作为标签底纹的，不得以突出显示某一名称来弱化药品通用名称。"印刷企业""印刷批次"等与药品的使用无关的，不得在药品标签中标注。故本题正确答案为A。

24. 正确答案：D
答案解析： 非处方药专有标识图案分为红色和绿色，红色专有标识用于甲类非处方药药品，绿色专有标识用于乙类非处方药药品和用作指南性标志。故本题正确答案为D。

25. 正确答案：C
答案解析： 药品售出时，药品零售企业均需向消费者开具销售凭证，线上销售的销售凭证可采用电子形式出具；药品经营企业购销等相关记录保存时限原则上均为至少5年，且不少于药品有效期后1年。故本题正确答案为C。

26. 正确答案：C
答案解析： 医疗机构应当加强对本机构医师处方权的授予、考核等管理，明确可以开具限制使用级和普通使用级抗肿瘤药物处方的医师应当满足的条件,包括医师的专业、职称、培训及考核情况、技术水平和医疗质量等。抗肿瘤药物处方应当由经过抗肿瘤药物临床应用知识培训并考核合格的药师审核和调配。抗肿瘤药物的调配应当设置专门区域,实行相对集中调配,并做好医务人员职业防护。故本题正确答案为C。

27. 正确答案: C
答案解析: 含麻黄碱类复方制剂每个最小包装规格麻黄碱类药物含量,口服固体制剂不得超过720mg,口服液体制剂不得超过800mg。故本题正确答案为C。

28. 正确答案: B
答案解析: 属于下列情形之一的,不得备案:①《医疗机构制剂注册管理办法(试行)》中规定的不得作为医疗机构制剂申报的情形;②与市场上已有供应品种相同处方的不同剂型品种;③中药配方颗粒;④其他不符合国家有关规定的制剂。故本题正确答案为B。

29. 正确答案: C
答案解析: 药品上市许可持有人应当按照规定和责令召回通知书要求做好后续处理和记录,并在完成召回和处理后10个工作日内向所在地省级药品监督管理部门和卫生健康主管部门提交药品召回的总结报告。故本题正确答案为C。

30. 正确答案: D
答案解析: 保健食品广告应当显著标明"保健食品不是药物,不能代替药物治疗疾病",声明本品不能代替药物,并显著标明保健食品标志适宜人群和不适宜人群。故本题正确答案为D。

31. 正确答案: B
答案解析: 儿童化妆品应当在销售包装展示面标注国务院药品监督管理部门规定的儿童化妆品标志,颜色为金色。非儿童化妆品不得标注儿童化妆品标志。故本题正确答案为B。

32. 正确答案: B
答案解析: 根据认定为假药中的"所标明的适应证或功能主治超出规定范围的",以上中药饮片所标示的功能主治超出了省级中药饮片炮制规范规定的范围。故本题正确答案为B。

33. 正确答案: A
答案解析: 根据《药品网络销售监督管理办法》第36条规定,药品网络销售企业、药品网络交易第三方平台违反第13条、第19条第二款要求,未依法履行信息展示要求的,责令限期改正;逾期不改正的,处5万元以上10万元以下罚款。故本题正确答案为A。药品网络销售企业未依法履行报告义务的,责令限期改正;逾期不改正的,处1万元以上3万元以下罚款;情节严重的,处3万元以上5万元以下罚款。药品网络零售企业,未履行纸质处方管理义务的,责令限期改正,处1万元以上3万元以下罚款;情节严重的,处3万元以上5万元以下罚款。药品网络零售企业未履行处方审核、调配和标记管理等义务的,责令限期改正,处3万元以上5万元以下罚款;情节严重的,处5万元以上10万元以下罚款。

34. 正确答案：B
答案解析： 出租、出借药品经营许可证的不属于无证生产经营药品，属于伪造、变造、买卖、出租、出借许可证或药品批发证明文件行为。故本题正确答案为 B。

[35～37] 正确答案：C、A、B
答案解析： 自行购买的药品由个人账户支付或个人自付。故 35 题正确答案为 C。甲类药品按基本医疗保险的规定支付。故 36 题正确答案为 A。乙类药品先由参保人员自付一定比例，再按基本医疗保险的规定支付。故 37 题正确答案为 B。

[38～39] 正确答案：A、B
答案解析： 处方药（Prescription Drugs, Rx）是指凭执业医师和执业助理医师处方方可购买、调配和使用的药品。故 38 题正确答案为 A。非处方药（Over The Counter Drugs, OTC）是指由国务院药品监督管理部门公布的，不需要凭执业医师和执业助理医师处方，消费者可以自行判断购买和使用的药品。故 39 题正确答案为 B。

[40～41] 正确答案：B、A
答案解析： 人力资源和社会保障部负责拟订人力资源和社会保障事业发展政策、规划。牵头推进深化职称制度改革，拟订专业技术人员管理、继续教育管理等政策。完善职业资格制度，健全职业技能多元化评价政策。故 40 题正确答案均 B。海关负责药品进出口口岸的设置。药品进出口监管、统计与分析。故 41 题正确答案均 A。

[42～43] 正确答案：A、D
答案解析： 医疗机构制剂、中药配方颗粒、疫苗不得经营（包括网络或非网络）。故 42 题正确答案为 A。头孢地尼、伊曲康唑、左奥硝唑、头孢泊肟酯属于禁止网络零售的药品，这些药品线下可以零售。故 43 题正确答案为 D。

[44～46] 正确答案：D、C、A
答案解析： 非处方药的有效性应具有如下特点：①用药对象明确，适应证或功能主治明确；②绝大多数适用对象正确使用后能产生预期的作用；③用法用量明确；④不需要与其他药物联合使用（辅助治疗药品除外）；⑤疗效确切，用药后的效果明显或明确，患者一般可以自我感知。故 44 题正确答案为 D。非处方药的安全性评价包括三方面的内容：①作为处方药品时的安全性；②当药品成为非处方药后广泛使用时出现滥用、误用情况下的安全性；③当处于消费者进行自我诊断、自我药疗情况下的药品安全性。故 45 题正确答案为 C。处方药转换为非处方药基本要求：①制剂或其成分应已在我国上市，并经过长期临床使用，同时应用比较广泛、有足够的使用人数；②制剂及其成分的研究应充分，结果应明确，安全性良好；③制剂及其成分具有法定质量标准，质量可控、稳定；④用法用量、疗程明确，疗效确切；⑤药品适应证应符合非处方药适应证范围，适用于自我药疗；⑥涉及小儿、孕妇等特殊人群用药，应有明确的用药指示；⑦给药途径、剂型、剂量、规格、用药时间、贮存、包装、标签及说明书等特性均适于自我药疗需求。故 46 题正确答案为 A。

[47～48] 正确答案：B、B
答案解析： 企业质量负责人具有大学本科以

执业药师中药学临考决胜卷·药事管理与法规

上学历、执业药师资格和3年以上药品经营质量管理工作经历，在质量管理工作中具备正确判断和保障实施的能力，企业质量副总经理就是企业质量负责人。故47题正确答案为B。从事疫苗配送的企业应当配备至少2名专业技术人员专门负责疫苗质量管理和验收工作，专业技术人员应当具有预防医学、药学、微生物学或者医学等专业本科以上学历及中级以上专业技术职称，并有3年以上从事疫苗管理或者技术工作经历。故48题正确答案为B。

[49～51] 正确答案：B、A、A

答案解析： 药品上市许可持有人作出药品召回决定的，一级召回在1日内，二级召回在3日内，三级召回在7日内，应当发出召回通知，通知到药品生产企业、药品经营企业、药品使用单位等，同时向所在地省级药品监督管理部门备案调查评估报告、召回计划和召回通知。故49～50题正确答案分别为B、A。药品上市许可持有人向所在地省级药品监督管理部门报告药品召回的进展情况的对应时限要求：一级召回每日；二级召回每3日；三级召回每7日。故51题正确答案为A。

[52～54] 正确答案：B、A、D

答案解析： 工业和信息化部门承担食品、医药工业等的行业管理工作；承担盐业和国家储备盐行政管理、中药材生产扶持项目管理、国家药品储备管理工作。故52题正确答案为B。市场监督管理部门负责相关市场主体登记注册和营业执照核发，查处准入、生产、经营、交易中的有关违法行为，实施反垄断执法、价格监督检查和反不正当竞争，负责药品、保健食品、医疗器械、特殊医学用途配方食品广告审查和监督处罚。故53题正确答案为A。医疗保障主管部门：组织制定药品、医用耗材价格和医疗服务项目、医疗服务设施收费等政策，建立医保支付医药服务价格合理确定和动态调整机制，推动建立市场主导的社会医药服务价格形成机制，建立价格信息监测和信息发布制度。故54题正确答案为D。

[55～56] 正确答案：C、D

答案解析： 药品再注册制度：药品注册证书有效期为5年，药品注册证书有效期内持有人应当持续保证上市药品的安全性、有效性和质量可控性，并在有效期届满前6个月申请药品再注册。故55题正确答案为C。加快上市注册制度：国家药品监督管理局建立药品加快上市注册制度，支持以临床价值为导向的药物创新。对符合条件的药品注册申请，申请人可以申请适用突破性治疗药物、附条件批准、优先审评审批及特别审批程序。故56题正确答案为D。

[57～59] 正确答案：D、A、C

答案解析： 可通过联想交通信号灯掌握储存色标管理，绿灯行（合格）、红灯停（不合格）、黄灯等待（待确定）。故57～59题正确答案分别为D、A、C。

[60～61] 正确答案：C、B

答案解析： 核实"规定必须做皮试的药品，是否注明过敏试验及结果的判定"属于用药适宜性的审核。故60题正确答案为C。61题属于处方格式的审核，属于规范性审核。故61题正确答案为B。

[62～64] 正确答案：C、B、A

答案解析： 为门（急）诊癌性疼痛和慢性中、

重度疼痛患者开具的麻醉药品、第一类精神药品注射剂处方，每张处方不超过3日常用量。故62题正确答案为C。为门（急）诊一般患者开具的麻醉药品、第一类精神药品控缓释制剂处方，每张处方不超过7日常用量。故63题正确答案为B。哌醋甲酯用于治疗儿童多动症时，每张处方不得超过15日常用量。故64题正确答案为A。

[65~66] 正确答案：C、C
答案解析：濒临灭绝状态的稀有珍贵野生药材物种为一级保护的野生药材物种，虎骨属于一级保护的野生药材物种。故65题正确答案为C。一级保护的野生药材物种不得出口，二、三级保护野生药材物种实行限量出口，虎骨属于一级保护的野生药材物种。故66题正确答案为C。

[67~69] 正确答案：B、A、A
答案解析：士的宁属于毒性西药品种。故67题正确答案为B。水银属于毒性中药品种。故68题正确答案为A。毒性中药品种零售药店不得陈列。故69题正确答案为A。阿普唑仑属于第二类精神药品，羟考酮属于麻醉药品。

[70~72] 正确答案：C、A、D
答案解析：药品标签使用注册商标的，应当印刷在药品标签的边角，含文字的注册商标，其字体以单字面积计不得大于通用名称所用字体的四分之一。故70题正确答案为C。对于横版标签，药品通用名称必须在上三分之一范围内显著位置标出；对于竖版标签，药品通用名称必须在右三分之一范围内显著位置标出；除因包装尺寸的限制而无法同行书写的，不得分行书写。故71题正确答案为A。核准和修改日期应当印制在说明书首页左上角。修改日期位于核准日期下方，按时间顺序逐行书写。故72题正确答案为D。

[73~74] 正确答案：C、B
答案解析：关键词"明码标价"，就是提供价格，是一种信息，属于提供信息的义务。故73题正确答案为C。关键词"标明其真实名称和标记"，属于真实标记的义务。故74题正确答案为B。

[75~76] 正确答案：A、C
答案解析：手术显微镜属于第二类医疗器械，从事第二类医疗器械经营的，经营企业应当向所在地设区的市级药品监督管理部门备案。故75题正确答案为A。微波手术刀属于第三类医疗器械，从事第三类医疗器械经营的，经营企业应当向所在地设区的市级药品监督管理部门申请经营许可。故76题正确答案为C。

77. 正确答案：A
答案解析：国家对麻醉药品和精神药品实行进出口准许证管理，进、出口麻醉药品和精神药品的，应当取得国家药监局颁发的进口准许证、出口准许证，进口麻醉药品和精神药品无需办理《进口药品通关单》。故本题正确答案为A。

78. 正确答案：D
答案解析：使用采取欺骗手段取得的药品批准证明文件生产、进口药品的，没收违法生产、进口、销售的药品和违法所得以及专门用于违法生产的原料、辅料、包装材料和生产设备，责令停产停业整顿，并处违法生产、进口、销售的药品货值金额 15 倍以上 30 倍以下的罚款；货值金额不足 10 万元的，按 10 万元计算。故本题正确答案为 D。

79. 正确答案：A
答案解析：根据大题干，王某是执业药师且请假没有让其他执业药师代理，所以王某的岗位是处方审核岗位。故本题正确答案为 A。

80. 正确答案：C
答案解析：第二类精神药品、毒性中药饮片和罂粟壳中药饮片不得陈列，闹羊花属于毒性中药，零售药店不得陈列。故本题正确答案为 C。

81. 正确答案：B
答案解析：执业药师请假事宜没有必要向药监部门报告。故本题正确答案为 B。

82. 正确答案：A
答案解析：劣药情形：①药品成分的含量不符合国家药品标准；②被污染的药品；③未标明或者更改有效期的药品；④超过有效期的药品；⑤未注明或者更改产品批号的药品；⑥擅自添加防腐剂、辅料的药品；⑦其他不符合药品标准的药品。故本题正确答案为 A。

83. 正确答案：D
答案解析：生产、销售劣药尚不足以认定为"对人体健康造成严重危害"时，可能因为货值金额或销售金额符合生产、销售伪劣产品罪的构成要件，而构成生产、销售伪劣产品罪，该药品生产企业销售该批药品的金额为 8 万元，销售金额达到 5 万元以上，构成生产、销售伪劣产品罪。故本题正确答案为 D。

84. 正确答案：C
答案解析：生产、销售劣药尚不足以认定为"对人体健康造成严重危害"时，其单位和相关人员应承担相应的行政责任；构成生产、销售伪劣产品罪的，单位和相关人员按生产、销售伪劣产品罪承担相应的刑事责任。故本题正确答案为 C。

85. 正确答案：A
答案解析：明知他人生产、销售、提供假药、劣药，而提供生产、经营场所、设备或者运输、储存、保管、邮寄、网络销售渠道等便利条件的，以生产、销售、提供假药、劣药的共同犯罪论处。故本题正确答案为 A。

86. 正确答案：C
答案解析：产品注册证明文件、备案凭证或者生产许可文件未规定有效期的，广告批准文号有效期为 2 年。故本题正确答案为 C。

87. 正确答案：D
答案解析：药品、医疗器械、保健食品和特殊医学用途配方食品注册证明文件或者备案凭证持有人及其授权同意的生产、经营企业为广告申请人。根据材料甲是持有人，乙和丙均为其授权的单位。故本题正确答案为 D。

88. 正确答案：A
答案解析：一是材料"出现呼吸困难，血压下降至 40/25mmHg，神志模糊"，这属于危及生命，应定性为严重药品不良反应。二是材料中发生的是过敏性休克，而说明书中没有注明过敏性休克，应该定性为新的药品不良反应。三是同一药品在使用过程中，在相对集中的时间、区域内，对一定数量人群身体健康造成损害，属于药品群体不良事件。运用排除法，故本题正确答案为 A。

89. 正确答案：D
答案解析：所给材料显然是药品不良反应，需要向不良反应监测机构报告，A 选项和 B 选项说法错误。创新药和改良型新药应当自取得批准证明文件之日起每满 1 年提交一次定期安全性更新报告，直至首次再注册，之后每 5 年报告一次。其他类别的药品，一般应当自取得批准证明文件之日起每 5 年报告一次，材料中的药品是改良型新药，C 选项说法错误。国产药品的定期安全性更新报告向药品上市许可持有人、药品生产企业所在地省级药品不良反应监测机构提交。故本题正确答案为 D。

90. 正确答案：D
答案解析：注意洋地黄毒苷原料药是毒性西药，但是其注射剂是普通的化学药品。故本题正确答案为 D。

91. 正确答案：C
答案解析：毒性药品生产记录保存 5 年备查。故本题正确答案为 C。

92. 正确答案：B
答案解析：【适应证】：处方药应当根据该药品的用途，采用准确的表述方式，明确用于预防、治疗、诊断、缓解或者辅助治疗某种疾病（状态）或者症状；与国家批准的该品种药品标准中的功能主治或适应症一致。题干中的意思显然是适应证。故本题正确答案为 B。

93. 正确答案：ABD
答案解析：《"健康中国 2030"规划纲要》确定的健康中国战略目标：到 2030 年，促进全民健康的制度体系更加完善，健康领域发展更加协调，健康生活方式得到普及，健康服务质量和健康保障水平不断提高，健康产业繁荣发展，基本实现健康公平，主要健康指标进入高收入国家行列。故本题正确答案为 ABD。

94. 正确答案：ABC
答案解析：麻醉药品和精神药品的寄件单位应事先向所在地设区的市级药品监督管理部门申请办理《麻醉药品、精神药品邮寄证明》（简称邮寄证明）。邮寄证明一证一次有效。寄件人应当在详情单货品名称栏内填写"麻醉药品"或"精神药品"字样，详情单上加盖寄件单位运输专用章。邮寄物品的收件人必须是单位。邮寄麻醉药品和精神药品应在窗口投交，邮政营业机构应当依法对收寄的麻醉药品和精神药品进行查验、核对。邮政营业机构收寄麻醉药品和精神药品时，应当查验、收存邮寄证明并与详情单相关联一并存档，依据邮寄证明办理收寄手续。没有邮寄证明的不得收寄。邮寄证明保存 1 年备查。故本题正确答案为 ABC。

95. 正确答案：CD
答案解析："发明专利申请日起满 4 年"与"自实质审查请求之日起满 3 年后授予发明专利权"要同时成立，A 选项两者的关系是"或"，说法错误。药品专利期补偿是为了弥补因为新药上市审评审批占用的时间，B 选项是"因申请人引起的不合理延迟"，不能给予专利权期限补偿，说法错误。故本题正确答案为 CD。

96. 正确答案：ABC
答案解析：医疗机构制剂一般只能是本医院

自用,不得调剂使用。在特殊情况下,经国家或者省级药品监督管理部门批准,医疗机构配制的制剂可以在规定的期限内、在指定的医疗机构之间调剂使用,其中的"特殊情况"是指:发生灾情、疫情、突发事件或者临床急需而市场没有供应时。在省内进行调剂是由省级药品监督管理部门批准;在各省之间进行调剂或者国家药品监督管理局规定的特殊制剂的调剂必须经国家药品监督管理局批准。故本题正确答案为ABC。

97. 正确答案:BC

答案解析: 复方磷酸可待因糖浆属于第二类精神药品,只能在经批准的药品零售连锁企业门店零售,而题干所指是"非连锁药品零售企业",也就是单体药店,这种类型的药店不得零售第二类精神药品。选项A不符合药品管理法律法规。含麻黄碱类复方制剂属于非处方药的,零售药店需要专柜、专册登记,登记购买人姓名和身份证号码,一次销售不得超过2个最小包装。布洛伪麻缓释胶囊(康泰克清)、复方盐酸伪麻黄碱缓释胶囊(新康泰克)属于甲类非处方药,一次销售最多为2盒。注意布洛伪麻缓释胶囊属于非处方药,在医疗机构也需要凭处方使用,也可以拿着处方到药品零售企业购买,这属于处方外流。选项B和选项C符合相关规定。米非司酮紧急避孕片禁止药品零售企业零售,选项D不符合相关规定。故本题正确答案为BC。

98. 正确答案:AB

答案解析: 一是从事特殊管理的药品和冷藏冷冻药品的储存、运输等工作的药品批发企业人员,应当接受相关法律法规和专业知识培训,且必须经考核合格后方可上岗参与相关工作。二是药品零售企业应当为销售特殊管理的药品、国家有专门管理要求的药品、冷藏药品的人员接受相应培训提供条件,使其掌握相关法律法规和专业知识。可见,C选项批发和零售均不需要培训,D选项零售企业销售才需要培训,而不是储存、运输。故本题正确答案为AB。

99. 正确答案:ACD

答案解析: B选项,医疗机构应当按照经药品监督管理部门批准并公布的药品通用名称购进药品。同一通用名称药品的品种,注射剂型和口服剂型各不得超过2种,处方组成类同的复方制剂1~2种。因特殊诊疗需要使用其他剂型和剂量规格药品的情况除外。即按照规定,除特殊情况外,医疗机构采购同一通用名称药品,只允许同一药品,两种规格的存在。对于医疗机构采购品种的限制,称之为"一品两规"。故本题正确答案为ACD。

100. 正确答案:ABCD

答案解析:《中医药法》以继承和弘扬中医药,保障和促进中医药事业发展,保护人民健康为宗旨,遵循中医药发展规律,坚持继承和创新相结合,保持和发挥中医药特色和优势,运用现代科学技术,促进中医药理论和实践的发展,从法律层面明确了中医药的重要地位、发展方针和扶持措施,为中医药事业发展提供了法律保障。故本题正确答案为ABCD。

国家执业药师职业资格考试

执业药师中药学
临考决胜卷

（中药学专业知识二）

重庆三智学科技有限公司 主编

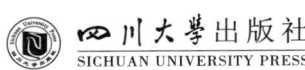

图书在版编目（CIP）数据

执业药师中药学临考决胜卷 / 重庆三智学科技有限公司主编． -- 成都：四川大学出版社，2024.7(2025.7重印)．
ISBN 978-7-5690-7041-5

Ⅰ．R28-44

中国国家版本馆 CIP 数据核字第 202409CP49 号

书　　名：执业药师中药学临考决胜卷

Zhiye Yaoshi Zhongyaoxue Linkao Jueshengjuan

主　　编：重庆三智学科技有限公司

选题策划：庞国伟　王　锋
责任编辑：吴连英
责任校对：倪德君
装帧设计：吕建坤
责任印制：李金兰

出版发行：四川大学出版社有限责任公司
　　　　　地址：成都市一环路南一段24号（610065）
　　　　　电话：（028）85408311（发行部）、85400276（总编室）
　　　　　电子邮箱：scupress@vip.163.com
　　　　　网址：https://press.scu.edu.cn
印前制作：重庆三智学科技有限公司
印刷装订：重庆川康印务有限公司

成品尺寸：210 mm×285 mm
印　　张：35.75
字　　数：980千字

版　　次：2024年8月　第1版
印　　次：2025年7月　第2次印刷
定　　价：198.00元（全四册）

本社图书如有印装质量问题，请联系发行部调换

版权所有 ◆ 侵权必究

扫码获取数字资源

四川大学出版社
微信公众号

前　言

执业药师是保证药品和药学服务质量，保证用药安全、有效、经济、合理，保护人民健康不可或缺和不可替代的药学技术力量。国家执业药师资格考试，是执业药师职业准入控制的重要手段，是执业药师的首要环节。通过国家执业药师资格考试，获得执业药师资格证书，是药学技术人员注册成为执业药师，合法执行药学技术业务的必要条件之一。

国家执业药师职业资格考试实行全国统一大纲、统一命题、统一组织的考试制度，原则上每年举行一次。执业药师职业资格考试分为药学、中药学两个专业类别。药学类考试科目为：药学专业知识（一）、药学专业知识（二）、药事管理与法规、药学综合知识与技能四个科目；中药学类考试科目为：中药学专业知识（一）、中药学专业知识（二）、药事管理与法规、中药学综合知识与技能四个科目。考试以四年为一个周期，参加全部科目考试的人员须在连续四个考试年度内通过全部科目的考试；免试部分科目的人员须在连续两个考试年度内通过应试科目。

本试卷由多年从事执业药师考试教学的专家团队，紧密围绕最新版考试大纲精心编写而成，其所含题目数量、题型分配、难易程度以及知识点构架等均完全紧扣考试考查要求。因此具有极强的实战性与演练性，直击考试核心"腹地"，内容精、考点准，是参加执业药师考试考生的必备考前冲刺试卷。

在此，祝各位考生顺利通过考试！

目 录

临考决胜卷（一） ……………………………………………… 1

临考决胜卷（二） ……………………………………………… 13

临考决胜卷（三） ……………………………………………… 25

临考决胜卷（四） ……………………………………………… 37

临考决胜卷（五） ……………………………………………… 49

临考决胜卷（六） ……………………………………………… 59

临考决胜卷（一）·答案解析 ………………………………… 71

临考决胜卷（二）·答案解析 ………………………………… 79

临考决胜卷（三）·答案解析 ………………………………… 89

临考决胜卷（四）·答案解析 ………………………………… 99

临考决胜卷（五）·答案解析 ………………………………… 107

临考决胜卷（六）·答案解析 ………………………………… 115

临考决胜卷（一）

一、最佳选择题（共34题，每题1分。每题的备选项中，只有1个最符合题意）

1. 下列不属于金荞麦主治的是
A. 肺痈
B. 乳蛾肿痛
C. 痛经
D. 风湿痹痛
E. 血淋

2. 芫花的主治病证不包括
A. 癥瘕闭经
B. 身面浮肿
C. 胸胁停饮
D. 寒痰咳喘
E. 大腹水肿

3. 某女，32岁。产后乳汁不下，近日又患风疹瘙痒。宜选用的药是
A. 独活
B. 桑寄生
C. 五加皮
D. 路路通
E. 蕲蛇

4. 下列可用于治疗寒湿阻滞脾胃及湿浊瘴气所致疟疾的药是
A. 苍术
B. 厚朴
C. 草果
D. 佩兰
E. 砂仁

5. 桂枝的主治病证不包括

A. 风寒表虚有汗证
B. 经闭、痛经
C. 脘腹冷痛
D. 心悸，水肿，痰饮
E. 脾胃气滞所致脘腹胀满

6. 四君子丸的药物组成不包括
A. 党参
B. 白术
C. 茯苓
D. 黄芪
E. 甘草

7. 肉豆蔻和金樱子的共同功效是
A. 固崩止带
B. 涩肠止泻
C. 温中行气
D. 温肾纳气
E. 固精缩尿

8. 某男，73岁。半身不遂，尿闭不通。医师选用地龙进行治疗，因其功效是
A. 息风，化痰
B. 攻毒，通络
C. 息风，祛风
D. 通络，利尿
E. 清热，平肝

9. 某女，19岁。患风寒感冒2日，其间还因食积不化导致脘腹胀满。宜选用的药是
A. 山楂
B. 六神曲
C. 麦芽
D. 鸡内金

E. 莱菔子

10. 安息香除能开窍醒神外，又能
A. 化湿和胃
B. 清热止痛
C. 行气活血
D. 通经下乳
E. 消肿止痛

11. 某女，34岁。患外感风热所致的感冒，症见发热、咳嗽、咽痛。宜选用的成药是
A. 羚羊感冒胶囊
B. 双黄连合剂
C. 连花清瘟胶囊
D. 桑菊感冒片
E. 感冒清热颗粒

12. 某女，37岁。咳嗽多日，症见痰黄黏稠、口干咽痛、大便干燥。证属痰热阻肺，宜选用的成药是
A. 通宣理肺丸
B. 蛇胆川贝散
C. 养阴清肺膏
D. 川贝止咳露
E. 清肺抑火丸

13. 舟车丸的药物组成不包括
A. 甘遂、红大戟
B. 芫花、甘草
C. 大黄、牵牛子
D. 青皮、陈皮
E. 木香、轻粉

14. 某男，73岁。患虚寒便秘。治当补火助阳通便，宜选用的药是
A. 硫黄
B. 雄黄

C. 轻粉
D. 白矾
E. 铅丹

15. 某女，27岁。妊娠4个月，突感腹部冷痛，并见胎漏下血。宜选用的药是
A. 小蓟
B. 蒲黄
C. 白及
D. 炮姜
E. 艾叶

16. 某女，37岁。症见失眠、焦虑，善太息，常感两胁胀痛。宜选用的成药是
A. 百乐眠胶囊
B. 天王补心丸
C. 枣仁安神液
D. 解郁安神颗粒
E. 柏子养心丸

17. 接骨七厘片主治跌打损伤，闪腰岔气，骨折筋伤，瘀血肿痛，因其既能活血化瘀，又能
A. 接骨止痛
B. 消肿止痛
C. 舒筋活络
D. 强身健骨
E. 解毒消肿

18. 某男，26岁。因夏日户外运动导致中暑，症见头晕身热、四肢倦怠、自汗心烦、咽干口渴，证属气津两伤。宜选用的成药是
A. 六一散
B. 清暑益气丸
C. 甘露消毒丸
D. 六合定中丸
E. 紫金锭

19. 某男,76岁。患虚劳久咳,甚则喘息,气短烦热,胸满郁闷,自汗盗汗,宜选用的成药是

A. 止嗽定喘口服液

B. 二母宁嗽丸

C. 蜜炼川贝枇杷膏

D. 养阴清肺膏

E. 蛤蚧定喘丸

20. 某男,4岁。患肺燥咳嗽、虫积腹痛。治当杀虫、消积、润肺止咳,宜选用的药是

A. 槟榔

B. 榧子

C. 雷丸

D. 苦楝皮

E. 南瓜子

21. 被前人誉为"血中之气药",能上行头目,下走血海,内行血气,外散风寒的药是

A. 延胡索

B. 西红花

C. 川芎

D. 牛膝

E. 郁金

22. 正天丸的功能不包括

A. 行气

B. 平肝

C. 活血

D. 疏风

E. 养血

23. 某男,45岁。因肾虚导致小便频数、夜间遗尿,医师处以缩泉丸治疗。其君药是

A. 乌药

B. 益智仁

C. 沙苑子

D. 山药

E. 薏苡仁

24. 麝香保心丸的功能是

A. 益气活血,通络止痛

B. 理气,宽胸,止痛

C. 活血化瘀,行气止痛

D. 舒筋通络,息风镇痉

E. 芳香温通,益气强心

25. 某女,48岁。症见胃脘胀痛、窜及两胁、胸闷食少、排便不畅,医师诊断为气滞型胃脘痛。宜选用的成药是

A. 柴胡舒肝丸

B. 左金丸

C. 木香顺气丸

D. 胃苏颗粒

E. 四逆散

26. 藿胆丸除能清热通窍外,还能

A. 益气固表

B. 疏风祛湿

C. 活血祛风

D. 芳香化浊

E. 消肿止痛

27. 某女,4岁。发热1天,症见高热、头痛、咽喉肿痛、鼻塞流涕、咳嗽、大便干结。证属外感风热。宜选用的中成药是

A. 小儿热速清口服液

B. 解肌宁嗽丸

C. 儿感清口服液

D. 小儿咽扁颗粒

E. 小儿化毒散

28. 儿茶不具备的功效是

A. 收湿敛疮

B. 生肌止血

C. 活血止痛
D. 清肺化痰
E. 蚀疮去腐

29. 某男,26岁。患湿疮,症见水疱、瘙痒剧烈,可见明显抓痕与血痂。宜选用的成药是
A. 消风止痒颗粒
B. 金蝉止痒胶囊
C. 拔毒生肌散
D. 消银颗粒
E. 阳和解凝膏

30. 某女,25岁。月经不调,症见月经周期错后、行经量少、淋漓不净、精神不振、肢体乏力,选用八珍益母丸治疗。其功能是
A. 温经活血,散寒止痛
B. 益气养血,活血调经
C. 滋阴清热,固经止带
D. 养血舒肝,调经止痛
E. 活血破瘀,通经消癥

31. 磁石咸寒质重,沉降下行,镇坠与补益并举。其主治病证不包括
A. 心神不宁
B. 心悸失眠
C. 肝阳上亢
D. 肾虚喘促
E. 遗精带下

32. 某女,73岁。患类风湿关节炎,症见肌肉及关节疼痛、局部肿大、僵硬畸形、屈伸不利、乏力畏寒、腰膝酸软。宜选用的成药是
A. 尪痹颗粒
B. 天麻丸
C. 壮腰健肾丸
D. 独活寄生合剂
E. 仙灵骨葆胶囊

33. 某男,39岁。症见寒疝腹痛,伴有睾丸偏坠胀痛。宜选用的药是
A. 丁香
B. 花椒
C. 荜茇
D. 吴茱萸
E. 小茴香

34. 某女,43岁。因脾胃不和、积滞内停所致的胃痛胀满、消化不良、便秘、痛经。治当和胃健脾,消积导滞,活血止痛。宜选用的成药是
A. 保和丸
B. 越鞠丸
C. 六味安消散
D. 枳实导滞丸
E. 开胃健脾丸

二、配伍选择题(共50题,每题1分。题目分为若干组,每组题目对应同一组备选项,备选项可重复选用,也可不选用。每题只有1个备选项最符合题意)

(35～36题共用备选答案)
A. 肺燥咳嗽,痰黄而黏,胸闷,咽喉疼痛或痒,声音嘶哑
B. 阴虚燥咳,咽喉干痛,干咳少痰,或痰中带血
C. 痰热咳嗽,痰多,色黄黏稠,胸闷口干
D. 表寒里热,身热口渴,咳嗽痰盛,喘促气逆,胸膈满闷
E. 肺气亏虚,肺失宣降所致的虚劳久嗽、气短喘促

35. 蜜炼川贝枇杷膏主治

36. 橘红颗粒主治

(37～38题共用备选答案)

A. 祛风湿
B. 补肺气
C. 益气血
D. 益精血
E. 托疮毒

37. 锁阳除补肾阳、润肠通便，又能

38. 肉苁蓉除补肾阳、润肠通便，又能

(39～40题共用备选答案)

A. 黄连羊肝丸
B. 明目蒺藜丸
C. 芪明颗粒
D. 明目上清片
E. 明目地黄丸

39. 某男，68岁。因气阴亏虚、肝肾不足、目络瘀滞导致视物昏花、目睛干涩、神疲乏力、五心烦热、腰膝酸软。宜选用的成药是

40. 某女，29岁。因肝火旺盛导致目赤肿痛、视物昏暗、羞明流泪、胬肉攀睛。宜选用的成药是

(41～43题共用备选答案)

A. 利水消肿
B. 润肠通便
C. 杀虫灭虱
D. 止带缩尿
E. 润肺下气

41. 桑白皮除能泻肺平喘，还能

42. 白果除能敛肺定喘，还能

43. 款冬花除能化痰止咳，还能

(44～45题共用备选答案)

A. 利尿
B. 消斑
C. 活血
D. 利咽
E. 燥湿

44. 大血藤除能清热解毒，还能

45. 穿心莲除能清热解毒，还能

(46～47题共用备选答案)

A. 温中健脾
B. 健胃
C. 回阳救逆
D. 理气化湿
E. 温胃理气

46. 理中丸的功能除了能温中散寒，还能

47. 四逆汤的功能除了能温中祛寒，还能

(48～49题共用备选答案)

A. 胃肠积滞所致的便秘、湿热下痢、口渴不休、停食停水、胸热心烦、小便赤黄
B. 外寒内热，表里俱实，恶寒壮热，头痛咽干，小便短赤，大便秘结
C. 湿热蕴结所致的泄泻腹痛、便黄而黏、肛门灼热
D. 胃肠积热所致的头痛眩晕、目赤耳鸣、口燥咽干、大便燥结
E. 肝胆火旺所致的心烦不宁、头晕目眩、耳鸣耳聋、胁肋疼痛、脘腹胀痛、大便秘结

48. 葛根芩连丸主治

49. 九制大黄丸主治

（50～51题共用备选答案）
A. 行气解郁，利胆退黄
B. 清心除烦，凉血消痈
C. 化瘀止血，生肌敛疮
D. 活血，行气，止痛
E. 凉血解毒，解郁安神

50. 延胡索的功效是

51. 西红花的功效是

（52～53题共用备选答案）
A. 木瓜
B. 伸筋草
C. 鹿衔草
D. 五加皮
E. 香加皮

52. 某男，33岁。症见上吐下泻，四肢拘挛，屈伸不利，医师诊断为湿浊中阻。宜选用的药是

53. 某女，36岁。素患风湿，症见关节酸胀、腰腿无力。近日又见月经过多。医师诊断为肾虚。宜选用的药是

（54～56题共用备选答案）
A. 发散风寒，解热止痛
B. 益气解表，疏风散寒
C. 解表散寒，祛风胜湿
D. 解表化湿，理气和中
E. 祛风解表，化湿和中

54. 午时茶颗粒的功能是

55. 藿香正气水的功能是

56. 正柴胡饮颗粒的功能是

（57～58题共用备选答案）
A. 理气止痛
B. 通络止痛
C. 利咽止痛
D. 消肿止痛
E. 祛风止痛

57. 小儿咽扁颗粒除能清热解毒，又能

58. 桂林西瓜霜除能清热解毒，又能

（59～60题共用备选答案）
A. 一清颗粒
B. 导赤丸
C. 清胃黄连丸
D. 芩连片
E. 新雪颗粒

59. 某女，28岁。因脏腑蕴热而致头痛目赤，口鼻生疮，热痢腹痛，湿热带下，疮疖肿痛。宜选用的成药是

60. 某男，48岁。因肺胃火盛而致口舌生疮，齿龈、咽喉肿痛。宜选用的成药是

（61～62题共用备选答案）
A. 壮腰健肾，祛风活络
B. 祛风散寒，除湿通络
C. 清热利湿，祛风止痛
D. 祛风除湿，通络止痛，补益肝肾
E. 滋补肝肾，接骨续筋，强身健骨

61. 某女，68岁。素患湿热闭阻所致的痹病，症见关节红肿热痛。医师拟用当归拈痛丸治疗，因其功能是

62. 某女，63岁。素体虚弱，近日出现骨质疏松症。医师选用仙灵骨葆胶囊治疗，因其功能是

（63～64题共用备选答案）
A. 参苓白术散
B. 补中益气丸
C. 人参归脾丸
D. 人参养荣丸
E. 人参固本丸

63. 某男，54岁。阴虚气弱导致虚劳咳嗽，心悸气短，骨蒸潮热，腰酸耳鸣，遗精盗汗，大便干燥。治当滋阴益气，固本培元。宜选用的成药是

64. 某女，57岁。脾胃虚弱导致食少便溏，气短咳嗽，肢倦乏力。治当补脾胃，益肺气。宜选用的成药是

（65～66题共用备选答案）
A. 木香
B. 枳壳
C. 沉香
D. 乌药
E. 甘松

65. 某男，49岁。自觉下痢腹痛、里急后重，并伴有食积不消，不思饮食，医师诊断为湿阻气滞所致。宜选用的药是

66. 某女，47岁。自觉小便频数、遗尿并伴有胸腹胀痛、气逆喘急。医师诊断为膀胱虚冷、寒凝气滞所致。宜选用的药是

（67～68题共用备选答案）
A. 泽泻
B. 通草
C. 木通
D. 石韦
E. 车前子

67. 某男，35岁。近日腹泻不止，症见水样便，并伴有小便不利，咳嗽痰多。治当利尿通淋，渗湿止泻，祛痰。宜选用的药是

68. 某男，34岁。近日小便色红，伴有肺热咳喘、鼻腔衄血。治当利尿通淋，凉血止血，清肺止咳。宜选用的药是

（69～70题共用备选答案）
A. 气阴两虚，脾肾不足，水湿内停所致的水肿，症见神疲乏力、腰膝酸软、面目四肢浮肿、头晕耳鸣
B. 湿热内蕴兼气虚所致的水肿，症见浮肿、腰痛、乏力、小便不利
C. 肝胆湿热所致的黄疸，症见面目悉黄、胸胁胀痛、恶心呕吐、小便黄赤
D. 肝胆湿热所致的黄疸，症见身目发黄、脘腹胀满、小便不利
E. 肝胆湿热所致的胁痛、口苦；急性胆囊炎、胆管炎见上述证候者

69. 茵陈五苓丸的功能为清湿热，利小便，主治

70. 肾炎康复片的功能为益气养阴，健脾补肾，清解余毒，主治

（71～72题共用备选答案）
A. 白及
B. 鸡冠花
C. 三七
D. 炮姜

E. 艾叶

71. 某男,45岁。素体虚弱,近日不慎跌倒而致瘀滞肿痛,并伴有胸腹刺痛。宜选用的药是

72. 某女,36岁。因中焦虚寒而致吐血,并伴有脾胃虚寒所致的腹痛、吐泻。宜选用的药是

(73～75题共用备选答案)
A. 黄精
B. 石斛
C. 女贞子
D. 枸杞子
E. 墨旱莲

73. 某男,36岁。近日出现口干、燥咳、体倦乏力、内热消渴,证属气阴两虚。宜选用的药是

74. 某女,67岁。症见口干烦渴、目暗不明、筋骨痿软、骨蒸劳热,证属肾阴虚。宜选用的药是

75. 某男,35岁。症见鼻衄,眩晕耳鸣,牙齿松动,证属肝肾阴虚。宜选用的药是

(76～77题共用备选答案)
A. 柴胡
B. 蝉蜕
C. 薄荷
D. 桑叶
E. 葛根

76. 某男,21岁。近日出现口苦干呕,寒热时作,兼见胸胁胀痛。宜选用的药是

77. 某女,39岁。近日出现肺热咳嗽,兼见鼻衄。宜选用的药是

(78～79题共用备选答案)
A. 除烦止呕
B. 散结消肿
C. 滋阴润燥
D. 明目退翳
E. 润肠通便

78. 知母除能清热泻火,还能

79. 密蒙花除能清热泻火,还能

(80～81题共用备选答案)
A. 乌鸡白凤丸
B. 坤宁口服液
C. 女金丸
D. 消糜栓
E. 千金止带丸

80. 某女,34岁。症见月经提前、月经量多并伴有神疲乏力、经水淋漓不净、行经腹痛,医师诊断为气血两虚、气滞血瘀所致的月经不调。治疗宜选用的成药是

81. 某女,43岁。症见带下量多、色黄、质稠腥臭、阴部瘙痒,西医诊断为滴虫性阴道炎,中医诊断为湿热下注所致的带下病。治疗宜选用的成药是

(82～84题共用备选答案)
A. 清热燥湿,活血消肿,去腐生肌
B. 疏风凉血,泻热润燥
C. 清热解毒,活血祛瘀,消肿止痛
D. 清热解毒,消肿止痛
E. 拔毒生肌

82. 牛黄醒消丸主治热毒郁滞、痰瘀互结所致的痈疽发背、瘰疬流注、乳痈乳岩、无名肿毒，其功能是

83. 马应龙麝香痔疮膏主治湿热瘀阻所致的各类痔疮、肛裂，症见大便出血，或疼痛、有下坠感；亦用于肛周湿疹，其功能是

84. 如意金黄散主治热毒瘀滞肌肤所致的疮疡肿痛、丹毒流注，症见肌肤红、肿、热、痛，亦可用于跌打损伤，其功能是

三、综合分析选择题（共8题，每题1分。题目分为若干组，每组题目基于同一个临床情景、病例、实例或者案例的背景信息逐题展开。每题的备选项中，只有1个最符合题意）

（85～86题共用题干）
某男，28岁。症见恶寒发热、头身疼痛、无汗而喘、舌苔薄白、脉浮紧。医师诊断为外感风寒表实证，治当发汗解表、宣肺平喘，处以麻黄（去节）9g，桂枝（去皮）6g，杏仁（去皮尖）6g，甘草（炙）3g，水煎服。

85. 患者服用上方2天后，症状缓解。但因天气转变，空气潮湿，导致出现湿疹，症见患处泛湿、瘙痒发红，治当收湿敛疮。宜选用的药是

A. 荆芥
B. 防风
C. 煅石膏
D. 生姜
E. 辛夷

86. 若该患者同时伴有目赤肿痛、头痛眩晕及咽喉肿痛，治当清热解毒、泻火平肝。治疗宜选用的药物是

A. 桑叶
B. 牛蒡子
C. 板蓝根
D. 野菊花
E. 穿心莲

（87～89题共用题干）
某女，52岁。风湿痹痛15年。经血非时而下，血色紫暗有瘀块，小腹疼痛拒按，舌紫暗，脉涩。医师诊断为痛经，证属瘀血阻络。医师给予处方：川芎、没药、丹参、三七。水煎服。

87. 若该患者同时伴有肺热咳嗽、热结便秘，宜加用的药物是

A. 五灵脂
B. 虎杖
C. 郁金
D. 牛膝
E. 川牛膝

88. 服用上方2周后，痛经症状缓解，但患者因久居潮湿环境而致关节拘挛疼痛加重，且患者身上出现细小红疹，夜间发热，瘙痒加剧。医师选择在方中加入雷公藤以减轻患者症状，是因其主治

A. 巅顶头痛
B. 湿疹、疥癣、风湿顽痹
C. 肝肾不足所致腰膝酸软
D. 肾阳不足所致泄泻
E. 下肢水肿

89. 下列关于雷公藤的用法用量与注意事项的说法，错误的是

A. 孕妇禁用
B. 煎汤，1～3g
C. 白细胞减少症者慎用
D. 外敷时为保证药量宜长时间贴敷

E. 患有心、肝、肾器质性病变者慎服

(90～92题共用题干)

某女,43岁。头目眩晕,面色萎黄,唇甲色淡,大便干结,月经量少,经行腹痛,舌淡白,脉细弱。医师处以当归25g、熟地黄15g、白芍15g、川芎10g、阿胶10g。

90. 方中白芍除能治疗血虚萎黄,还能治疗

A. 阴虚内热

B. 脾肾阳虚所致泄泻

C. 脘腹疼痛

D. 肝肾阴虚所致目暗不明

E. 肺燥咳嗽

91. 服药一段时间后,患者面色萎黄、头晕目眩症状得以缓解,现有心悸气短、脉微自汗等气阴两虚的症状。治疗宜选用的成药是

A. 四君子丸

B. 益血生片

C. 六味地黄丸

D. 八珍颗粒

E. 生脉饮

92. 该患者因工作,饮食不规律出现胃上部反酸不适,症见胃痛痞胀、胃口不佳、口干。医师加用养胃舒胶囊,因其功能是

A. 益气养阴,健脾和胃

B. 疏肝理气,和胃消胀

C. 清热解毒,泻火除烦

D. 疏肝健脾,和胃止痛

E. 理气化湿,健脾和胃

四、多项选择题(共8题,每题1分。每题的备选项中,有2个或2个以上符合题意。错选、少选均不得分)

93. 收涩药的功效主要包括

A. 固表止汗

B. 敛肺止咳

C. 涩肠止泻

D. 收敛止血

E. 固精缩尿止带

94. 含有朱砂、雄黄的成药有

A. 安宫牛黄丸

B. 局方至宝丸

C. 紫雪散

D. 苏合香丸

E. 牛黄解毒片

95. 下列中成药的功能是滋阴降火的有

A. 六味地黄丸

B. 左归丸

C. 大补阴丸

D. 知柏地黄丸

E. 杞菊地黄丸

96. 下列用于治疗健脾益气的药物有

A. 太子参

B. 绞股蓝

C. 刺五加

D. 大枣

E. 白扁豆

97. 某女,29岁。症见胸胁胀痛,近半年来月经不调,前后不定期,医师诊断为肝郁气滞所致月经不调。治疗宜选择的药物有

A. 陈皮

B. 橘红

C. 枳实

D. 香附

E. 月季花

98. 下列可用于治疗高血压的药物有
A. 麻黄
B. 续断
C. 杜仲
D. 青葙子
E. 罗布麻叶

99. 症见高热惊厥、烦躁不安、神昏谵语，其功能是清热解毒，开窍镇惊，宜选用的成药是
A. 紫雪散
B. 局方至宝散
C. 安宫牛黄丸
D. 万氏牛黄清心丸
E. 清开灵口服液

100. 大黄䗪虫丸为妇科常用中成药，关于其说法，正确的有
A. 君药为熟大黄和炒土鳖虫
B. 功能为活血破瘀、通经消癥
C. 主治瘀血内停所致的癥瘕、闭经
D. 善治血虚肝郁所致的月经不调、痛经、月经前后诸证
E. 气虚血瘀、体弱年迈者慎用

临考决胜卷（二）

一、最佳选择题（共34题，每题1分。每题的备选项中，只有1个最符合题意）

1. 功效清热解毒，凉血止血，利湿退黄的药是
   A. 射干
   B. 马勃
   C. 地锦草
   D. 白鲜皮
   E. 马齿苋

2. 既能利湿通淋、清热解毒，又能散瘀消肿的药是
   A. 茵陈
   B. 萆薢
   C. 连钱草
   D. 金钱草
   E. 广金钱草

3. 某男，4岁。近日腹痛不止，并伴有便秘，医师诊断为虫积腹痛、热结便秘，宜选用的药是
   A. 大黄
   B. 番泻叶
   C. 芒硝
   D. 芫花
   E. 芦荟

4. 五加皮不具有的功效是
   A. 祛风除湿
   B. 降血压
   C. 补益肝肾
   D. 强筋壮骨
   E. 利水消肿

5. 某女，33岁。近日因情感原因脘腹胀痛，食欲不振。医师诊断为思虑伤脾，治当行气止痛、开郁醒脾。宜选用的药是
   A. 陈皮
   B. 荔枝核
   C. 柿蒂
   D. 乌药
   E. 甘松

6. 既燥湿健脾，又祛风散寒的药是
   A. 厚朴
   B. 苍术
   C. 白术
   D. 砂仁
   E. 独活

7. 最宜杀绦虫、姜片虫，脾虚便溏、气虚下陷者不宜服的药是
   A. 使君子
   B. 榧子
   C. 南瓜子
   D. 贯众
   E. 槟榔

8. 吴茱萸的功效是
   A. 散寒止痛、助阳止泻
   B. 散寒止痛、温通经脉
   C. 散寒止痛、回阳救逆
   D. 温中止痛、杀虫止痒
   E. 温中降逆、温肾助阳

9. 成人内服冰片的用法用量是
   A. 入丸散，0.15～0.3g
   B. 入煎剂，0.15～0.3g

C. 入丸散，0.3～0.6g
D. 入煎剂，0.3～0.6g
E. 入丸散，0.1～0.5g

10. 某男，42岁。背部痈疽溃后1月，脓水淋漓，久不收口，腐肉不去，舌淡苔白。宜选用的药是

A. 红粉
B. 轻粉
C. 砒石
D. 土荆皮
E. 硫黄

11. 敛肺、清火、开音宜生用，涩肠、止泻宜煨用的药是

A. 乌梅
B. 诃子
C. 罂粟壳
D. 肉豆蔻
E. 赤石脂

12. 功效祛除风痰、止血止泻的药是

A. 硫黄
B. 白矾
C. 蛇床子
D. 雄黄
E. 轻粉

13. 某男，45岁。常烦躁不眠，前日不慎跌倒骨折。治当解郁安神、活血消肿。宜选用的药是

A. 朱砂
B. 磁石
C. 酸枣仁
D. 远志
E. 合欢皮

14. 马钱子的功效是

A. 攻毒蚀疮，破血逐瘀
B. 解毒消肿，止痛，开窍醒神
C. 散结消肿，通络止痛
D. 清肺化痰，活血止痛
E. 明目去翳，收湿生肌

15. 某男，49岁。突然吐血，诊断为血热气逆所致。医生开具赭石治疗，因其功效是

A. 平肝潜阳、清肝明目
B. 安神定惊、凉血止血
C. 重镇降逆、凉血止血
D. 收敛固涩、散瘀止血
E. 镇惊安神、收敛止血

16. 常山为治疟疾寒热之要药，其功效是

A. 涌吐痰食，祛湿退黄
B. 涌吐痰涎，截疟
C. 涌吐风痰，杀虫疗癣
D. 燥湿祛痰，截疟
E. 祛痰消积，攻毒

17. 某女，57岁。症见脘腹冷痛，呕吐泄泻，手足不温。证属脾胃虚寒。宜选用的成药是

A. 良附丸
B. 理中丸
C. 香砂平胃丸
D. 小建中合剂
E. 附子理中丸

18. 某男，53岁。患风寒感冒，症见恶寒重、发热轻、无汗、头项强痛、鼻流清涕、咳嗽、痰白稀。宜选用的成药是

A. 荆防颗粒
B. 桂枝合剂
C. 表实感冒颗粒
D. 九味羌活颗粒

E. 连花清瘟胶囊

19. 某男，55岁。肾虚多年，症见腰痛，起坐不利，膝软乏力。宜选用的成药是
A. 风湿骨痛丸
B. 青娥丸
C. 左归丸
D. 右归丸
E. 桂附地黄丸

20. 某医师治疗热病属热入心包、热盛动风证所致的高热惊厥、烦躁不安、神昏谵语，常用局方至宝散。此因该成药除能清热解毒，又能
A. 镇静安神
B. 镇惊开窍
C. 开窍安神
D. 镇惊安神
E. 止痉安神

21. 某男，54岁。患水肿2年，刻下蓄水腹胀、四肢浮肿、胸腹胀满、停饮喘急、大便秘结、小便短少。证属水停气滞，治当行气逐水。宜选用的成药是
A. 舟车丸
B. 通便宁片
C. 通便灵胶囊
D. 九制大黄丸
E. 增液口服液

22. 某女，4岁。因脾胃不和、痰食阻滞导致的积滞，症见停食停乳、腹胀便秘、痰盛喘咳，儿科医师给其处以一捻金，因其除能消食导滞，又能
A. 祛痰通便
B. 活血消肿
C. 健脾和胃

D. 泻火通便
E. 清利湿热

23. 通便宁片主治肠胃实热积滞所致的便秘。其功能是
A. 宽中理气，泻下通便
B. 泻火通便
C. 泻下导滞
D. 润肠通便
E. 泻热导滞

24. 某男，49岁。平日肝火旺盛，今日突发头晕耳鸣、咳嗽吐衄、痰多黄稠、咽膈不利、口渴心烦。证属肝火犯肺，治当清肝利肺、降逆除烦。宜选用的成药是
A. 芩连片
B. 黛蛤散
C. 西黄丸
D. 清开灵片
E. 牛黄至宝丸

25. 麦芽能回乳，故临床多用于妇女断乳，其回乳的用量为
A. 30g
B. 60g
C. 90g
D. 100g
E. 120g

26. 某女，36岁。月经先期，症见经量较多、行经天数延长、经色红质稀、五心烦热、腰膝酸软。治当滋阴清热，养血调经。宜选用的成药是
A. 女金丸
B. 乌鸡白凤丸
C. 安坤颗粒
D. 七制香附丸

E. 固经丸

27. 某男,32 岁。因血热导致肠风便血、痔疮肿痛。宜选用的成药是
A. 槐角丸
B. 三七片
C. 止血定痛片
D. 地榆槐角丸
E. 马应龙麝香痔疮膏

28. 元胡止痛片和九气拈痛丸均能
A. 理气,活血,止痛
B. 益气养阴,活血通络,清心安神
C. 破血逐瘀,通经活络
D. 清肺化痰,活血止痛
E. 补气,活血,通络

29. 某男,35 岁。平日饮食不忌,患慢性肠炎,刻下腹痛绵绵、大便清稀,时有黏液血便、食少腹胀、腰酸乏力、形寒肢冷,舌淡苔白,脉虚。宜选用的成药是
A. 固本益肠片
B. 四神丸
C. 玉屏风胶囊
D. 缩泉丸
E. 四君子丸

30. 天麻钩藤颗粒主治肝阳上亢,其功能是
A. 平肝息风,清热安神
B. 平肝潜阳,醒脑安神
C. 平肝潜阳,镇心安神
D. 清热解表,散风止痛
E. 清热安神,疏风止痛

31. 云南白药的注意事项不包括
A. 哺乳期慎用
B. 运动员慎用
C. 过敏体质慎用
D. 孕妇慎用
E. 服药 1 日内忌食蚕豆

32. 某男,35 岁。食用海鲜后突发腹痛泄泻,便黄黏稠,肛门灼热,伴发热恶风,头痛身痛,舌红苔黄腻,脉滑数。宜选用的成药是
A. 牛黄解毒片
B. 一清颗粒
C. 导赤丸
D. 枳实导滞丸
E. 葛根芩连丸

33. 某男,47 岁。因脾肾阳虚、痰瘀互结导致阴疽内生,宜选用的成药是
A. 小金丸
B. 乳癖消胶囊
C. 京万红软膏
D. 当归苦参丸
E. 阳和解凝膏

34. 某女,32 岁。患阴虚火旺,虚火上浮,口鼻干燥,咽喉肿痛。宜选用的成药是
A. 六神丸
B. 清音丸
C. 桂林西瓜霜
D. 清咽滴丸
E. 玄麦甘桔含片

二、配伍选择题(共 50 题,每题 1 分。题目分为若干组,每组题目对应同一组备选项,备选项可重复选用,也可不选用。每题只有 1 个备选项最符合题意)

(35～36 题共用备选答案)
A. 茜草
B. 鸡冠花

C. 槐花
D. 艾叶
E. 苎麻根

35. 某女，28岁。常见崩漏、赤白带下，近日久痢不止。宜选用的药是

36. 某女，37岁。妊娠12周，饮食无节制，吃过多辛辣之品，近日胎动不安，并伴有血热尿血。宜选用的药是

（37～38题共用备选答案）
A. 菊花
B. 藁本
C. 桑叶
D. 防风
E. 香薷

37. 某男，42岁。野外劳作多日，患风热感冒，又见疮痈肿毒。宜选用的药是

38. 某男，26岁。夏日连续吹空调数日，患外感风寒，又见小便不利。宜选用的药是

（39～40题共用备选答案）
A. 威灵仙
B. 川乌
C. 臭梧桐
D. 伸筋草
E. 络石藤

39. 某男，47岁。患风寒湿痹2年，昨日食酸菜鱼时不幸被鱼刺卡喉。宜选用的药是

40. 某女，56岁。患风寒湿痹2年，昨日偶感寒湿，遂见头痛难忍。宜选用的药是

（41～42题共用备选答案）
A. 石膏
B. 密蒙花
C. 天花粉
D. 夏枯草
E. 谷精草

41. 某男，47岁。症见目赤肿痛，目生翳膜，又见风热头痛。宜选用的药是

42. 某女，35岁。患甲状腺肿大1年，近日又见目珠夜痛。宜选用的药是

（43～44题共用备选答案）
A. 利尿通淋，引血下行
B. 活血补血，调经止痛
C. 化瘀止血，解蛇虫毒
D. 清心除烦，凉血消痈
E. 破血行气，消积止痛

43. 莪术和三棱的共同功效是

44. 鸡血藤和当归的共同功效是

（45～46题共用备选答案）
A. 理气宽中，燥湿化痰
B. 疏肝理气，化痰
C. 行气解郁，活血止痛
D. 行气止痛，温肾散寒
E. 行气止痛，开郁醒脾

45. 橘红和化橘红的共同功效是

46. 佛手和香橼的共同功效是

（47～48题共用备选答案）
A. 射干

B. 木蝴蝶
C. 马齿苋
D. 鸦胆子
E. 白鲜皮

47. 能清热解毒、消痰利咽, 主治热结痰瘀、咽喉肿痛的药是

48. 能清热解毒、祛风燥湿, 主治湿热黄疸、风湿热痹的药是

（49～50题共用备选答案）
A. 清宣肺气, 清肠通便
B. 止咳平喘, 定痛
C. 止咳平喘, 润肠通便
D. 润肠通便, 下气利水
E. 清肺止咳, 降逆止呕

49. 郁李仁主治水肿腹满和肠燥便秘, 其功效是

50. 苦杏仁主治咳嗽气喘和肠燥便秘, 其功效是

（51～52题共用备选答案）
A. 楮实子
B. 天冬
C. 玉竹
D. 龙眼肉
E. 芡实

51. 某男, 57岁。素日腰膝酸软, 水肿胀满。近日又见目生翳膜。证属肝肾不足, 治当补肾清肝、明目、利尿。宜选用的药是

52. 某男, 36岁。体胖, 半年来, 久泻不止, 兼有遗精, 遗尿尿频。证属脾肾两虚, 治当补脾止泻、益肾固精。宜选用的药是

（53～54题共用备选答案）
A. 润肠通便
B. 润肺止咳
C. 利气散结
D. 清心除烦
E. 制酸止痛

53. 川贝母、浙贝母均能清热化痰。除此外, 川贝母还能

54. 瓦楞子、昆布均能软坚。除此外, 瓦楞子还能

（55～56题共用备选答案）
A. 大枣
B. 白扁豆
C. 山药
D. 红景天
E. 西洋参

55. 某男, 64岁。素体阴虚、乏力、尿频。近日又患咳喘。证属肺肾两虚, 治当补肾涩精、生津益肺。宜选用的药是

56. 某女, 28岁。平素脾虚, 经常便溏, 近日因天气炎热, 吐泻不止。证属暑湿, 治当健脾化湿、和中消暑。宜选用的药是

（57～58题共用备选答案）
A. 蠲哮片
B. 通宣理肺丸
C. 养阴清肺膏
D. 人参保肺丸
E. 二陈丸

57. 某男,35岁。因痰湿停滞导致咳嗽痰多、胸脘胀闷、恶心呕吐。治当燥湿化痰、理气和胃。宜选用的成药是

58. 某男,36岁。因热哮痰瘀伏肺导致喘促、哮喘急性发作、痰鸣如吼。治当泻肺除壅、涤痰祛瘀、利气平喘。宜选用的成药是

(59～60题共用备选答案)
A. 冰硼散
B. 桂林西瓜霜
C. 黄氏响声丸
D. 六神丸
E. 锡类散

59. 因处方组成含山豆根和煅硼砂,不宜过量或持久服用的成药是

60. 因处方组成含有毒的蟾酥、雄黄等,不宜过量或持久服用的成药是

(61～62题共用备选答案)
A. 桂枝茯苓胶囊
B. 妇科千金片
C. 花红颗粒
D. 益母草颗粒
E. 妇炎平胶囊

61. 某女,25岁。患带下病、月经不调,症见带下量多、色黄味臭、小腹隐痛、经行腹痛。属湿热瘀滞所致附件炎,治当清热解毒、燥湿止带、祛瘀止痛。宜选用的成药是

62. 某女,45岁。腹痛且小腹内有包块,证属瘀血阻络。治当活血、化瘀、消癥。宜选用的成药是

(63～65题共用备选答案)
A. 仙灵骨葆胶囊
B. 木瓜丸
C. 痛风定胶囊
D. 骨疏康胶囊
E. 颈复康颗粒

63. 某男,68岁。患风湿痹痛多年,症见关节疼痛、肿胀、屈伸不利、肢体麻木。证属风寒湿闭阻,治当祛风散寒、除湿通络。宜选用的成药是

64. 某女,74岁。患颈椎病,症见头晕、颈项僵硬、肩背酸痛、手臂麻木。证属风湿瘀阻,治当活血通络、散风止痛。宜选用的成药是

65. 某男,59岁。患骨质疏松症,症见腰脊酸痛、胫膝痠软、神疲乏力。证属肾虚气血不足、治当补肾益气、活血壮骨。宜选用的成药是

(66～67题共用备选答案)
A. 地榆槐角丸
B. 如意金黄散
C. 拔毒生肌散
D. 生肌玉红膏
E. 当归苦参丸

66. 某男,25岁。颜面、胸背均出现粉刺疙瘩、皮肤红赤发热。宜选用的成药是

67. 某男,26岁。素患痔疮,又患湿热便秘。宜选用的成药是

(68～69题共用备选答案)
A. 玉泉丸
B. 知柏地黄丸

C. 薯蓣丸
D. 六味地黄丸
E. 百乐眠胶囊

68. 某男，57岁。症见潮热盗汗、口干咽痛、耳鸣遗精。证属阴虚火旺，治当滋阴降火。宜选用的成药是

69. 某女，55岁。症见入睡困难，多梦易醒，头晕乏力，烦躁易怒，心悸不安。治当滋阴清热，养心安神。宜选用的成药是

（70~71题共用备选答案）
A. 黄连羊肝丸
B. 石斛夜光丸
C. 障眼明片
D. 明目蒺藜丸
E. 复方血栓通胶囊

70. 某女，64岁。近日出现内障目暗、视物昏花。证属肝肾两亏、阴虚火旺。宜选用的成药是

71. 某男，67岁。患白内障，1个月来，持续出现双目干涩不舒，单眼复视，腰膝酸软。证属肝肾不足。宜选用的成药是

（72~73题共用备选答案）
A. 木香顺气丸
B. 左金丸
C. 加味逍遥丸
D. 柴胡舒肝丸
E. 气滞胃痛颗粒

72. 某女，36岁。因受生活琐事困扰，导致两胁胀痛、头晕目眩、食欲减退、月经不调。治当舒肝清热、健脾养血。宜选用的成药是

73. 某男，47岁。因湿阻中焦、脾胃不和导致湿滞脾胃证，症见胸膈痞闷、脘腹胀痛、呕吐恶心。治当行气化湿、健脾和胃。宜选用的成药是

（74~75题共用备选答案）
A. 五子衍宗丸
B. 人参归脾丸
C. 右归丸
D. 桂附地黄丸
E. 七宝美髯丸

74. 某男，36岁。肾虚精亏导致阳痿不育、遗精早泄、腰痛、尿后余沥。宜选用的成药是

75. 某男，47岁。肾阳不足、命门火衰导致腰膝痠冷，精神不振，怯寒畏冷，阳痿遗精。宜选用的成药是

（76~77题共用备选答案）
A. 滋肾阴
B. 行血脉
C. 祛风湿
D. 纳肾气
E. 安胎

76. 杜仲除能补肝肾、强筋骨，又能

77. 狗脊除能补肝肾、强腰膝，又能

（78~79题共用备选答案）
A. 清热泻火，利尿通便
B. 清肝利肺，降逆除烦
C. 清热解毒，散瘀止痛
D. 清胃泻火，解毒消肿
E. 清热解毒，消肿散结

78. 导赤丸主治火热内盛所致的口舌生疮、咽喉疼痛、心胸烦热、小便短赤、大便秘结,其功能是

79. 抗癌平丸主治热毒瘀血壅滞导致的胃癌、食道癌、贲门癌、直肠癌等消化道肿瘤,其功能是

(80~82题共用备选答案)
A. 润肠通便
B. 燥湿化痰
C. 泻火通便
D. 顺气降逆
E. 宣肺止咳

80. 清宣止咳颗粒除疏风清热,还能

81. 小儿化食丸除消食化滞,还能

82. 四磨汤口服液除消积止痛,还能

(83~84题共用备选答案)
A. 正柴胡饮颗粒
B. 双黄连颗粒
C. 感冒清热颗粒
D. 荆防颗粒
E. 羚羊感冒胶囊

83. 某女,34岁。感冒数日,症见头身疼痛、恶寒无汗、鼻塞、咳嗽。证属外感风寒挟湿,治当解表散寒、祛风胜湿。宜选用的成药是

84. 某女,41岁。感冒数日,症见发热恶风、头痛头晕、咳嗽、咽肿。证属流行性感冒,治当清热解表。宜选用的成药是

三、综合分析选择题(共8题,每题1分。题目分为若干组,每组题目基于同一个临床情景、病例、实例或者案例的背景信息逐题展开。每题的备选项中,只有1个最符合题意)

(85~87题共用题干)
某男,36岁。清明节期间突患急性尿路感染,经治疗后缓解。半年后出现小便短赤、淋沥涩痛、尿急频数。诊断为慢性非细菌性前列腺炎,证属肾虚湿热下注。医师依据其要求,给其处以方便服用的三金片。

85. 医师处以三金片,因其功能是
A. 清热解毒,利尿通淋
B. 清热解毒,通淋排石
C. 清热解毒,利湿退黄
D. 清热解毒,益肾
E. 清热解毒,凉血

86. 服药2个月后,患者复诊,自述上述症状已然好转,但出现湿热黄疸、脘腹胀满、小便不利。治当清湿热、利小便,医师应选用的药物是
A. 癃清片
B. 香连丸
C. 茵栀黄口服液
D. 茵陈五苓丸
E. 五苓散

87. 服用2周后,尿痛减轻。前日突然升温,又引发急性支气管炎,症见咳嗽、痰黄黏稠、口干咽痛、大便干燥。证属痰热阻肺,据此医师除给其处以上述成药,又增加了清肺抑火丸,并嘱其服用方法。此因清肺抑火丸除能清肺止咳,又能
A. 敛肺化痰
B. 养阴润肺

C. 化痰通便
D. 清热润肺
E. 解表化饮

(88～90题共用题干)
某男,34岁。患前列腺增生症2年,求中医诊治,希冀配服中成药以缓解病情。症见腰膝酸软、尿急、尿频、尿痛、尿线细,伴有小腹拘急。证属肾气不足、湿热瘀阻。治当益肾活血、清热通淋。

88. 根据上述病患所需,医师选用的成药是
A. 草薢分清丸
B. 癃清片
C. 癃闭舒胶囊
D. 八正合剂
E. 排石颗粒

89. 上述成药处方的君药是
A. 补骨脂、益母草
B. 琥珀、金钱草
C. 海金沙、山慈菇
D. 益母草、海金沙
E. 琥珀、山慈菇

90. 6个月后,患者又来就诊。自述服上述成药后,排尿趋于正常,小腹拘急减轻。2天前,因感冒咽痛、咳嗽口干,伴有头痛。证属风热感冒初起。治当疏风清热、宣肺止咳,医师处以桑叶、菊花、薄荷、桔梗、苦杏仁、连翘、芦根、甘草。该处方中,能疏散风热、清肺润燥的药是
A. 菊花
B. 桑叶
C. 桔梗
D. 芦根
E. 苦杏仁

(91～92题共用题干)
某男,29岁。开春后倒春寒,气温骤降。因着衣不慎,遂致感冒。症见头痛发热、汗出恶风、鼻塞干呕。证属感冒风寒表虚证,接诊医师处以解表中成药。服用2天后症状消失。

91. 上述医师选用的成药是
A. 表实感冒颗粒
B. 荆防颗粒
C. 午时茶颗粒
D. 九味羌活丸
E. 桂枝合剂

92. 在上述成药组方的臣药中,功效柔肝止痛,治疗四肢拘急作痛,且能敛阴止汗,治疗表虚自汗的药是
A. 白术
B. 山药
C. 苍术
D. 白芍
E. 黄芪

四、多项选择题(共8题,每题1分。每题的备选项中,有2个或2个以上符合题意,错选、少选均不得分)

93. 葛根的主治病证包括
A. 外感发热头痛,项背强痛
B. 热病口渴
C. 麻疹初起,透发不畅
D. 热泻、热痢初起
E. 子宫脱垂

94. 某女,36岁。素体血虚,近日患阴虚所致潮热盗汗、消渴。治当补血、滋阴。宜选用的药是
A. 熟地黄

B. 鳖甲
C. 女贞子
D. 阿胶
E. 蛤蟆油

95. 黄芩的功效是
A. 清热燥湿
B. 泻火解毒
C. 活血
D. 止血
E. 安胎

96. 六合定中丸主治夏伤暑湿，宿食停滞，寒热头痛，胸闷恶心，吐泻腹痛。关于其注意事项，说法正确的是
A. 湿热泄泻、实热积滞胃痛者慎用
B. 服药期间，饮食宜清淡，忌食辛辣油腻食物
C. 肠炎脱水严重者应配合适当补液
D. 驾驶员及高空作业者慎用
E. 因其含雄黄、朱砂等峻烈有毒之品，故不宜过量使用、久用

97. 小金丸善治痰气凝滞所致的病证，如瘰疬、乳癖、瘿瘤、乳岩，其功能有
A. 散结消肿
B. 温阳化湿
C. 清热解毒
D. 泻热润燥
E. 化瘀止痛

98. 天南星为温化寒痰之要药，其性能特点是
A. 温化有毒
B. 苦燥辛散
C. 咸能软坚
D. 甘润补益
E. 善祛经络风痰

99. 组成止嗽定喘口服液的药物有
A. 麻黄
B. 石膏
C. 苦杏仁
D. 甘草
E. 大枣

100. 某医师治疗心血管病常用的成药有速效救心丸与血府逐瘀口服液，二者均能
A. 行气止痛
B. 活血祛瘀
C. 养血活血
D. 豁痰开窍
E. 息风止痉

临考决胜卷（三）

一、最佳选择题（共34题，每题1分。每题的备选项中，只有1个最符合题意）

1. 某男，22岁。因与同学在自助海鲜餐厅聚会，吃了大量生鱼片和其他海鲜，并饮用了凉啤酒，当天夜里出现明显的腹痛腹泻。医师应给患者选用的药是
A. 黄连
B. 黄芩
C. 紫苏叶
D. 白头翁
E. 马齿苋

2. 芒硝的功效不包括
A. 泻下
B. 软坚
C. 杀虫
D. 清火
E. 消肿

3. 能够解暑、止呕、善治湿阻中焦的药是
A. 生姜
B. 芦根
C. 豆蔻
D. 广藿香
E. 佩兰

4. 善解酒毒，清胸膈之热而止渴除烦，治酒醉之烦热口渴、呕吐的药物是
A. 淡豆豉
B. 滑石
C. 葛根
D. 枳椇子
E. 谷精草

5. 钩藤除能息风止痉，又能
A. 攻毒散结
B. 祛风通络
C. 清热平肝
D. 凉血解毒
E. 安神定惊

6. 六神曲是常用的消食药，关于其说法，错误的是
A. 治外感表证兼食积者尤宜
B. 丸剂中含金石、介类药时，常以本品糊丸，以赋形、助消化
C. 消食宜炒焦用
D. 味甘、辛，性温，归脾、胃经
E. 内服：煎汤，15～20g；或入丸散

7. 外用可以清热解毒而治疗喉肿、目疾，内服可清肺化痰而治疗肺热痰黄、咳吐不利的药是
A. 硼砂
B. 马钱子
C. 儿茶
D. 砒石
E. 炉甘石

8. 苦楝皮苦，寒，有毒。主治病证不包括
A. 蛲虫病
B. 蛔虫病
C. 滴虫病
D. 头癣
E. 疥疮

9. 某女，52岁。既患带下，又患虚烦、心悸、失眠。治宜补脾止泻、益肾涩精、止带、养心安

神。宜选用的药是

A. 芡实
B. 莲子
C. 乌梅
D. 五味子
E. 金樱子

10. 某女，36岁。患血热便血、痔疮出血，近日又因家庭琐事与丈夫吵架，又见头痛目赤。宜选用的药是

A. 地榆
B. 槐花
C. 鸡冠花
D. 马齿苋
E. 马兜铃

11. 下列不属于白矾主治病证的是

A. 湿疹
B. 阴痒带下
C. 癫痫发狂
D. 宫冷不孕
E. 久泻不止

12. 某男，41岁。症见恶寒壮热，头痛咽干，小便短赤，大便秘结，医师诊断为外寒内热，表里俱实证。宜选用的成药是

A. 葛根芩连丸
B. 双清口服液
C. 防风通圣丸
D. 止嗽定喘口服液
E. 导赤丸

13. 保和丸的主治病证是

A. 胃酸过多
B. 鼻流清涕
C. 嗳腐吞酸
D. 恶风身热

E. 痔疮肿痛

14. 血塞通胶囊的药物组成为三七总皂苷，其功能不包括

A. 活血
B. 祛瘀
C. 止血
D. 通脉
E. 活络

15. 功能是益气滋阴补肾，主治气阴不足肾虚消渴、2型糖尿病的成药是

A. 参芪降糖胶囊
B. 消渴丸
C. 玉泉丸
D. 缩泉丸
E. 济生肾气丸

16. 舒筋活血片有舒筋活络、活血散瘀的功能，主治病症不包括

A. 筋骨疼痛
B. 肢体拘挛
C. 腰背酸痛
D. 跌打损伤
E. 瘀血肿痛

17. 天王补心丸善治心阴不足所致失眠多梦、大便干燥，其药物组成的臣药不包括

A. 地黄
B. 天冬
C. 玄参
D. 麦冬
E. 丹参

18. 某男，34岁。因工作需要，应酬繁多，抽烟、饮酒过量，饮食不规律，自诉痰多色白，咽喉有异物感，咳之不出，咽之不下，频频打

嗝,并伴有恶心、眩晕、头痛。宜选用的药是
A. 梅花
B. 旋覆花
C. 款冬花
D. 半夏
E. 夏枯草

19. 某女,68岁。症见视力下降或视觉异常、眼底瘀血征象、神疲乏力、咽干、口干,医师诊断为血瘀兼气阴两虚证的视网膜静脉阻塞,治当活血化瘀、益气养阴。宜选用的成药是
A. 石斛夜光丸
B. 明目地黄丸
C. 生脉饮
D. 消栓通络胶囊
E. 复方血栓通胶囊

20. 既清肺降火,又滋肾养阴,可治疗肺燥干咳、骨蒸潮热的药是
A. 南沙参
B. 玉竹
C. 麦冬
D. 石斛
E. 天冬

21. 六一散的主治病证不包括
A. 发热、身倦
B. 口渴、泄泻
C. 尿赤、黄疸
D. 小便黄少
E. 外用治痱子

22. 苏合香为常用的开窍药,关于其说法,不正确的是
A. 味辛,性温
B. 善治寒闭神昏
C. 可治胸痹心痛,胸闷腹痛
D. 功能开窍辟秽,止痛
E. 入丸散用量为 0.03～0.10g

23. 某男,70岁。痰多,喘咳多年,兼见尿频尿多,治当敛肺定喘、止带缩尿。宜选用的药是
A. 瓜蒌
B. 半夏
C. 芥子
D. 桑白皮
E. 白果

24. 某男,51岁。每当精神紧张、生气郁闷时则有头痛,症见持续性的头部闷痛、压迫感、沉重感,患者自诉为头部有紧箍感。西医诊断为紧张性头痛,中医诊断为血虚失养、肝阳上亢引起的头痛。宜选用的成药是
A. 川芎茶调散
B. 芎菊上清丸
C. 正天丸
D. 天麻钩藤颗粒
E. 脑立清丸

25. 消风止痒颗粒除能消风止痒,还能
A. 清热凉血
B. 养血润肤
C. 清热除湿
D. 活血消肿
E. 祛腐生肌

26. 某男,64岁。患瘰疬流注及无名肿毒,医师诊断为热毒郁滞、痰瘀互结证。宜选用的成药是
A. 西黄丸
B. 当归苦参丸
C. 牛黄醒消丸
D. 阳和解凝膏
E. 牛黄解毒丸

27. 某女，37岁。症见胸胁痞闷、食滞不消、呕吐酸水，医师诊断为肝气不舒证。宜选用的成药是

A. 柴胡舒肝丸
B. 木香顺气丸
C. 越鞠丸
D. 保和丸
E. 枳实导滞丸

28. 某男，6岁。患上呼吸道感染3日，凌晨突发高热惊厥。医师诊断为热入心包、热盛动风证。宜选用的成药是

A. 琥珀抱龙丸
B. 牛黄抱龙丸
C. 万氏牛黄清心丸
D. 苏合香丸
E. 保和丸

29. 某女，32岁。症见带下量多、色黄味臭、阴部瘙痒，霉菌检查呈阳性，西医诊断为滴虫性阴道炎，中医诊断为湿热下注所致的带下病、阴痒。宜选用的成药是

A. 千金止带丸
B. 女金丸
C. 妇炎平胶囊
D. 乌鸡白凤丸
E. 固经丸

30. 某男，54岁。患痰湿凝滞导致的瘰疬，症见皮下结块、不热不痛。宜选用的成药是

A. 紫草软膏
B. 内消瘰疬丸
C. 拔毒生肌散
D. 京万红软膏
E. 小金丸

31. 姜黄的功效是

A. 破血行气，通经止痛
B. 破血通经，散寒止痛
C. 破血行气，消积止痛
D. 温中止呕，温肺止咳
E. 温中止痛，温经止血

32. 某女，23岁。因湿浊中阻、脾胃不和导致胃脘疼痛、胸膈满闷、恶心呕吐、纳呆食少等症。宜选用的成药是

A. 四逆汤
B. 香砂养胃颗粒
C. 香砂平胃丸
D. 良附丸
E. 小建中合剂

33. 某女，67岁。素体气虚，倦怠乏力，刻下面色㿠白、自汗恶风。宜选用的成药是

A. 桂枝合剂
B. 参苏丸
C. 玉屏风颗粒
D. 参苓白术散
E. 人参固本丸

34. 某男，40岁。近日患水肿胀满，脚气浮肿，小便不利，经医生诊断为水湿内停。宜选用的药是

A. 橘红
B. 大腹皮
C. 陈皮
D. 枳实
E. 佛手

二、配伍选择题（共50题，每题1分。题目分为若干组，每组题目对应同一组备选项，备选项可重复选用，也可不选用。每题只有1个备选项最符合题意）

(35～37题共用备选答案)
A. 血虚肝郁所致的月经不调
B. 血瘀所致的月经不调、产后恶露不绝
C. 气血两虚兼有血瘀所致的月经不调
D. 气血两虚、气滞血瘀所致的月经不调
E. 血虚气滞、下焦虚寒所致的月经不调

35. 益母草颗粒主治

36. 女金丸主治

37. 艾附暖宫丸主治

(38～39题共用备选答案)
A. 石膏
B. 知母
C. 黄芩
D. 黄连
E. 龙胆

38. 某女，47岁。症见高热烦渴、骨蒸潮热、阴虚燥咳，并伴有肠燥便秘，医师诊断为阴虚火旺、肺热咳嗽。宜选用的药是

39. 某女，25岁。妊娠6周。症见热病烦渴、咳嗽不止，医师诊断为肺热咳嗽。宜选用的药是

(40～41题共用备选答案)
A. 水蛭
B. 三棱
C. 土鳖虫
D. 刘寄奴
E. 北刘寄奴

40. 某女，36岁。症见闭经不行，排除妊娠可能，并伴有癥瘕痞块、胸痹心痛及食积胀痛。宜选用的药是

41. 某女，27岁。症见闭经不行，排除妊娠可能，并伴有跌打损伤、创伤出血及食积腹痛。宜选用的药是

(42～43题共用备选答案)
A. 青蒿
B. 白薇
C. 地骨皮
D. 银柴胡
E. 胡黄连

42. 某女，45岁。因暑热而致烦渴，并伴有热病后期之夜热早凉、阴虚发热、骨蒸劳热。宜选用的药是

43. 某女，34岁。因肺热而致咳嗽，并伴有阴虚发热、骨蒸潮热、产后虚热、阴虚外感。宜选用的药是

(44～45题共用备选答案)
A. 肉苁蓉
B. 巴戟天
C. 益智
D. 菟丝子
E. 紫河车

44. 某女，25岁。症见腰膝酸软、尿频、白带过多，并伴有目昏不明、泄泻。医师诊断为肝肾不足、脾肾两虚所致。宜选用的药是

45. 某男，37岁。症见虚劳羸瘦、阳痿、遗精，并伴有面色萎黄、食少气短。医师诊断为肾阳不足，精血亏虚证。宜选用的药是

(46～47题共用备选答案)
A. 缓急止痛
B. 健脾益气
C. 消积驱虫
D. 消食止泻
E. 消食理气

46. 某医师治疗小儿湿热蕴结大肠所致的泄泻。常用小儿泻速停颗粒，因其除能清热利湿、健脾止泻，又能

47. 某医师治疗小儿饮食不节损伤脾胃所致的脘胀腹满、纳呆食少，常用健儿消食口服液，因其既能健脾益胃，又能

(48～49题共用备选答案)
A. 芡实
B. 海螵蛸
C. 椿皮
D. 桑螵蛸
E. 赤石脂

48. 可固精缩尿、补肾助阳的药是

49. 可涩精止带、制酸止痛的药是

(50～51题共用备选答案)
A. 小儿热速清口服液
B. 儿感清口服液
C. 儿童清肺丸
D. 清宣止咳颗粒
E. 小儿咳喘灵颗粒

50. 功能为清热解毒，泻火利咽的成药是

51. 功能为疏风清热，宣肺止咳的成药是

(52～54题共用备选答案)
A. 消瘿丸
B. 橘贝半夏颗粒
C. 清气化痰丸
D. 降气定喘丸
E. 杏苏止咳颗粒

52. 某男，27岁。数月来，咳嗽痰多、痰黄黏稠、胸腹满闷，证属痰热阻肺，宜选用的成药是

53. 某女，19岁。因气温骤降不慎受凉感冒，症见咳嗽、气逆，证属风寒，宜选用的成药是

54. 某男，72岁。患慢性支气管炎多年，症见咳嗽痰多、气逆喘促，证属痰浊阻肺，宜选用的成药

(55～57题共用备选答案)
A. 风热感冒
B. 流行性感冒属热毒袭肺证
C. 感冒风寒表实证
D. 外感风寒、内伤食积证
E. 感冒风寒表虚证

55. 银翘解毒丸主治

56. 桂枝合剂主治

57. 午时茶颗粒主治

(58～60题共用备选答案)
A. 西洋参
B. 白术
C. 黄芪
D. 山药
E. 人参

58. 某男，64岁。因急性胆囊炎进行手术，术后伤口久不愈合，证属气血不足。宜选用的药是

59. 某女，31岁。妊娠2个月，近日食少便溏、乏力倦怠，证属脾胃气弱。宜选用的药是

60. 某男，36岁。近日食少便溏，咳喘无力，动则喘促，证属脾虚气弱、肺肾两虚。宜选用的药是

(61～62题共用备选答案)
A. 滋阴清热、解毒消肿
B. 疏风清热、解毒利咽
C. 清热解毒、消肿止痛
D. 清热解毒、祛腐生肌
E. 清热泻火、凉血解毒

61. 口炎清颗粒主治阴虚火旺所致的口腔炎症，其功能是

62. 栀子金花丸主治肺胃热盛所致的口舌生疮，其功能是

(63～65题共用备选答案)
A. 防己
B. 桑寄生
C. 雷公藤
D. 徐长卿
E. 茯苓

63. 某女，47岁。患风湿痹痛，症见下肢关节处红肿热痛，且伴有小便不利。宜选用的药是

64. 某女，28岁。妊娠4个月，患风湿痹痛，兼腰膝酸痛，证属肝肾不足。宜选用的药是

65. 某男，64岁。患风湿痹痛，在郊外游玩，不慎摔伤，疼痛难忍。宜选用的药是

(66～68题共用备选答案)
A. 明目蒺藜丸
B. 人参养荣丸
C. 杞菊地黄丸
D. 麦味地黄丸
E. 香砂六君丸

66. 某女，54岁。症见眩晕耳鸣，羞明畏光，迎风流泪，视物昏花，治当滋肾养肝。宜选用的成药是

67. 某女，47岁。症见心脾不足，气血两亏，形瘦神疲，食少便溏，治当温补气血。宜选用的成药是

68. 某男，33岁。症见脾虚气滞，消化不良，嗳气食少，脘腹胀满，大便溏泄，治当益气健脾，和胃。宜选用的成药是

(69～70题共用备选答案)
A. 除湿退黄、解毒消肿
B. 活血通经
C. 杀虫止痒
D. 清肺止咳、凉血止血
E. 清热解毒、散瘀消肿

69. 瞿麦除能利尿通淋外，还能

70. 连钱草除能利湿通淋外，还能

(71～72题共用备选答案)
A. 何首乌
B. 女贞子
C. 侧柏叶

D. 当归
E. 熟地黄

71. 某男，53岁。症见腰膝酸软、体虚久疟、肠燥便秘，伴有须发早白。宜选用的药是

72. 某女，31岁。症见目暗不明、视力减退，伴有须发早白。宜选用的药是

(73～74题共用备选答案)
A. 强力枇杷露
B. 小青龙胶囊
C. 通宣理肺丸
D. 养阴清肺膏
E. 二母宁嗽丸

73. 某女，20岁。症见恶寒发热、无汗、喘咳痰稀，证属风寒水饮。宜选用的成药是

74. 某女，43岁。症见痰黄而黏不易咳出、久咳不止、声哑喉痛，证属燥热蕴肺。宜选用的成药是

(75～76题共用备选答案)
A. 解毒杀虫
B. 化瘀利尿
C. 宁心安神
D. 清热安胎
E. 截疟止痢

75. 仙鹤草除能收敛止血，又能

76. 血余炭除能收敛止血，又能

(77～78题共用备选答案)
A. 益气复脉、活血化瘀、养阴生津
B. 行气活血、祛瘀止痛

C. 理气、宽胸、止痛
D. 补气、活血、通络
E. 活血化瘀、理气止痛

77. 复方丹参片的功能是

78. 消栓胶囊的功能是

(79～80题共用备选答案)
A. 当归龙荟丸
B. 苁蓉通便口服液
C. 增液口服液
D. 通便宁片
E. 舟车丸

79. 某女，41岁。高热后见大便秘结，兼口渴咽干、口唇干燥、小便短赤、舌红少津。宜选用的成药是

80. 某女，80岁。自述虽有便意，但仍无法顺利排便，数年来习惯性便秘。宜选用的成药是

(81～82题共用备选答案)
A. 燥湿
B. 凉血
C. 利咽
D. 利尿
E. 定惊

81. 山豆根与射干除能清热解毒，又能

82. 重楼与青黛除能清热解毒，又能

(83～84题共用备选答案)
A. 破气消积、化痰除痞
B. 行气止痛、开郁醒脾
C. 行气散结、祛寒止痛

D. 理气宽中、行滞消胀

E. 理气调中、燥湿化痰

83. 枳实的功效是

84. 枳壳的功效是

三、综合分析选择题(共8题,每题1分。题目分为若干组,每组题目基于同一个临床情景、病例、实例或者案例的背景信息逐题展开。每题的备选项中,只有1个最符合题意)

(85~87题共用题干)

某男,45岁。数月来工作压力过大,连续熬夜与应酬。近日出现小便短赤、淋沥涩痛、口燥咽干等症,遂就医。医师诊断为湿热下注导致的淋证。

85. 根据上述情况。宜选用的成药是

A. 肾炎康复片

B. 癃闭舒胶囊

C. 肾炎四味片

D. 八正合剂

E. 五苓散

86. 所选成药组方中,助君药清利通淋之力的臣药是

A. 川木通、炒车前子

B. 萹蓄、瞿麦、滑石

C. 大黄、栀子

D. 灯心草、川木通

E. 黄柏、黄芩、甘草

87. 服药2周后,症状缓解,因工作又恢复高强度节奏,感到身体不适而再次就诊。症见胁痛、口苦,经检查为急性胆囊炎。根据上述情况。宜选用的成药是

A. 茵栀黄颗粒

B. 消炎利胆片

C. 三金片

D. 八正合剂

E. 癃清片

(88~90题共用题干)

某男,56岁。近日因咳嗽就诊,症见发热、恶寒、胸膈满闷、咳嗽咽痛,舌红、苔厚腻、脉浮数,证属外感风热。

88. 根据上述情况。宜选用的成药是

A. 橘红丸

B. 通宣理肺丸

C. 杏苏止咳颗粒

D. 清肺抑火丸

E. 急支糖浆

89. 患者服用上述成药3天症状即减轻。但数月后因过度劳累出现喘促、胸闷、久咳、气短、咽干等症,并伴有遗精、盗汗、小便频数,证属肾不纳气。宜选用的成药是

A. 苏子降气丸

B. 人参保肺丸

C. 七味都气丸

D. 养阴清肺膏

E. 固本咳喘片

90. 服药1个月后,自述仍偶发咳嗽喘息,胸膈痞塞。证属上盛下虚、气逆痰壅。根据上述情况。宜选用的成药是

A. 苏子降气丸

B. 降气定喘丸

C. 止嗽定喘口服液

D. 固本咳喘片

E. 蛤蚧定喘丸

(91～92题共用题干)

某女，21岁。积极准备考研已半年，咳嗽2天，自述感觉头痛，发热重，口干咽痛。医师处以桑叶12g、菊花9g、连翘12g、苦杏仁9g、薄荷4.5g、桔梗6g、芦根18g、甘草3g。

91. 上述处方以桑叶、菊花为君，下列不属于桑叶功效的是

A. 凉血止血
B. 清肝明目
C. 清肺润燥
D. 活血化瘀
E. 疏散风热

92. 1周后复诊，自述近日排便困难，小便黄赤。宜加用的药是

A. 薄荷
B. 柴胡
C. 牛蒡子
D. 葛根
E. 淡豆豉

四、多项选择题（共8题，每题1分。每题的备选项中，有2个或2个以上符合题意。错选、少选均不得分）

93. 珍珠母的功效有

A. 平肝潜阳
B. 明目退翳
C. 安神定惊
D. 息风止痉
E. 制酸止痛

94. 下列属于牵牛子主治病证的有

A. 痰饮喘满
B. 虫积腹痛
C. 喉痹痰阻

D. 食积停滞
E. 寒实结胸

95. 郁金的主治病证有

A. 痛经经闭
B. 胸胁刺痛
C. 血热吐衄
D. 黄疸尿赤
E. 风湿痹痛

96. 含制川乌、制草乌，有大毒，故孕妇禁用，不可过量服用或久服的成药有

A. 小活络丸
B. 木瓜丸
C. 独活寄生丸
D. 风湿骨痛丸
E. 痛风定胶囊

97. 桂附地黄丸是治疗肾阳不足之腰膝痠冷、肢体浮肿的常用中成药，其注意事项有

A. 孕妇慎用
B. 不可过量久服
C. 肺热津伤者慎用
D. 阴虚内热消渴者慎用
E. 服药期间宜节制房事

98. 雄黄的功效有

A. 通便
B. 补火助阳
C. 解毒、杀虫
D. 燥湿祛痰
E. 截疟

99. 生地黄的功效有

A. 清热凉血
B. 养阴
C. 散结

D. 散瘀
E. 生津

100. 清热解毒口服液的主治病证有
A. 发热面赤
B. 咽喉肿痛
C. 流感
D. 烦躁口渴
E. 上呼吸道感染

临考决胜卷（四）

一、最佳选择题（共34题，每题1分。每题的备选项中，只有1个最符合题意）

1. 某男，42岁。症见高热不退、烦躁不安，医师处以清开灵口服液，因其除能清热解毒，又能
   A. 止痉安神
   B. 镇静安神
   C. 镇惊安神
   D. 镇惊开窍
   E. 芳香开窍

2. 功能理气宽中、止痛、安胎，既治胸膈痞闷、胃脘疼痛、嗳气呕吐，又治胎动不安的药物是
   A. 紫苏叶
   B. 紫苏梗
   C. 防风
   D. 荆芥
   E. 菊花

3. 某女，23岁。素食辛辣，近日突患扁桃体炎，症见高热、烦躁。医师诊断为外感热病、热毒壅盛证。宜选用的成药是
   A. 导赤丸
   B. 芩连片
   C. 一清颗粒
   D. 西黄丸
   E. 新雪颗粒

4. 某男，4岁。咽喉肿痛，急惊抽搐，痰热癫痫。医师选用牛黄进行治疗，因其功效是
   A. 解毒、消痈、散结
   B. 解毒、凉血、消斑
   C. 解毒、息风、豁痰
   D. 解毒、凉血、止痢
   E. 解毒、祛瘀、止痛

5. 雄黄的使用注意事项不包括
   A. 孕妇慎用
   B. 外用不可大面积涂敷
   C. 内服宜慎，不可久用
   D. 入药忌火煅
   E. 外用不可长期涂敷

6. 某女，31岁。患风湿痹痛2年，近日又见乳痈肿痛。医师处以丝瓜络，因其功效为
   A. 祛风通络、调经止血
   B. 祛风通络、凉血消肿
   C. 祛风通络、活血下乳
   D. 祛风除湿、散寒止痛
   E. 祛风通络、定惊止痉

7. 浮萍除能宣散风热，还具有的功效是
   A. 透疹止痒
   B. 清利头目
   C. 和胃化湿
   D. 宣肺平喘
   E. 明目退翳

8. 下列关于泽泻性能效用的说法，错误的是
   A. 善利水渗湿
   B. 善泄热
   C. 善清泻心火与小肠之热
   D. 善治水肿
   E. 善治湿盛泄泻

9. 朱砂为治心火亢盛诸证之要药,内服的用量为
A. 0.01～0.03g
B. 0.1～0.3g
C. 0.15～0.3g
D. 1.5～2g
E. 0.1～0.5g

10. 有毒而涌吐,易损伤正气,故用量不宜过大,孕妇禁用的药物是
A. 丁香
B. 常山
C. 桔梗
D. 柿蒂
E. 枳实

11. 外用具有回乳作用的药是
A. 大黄
B. 麦芽
C. 木通
D. 芒硝
E. 芦荟

12. 四逆汤的药物组成中,既善益气安中,又能解附片之毒,且寓护阴之意的药是
A. 生姜
B. 干姜
C. 炮姜
D. 炙甘草
E. 蜂蜜

13. 六合定中丸主治夏伤暑湿、宿食停滞,其除能和中消食,又能
A. 祛暑除湿
B. 清瘟解毒
C. 清热解毒
D. 益气生津

E. 解毒消肿

14. 越鞠丸既能理气解郁,又能
A. 宽中除满
B. 降气化痰
C. 疏肝和胃
D. 行气化湿
E. 宽中下气

15. 辛温有毒,搜剔走窜,常与全蝎相须为用的药是
A. 天麻
B. 钩藤
C. 羚羊角
D. 蜈蚣
E. 僵蚕

16. 某女,48岁。患子宫脱垂半年余,伴随体倦乏力、食少腹胀、便溏久泻。证属脾胃虚弱、中气下陷。宜选用的成药是
A. 十全大补丸
B. 四君子丸
C. 参苓白术散
D. 补中益气丸
E. 香砂六君丸

17. 下列不属于附子主治的是
A. 亡阳虚脱
B. 寒饮咳喘
C. 脾肾阳虚
D. 阳虚外感
E. 寒湿痹痛

18. 不属于郁金功效的是
A. 活血止痛
B. 凉血清心
C. 化痰止咳

D. 利胆退黄
E. 行气解郁

19. 味甘, 性平, 既能解毒明目退翳, 又能收湿止痒敛疮的是
A. 斑蝥
B. 马钱子
C. 炉甘石
D. 硼砂
E. 大蒜

20. 某男, 43 岁。患脾虚湿盛、痰浊内阻导致的眩晕、头痛、如蒙如裹、胸脘满闷, 宜选用的成药是
A. 复方鲜竹沥液
B. 半夏天麻丸
C. 二陈丸
D. 蛇胆川贝散
E. 橘贝半夏颗粒

21. 丹参的主治病证不包括
A. 月经不调, 痛经经闭
B. 湿热黄疸, 肝胆或泌尿系结石症
C. 疮疡肿痛
D. 心烦不眠
E. 胸痹心痛, 脘腹胁痛, 热痹疼痛

22. 保和丸除能消食、导滞外, 还能
A. 清热
B. 止痛
C. 和胃
D. 健脾
E. 利湿

23. 马应龙麝香痔疮膏既能清热燥湿、活血消肿, 又能
A. 去腐生肌

B. 凉血止血
C. 解毒止痛
D. 消肿散结
E. 化瘀排脓

24. 某女, 33 岁。患经闭痛经, 近日又见肠燥便秘。宜选用的药是
A. 桃仁
B. 红花
C. 郁李仁
D. 核桃仁
E. 砂仁

25. 防风通圣丸组方中, 与君臣药同用, 均能体现"发汗不伤正, 清下不伤里"的药物不包括
A. 当归
B. 白芍
C. 川芎
D. 炒白术
E. 桔梗

26. 某女, 27 岁。近日因感受暑湿而致发热头痛、腹痛腹泻、恶心呕吐、肠胃不适, 又因出差长期坐车导致晕车。宜选用的成药是
A. 午时茶颗粒
B. 荆防颗粒
C. 藿香正气水
D. 六合定中丸
E. 保济丸

27. 功能清热凉血止血、化瘀生肌定痛, 主治热灼血脉、瘀血阻络之出血的中成药是
A. 复方丹参片
B. 血府逐瘀口服液
C. 槐角丸
D. 致康胶囊

E. 丹七片

28. 下列为石菖蒲的功效的是
A. 开窍辟秽
B. 清热止痛
C. 化湿开胃
D. 消肿止痛
E. 行气活血

29. 木通的主治病证不包括
A. 湿热淋痛，水肿尿少
B. 湿热痹痛
C. 产后乳汁不通或乳少
D. 血热之崩漏、尿血、吐血、衄血
E. 心火上炎或下移小肠之口舌生疮、心烦尿赤

30. 患者，男，55岁。症见眼睛红肿痛痒、流泪，眼睑红烂。证属风火上扰。需外用点眼的中成药是
A. 黄连羊肝丸
B. 龙胆泻肝丸
C. 明目上清片
D. 马应龙八宝眼膏
E. 明目蒺藜丸

31. 儿茶不具有的功效是
A. 清热解毒
B. 活血止痛
C. 生肌止血
D. 清肺化痰
E. 收湿敛疮

32. 某男，21岁。高热3日，今已退热，但大便燥结，兼见口干咽燥。治当养阴生津、清热润燥。宜选用的中成药是
A. 舟车丸
B. 增液口服液
C. 当归龙荟丸
D. 九制大黄丸
E. 通便灵胶囊

33. 治疗肾阳虚所致的骨质疏松症宜选用
A. 仙灵骨葆胶囊
B. 强骨胶囊
C. 骨疏康胶囊
D. 舒筋活血片
E. 云南白药片

34. 关于雷丸的性能特点，叙述错误的是
A. 苦寒泄降，入胃经与大肠经
B. 兼泻下而利于虫体排出
C. 既善驱杀绦虫，又能驱杀蛔虫、蛲虫、钩虫等
D. 为治虫积腹痛，特别是绦虫病之佳品
E. 能消积，治小儿疳积

二、配伍选择题（共50题，每题1分。题目分为若干组，每组题目对应同一组备选项，备选项可重复选用，也可不选用。每题只有1个备选项最符合题意）

（35～36题共用备选答案）
A. 椿皮
B. 芡实
C. 海螵蛸
D. 金樱子
E. 赤石脂

35. 某女，36岁。症见久泻久痢、赤白带下，并伴有便血及疮癣作痒，治当清热燥湿、止血、收敛止带、止泻。宜选用的药是

36. 某女，37岁。症见久泻不止、白浊、带下，

并伴有遗尿尿频,治当补脾止泻、除湿止带、益肾固精。宜选用的药是

(37～39题共用备选答案)
A. 知母
B. 板蓝根
C. 栀子
D. 竹叶
E. 淡竹叶

37. 上清肺热而泻火,中清胃热而除烦渴,下滋肾阴而润燥滑肠、退虚热。功效为清热泻火、滋阴润燥的药物是

38. 既走气分,能清泻气分热,又走血分,能清泄血分热。功效为泻火除烦,清热利湿,凉血解毒,消肿止痛的药物是

39. 清心除烦力强,兼生津,热病心烦多用;又兼辛味,能凉散上焦风热,治风热表证及温病初期。功效为清热泻火,除烦,生津,利尿的药物是

(40～41题共用备选答案)
A. 透解郁热
B. 解郁安神
C. 舒肝清热
D. 和胃止痛
E. 消食和胃

40. 加味逍遥丸既能健脾养血,又能

41. 气滞胃痛颗粒既能疏肝理气,又能

(42～43题共用备选答案)
A. 瓜蒌
B. 款冬花
C. 芥子
D. 天竺黄
E. 白果

42. 某男,43岁。胸痹心痛,结胸痞满。宜选用的药是

43. 某女,37岁。痰热惊痫,中风痰迷,宜选用的药是

(44～45题共用备选答案)
A. 某女,35岁。脏腑蕴热,头痛目赤,口鼻生疮,热痢腹痛,湿热带下,疮疖肿痛
B. 某男,41岁。因热毒内盛、风火上攻导致头痛眩晕、目赤耳鸣、咽喉肿痛、口舌生疮、牙龈肿痛、大便燥结
C. 某男,52岁。因火毒血热导致身热烦躁、目赤口疮、咽喉及牙龈肿痛、大便秘结、吐血、衄血
D. 某女,36岁。因肝胆湿热导致头晕目赤、耳鸣耳聋、耳肿疼痛、胁痛口苦、尿赤涩痛、湿热带下
E. 某女,24岁。因胃肠积热导致头痛眩晕、目赤耳鸣、口燥咽干、大便燥结

44. 宜选用牛黄上清胶囊的是

45. 宜选用一清颗粒的是

(46～47题共用备选答案)
A. 桔梗
B. 半夏
C. 葶苈子
D. 紫苏子
E. 枇杷叶

46. 某女,24岁。因感冒未及时治疗导致病情加重,出现咳嗽痰多、咽痛音哑。宜选用的药是

47. 某男,37岁。因季节交替导致咳嗽,出现气逆喘急、胃热呕逆、烦热口渴。宜选用的药是

(48～49题共用备选答案)
A. 鼻咽清毒颗粒
B. 辛芩颗粒
C. 鼻炎康片
D. 千柏鼻炎片
E. 藿胆丸

48. 某男,39岁。因风热犯肺、内郁化火、凝滞气血导致鼻塞、鼻痒气热、流涕黄稠。宜选用的成药是

49. 某男,24岁。因风邪蕴肺导致慢性鼻炎。宜选用的成药是

(50～51题共用备选答案)
A. 颈复康颗粒
B. 痛风定胶囊
C. 小活络丸
D. 活血止痛散
E. 木瓜丸

50. 某女,53岁。常感头晕、颈项僵硬、肩背酸痛、手臂麻木。宜选用的成药是

51. 某男,77岁。肢体关节冷痛,屈伸不利,疼痛夜甚。宜选用的成药是

(52～53题共用备选答案)
A. 大蓟
B. 小蓟
C. 白及
D. 地榆
E. 槐花

52. 某男,33岁。前几日吃麻辣火锅不小心被烫伤,后又出现痔肿、便血的症状。治当凉血止血、解毒敛疮。宜选用的药是

53. 某女,22岁。前几日吃麻辣火锅与他人发生争吵,后出现目赤、痔血的症状。治当凉血止血、清肝泻火。宜选用的药是

(54～55题共用备选答案)
A. 正柴胡饮颗粒
B. 参苏丸
C. 银翘解毒颗粒
D. 桑菊感冒片
E. 九味羌活丸

54. 某男,23岁。流感初起,症见发热恶寒、无汗、头痛、喷嚏、鼻塞、四肢酸痛。宜选用的成药是

55. 某男,31岁。风热感冒初起,症见头痛,咳嗽,口干,咽痛。宜选用的成药是

(56～57题共用备选答案)
A. 天王补心丸
B. 人参归脾丸
C. 柏子养心丸
D. 枣仁安神液
E. 朱砂安神丸

56. 某女,46岁。常失眠多梦,并伴有胸中烦热、心悸不宁,诊断为心火亢盛、阴血不足证。宜选用的成药是

57. 某男，75岁。常失眠多梦，并伴有心悸健忘、大便干燥，诊断为心阴不足证。宜选用的成药是

（58～60题共用备选答案）
A. 银柴胡
B. 胡黄连
C. 白薇
D. 玄参
E. 地骨皮

58. 某男，45岁。症见阴虚发热，骨蒸劳热。宜选用的药是

59. 某女，27岁。症见产后血虚发热、咽喉肿痛。宜选用的药是

60. 某男，43岁。症见骨蒸潮热、湿热泻痢。宜选用的药是

（61～62题共用备选答案）
A. 砂仁
B. 阿胶
C. 当归
D. 杜仲
E. 黄芩

61. 某女，24岁。妊娠6个月，近期常感眩晕心悸，且口唇色白。宜选用的药是

62. 某女，35岁。妊娠5个月，近期常感腰膝酸痛，且筋骨无力。宜选用的药是

（63～64题共用备选答案）
A. 川楝子
B. 青皮
C. 香橼
D. 枳壳
E. 沉香

63. 既能治疗虫积腹痛，又能治疗胸胁、脘腹胀痛的药是

64. 既能治疗乳痈、乳癖，又能治疗胸胁、脘腹胀痛，食积气滞的药是

（65～66题共用备选答案）
A. 脑立清丸
B. 芎菊上清丸
C. 天麻钩藤颗粒
D. 川芎茶调散
E. 松龄血脉康胶囊

65. 某男，19岁。患头风头痛，症见恶寒、发热、鼻塞。宜选用的成药是

66. 某男，26岁。患头风头痛，症见恶风、身热、喉痛。宜选用的成药是

（67～68题共用备选答案）
A. 心可舒胶囊
B. 诺迪康胶囊
C. 益心舒胶囊
D. 冠心苏合滴丸
E. 丹七片

67. 某男，56岁。患气滞血瘀引起的胸闷、心悸、头晕、颈项疼痛。宜选用的成药是

68. 某男，47岁。患气阴两虚型胸痹，症见心绞痛、胸闷、心悸气短。宜选用的成药是

（69～70题共用备选答案）
A. 南沙参

B. 鳖甲
C. 北沙参
D. 龟甲
E. 麦冬

69. 既能治疗阴虚阳亢之头晕目眩，又能治疗血热崩漏的药是

70. 既能治疗阴虚阳亢之头晕目眩，又能治疗久疟疟母的药是

(71～73题共用备选答案)
A. 橘红丸
B. 止嗽定喘口服液
C. 清肺抑火丸
D. 礞石滚痰丸
E. 半夏天麻丸

71. 某男，16岁。咳嗽、痰黄黏稠、口干咽痛。诊断为痰热阻肺。宜选用的成药是

72. 某男，23岁。喘咳痰稠、大便秘结。诊断为痰火扰心。宜选用的成药是

73. 某男，47岁。咳嗽痰盛、喘促气逆、身热口渴。诊断为表寒里热。宜选用的成药是

(74～76题共用备选答案)
A. 活血破瘀，通经消癥
B. 舒肝理气，养血调经
C. 温经活血，散寒止痛
D. 健脾补肾，调经止带
E. 理气养血，暖宫调经

74. 某女，26岁。胸胁胀痛、经行量少。系气滞血虚所致，医生处以七制香附丸，是因其能

75. 某女，36岁。行经后错，行经小腹冷痛，经血紫黯、有血块，拒按。系寒凝血瘀导致，医师处以少腹逐瘀丸，是因其能

76. 某女，43岁。行经后错、有血块、经量少、小腹疼痛、经行小腹冷痛喜热、腰膝酸痛。系血虚气滞、下焦虚寒所致，医师开具艾附暖宫丸，是因其能

(77～79题共用备选答案)
A. 活血消肿
B. 健脾和胃
C. 缓急止痛
D. 止咳化痰
E. 消食止泻

77. 健脾康儿片除健脾养胃，还能

78. 解肌宁嗽丸除解表宣肺，还能

79. 小儿泻速停颗粒除能健脾止泻，还能

(80～81题共用备选答案)
A. 豨莶草
B. 萆薢
C. 防己
D. 穿山龙
E. 秦艽

80. 既能治疗风湿痹痛，又能治疗骨蒸潮热的药是

81. 既能治疗风湿痹痛，又能治疗高血压病的药是

(82～84题共用备选答案)
A. 清热利尿，补气健脾

B. 益肾活血，清热通淋
C. 清热利水，通淋排石
D. 清湿热，利小便
E. 温阳化气，利湿行水

B. 六神曲
C. 麦芽
D. 莱菔子
E. 鸡内金

82. 某男，62岁。患前列腺增生症，症见腰膝酸软、尿线细。医生开具癃闭舒胶囊治疗，因其功能是

83. 某男，54岁。患黄疸，症见身目发黄、小便不利。医生开具茵陈五苓丸治疗，因其功能是

84. 某男，57岁。患有水肿，症见小便不利、水肿腹胀。医师处以五苓散治疗，是因其能

三、综合分析选择题（共8题，每题1分。题目分为若干组，每组题目基于同一个临床情景、病例、实例或者案例的背景信息逐题展开。每题的备选项中，只有1个最符合题意）

（85～86题共用题干）
某男，66岁。近日因目赤肿痛，并见乏力、恶心就医。诊断为肝火上炎、湿热困脾。医师开具石决明、决明子、苍术、广藿香、佩兰代茶饮进行治疗。

85. 下列关于上述处方中佩兰的说法，正确的是
A. 辛、平，化湿、解暑
B. 辛、温，燥湿、健脾
C. 辛、微温，燥湿、行气
D. 辛、温，发表、解暑
E. 辛、温，化湿、消积

86. 患者又见消化不良、胆结石，宜加用的药是
A. 山楂

（87～90题共用题干）
某男，47岁。因头晕耳鸣、腰膝酸软、潮热盗汗就诊。

87. 该患者诊断为肾阴亏损，医师开具六味地黄丸进行治疗，因其功能为
A. 滋阴补肾
B. 滋阴降火
C. 补肾强腰
D. 补肾益精
E. 温肾化气

88. 六味地黄丸组方中，善清肝火、退虚热的药是
A. 熟地黄
B. 泽泻
C. 牡丹皮
D. 山药
E. 茯苓

89. 该患者因未及时服药治疗，导致又出现口干咽痛、小便短赤的症状。诊断为阴虚火旺。宜选用的成药是
A. 河车大造丸
B. 知柏地黄丸
C. 十全大补丸
D. 麦味地黄丸
E. 玉泉丸

90. 该患者又见咽干咳血的症状。诊断为肺肾阴亏。宜选用的成药是
A. 左归丸

B. 右归丸
C. 杞菊地黄丸
D. 麦味地黄丸
E. 青娥丸

(91~92题共用题干)

某女,29岁。因乳房处触摸有硬块而就医。诊断为痰热互结导致的乳痈,医师开具乳癖消胶囊(蒲公英、鹿角、昆布、海藻、天花粉、夏枯草、三七、鸡血藤、牡丹皮、赤芍、玄参、连翘、漏芦、红花、木香)。

91. 乳癖消胶囊的功能是
 A. 活血消痈、清热解毒
 B. 温阳化湿、消肿散结
 C. 散结消肿、化瘀止痛
 D. 疏风凉血、散结消肿
 E. 清热解毒、化瘀止痛

92. 该患者服药一段时间后又见骨关节肿大,遂去复诊。医师开具小金丸进行治疗,因小金丸的功能是
 A. 化痰、软坚、散结
 B. 温阳化湿、消肿散结
 C. 软坚散结、活血消痈
 D. 散结消肿、化瘀止痛
 E. 清热燥湿、活血消肿

四、多项选择题(共8题,每题1分。每题的备选项中,有2个或2个以上符合题意。错选、少选均不得分)

93. 固本益肠片中的君药是
 A. 党参
 B. 白术(炒)
 C. 黄芪
 D. 炮姜

E. 补骨脂

94. 平肝息风药的适用范围有
 A. 癫痫抽搐
 B. 肝风内动
 C. 瘰疬痰核
 D. 小儿惊风
 E. 破伤风

95. 养阴清肺膏的臣药有
 A. 地黄
 B. 麦冬
 C. 玄参
 D. 牡丹皮
 E. 薄荷

96. 南沙参的主治病证有
 A. 肺热燥咳
 B. 肠燥便秘
 C. 阴虚劳嗽
 D. 心阴虚、心火旺之心烦失眠
 E. 气阴不足,烦热口干

97. 龙眼肉的功效有
 A. 滋阴润燥
 B. 补益心脾
 C. 养血安神
 D. 柔肝止痛
 E. 养阴生津

98. 下列具有清热解毒功效的药物有
 A. 茜草
 B. 瞿麦
 C. 益母草
 D. 王不留行
 E. 虎杖

99. 二母宁嗽丸的功能有
A. 解表化饮
B. 清肺润燥
C. 化痰止咳
D. 降气定喘
E. 涤痰祛瘀

100. 冠心苏合滴丸的功能有
A. 理气
B. 宽胸
C. 止痛
D. 益气
E. 强心

临考决胜卷（五）

一、最佳选择题（共34题，每题1分。每题的备选项中，只有1个最符合题意）

1. 某女，25岁。既患血热衄血、热病烦渴，又患热淋涩痛。宜选用的药是
   A. 槐花
   B. 小蓟
   C. 血余炭
   D. 白茅根
   E. 蒲黄

2. 某女，21岁。患痤疮，症见颜面、胸背粉刺疙瘩，皮肤红赤发热，或伴脓头、硬结、酒齄鼻、鼻赤。证属湿热瘀阻。宜选择的成药是
   A. 栀子金花丸
   B. 复方鱼腥草片
   C. 生肌玉红膏
   D. 拔毒生肌散
   E. 当归苦参丸

3. 腰痹通胶囊主治血瘀气滞、脉络闭阻所致腰痛，除能祛风除湿、行气止痛外，还能
   A. 舒筋活络
   B. 补益肝肾
   C. 益气养血
   D. 通经络
   E. 活血化瘀

4. 功能为化痰止咳、宽中下气，用于痰气阻肺的成药是
   A. 橘贝半夏颗粒
   B. 礞石滚痰丸
   C. 清气化痰丸
   D. 复方鲜竹沥液
   E. 二陈丸

5. 某男，26岁。患脱肛2个月余，2天前又患感冒发热、寒热往来。宜选用的药是
   A. 柴胡
   B. 葛根
   C. 藁本
   D. 桂枝
   E. 羌活

6. 某男，44岁。咳痰黏稠、色黄带血，医师在方中选用青黛配海蛤壳，该配伍的功效是
   A. 清肺火、化痰、定惊
   B. 清肺火、化痰、软坚
   C. 清肺火、化痰、凉血
   D. 清肝火、化痰、定惊
   E. 清肝火、化痰、凉血

7. 某男，32岁。素患痈疽疔疮，咽喉肿痛。近日又患痧胀腹痛吐泻。宜选用的药是
   A. 大蒜
   B. 蟾酥
   C. 麝香
   D. 蝉蜕
   E. 僵蚕

8. 味苦、辛，性微温，既能治疮痈肿毒，又能治水瘀互结之水肿腹水的药是
   A. 刘寄奴
   B. 月季花
   C. 益母草
   D. 王不留行
   E. 泽兰

9. 荜茇除能温中散寒,还能
   A. 杀虫止痒
   B. 温肺化饮
   C. 下气止痛
   D. 活血通经
   E. 祛风除湿

10. 发表、透疹、消疮宜生用,止血须炒炭用的药是
    A. 菊花
    B. 牛蒡子
    C. 葛根
    D. 荆芥
    E. 蔓荆子

11. 具有活血化瘀、化痰通络、行气止痛的功效,用于痰瘀阻络之中风恢复期和后遗症的成药是
    A. 九气拈痛丸
    B. 参松养心胶囊
    C. 抗栓再造丸
    D. 天丹通络胶囊
    E. 华佗再造丸

12. 某男,5岁。症见食少、便秘、脘腹胀满、面黄肌瘦,医师处以小儿消食片治疗。其功能不包括
    A. 健脾
    B. 化滞
    C. 驱虫
    D. 消食
    E. 和胃

13. 某女,32岁。近日见热结便秘,水肿胀满,宜选用的药是
    A. 番泻叶
    B. 芒硝
    C. 龙胆
    D. 火麻仁
    E. 甘遂

14. 某男,23岁。平时喜食油腻肉食,身体肥胖,近日又患疝气偏坠疼痛。宜选择的药是
    A. 六神曲
    B. 稻芽
    C. 山楂
    D. 莱菔子
    E. 鸡内金

15. 既能散风活血,又能舒筋止痛的成药是
    A. 脑立清丸
    B. 松龄血脉康胶囊
    C. 天麻钩藤颗粒
    D. 强力天麻杜仲丸
    E. 芎菊上清丸

16. 某女,36岁。感冒3天,未服药,不见好转,遂去医疗机构就诊,症见高热伴咳嗽,经诊断证属外感热病、热毒壅盛。医师予以新雪颗粒治疗。新雪颗粒具有的功能是
    A. 解毒消肿
    B. 消肿止痛
    C. 泻火通便
    D. 清肝利肺
    E. 清热解毒

17. 斑蝥辛,热。有大毒。内服剂量为
    A. 0.1～0.5g
    B. 0.3～0.6g
    C. 0.015～0.03g
    D. 0.03～0.06g
    E. 1～3g

18. 某女,58岁。素患血虚所致肢麻身痛、风

湿痹痛，近日又见失眠多梦。宜选用的药是
A. 大血藤
B. 鸡血藤
C. 络石藤
D. 雷公藤
E. 首乌藤

19. 某男，23岁。近日因工作烦劳郁怒，导致心神不安、胸中烦热、惊悸不眠、口疮，证属心火亢盛，治宜清心镇惊、安神、解毒。应选择的药是
A. 酸枣仁
B. 柏子仁
C. 磁石
D. 琥珀
E. 朱砂

20. 具有活血祛瘀、行气止痛功效的成药是
A. 通心络胶囊
B. 诺迪康胶囊
C. 消栓胶囊
D. 麝香保心丸
E. 血府逐瘀口服液

21. 某女，26岁。近日由于学习劳累，致使头眩心悸，失眠健忘。证属阴虚血少，治宜滋阴养血、宁心安神。宜选用的成药是
A. 枣仁安神液
B. 柏子养心丸
C. 天王补心丸
D. 养血安神片
E. 解郁安神颗粒

22. 六味安消散既能消积导滞，又能
A. 健脾消食
B. 清利湿热
C. 活血止痛
D. 顺气降逆
E. 通络止痛

23. 某女，35岁。患胃痛，症见脘痛吐酸、胸腹胀满，医师诊断为寒凝气滞所致。应选用的成药是
A. 良附丸
B. 香砂平胃丸
C. 小建中合剂
D. 理中丸
E. 四逆汤

24. 下列药物中，大量服用可致呃逆、眩晕、呕吐等不良反应的是
A. 淡豆豉
B. 使君子
C. 川楝子
D. 鹤草芽
E. 榧子

25. 某男，61岁。患腰膝酸痛，筋骨无力，淋证。治当补肝肾、强筋骨、利尿通淋。应选择的药是
A. 鸡血藤
B. 益母草
C. 牛膝
D. 王不留行
E. 桃仁

26. 治肝胆火旺、大便秘结的成药是
A. 清热解毒口服液
B. 芩连片
C. 一清胶囊
D. 当归龙荟丸
E. 黄连上清丸

27. 某男，25岁。患甲型H1N1流感，症见高热不退、烦躁不安、咽喉肿痛、舌质红绛、苔黄、脉数。证属外感风热时毒，火毒内盛。医师予清开灵口服液。该成药除清热解毒外，还能
A. 解郁安神
B. 止痉安神
C. 化痰安神
D. 养心安神
E. 镇静安神

28. 某女，27岁。既患热病心烦、郁闷、躁扰不宁，又患热毒疮疡、牙龈出血。宜选用的药是
A. 石膏
B. 知母
C. 生地黄
D. 玄参
E. 栀子

29. 某男，31岁。素患痰饮喘咳，近日又患食积、便秘腹胀。宜选用的药是
A. 苍术
B. 草果
C. 佩兰
D. 砂仁
E. 厚朴

30. 某男，56岁。近期头胀头痛、头晕目眩。证属肝经有热、肝阳上亢，治当息风止痉、清热平肝。宜选用的药是
A. 蜈蚣
B. 全蝎
C. 钩藤
D. 石决明
E. 蒺藜

31. 某男，27岁。目赤肿痛1天，症见目赤肿痛、视物昏暗、羞明流泪、胬肉攀睛。证属肝火旺盛，治宜泻肝明目，宜选用的成药是
A. 明目上清丸
B. 障眼明片
C. 明目地黄丸
D. 石斛夜光丸
E. 黄连羊肝丸

32. 某女，56岁。患腹泻，症见腹痛绵绵、大便清稀、食少腹胀、腰酸乏力、形寒肢冷、舌淡苔白、脉虚，证属脾肾阳虚。宜选用的成药是
A. 香连化滞丸
B. 香连丸
C. 葛根芩连丸
D. 固本益肠片
E. 四神丸

33. 某女，37岁。既往患有缺铁性贫血，症见面色萎黄或㿠白、食少纳呆、脘腹胀闷、大便不调、倦怠乏力、舌胖色淡、苔薄白、脉细弱。证属气血两虚，治当健脾和胃、养血安神。宜选用的成药是
A. 人参归脾丸
B. 人参养荣丸
C. 八珍颗粒
D. 健脾生血颗粒
E. 十全大补丸

34. 能清肝热，善治肝郁血虚、肝脾不和的常用成药是
A. 逍遥丸
B. 加味逍遥丸
C. 左金丸
D. 玉屏风颗粒
E. 小柴胡颗粒

二、配伍选择题（共50题，每题1分。题目分为若干组，每组题目对应同一组备选项，备选项可重复选用，也可不选用。每题只有1个备选项最符合题意）

（35～36题共用备选答案）

A. 麻黄
B. 防风
C. 白芷
D. 生姜
E. 细辛

35. 某女，42岁。素患寒湿带下，近日不慎感受风寒。宜选用的药是

36. 某男，63岁。素患寒痰停饮，气逆咳喘，近日又患阳虚外感。宜选用的药是

（37～39题共用备选答案）

A. 薏苡仁
B. 泽泻
C. 地肤子
D. 木通
E. 石韦

37. 能清肺止咳的药是

38. 能通经下乳的药是

39. 能祛风止痒的药是

（40～42题共用备选答案）

A. 消痰利咽
B. 通利关节
C. 燥湿止带
D. 凉血利咽
E. 泻火平肝

40. 射干除清热解毒，还能

41. 野菊花除清热解毒，还能

42. 板蓝根除清热解毒，还能

（43～45题共用备选答案）

A. 豆蔻
B. 西洋参
C. 山药
D. 肉豆蔻
E. 紫河车

43. 某男，52岁。正值夏季，患热病气阴两伤之虚热烦倦，治当补气养阴、清热生津。宜选用的药是

44. 某女，37岁。为高龄产妇，平时气血不足。产后出现少乳、面色萎黄、食少气短，证属气血两虚，治当温肾补精、益气养血。宜选用的药是

45. 某女，66岁。脾胃虚寒，久泻不止，脘腹胀痛，治当涩肠止泻、温中行气。宜选用的药是

（46～47题共用备选答案）

A. 祛风明目
B. 散风止痒
C. 清肝明目
D. 软坚散结
E. 凉血止血

46. 石决明的功效为

47. 牡蛎的功效为

(48～50题共用备选答案)
A. 清肺降火
B. 润肠通便
C. 凉血解毒
D. 明目退翳
E. 生津利尿

48. 竹叶味甘、辛、淡，性寒；归心、胃、小肠经。除清热除烦，还能

49. 决明子味甘、苦、咸，性微寒；归肝、大肠经。除清热明目，还能

50. 地骨皮味甘，性寒；归肺、肝、肾经。除凉血除蒸，还能

(51～52题共用备选答案)
A. 疟疾
B. 虚寒便秘
C. 水肿鼓胀
D. 泻痢不止
E. 湿热黄疸

51. 轻粉的主治病证是

52. 硫黄的主治病证是

(53～54题共用备选答案)
A. 梅花
B. 香橼
C. 沉香
D. 玫瑰花
E. 木香

53. 某男，68岁。久患虚喘，动则加重，畏寒肢冷，近日因饮食生冷致胃寒呕吐、脘腹胀闷作痛。经医师诊断证属寒凝气滞。宜选用的药是

54. 某女，24岁。近3个月出现乳房胀痛，情志不宁，月经错后，经来量小，色紫黑有块，经医师诊断证属肝郁血瘀所致的月经不调、乳房胀痛。宜选用的药是

(55～57题共用备选答案)
A. 清热泻火，散风止痛
B. 利尿通便
C. 行气逐水
D. 清热疏风，利咽解毒
E. 清热解毒，消肿止痛

55. 芩连片的功效为

56. 舟车丸的功效为

57. 牛黄上清胶囊的功效为

(58～59题共用备选答案)
A. 珠黄散
B. 清咽滴丸
C. 口腔溃疡散
D. 千柏鼻炎片
E. 藿胆丸

58. 某女，33岁。口舌生疮4天，症见、黏膜破溃、红肿灼痛。证属火热内蕴，治当清热、消肿、止痛。宜选用的成药是

59. 某男，27岁。患急性咽炎2日，症见咽痛，咽干，口渴，微恶风，发热，咽部红肿，舌边尖红、苔薄白，脉浮数。证属外感风热，治当疏风清热、解毒利咽。宜选用的成药是

(60～61题共用备选答案)
A. 人参归脾丸
B. 桂附地黄丸
C. 济生肾气丸
D. 八珍丸
E. 十全大补丸

60. 某男，27岁。因患慢性肾炎前来就诊。数月来出现水肿、腰膝酸重、小便不利、痰饮咳喘。证属肾阳不足、水湿内停。宜选用的成药是

61. 某女，32岁。因患失眠前来就诊。近半年心悸、怔忡、失眠健忘、食少体倦、面色萎黄，又患便血、崩漏、带下。证属心脾两虚、气血不足。治当益气补血、健脾养心。宜选用的成药是

(62～63题共用备选答案)
A. 清热解毒
B. 解表清热
C. 宣肺止咳
D. 益气解表
E. 宣肺泄热

62. 银翘解毒丸既能疏风解表，又能

63. 连花清瘟胶囊既能清瘟解毒，又能

(64～65题共用备选答案)
A. 独活寄生合剂
B. 四妙丸
C. 八正合剂
D. 五苓散
E. 排石颗粒

64. 某男，47岁。患痛风，症见足膝红肿、筋骨疼痛。证属湿热下注。宜选用的成药是

65. 某男，34岁。患泌尿系结石，症见腰腹疼痛、排尿不畅，伴有血尿。宜选用的成药是

(66～68题共用备选答案)
A. 暖宫调经
B. 祛瘀生新
C. 活血调经
D. 养血调经
E. 健脾补肾

66. 艾附暖宫丸除理气养血，还可

67. 安坤颗粒除滋阴清热，还可

68. 千金止带丸除调经止带，还能

(69～70题共用备选答案)
A. 燥湿化痰，消痞散结
B. 消痰行水，降气止呕
C. 温肺祛痰，利气散结
D. 软坚散结，清热解毒
E. 泻肺平喘，行水消肿

69. 葶苈大枣泻肺汤是汉代张仲景治疗肺痈、喘不得卧的经典名方，其中含有葶苈子，其功效为

70. 旋覆代赭汤是汉代张仲景治疗心下痞硬、噫气不除的经典名方，其中含有旋覆花，其功效为

(71～73题共用备选答案)
A. 散结消肿
B. 祛腐生肌
C. 消肿止痛

D. 祛风止痒
E. 化痰散结

71. 如意金黄散除清热解毒, 还能

72. 消银颗粒除养血润肤、清热凉血, 还能

73. 内消瘰疬丸除软坚, 还能

(74～76题共用备选答案)
A. 解表散寒, 宣肺止咳
B. 健脾祛湿, 化痰息风
C. 止咳化痰, 降气平喘
D. 养阴润燥, 清肺利咽
E. 清热润肺, 化痰止咳

74. 通宣理肺丸的功能是

75. 桂龙咳喘宁胶囊的功能是

76. 蜜炼川贝枇杷膏的功能是

(77～78题共用备选答案)
A. 滋肾补阴
B. 滋肾养肺
C. 补肾益精
D. 补养气血
E. 滋肾养肝

77. 麦味地黄丸的功能为

78. 五子衍宗丸的功能为

(79～81题共用备选答案)
A. 白术
B. 大枣
C. 刺五加
D. 女贞子
E. 菟丝子

79. 某女, 28岁。妊娠2个月, 胎动不安, 证属脾虚气弱。宜选用的药是

80. 某女, 52岁。患脏躁半年, 证属血虚。宜选用的药是

81. 某女, 43岁。妊娠一个半月, 胎动不安, 腰膝酸软, 证属肾虚。宜选用的药是

(82～84题共用备选答案)
A. 小儿咽扁颗粒
B. 一捻金
C. 健儿消食口服液
D. 小儿泻速停颗粒
E. 肥儿丸

82. 某男, 7岁。患慢性腹泻, 症见大便稀薄如水样、纳差、腹痛, 证属湿热蕴结大肠。宜选用的成药是

83. 某男, 7岁。患小儿消化不良, 虫积腹痛, 面黄肌瘦, 食少腹胀泄泻。宜选用的成药是

84. 某男, 6岁。患饮食不节损伤脾胃引起的纳呆食少, 脘胀腹满, 手足心热, 自汗乏力, 大便不调。宜选用的成药是

三、综合分析选择题（共8题, 每题1分。题目分为若干组, 每组题目基于同一个临床情景、病例、实例或者案例的背景信息逐题展开。每题的备选项中, 只有1个最符合题意)

(85～87题共用题干)
某女, 53岁。患有风寒湿痹多年, 症见关节

疼痛、肿胀、屈伸不利、局部恶风寒、肢体麻木、腰膝酸软。治当祛风散寒,除湿通络。医师处方:川乌、草乌、白芷、海风藤、威灵仙、木瓜、鸡血藤、川芎、当归、人参、狗脊、牛膝。

85. 方中选用木瓜,是因为其除能化湿和胃,还能

A. 祛风通络
B. 祛风散寒
C. 活血通络
D. 利水消肿
E. 舒筋活络

86. 方中选用海风藤,其具有的作用是

A. 祛风湿,通经络,兼活血
B. 祛风湿,通经络,利水
C. 祛风湿,利水消肿
D. 祛风湿,通经络,和胃
E. 祛风湿,通经络,凉血

87. 方中既能补肝肾、强腰膝,又能祛风湿的药是

A. 威灵仙
B. 狗脊
C. 牛膝
D. 川乌
E. 草乌

(88～90题共用题干)

某男,37岁。春节期间突患急性胆囊炎,症见胁痛,口苦,舌红苔黄。证属肝胆湿热,医师依据其要求,给其处以方便服用的消炎利胆颗粒。

88. 医师处以消炎利胆颗粒,因其功能是

A. 清热,活血,利胆

B. 清热,行气,利胆
C. 凉血,清热,利胆
D. 清热,祛湿,利胆
E. 凉血,解毒,利胆

89. 服用1周后,胁痛减轻,口苦不减。前日天气突然升温,又引发急性支气管炎,症见发热、恶寒、胸膈满闷、咳嗽咽痛。证属风热咳嗽。据此医师除给其处以消炎利胆颗粒,又增加了急支糖浆,并嘱其服用方法。急支糖浆除能清热化痰,又能

A. 宣肺止咳
B. 燥湿止咳
C. 理气止咳
D. 润肺止咳
E. 敛肺止咳

90. 药师在发药时询问患者是否患有心脏病和高血压,若是,则需慎服急支糖浆。因为急支糖浆内含

A. 紫菀
B. 麻黄
C. 四季青
D. 鱼腥草
E. 金荞麦

(91～92题共用题干)

患者,女,47岁。素体虚弱,常自感疲惫。夜晚外出回家后开始咳嗽。自行服药后不见好转,遂入院就诊。症见恶寒发热、头痛鼻塞、咳嗽痰多、乏力气短。医师诊断为身体虚弱,感受风寒所致的感冒。医师选用参苏丸为其治疗。

91. 参苏丸中,有一药物苦泄辛散,微寒能清,善宣散风热、降气祛痰的是

A. 半夏

B. 葛根
C. 前胡
D. 桔梗
E. 陈皮

92. 医师选择参苏丸，因其能
A. 发汗解表，祛风散寒
B. 益气解表，疏风散寒
C. 疏风解表，散寒除湿
D. 发散风寒，解热止痛
E. 解表化湿，理气和中

四、多项选择题（共8题，每题1分。每题的备选项中，有2个或2个以上符合题意。错选、少选均不得分）

93. 丹参素有"一味丹参散，功同四物汤"之说。其具有的功效是
A. 清心除烦
B. 凉血消痈
C. 化痰止咳
D. 活血通经
E. 祛瘀止痛

94. 京大戟和红大戟共同的功效是
A. 泻水逐饮
B. 泻下冷积
C. 消肿散结
D. 活血化瘀
E. 祛痰利咽

95. 某男，4岁。症见腹部膨大，口渴消瘦，毛发枯燥，医师诊断为小儿疳热，治疗宜选择的药物有
A. 蒲公英
B. 山豆根
C. 地骨皮
D. 胡黄连
E. 银柴胡

96. 下列属于化瘀止血药的是
A. 三七片
B. 槐角丸
C. 止血定痛片
D. 固本益肠片
E. 四神丸

97. 下列具有明目功效的药有
A. 枸杞子
B. 女贞子
C. 黄精
D. 哈蟆油
E. 楮实子

98. 六合定中丸的功能有
A. 补气
B. 祛暑
C. 除湿
D. 和中
E. 消食

99. 具有降血压功效的药有
A. 豨莶草
B. 五加皮
C. 青风藤
D. 千年健
E. 臭梧桐

100. 舒筋活血片的服药注意事项有
A. 孕妇禁用
B. 月经期妇女慎服
C. 含有香加皮，不宜过量、持久服用
D. 禁与含强心苷类的西药同用
E. 含有马钱子

临考决胜卷（六）

一、最佳选择题（共34题，每题1分。每题的备选项中，只有1个最符合题意）

1. 络石藤味苦，性微寒；归心、肝、肾经。除治疗风湿痹痛、筋脉拘挛，还可用于
   A. 湿热黄疸
   B. 脚气浮肿
   C. 喉痹，痈肿
   D. 高血压
   E. 小儿行迟

2. 某男，28岁。近日咳嗽频作，咳痰黄稠，又见心烦失眠，证属痰热咳嗽、胆火挟痰，治当清热化痰、除烦。宜选择的药是
   A. 川贝母
   B. 瓜蒌
   C. 桔梗
   D. 竹茹
   E. 蛤壳

3. 具有益精血、解毒、截疟、润肠通便功效的药是
   A. 当归
   B. 白芍
   C. 何首乌
   D. 熟地黄
   E. 阿胶

4. 关于防风的性能特点，叙述错误的是
   A. 入膀胱、脾经，散外风、胜湿邪而发表止痛
   B. 入肝经，祛内风而止痉
   C. 治风通用药，散外风、息内风皆宜
   D. 治风寒、风热及表证夹湿皆可，风寒湿三邪客体用之最宜
   E. 善治太阳经头痛（后脑疼痛）及颈项痛

5. 某男，35岁。有慢性胃炎史，近日症状加重，出现脘腹冷痛、呕吐泄泻、手足不温等症。中医辨证属于脾胃虚寒。宜选用的成药是
   A. 理中丸
   B. 良附丸
   C. 四逆汤
   D. 香砂平胃丸
   E. 附子理中丸

6. 可用于风寒湿闭阻，肝肾两亏，气血不足所致痹病的成药是
   A. 天麻丸
   B. 尪痹颗粒
   C. 独活寄生合剂
   D. 四妙丸
   E. 风湿骨痛丸

7. 某男，27岁。常感心烦，小便时灼热疼痛，伴有失眠、口疮等症状。宜选用的药是
   A. 连钱草
   B. 石韦
   C. 海金沙
   D. 茵陈
   E. 灯心草

8. 番泻叶入汤剂宜后下，其煎汤或开水泡服的用量是
   A. 2～6g
   B. 3～9g
   C. 10～15g
   D. 15～20g

E. 20～30g

9. 某女,53岁。咳喘多年,近日又见脘腹胀满。宜选用的药是
A. 麦芽
B. 六神曲
C. 山楂
D. 鸡内金
E. 莱菔子

10. 某女,36岁。患小便不利、血淋,应选用的药是
A. 槐花
B. 鸡冠花
C. 仙鹤草
D. 紫珠叶
E. 血余炭

11. 既化湿行气,又温中止呕的药是
A. 草果
B. 草豆蔻
C. 豆蔻
D. 广藿香
E. 肉豆蔻

12. 具有温阳化湿、消肿散结功效,用于脾肾阳虚、痰瘀互结所致的阴疽、瘰疬未溃、寒湿痹痛的成药是
A. 小金丸
B. 内消瘰疬丸
C. 阳和解凝膏
D. 乳癖消胶囊
E. 京万红软膏

13. 某男,64岁。患老年习惯性便秘。证属热结便秘,医师处以通便灵胶囊,因该成药除能润肠通便外,又能
A. 燥湿利水
B. 泻热导滞
C. 健脾利湿
D. 清肠疗痔
E. 凉血利湿

14. 某男,32岁。因火毒血热导致身热烦躁,目赤口疮,咽喉及牙龈肿痛,大便秘结,衄血、痔血。宜选用的成药是
A. 黄连上清片
B. 龙胆泻肝丸
C. 导赤丸
D. 一清颗粒
E. 芩连片

15. 珍珠是常用安神药,其不具有的功效是
A. 安神定惊
B. 明目消翳
C. 解毒生肌
D. 润肤祛斑
E. 平肝潜阳

16. 补火助阳,治肾阳虚衰、亡阳虚脱的药是
A. 附子
B. 丁香
C. 细辛
D. 小茴香
E. 吴茱萸

17. 某医师治疗虚烦、心悸失眠时常选用莲子,因其除能补脾止泻,又能
A. 补益肝肾,收敛固脱
B. 养心安神,益肾涩精
C. 固精缩尿,补肾助阳
D. 收敛固涩,益气生津
E. 制酸止痛,收湿敛疮

18. 某女,46岁。咳嗽7天,加重3天。症见咳嗽痰多、痰黄稠黏、胸腹满闷,经医师辨证为痰热阻肺。宜选用的成药是
A. 礞石滚痰丸
B. 二陈丸
C. 半夏天麻丸
D. 橘贝半夏颗粒
E. 清气化痰丸

19. 功能为清热解毒,镇惊开窍,用于热病,邪入心包,高热惊厥,神昏谵语的开窍剂是
A. 安宫牛黄丸
B. 紫雪散
C. 清开灵口服液
D. 万氏牛黄清心丸
E. 苏合香丸

20. 四神丸既能涩肠止泻,又能
A. 益气固表
B. 温肾散寒
C. 固肾涩精
D. 健脾温肾
E. 补肾缩尿

21. 常与枳实配伍,治脾虚气滞夹积、夹湿的药是
A. 厚朴
B. 白术
C. 大黄
D. 甘草
E. 豆蔻

22. 轻粉不具有的功效是
A. 杀虫
B. 截疟
C. 通便
D. 消积
E. 敛疮

23. 具有疏肝解郁、安神定志功能,用于情志不畅、肝郁气滞所致失眠的成药是
A. 安脑丸
B. 百乐眠胶囊
C. 解郁安神颗粒
D. 清眩丸
E. 半夏天麻丸

24. 某女,32岁。近1年月经周期紊乱,症见郁闷不舒、胸胁胀痛、头晕目眩、食欲减退。证属肝郁脾虚。宜选用的成药是
A. 逍遥颗粒
B. 加味逍遥丸
C. 朱砂安神丸
D. 枣仁安神液
E. 养血安神丸

25. 芪苈强心胶囊除益气温阳外,还能
A. 理气止痛
B. 消肿止痛
C. 利水消肿
D. 活血化瘀
E. 通脉止痛

26. 某女,正值哺乳期,患胸胁不舒、乳闭不通及目赤翳障。证属肝气郁结,风热上犯。宜选用的药是
A. 赭石
B. 蒺藜
C. 牡蛎
D. 罗布麻叶
E. 钩藤

27. 既为开窍醒神之良药,治闭证神昏无论寒热皆宜,又为活血通经、止痛之佳品的中药是

A. 石菖蒲
B. 安息香
C. 麝香
D. 冰片
E. 苏合香

28. 某男，56岁。素患慢性支气管炎。今年冬季又感风寒，出现恶寒发热、无汗、喘咳痰稀。最适宜的成药是
A. 二陈丸
B. 橘贝半夏颗粒
C. 二母宁嗽丸
D. 止嗽定喘口服液
E. 小青龙胶囊

29. 某女，21岁。近日患消化不良。症见食欲缺乏、嗳气吞酸、腹胀泄泻。证属脾胃虚弱、中气不和。宜选用的成药是
A. 保和丸
B. 六味安消散
C. 枳实导滞丸
D. 四磨汤口服液
E. 开胃健脾丸

30. 既善杀虫消积，又能行气利水的药是
A. 槟榔
B. 贯众
C. 苦楝皮
D. 使君子
E. 南瓜子

31. 通乳颗粒除通络下乳，还能
A. 清热解毒
B. 行气破瘀
C. 益气养血
D. 疏肝养血
E. 清热除湿

32. 某男，8岁。患急性扁桃体炎，证属肺卫热盛。医师选用小儿咽扁颗粒治疗，其功能是
A. 清热利咽，解毒止痛
B. 解表清热，宣肺化痰
C. 解表宣肺，止咳化痰
D. 清热解毒，活血消肿
E. 宣肺清热，止咳祛痰

33. 某男，66岁。症见肢体浮肿、恶心呕吐、腰膝酸软、少气乏力、面色萎黄，证属脾肾亏损、湿浊内停、瘀血阻滞。宜选用的成药是
A. 双黄连口服液
B. 葛根芩连丸
C. 防风通圣丸
D. 通便宁片
E. 尿毒清颗粒

34. 某男，26岁。近日常觉双眼发烫、畏光、眼眵多，医师诊断为上焦火盛导致的暴发火眼。宜选用的成药是
A. 明目地黄丸
B. 马应龙八宝眼膏
C. 黄连羊肝丸
D. 明目蒺藜丸
E. 杞菊地黄丸

二、配伍选择题（共50题，每题1分。题目分为若干组，每组题目对应同一组备选项，备选项可重复选用，也可不选用。每题只有1个备选项最符合题意）

（35～36题共用备选答案）
A. 健脾除湿
B. 利湿退黄
C. 化瘀利尿
D. 利湿通淋
E. 燥湿杀虫

35. 半枝莲除清热解毒,又能

36. 白花蛇舌草除清热解毒,又能

(37～38题共用备选答案)
A. 玫瑰花
B. 佛手
C. 甘松
D. 青皮
E. 陈皮

37. 某女,65岁。近日出现脘腹胀满、食少吐泻的症状,经医师诊断证属脾胃气滞。宜选用的药是

38. 某女,38岁。近半年出现乳房胀痛有结块,胸胁、疝气痛伴有食积脘腹胀痛,经医师诊断证属肝气郁滞。宜选用的药是

(39～40题共用备选答案)
A. 参苏丸
B. 荆防颗粒
C. 正柴胡饮颗粒
D. 双黄连口服液
E. 桑菊感冒片

39. 某女,25岁。患感冒,症见发热、咳嗽、咽痛。宜选用的成药是

40. 某男,27岁。患风热感冒初起,症见头痛、咳嗽、口干、咽痛。宜选用的成药是

(41～42题共用备选答案)
A. 健脾养心
B. 燥湿化痰
C. 疏肝和胃
D. 益气健脾

E. 温补气血

41. 六君子丸既能补脾益气,又能

42. 香砂六君丸既能和胃,又能

(43～44题共用备选答案)
A. 十全大补丸
B. 人参归脾丸
C. 八珍颗粒
D. 益血生片
E. 玉泉丸

43. 某女,44岁。面色无华,眩晕气短,体倦乏力,腰膝酸软。医师诊断为脾肾两亏、精血不足所致。宜选用的成药是

44. 某女,23岁。因患月经不调前来就诊。症见数月来月经量多,气短心悸,头晕自汗,体倦乏力,面色苍白,四肢不温,证属气血两虚。治当温补气血。宜选用的成药是

(45～46题共用备选答案)
A. 青风藤
B. 臭梧桐
C. 雷公藤
D. 防己
E. 五加皮

45. 性寒,善治风湿热痹、脚气浮肿的药是

46. 性温,善治肝肾不足、腰膝酸软的药是

(47～48题共用备选答案)
A. 明目
B. 退黄
C. 止血

D. 止痛
E. 下乳

47. 金钱草除利尿通淋，还具有的功效是

48. 海金沙除清利湿热，还具有的功效是

（49～50题共用备选答案）
A. 清热解毒口服液
B. 导赤丸
C. 龙胆泻肝丸
D. 黄连上清片
E. 牛黄至宝丸

49. 某女，34岁。因胃肠积热导致头痛眩晕，目赤耳鸣，口燥咽干，大便燥结。治当清热解毒，泻火通便。宜选用的成药是

50. 某男，43岁。因风热上攻、肺胃热盛导致的头晕目眩，暴发火眼，牙齿疼痛，口舌生疮，咽喉肿痛，耳痛耳鸣，大便秘结，小便短赤。治当散风清热，泻火止痛。宜选用的成药是

（51～52题共用备选答案）
A. 龟甲
B. 绞股蓝
C. 刺五加
D. 红景天
E. 石斛

51. 某男，82岁。久患脾虚乏力，肾虚腰膝酸软，心悸气短，失眠多梦，治当益气健脾、补肾安神。宜选用的药是

52. 某男，76岁。既患阴虚阳亢之头晕目眩，热病伤阴之虚风内动，又伴有阴血不足之心悸、失眠、健忘，治当滋阴潜阳、养血补心。宜选用的药是

（53～54题共用备选答案）
A. 益心舒胶囊
B. 天丹通络胶囊
C. 参松养心胶囊
D. 冠心苏合滴丸
E. 稳心颗粒

53. 某男，47岁。患胸痹，症见胸闷、心前区疼痛，证属寒凝气滞、心脉不通。宜选用的成药是

54. 某女，77岁。中风2年，症见半身不遂、偏身麻木、口眼歪斜、语言謇涩，证属风痰瘀血痹阻脉络所致的中风中经络。宜选用的成药是

（55～56题共用备选答案）
A. 益气养阴，健脾补肾，清解余毒
B. 清热利尿，补气健脾
C. 清热解毒，凉血通淋
D. 温阳化气，利湿行水
E. 清热，利尿，通淋

55. 肾炎四味片的功能是

56. 肾炎康复片的功能是

（57～58题共用备选答案）
A. 湿热黄疸
B. 经闭痛经
C. 气虚便血
D. 血热尿血
E. 虚寒便血

57. 小蓟的主治病证是

58. 蒲黄的主治病证是

(59～61题共用备选答案)
A. 山慈菇
B. 马齿苋
C. 秦皮
D. 龙胆
E. 鱼腥草

59. 既患热毒血痢，又患血热崩漏下血。宜选用的药是

60. 既患肺痈咳吐脓血，又患热淋涩痛。宜选用的药是

61. 既患痈肿疔毒，又被蛇虫咬伤。宜选用的药是

(62～63题共用备选答案)
A. 清热化痰，敛肺止咳
B. 清肺润燥，化痰止咳
C. 益气补肺，止嗽定喘
D. 滋阴清肺，止咳平喘
E. 补肾纳气，涩精止遗

62. 七味都气丸的功能是

63. 人参保肺丸的功能是

(64～65题共用备选答案)
A. 风湿骨痛胶囊
B. 小活络丸
C. 天麻丸
D. 尪痹颗粒
E. 附桂骨痛片

64. 某男，76岁。患痹病30年，症见肢体关节疼痛，或冷痛，或刺痛，或疼痛夜甚，关节屈伸不利，麻木拘挛。证属风寒湿邪闭阻，痰瘀阻络。宜选用的成药是

65. 某男，63岁。患类风湿关节炎20年，症见肌肉，关节疼痛，局部肿大，僵硬畸形，屈伸不利，腰膝酸软，畏寒乏力。证属肝肾不足，风湿阻络。宜选用的成药是

(66～67题共用备选答案)
A. 痰湿凝滞所致的瘰疬
B. 热毒蕴结肌肤所致的疮疡
C. 痰热互结所致的乳癖、乳痈
D. 脾肾阳虚痰瘀互结所致的阴疽、瘰疬
E. 痰气凝滞所致的瘰疬、瘿瘤、乳岩、乳癖

66. 连翘败毒丸的主治病症是

67. 小金丸的主治病症是

(68～69题共用备选答案)
A. 疏肝
B. 止痉
C. 升阳
D. 解毒
E. 清肺

68. 薄荷除疏散风热外，还能

69. 牛蒡子除疏散风热外，还能

(70～71题共用备选答案)
A. 儿茶
B. 血竭
C. 苏木
D. 虎杖
E. 自然铜

70. 既散瘀止痛，又利湿退黄的药是

71. 既散瘀止痛，又续筋接骨的药是

（72～73题共用备选答案）
A. 清热滋阴，祛痰利咽
B. 清热利咽，生津润燥
C. 清热解毒，消肿止痛
D. 疏风清热，消肿止痛
E. 辛散祛风，清热通窍

72. 冰硼散的功能是

73. 香菊片的功能是

（74～75题共用备选答案）
A. 苦杏仁
B. 瓜蒌
C. 天南星
D. 芥子
E. 桑白皮

74. 既可主治肺热咳喘痰多，又可治疗水肿胀满尿少的药是

75. 既可治疗咳嗽气喘，又能治肠燥便秘的药是

（76～78题共用备选答案）
A. 锁阳
B. 仙茅
C. 核桃仁
D. 续断
E. 覆盆子

76. 辛、热，有毒，既能治疗肾虚之筋骨痿软、寒湿久痹，又能治疗阳虚冷泻的药是

77. 既能治疗肾阳不足之腰膝酸软，又能治疗肺肾两虚之虚寒喘嗽的药是

78. 内服治遗精滑精、目暗昏花的药是

（79～80题共用备选答案）
A. 旋覆花配赭石
B. 黄连配吴茱萸
C. 雄黄配白矾
D. 滑石配甘草
E. 硫黄配大黄

79. 寒温并用，研末外用可增解毒收湿止痒之功，可治湿疹、疥癣瘙痒等证的配伍是

80. 外用善清热杀虫、燥湿止痒，治酒齄鼻、粉刺的配伍是

（81～82题共用备选答案）
A. 女金丸
B. 妇科千金片
C. 坤宝丸
D. 妇炎平胶囊
E. 妇科十味片

81. 某女，32岁。患慢性盆腔炎，症见带下量多、色黄质稠、臭秽，小腹疼痛，腰骶酸痛，神疲乏力，证属湿热瘀阻。宜选用的成药是

82. 某女，36岁。患血虚肝郁所致月经不调，症见行经后错，经水量少、有血块，行经小腹疼痛，血块排出痛减，经前双乳胀痛、烦躁。宜选用的成药是

（83～84题共用备选答案）
A. 小儿化食丸
B. 鹭鸶咯丸

C. 解肌宁嗽丸
D. 儿童清肺丸
E. 儿感清口服液

83. 某女，4岁。近日出现发热恶寒、鼻塞流涕、咳嗽痰多、咽肿。证属外感风寒肺胃蕴热，治当解表清热、宣肺化痰。宜选用的成药是

84. 某男，3岁。2天来，面红身热、咳嗽气促、痰多黏稠、咽痛。证属风寒外束、肺经痰热，治当清肺、解表、化痰、止嗽。宜选用的成药是

三、综合分析选择题（共8题，每题1分。题目分为若干组，每组题目基于同一个临床情景、病例、实例或者案例的背景信息逐题展开。每题的备选项中，只有1个最符合题意）

（85～87题共用题干）
某男，60岁。1年前爪甲菲薄发软，影响工作。虽多方求治但收效不大，刻下面黄，夜寐多梦，时有头晕、心慌，纳食与二便正常；舌淡红，苔薄白，脉沉细。血红蛋白偏低。医师诊断为肝血不足、筋爪失养，治以养血补肝益筋。药用熟地黄12g，山茱萸10g，当归10g，炒白芍10g，五味子5g（打碎），阿胶珠10g，炒酸枣仁15g（打碎），川芎5g，木瓜10g，生牡蛎30g（打碎先煎），首乌藤15g。10剂，每日1剂，水煎分2次服。以此方加减治疗数月，爪甲复常。

85. 此方中性微温，既滋阴又补血的药是
A. 山茱萸
B. 牡蛎
C. 阿胶珠
D. 熟地黄

E. 当归

86. 此方中具有养血安神、祛风通络功效的药是
A. 川芎
B. 白芍
C. 酸枣仁
D. 五味子
E. 首乌藤

87. 此方中川芎的功效是
A. 活血行气，祛风止痛
B. 活血行气，凉血清心
C. 活血定痛，泻下通便
D. 逐瘀通经，引血下行
E. 活血补血，舒筋活络

（88～90题共用题干）
某女，23岁。2天前感冒，昨天开始突发高热，并出现喘促气急，咳嗽痰黄，舌质红，苔黄，脉洪数。建议选择清热泻火药石膏配伍治疗。

88. 针对患者喘促气急、咳嗽痰黄，常与石膏配伍的药是
A. 知母
B. 黄芩
C. 麻黄
D. 葶苈子
E. 桑白皮

89. 下列关于石膏使用注意的描述，正确的是
A. 肺热喘咳者忌服
B. 疮疡不敛者忌服
C. 高热烦渴者忌服
D. 阴虚内热者忌服
E. 胃火牙痛者忌服

90. 患者服药3天后，高热已退，但又出现头痛，头晕，咳嗽，胸闷等症状。医师诊断为流行性感冒。宜选用的成药是

A. 连花清瘟胶囊

B. 银翘解毒丸

C. 防风通圣丸

D. 羚羊感冒胶囊

E. 双黄连口服液

（91～92题共用题干）

某男，64岁。10年前被确诊为高血压。一直用西药控制良好。近2个月，西药未减，但血压出现波动。自述由于生气所致，希望加服成药。

91. 刻下：头痛，眩晕，耳鸣，眼花，震颤，失眠，医师诊断为肝阳上亢所致。宜选用的成药是

A. 六味地黄丸

B. 芎菊上清丸

C. 川芎茶调散

D. 正天丸

E. 天麻钩藤颗粒

92. 上述成药服用14天，病情稳定，头痛症状有所缓解。医师嘱其继续服用该成药1个月后，患者复来就诊。诉云：因前日嗜食辛辣，胃脘灼热疼痛、痞胀不适、口干口苦、纳少消瘦、手足心热。宜选用的成药是

A. 四君子丸

B. 人参养荣丸

C. 养胃舒颗粒

D. 小建中颗粒

E. 理中丸

四、多项选择题（共8题，每题1分。每题的备选项中，有2个或2个以上符合题意。错选、少选均不得分）

93. 玄参的主治病证是

A. 温病热入营血，温毒发斑

B. 热病伤阴，舌绛烦渴

C. 咽喉肿痛，瘰疬

D. 阴虚肠燥便秘

E. 血滞闭经，癥瘕痛经

94. 六一散的处方组成包括

A. 茵陈

B. 滑石粉

C. 木通

D. 菖蒲

E. 甘草

95. 穿山甲与王不留行均为活血药，二者共有的功效是

A. 活血

B. 通经

C. 下乳

D. 排脓

E. 消肿

96. 下列关于辛芩颗粒注意事项的说法，正确的是

A. 外感风热者慎用

B. 风寒化热者慎用

C. 因所含苍耳子有毒，故不宜过量或久服

D. 忌食辛辣食物，戒烟酒

E. 含马来酸氯苯那敏，服药后易引起嗜睡，故服药期间不得驾驶车、船

97. 秦艽的主治病证有

A. 风湿热痹

B. 风寒湿痹

C. 筋脉拘挛

D. 骨蒸潮热
E. 湿热黄疸

98. 天麻为兰科植物天麻的干燥块茎。其药性特点有

A. 甘缓质重
B. 性平不偏
C. 柔润不燥
D. 味苦而燥
E. 性温而燥

99. 止血定痛片的功效有

A. 止血
B. 止痛
C. 散瘀
D. 凉血
E. 祛风

100. 宜以黄酒送下口服的常用成药是

A. 接骨七厘片
B. 活血止痛散
C. 舒筋活血片
D. 跌打丸
E. 七厘散

临考决胜卷（一）·答案解析

1. **正确答案：E**
答案解析： 金荞麦主治：①肺痈吐脓，肺热喘咳；②瘰疬，痈肿疮毒，乳蛾肿痛；③疳积；④跌打损伤，风湿痹痛，痛经。故本题正确答案为E。

2. **正确答案：A**
答案解析： 芫花主治：①身面浮肿，大腹水肿，胸胁停饮；②寒痰咳喘；③头疮，白秃，顽癣，冻疮。故本题正确答案为A。

3. **正确答案：D**
答案解析： 路路通主治：①风湿痹痛，肢麻拘挛，跌打损伤；②小便不利，水肿；③闭经，乳房胀痛，乳汁不下；④此外，本品还能祛风止痒，用于风疹瘙痒。故本题正确答案为D。

4. **正确答案：C**
答案解析： 草果能燥湿散寒、除痰截疟，凡寒湿阻滞脾胃及湿浊瘴气所致的疟疾等病证，皆可酌选。草果主治：①寒湿中阻证；②寒湿偏盛之疟疾。故本题正确答案为C。

5. **正确答案：E**
答案解析： 桂枝主治：①风寒感冒，不论表虚有汗、表实无汗；②脘腹冷痛，经闭，痛经，关节痹痛等寒凝血滞诸痛证；③痰饮，水肿；④奔豚，心悸。故本题正确答案为E。

6. **正确答案：D**
答案解析： 四君子丸的药物组成：党参、白术（炒）、茯苓、甘草（炙）。故本题正确答案为D。

7. **正确答案：B**
答案解析： 肉豆蔻的功效是涩肠止泻，温中行气。金樱子的功效是固精缩尿，涩肠止泻，固崩止带。故本题正确答案为B。

8. **正确答案：D**
答案解析： 地龙的功效是清热定惊，平喘，通络，利尿。故本题正确答案为D。

9. **正确答案：B**
答案解析： 六神曲主治食积不化，脘腹胀满，不思饮食及肠鸣泄泻。又略兼发表，治外感表证兼食积者尤宜。故本题正确答案为B。

10. **正确答案：C**
答案解析： 安息香的功效是开窍醒神，行气活血，止痛。故本题正确答案为C。

11. **正确答案：B**
答案解析： 双黄连合剂主治外感风热所致的感冒，症见发热、咳嗽、咽痛。故本题正确答案为B。

12. **正确答案：E**
答案解析： 清肺抑火丸主治痰热阻肺所致的咳嗽、痰黄黏稠、口干咽痛、大便干燥。故本题正确答案为E。

13. **正确答案：B**
答案解析： 舟车丸的组成是甘遂、红大戟、芫花、牵牛子、大黄、青皮、陈皮、木香、轻粉，不包含甘草。故本题正确答案为B。

14. 正确答案：A
答案解析： 硫黄的功效是外用解毒杀虫疗疮，内服补火助阳通便。故本题正确答案为A。

15. 正确答案：E
答案解析： 艾叶主治：①吐血、衄血、崩漏、月经过多、胎漏下血；②少腹冷痛、经寒不调、宫冷不孕；③外治皮肤瘙痒；④此外，可用于温灸。故本题正确答案为E。

16. 正确答案：D
答案解析： 解郁安神颗粒主治情志不畅、肝郁气滞所致的失眠、心烦、焦虑、健忘；神经官能症、更年期综合征见上述证候者。故本题正确答案为D。

17. 正确答案：A
答案解析： 接骨七厘片的功能是活血化瘀、接骨止痛。主治：跌打损伤，闪腰岔气，骨折筋伤，瘀血肿痛。故本题正确答案为A。

18. 正确答案：B
答案解析： 清暑益气丸主治中暑受热，气津两伤，症见头晕身热、四肢倦怠、自汗心烦、咽干口渴。故本题正确答案为B。

19. 正确答案：E
答案解析： 蛤蚧定喘丸的功能是滋阴清肺，止咳平喘。主治肺肾两虚、阴虚肺热所致的虚劳久咳、年老哮喘、气短烦热、胸满郁闷、自汗盗汗。区别：止嗽定喘口服液主治表寒里热；二母宁嗽丸主治燥热蕴肺所致的咳嗽；蜜炼川贝枇杷膏主治肺燥咳嗽；养阴清肺膏主治阴虚燥咳。故本题正确答案为E。

20. 正确答案：B
答案解析： 榧子的功效是杀虫消积，润燥通便，润肺止咳。故本题正确答案为B。槟榔的功效是杀虫，消积，行气，利水，截疟。雷丸的功效是杀虫消积。苦楝皮的功效是杀虫，疗癣。南瓜子的功效是杀虫。

21. 正确答案：C
答案解析： 川芎的性能特点：上行头目，下走血海，内行血气，外散风寒。活血力强，治血瘀气滞诸痛，兼寒者最宜，被前人誉为"血中之气药"。治多种头痛，属风寒、血瘀者最佳；属风热、风湿、血虚者，亦可选，故前人有"头痛不离川芎"之言。故本题正确答案为C。

22. 正确答案：A
答案解析： 正天丸的功能是疏风活血，养血平肝，通络止痛。故本题正确答案为A。

23. 正确答案：B
答案解析： 缩泉丸的君药是益智仁（盐炒）。故本题正确答案为B。

24. 正确答案：E
答案解析： 麝香保心丸的功能是芳香温通，益气强心。故本题正确答案为E。

25. 正确答案：D
答案解析： 胃苏颗粒主治气滞型胃脘痛，症见胃脘胀痛、窜及两胁、得矢气或嗳气则舒、情绪郁怒则加重、胸闷食少、排便不畅、舌苔薄白、脉弦；慢性胃炎、消化性溃疡见上述证候者。故本题正确答案为D。柴胡舒肝丸主治肝气不舒，症见胸胁痞闷、食滞不消、呕吐酸水。左金丸主治肝火犯胃，脘胁疼痛，口苦嘈杂，呕吐酸水，不喜热饮。木香顺气丸主治湿阻中焦、脾胃不和导致的湿滞脾胃证，症见胸膈痞闷、脘腹胀痛、呕吐恶心、嗳气纳呆。四逆散主治肝气郁结、肝脾不和导致的胁痛、痢疾，症见脘腹胁痛、热厥手足不温、泻痢下重。

26. 正确答案：D
答案解析：藿胆丸的功能是芳香化浊，清热通窍。故本题正确答案为D。

27. 正确答案：A
答案解析：小儿热速清口服液主治小儿外感风热所致的感冒，症见高热、头痛、咽喉肿痛、鼻塞流涕、咳嗽、大便干结。故本题正确答案为A。

28. 正确答案：E
答案解析：儿茶功效：收湿敛疮，生肌止血，活血止痛，清肺化痰。故本题正确答案为E。

29. 正确答案：A
答案解析：消风止痒颗粒主治风湿热邪蕴阻肌肤所致的湿疮、风疹瘙痒、小儿瘾疹，症见皮肤丘疹、水疱、抓痕、血痂，或见梭形或纺锤形水肿性风团，中央出现小水疱，瘙痒剧烈；湿疹、皮肤瘙痒症、丘疹性荨麻疹见上述证候者。故本题正确答案为A。

30. 正确答案：B
答案解析：八珍益母丸的功能是益气养血，活血调经。故本题正确答案为B。

31. 正确答案：E
答案解析：磁石功效：镇惊安神，平肝潜阳，聪耳明目，纳气平喘。主治病证：①心神不宁，心悸失眠，惊风癫痫；②肝阳上亢，头晕目眩；③耳鸣、耳聋、目昏；④肾虚喘促。故本题正确答案为E。

32. 正确答案：A
答案解析：尪痹颗粒主治肝肾不足、风湿阻络导致的尪痹，症见肌肉、关节疼痛、局部肿大、僵硬畸形、屈伸不利、乏力畏寒、腰膝酸软；类风湿性关节炎见上述证候者。故本题正确答案为A。天麻丸主治风湿瘀阻、肝肾不足导致的痹病，症见肢体拘挛、手足麻木、腰腿酸痛。壮腰健肾丸主治肾亏腰痛、风湿骨痛、膝软无力、小便频数。独活寄生合剂主治风寒湿闭阻、肝肾两亏、气血不足导致的痹病，症见腰膝冷痛、屈伸不利。仙灵骨葆胶囊主治骨质疏松和骨质疏松症、骨折、骨关节炎、骨无菌性坏死等。

33. 正确答案：E
答案解析：小茴香主治：①寒疝腹痛，经寒痛经，睾丸偏坠胀痛，少腹冷痛；②寒凝气滞所致脘腹胀痛、食少吐泻。故本题正确答案为E。

34. 正确答案：C
答案解析：六味安消散的功能是和胃健脾，消积导滞，活血止痛。故本题正确答案为C。保和丸的功能是消食、导滞、和胃。越鞠丸的功能是理气解郁、宽中除满。枳实导滞丸的功能是消积导滞、清利湿热。开胃健脾丸的功能是健脾和胃。

[35～36] 正确答案：A、C
答案解析：蜜炼川贝枇杷膏主治肺燥咳嗽，痰黄而黏，胸闷，咽喉疼痛或痒，声音嘶哑。故35题的正确答案为A。橘红颗粒主治痰热咳嗽，痰多，色黄黏稠，胸闷口干。故36题的正确答案为C。

[37～38] 正确答案：D、D
答案解析：锁阳的功效是补肾阳、益精血、润

肠通便。故37题正确答案为D。肉苁蓉的功效是补肾阳、益精血、润肠通便。故38题正确答案为D。

[39～40] 正确答案: C、A
答案解析: 芪明颗粒主治2型糖尿病视网膜病变单纯型,中医辨证属气阴亏虚、肝肾不足、目络瘀滞证,症见视物昏花、目睛干涩、神疲乏力、五心烦热、自汗盗汗、口渴喜饮、便秘、腰膝酸软、头晕、耳鸣。故39题正确答案为C。黄连羊肝丸主治肝火旺盛导致的目赤肿痛、视物昏暗、羞明流泪、胬肉攀睛。故40题正确答案为A。明目蒺藜丸主治上焦火盛导致的暴发火眼、云蒙障翳、羞明多眵、眼边赤烂、红肿痒痛、迎风流泪。明目上清片主治外感风热导致的暴发火眼、红肿作痛、头晕目眩、眼边刺痒、大便燥结、小便赤黄。明目地黄丸主治肝肾阴虚导致的目涩畏光、视物模糊、迎风流泪。

[41～43] 正确答案: A、D、E
答案解析: 桑白皮的功效是泻肺平喘,利水消肿。故41题正确答案为A。白果的功效是敛肺定喘,止带缩尿。故42题正确答案为D。款冬花的功效是润肺下气,止咳化痰。故43题正确答案为E。

[44～45] 正确答案: C、E
答案解析: 大血藤的功效是清热解毒,活血止痛,祛风通络。故44题正确答案为C。穿心莲的功效是清热解毒,凉血,消肿,燥湿。故45题正确答案为E。

[46～47] 正确答案: B、C
答案解析: 理中丸的功能是温中散寒,健胃。故46题正确答案为B。四逆汤的功能是温中祛寒,回阳救逆。故47题正确答案为C。

[48～49] 正确答案: C、A
答案解析: 葛根芩连丸主治湿热蕴结所致的泄泻腹痛、便黄而黏、肛门灼热;以及风热感冒所致的发热恶风、头痛身痛。故48题正确答案为C。九制大黄丸主治胃肠积滞所致的便秘、湿热下痢、口渴不休、停食停水、胸热心烦、小便赤黄。故49题正确答案为A。

[50～51] 正确答案: D、E
答案解析: 延胡索的功效是活血,行气,止痛。故50题正确答案为D。西红花的功效是活血化瘀,凉血解毒,解郁安神。故51题正确答案为E。

[52～53] 正确答案: A、C
答案解析: 木瓜主治:①风湿痹痛,筋脉拘挛,脚气肿痛;②湿浊中阻所致的吐泻转筋;③津亏食少(消化不良)证。故52题的正确答案为A。鹿衔草主治:①风湿痹痛;②肾虚腰痛,腰膝无力;③月经过多;④久咳劳嗽。故53题正确答案为C。五加皮主治:①风湿痹痛,四肢拘挛;②肝肾不足所致的腰膝软弱、小儿行迟;③水肿,脚气浮肿。

[54～56] 正确答案: E、D、A
答案解析: 午时茶颗粒的功能是祛风解表,化湿和中。主治外感风寒,内伤食积证。故54题正确答案为E。藿香正气水的功能是解表化湿,理气和中。主治外感风寒,内伤湿滞或夏伤暑湿所致的感冒。故55题正确答案为D。正柴胡饮颗粒的功能是发散风寒,解热止痛。主治外感风寒。故56题正确答案为A。

[57～58] 正确答案: C、D
答案解析: 小儿咽扁颗粒的功能是清热利咽,解毒止痛。故57题正确答案为C。桂林西瓜霜的功能是清热解毒,消肿止痛。故58题正

确答案为 D。

[59～60] 正确答案：D、C
答案解析： 芩连片主治脏腑蕴热，头痛目赤，口鼻生疮，热痢腹痛，湿热带下，疮疖肿痛。故 59 题正确答案为 D。清胃黄连丸主治肺胃火盛所致的口舌生疮、齿龈、咽喉肿痛。故 60 题正确答案为 C。导赤丸主治火热内盛所致的口舌生疮、咽喉疼痛、心胸烦热、小便短赤、大便秘结。一清颗粒主治火毒血热所致的身热烦躁、目赤口疮、咽喉及牙龈肿痛、大便秘结、吐血、咯血、衄血、痔血；咽炎、扁桃体炎、牙龈炎见上述证候者。新雪颗粒主治外感热病，热毒壅盛证，症见高热、烦躁；扁桃体炎、上呼吸道感染、气管炎、感冒见上述证候者。

[61～62] 正确答案：C、E
答案解析： 当归拈痛丸的功能是清热利湿，祛风止痛。故 61 题正确答案为 C。仙灵骨葆胶囊的功能是滋补肝肾，接骨续筋，强身健骨。故 62 题正确答案为 E。

[63～64] 正确答案：E、A
答案解析： 人参固本丸的功能是滋阴益气，固本培元。故 63 题正确答案为 E。参苓白术散的功能是补脾胃，益肺气。故 64 题正确答案为 A。补中益气丸的功能是补中益气，升阳举陷。人参归脾丸的功能是益气补血、健脾养心。人参养荣丸的功能是温补气血。

[65～66] 正确答案：A、D
答案解析： 木香主治：①脾胃气滞，胸胁、脘腹胀痛；②湿阻气滞，下痢腹痛、里急后重；③食积不消，不思饮食。故 65 题正确答案为 A。乌药主治：①寒凝气滞之胸腹胀痛、气逆喘急；②膀胱虚冷，遗尿尿频；③疝气疼痛，经寒腹痛。故 66 题正确答案为 D。枳壳主治：①胸胁气滞，胀满疼痛；②食积不化；③痰饮内停；④脏器下垂。沉香主治：①寒凝气滞，脘腹胀闷作痛；②胃寒呕吐、呃逆；③肾虚气逆喘急。甘松主治：①思虑伤脾或寒郁气滞引起的脘腹胀痛、食欲不振，呕吐；②脚气肿痛；③牙痛。

[67～68] 正确答案：E、D
答案解析： 车前子的功效是清热利尿通淋、渗湿止泻、明目、祛痰。故 67 题正确答案为 E。石韦的功效是利尿通淋、凉血止血、清肺止咳。故 68 题正确答案为 D。泽泻的功效是利水渗湿、泄热、化浊降脂。通草的功效是清热利尿、通气下乳。木通的功效是利尿通淋、清心除烦、通经下乳。

[69～70] 正确答案：D、A
答案解析： 茵陈五苓丸主治肝胆湿热所致的黄疸，症见身目发黄、脘腹胀满、小便不利。尤宜于湿重于热者。故 69 题正确答案为 D。肾炎康复片主治气阴两虚，脾肾不足，水湿内停所致的水肿，症见神疲乏力、腰膝酸软、面目四肢浮肿、头晕耳鸣；慢性肾炎、蛋白尿、血尿见上述证候者。故 70 题正确答案为 A。

[71～72] 正确答案：C、D
答案解析： 三七主治：①咯血，吐血，衄血，便血，崩漏，外伤出血；②胸腹刺痛，跌扑肿痛。故 71 题正确答案为 C。炮姜主治：①阳虚失血，吐衄崩漏；②脾胃虚寒，腹痛吐泻。故 72 题正确答案为 D。白及主治：①咯血，吐血，外伤出血；②疮疡肿毒，皮肤皲裂。鸡冠花主治：①吐血，崩漏，便血，痔血；②赤白带下；③久痢不止。艾叶主治：①吐血，衄血，崩漏，月经过多，胎漏下血；②少腹冷痛，经寒不调，宫冷不孕；③外治皮肤瘙痒；④此

外,可用于温灸。

[73～75] 正确答案:A、B、E
答案解析:黄精主治:①肺虚燥咳,劳嗽咳血;②气阴两虚,内热消渴;③肾精血亏虚之腰膝酸软、须发早白、头晕乏力;④脾胃气虚之体倦乏力、胃阴不足之口干食少。故73题正确答案为A。石斛主治:①热病伤津或胃阴不足之口干烦渴、食少干呕、内热消渴;②病后虚热不退,阴虚火旺,骨蒸劳热;③肾虚之目暗不明,筋骨痿软。故74题正确答案为B。墨旱莲主治:①肝肾阴虚之牙齿松动、须发早白、眩晕耳鸣、腰膝酸软;②阴虚血热之吐血、衄血、尿血、便血、血痢、崩漏下血,外伤出血。故75题正确答案为E。女贞子主治:①肝肾阴虚之眩晕耳鸣、腰膝酸软、须发早白;②肝肾虚亏之目暗不明、视力减退;③阴虚发热,骨蒸潮热,内热消渴。枸杞子主治:①肝肾虚劳精亏之腰膝酸痛、眩晕耳鸣、阳痿遗精;②内热消渴;③血虚萎黄,目昏不明。

[76～77] 正确答案:A、D
答案解析:柴胡主治:①寒热往来,感冒发热;②肝郁气滞,胸胁胀痛,月经不调;③气虚下陷之脱肛、子宫脱垂。故76题正确答案为A。桑叶主治:①风热感冒,温病初起;②肺热咳嗽,燥热咳嗽;③肝阳上亢,头晕头痛;④血热妄行之咳血、吐血、衄血;⑤目赤肿痛,视物昏花。故77题正确答案为D。薄荷主治:①风热感冒,温病初起;②风热上攻,头痛眩晕,目赤多泪,喉痹,咽喉肿痛,口舌生疮;③麻疹不透,风疹瘙痒;④肝郁气滞,胸胁胀闷。葛根主治:①外感发热头痛,项背强痛;②麻疹初起,透发不畅;③热病口渴,消渴;④热泻、热痢初起,脾虚泄泻;⑤中风偏瘫,胸痹心痛;⑥酒毒伤中。蝉蜕主治:①风热感冒,温病初起,咽痛音哑;②麻疹不透,风疹瘙痒;③风热或肝热之目赤翳障;④小儿惊哭夜啼,惊风抽搐,破伤风。

[78～79] 正确答案:C、D
答案解析:知母的功效是清热泻火,滋阴润燥。故78题正确答案为C。密蒙花的功效是清热泻火,养肝明目,退翳。故79题正确答案为D。

[80～81] 正确答案:C、D
答案解析:女金丸主治气血两虚、气滞血瘀所致的月经不调,症见月经提前、月经错后、月经量多、神疲乏力、经水淋漓不净、行经腹痛。故80题正确答案为C。消糜栓主治湿热下注所致的带下病,症见带下量多、色黄、质稠、腥臭、阴部瘙痒;滴虫性阴道炎、霉菌性阴道炎、非特异性阴道炎、宫颈糜烂见上述证候者。故81题正确答案为D。乌鸡白凤丸主治气血两虚,身体瘦弱,腰膝酸软,月经不调,崩漏带下。千金止带丸主治脾肾两虚所致的月经不调、带下病,症见月经先后不定期、量多或淋漓不净、色淡无块,或带下量多、色白清稀、神疲乏力、腰膝酸软。

[82～84] 正确答案:C、A、D
答案解析:牛黄醒消丸的功能是清热解毒、活血祛瘀、消肿止痛。故82题正确答案为C。马应龙麝香痔疮膏的功能是清热燥湿、活血消肿、去腐生肌。故83题正确答案为A。如意金黄散的功能是清热解毒、消肿止痛。故84题正确答案为D。

85. 正确答案:C
答案解析:石膏的功效是生用清热泻火、除烦止渴;煅用收湿敛疮、生肌止血。主治:①外感热病,高热烦渴;②湿疹瘙痒,疮疡不敛,水火烫伤，外伤出血；③胃火亢盛，头痛、牙痛；④肺热喘咳。故本题正确答案为C。

86. 正确答案：D
答案解析：野菊花的功效是清热解毒，泻火平肝。故本题正确答案为D。桑叶的功效是疏散风热，清肺润燥，清肝明目，凉血止血。牛蒡子的功效是疏散风热，宣肺祛痰，利咽透疹，解毒消肿。板蓝根的功效是清热解毒，凉血利咽。穿心莲的功效是清热解毒，凉血，消肿，燥湿。

87. 正确答案：B
答案解析：虎杖主治：①湿热黄疸，淋浊，带下；②水火烫伤，痈肿疮毒；③经闭，癥瘕，跌打损伤，风湿痹痛；④肺热咳嗽；⑤此外，本品还可泻下通便，治疗热结便秘。故本题正确答案为B。五灵脂主治：①瘀血阻滞心腹刺痛，痛经、经闭，产后瘀阻腹痛，骨折肿痛；②瘀滞崩漏，月经过多；③蛇虫咬伤。郁金主治：①胸胁刺痛，胸痹心痛，经闭痛经，乳房胀痛；②热病神昏，癫痫发狂；③血热吐衄；④黄疸尿赤。牛膝主治：①痛经，经闭；②淋证，水肿；③头痛，眩晕，牙痛，口疮，吐血，衄血；④肝肾亏虚之腰膝酸痛、筋骨无力。川牛膝主治：①经闭癥瘕，胞衣不下，跌扑损伤；②风湿痹痛，足痿筋挛；③尿血血淋。

88. 正确答案：B
答案解析：雷公藤主治：①风湿顽痹，拘挛疼痛；②疔疮肿毒，腰带疮，湿疹，麻风，疥癣。故本题正确答案为B。

89. 正确答案：D
答案解析：雷公藤的用法用量如下。内服：煎汤，1～3g；外用：适量，研粉或鲜品捣敷；或制成酊剂及软膏用。注意事项：本品毒性大，故内服宜慎，孕妇禁用，患有心、肝、肾器质性病变或白细胞减少症者慎服。故本题正确答案为D。

90. 正确答案：C
答案解析：白芍主治：①血虚萎黄，月经不调，崩漏，痛经；②肝脾不和所致胸胁脘腹疼痛，或四肢拘急作痛；③肝阳上亢所致头痛眩晕；④阴虚盗汗，表虚自汗。故本题正确答案为C。

91. 正确答案：E
答案解析：生脉饮主治气阴两亏，心悸气短，脉微自汗。故本题正确答案为E。八珍颗粒主治气血两虚，面色萎黄，食欲不振，四肢乏力，月经过多。

92. 正确答案：A
答案解析：养胃舒胶囊的功能是益气养阴，健脾和胃，行气导滞。故本题正确答案为A。

93. 正确答案：ABCDE
答案解析：收涩药具有固表止汗、收敛止血、敛肺止咳、涩肠止泻，以及固精缩尿止带等作用。故本题正确答案为ABCDE。

94. 正确答案：AB
答案解析：含雄黄、朱砂的中成药有紫金锭，安宫牛黄丸，牛黄抱龙丸，局方至宝丸等。故本题正确答案为AB。

95. 正确答案：CD
答案解析：六味地黄丸的功能是滋阴补肾。左归丸的功能是滋肾补阴。大补阴丸的功能是滋阴降火。知柏地黄丸的功能是滋阴降火。杞菊地黄丸的功能是滋肾养肝。故本题正确答案为CD。

96. 正确答案：ABC
答案解析：太子参功效是益气健脾，生津润肺。绞股蓝功效是益气健脾，化痰止咳，清热解毒，化浊降脂。刺五加功效是益气健脾，补肾安神。大枣功效是补中益气，养血安神。白扁豆功效是健脾化湿，和中消暑。故本题正确答案为ABC。

97. 正确答案：DE
答案解析：香附功效是疏肝解郁，理气宽中，调经止痛。主治：①肝气郁滞，胸胁胀痛、疝气痛；②肝郁气滞，月经不调、经闭、痛经、乳房胀痛；③脾胃气滞，脘腹痞闷，胀满疼痛。月季花功效是活血调经，疏肝解郁。主治：①气滞血瘀，月经不调，痛经，闭经；②胸胁胀痛。善治肝郁气滞、瘀血阻滞之月经不调、痛经、闭经及胸胁胀痛。故本题正确答案为DE。

98. 正确答案：CE
答案解析：杜仲主治：①肝肾不足所致腰膝酸痛、筋骨无力、头晕目眩；②高血压属肝肾亏虚者；③肝肾亏虚所致胎动不安、妊娠漏血。罗布麻叶主治：①肝阳上亢所致头晕目眩；②心悸失眠；③小便不利，水肿；本品有一定的降血压作用，宜用于高血压病属肝阳上亢者。麻黄主治：①风寒感冒，尤宜于风寒表实无汗证；②肺气不宣之胸闷喘咳证；③风水浮肿；④风寒湿痹，阴疽痰核。续断主治：①肝肾不足所致腰膝酸软、遗精；②肝肾亏虚所致崩漏经多、胎漏下血、胎动欲坠；③风湿痹痛，跌扑损伤，筋伤骨折。青葙子主治：①肝热目赤，目生翳膜，视物昏花；②肝火眩晕。故本题正确答案为CE。

99. 正确答案：BC
答案解析：安宫牛黄丸的功能是清热解毒，开窍镇惊。主治：热病，邪入心包，高热惊厥，神昏谵语；中风昏迷及脑炎、脑膜炎、中毒性脑病、脑出血、败血症见上述证候者。局方至宝散的功能是清热解毒，开窍镇惊。主治：热病属热入心包、热盛动风证，症见高热惊厥、烦躁不安、神昏谵语及小儿急热惊风。紫雪散的功能是清热开窍，止痉安神。主治：热入心包、热动肝风证，症见高热烦躁、神昏谵语、惊风抽搐、斑疹吐衄、尿赤便秘。万氏牛黄清心丸的功能是清热解毒，镇惊安神。主治：热入心包、热盛动风证，症见高热烦躁、神昏谵语及小儿高热惊厥。清开灵口服液的功能是清热解毒，镇静安神。主治：外感风热时毒、火毒内盛所致的高热不退、烦躁不安、咽喉肿痛、舌质红绛、苔黄、脉数；上呼吸道感染、病毒性感冒、急性化脓性扁桃体炎、急性咽炎、急性气管炎、高热等病症属上述证候者。故本题正确答案为BC。

100. 正确答案：ABCE
答案解析：大黄䗪虫丸方义简释：①君药：熟大黄、炒土鳖虫；②臣药：制水蛭、炒虻虫、制蛴螬、煅干漆、桃仁；③佐药：地黄、白芍、黄芩、炒苦杏仁；④使药：甘草。功能是活血破瘀，通经消癥。主治瘀血内停所致的癥瘕、闭经，症见腹部肿块、肌肤甲错、面色黯黑、潮热羸瘦、经闭不行。使用注意：孕妇禁用。气虚血瘀、体弱年迈者慎用。体质壮实者当中病即止，不可过量、久用。服药期间出现皮肤过敏者停服。服药期间，忌食生冷食物。故本题正确答案为ABCE。

临考决胜卷（二）·答案解析

1. 正确答案：C
答案解析：地锦草的功效是清热解毒，凉血止血，利湿退黄。故本题正确答案为C。

2. 正确答案：C
答案解析：连钱草的功效是利湿通淋，清热解毒，散瘀消肿。三个"钱草"（连钱草、金钱草、广金钱草）的区别是连钱草和金钱草能解毒，广金钱草无解毒作用。连钱草和金钱草的区别是连钱草有散瘀作用，金钱草没有散瘀作用。故本题正确答案为C。

3. 正确答案：E
答案解析：芦荟主治：①热结便秘，肝经实火，肝热惊风；②小儿疳积，虫积腹痛；③癣疮（外用）。故本题正确答案为E。大黄主治：①大便秘结，胃肠积滞，湿热泻痢初起；②火热上攻之目赤、咽喉肿痛、口舌生疮、牙龈肿痛；③热毒疮肿，水火烫伤；④血热之吐血、衄血、咯血、便血；⑤瘀血闭经，产后瘀阻腹痛，癥瘕积聚，跌打损伤；⑥湿热黄疸，淋证涩痛。番泻叶主治：①热结便秘；②食积胀满；③水肿胀满。芒硝主治：①实热积滞，大便燥结；②咽喉肿痛，口舌生疮，目赤肿痛，疮疡、乳痈、肠痈、痔疮肿痛。芫花主治：①身面浮肿，大腹水肿，胸胁停饮；②寒痰咳喘；③头疮、白秃、顽癣、冻疮。

4. 正确答案：B
答案解析：五加皮的功效是祛风除湿、补益肝肾、强筋壮骨、利水消肿。故本题正确答案为B。

5. 正确答案：E
答案解析：甘松的功效是行气止痛、开郁醒脾；外用祛湿消肿。主治：①思虑伤脾或寒郁气滞引起的脘腹胀痛、食欲不振、呕吐；②脚气肿痛；③牙痛。故本题正确答案为E。

6. 正确答案：B
答案解析：苍术的功效是燥湿健脾、祛风散寒、明目。故本题正确答案为B。

7. 正确答案：E
答案解析：槟榔治多种寄生虫病，最宜绦虫病、姜片虫病者。使用注意是脾虚便溏、气虚下陷者不宜服。故本题正确答案为E。

8. 正确答案：A
答案解析：吴茱萸的功效是散寒止痛、降逆止呕、助阳止泻。故本题正确答案为A。

9. 正确答案：A
答案解析：冰片用法用量下如。内服：入丸散，0.15～0.3g。外用：适量，研粉点敷患处。故本题正确答案为A。

10. 正确答案：A
答案解析：红粉的功效是拔毒，除脓，去腐，生肌。主治：①痈疽疔疮，梅毒下疳；②一切恶疮，肉暗紫黑，腐肉不去，窦道瘘管，脓水淋漓，久不收口。故本题正确答案为A。

11. 正确答案：B
答案解析：诃子：敛肺、清火、开音宜生用，涩肠止泻宜煨用。主治病证：①久泻，久痢，便血脱肛；②肺虚喘咳，久嗽不止，咽痛，音哑。故本题正确答案为B。

执业药师中药学临考决胜卷·中药学专业知识（二）

12. 正确答案：B
答案解析：白矾的功效是外用解毒杀虫、燥湿止痒，内服祛除风痰、止血止泻。故本题正确答案为B。硫黄的功效是外用解毒杀虫疗疮，内服补火助阳通便。蛇床子的功效是燥湿祛风、杀虫止痒、温肾壮阳。雄黄的功效是解毒、杀虫、燥湿祛痰、截疟。轻粉的功效是外用杀虫、攻毒、敛疮，内服祛痰消积，逐水通便。

13. 正确答案：E
答案解析：合欢皮的功效是解郁安神、活血消肿。故本题正确答案为E。

14. 正确答案：C
答案解析：马钱子的功效是散结消肿，通络止痛。故本题正确答案为C。

15. 正确答案：C
答案解析：赭石的功效是平肝潜阳、重镇降逆、凉血止血。故本题正确答案为C。

16. 正确答案：B
答案解析：常山的功效是涌吐痰涎、截疟。故本题正确答案为B。

17. 正确答案：E
答案解析：附子理中丸主治脾胃虚寒导致的脘腹冷痛、呕吐泄泻、手足不温。故本题正确答案为E。良附丸主治寒凝气滞，脘痛吐酸，胸腹胀满。理中丸主治脾胃虚寒，呕吐泄泻，胸满腹痛，消化不良。香砂平胃丸主治湿浊中阻、脾胃不和所致的胃脘疼痛、胸膈满闷、恶心呕吐、纳呆食少。小建中合剂主治脾胃虚寒所致的脘腹疼痛、喜温喜按、嘈杂吞酸、食少；胃及十二指肠溃疡见上述证候者

18. 正确答案：C
答案解析：表实感冒颗粒主治感冒风寒表实证，症见恶寒重、发热轻、无汗、头项强痛、鼻流清涕、咳嗽、痰白稀。故本题正确答案为C。

19. 正确答案：B
答案解析：青娥丸主治肾虚腰痛，起坐不利，膝软乏力。故本题正确答案为B。

20. 正确答案：B
答案解析：局方至宝散的功能是清热解毒、开窍镇惊。故本题正确答案为B。

21. 正确答案：A
答案解析：舟车丸的功能是行气逐水。主治水停气滞导致的水肿，症见蓄水腹胀、四肢浮肿、胸腹胀满、停饮喘急、大便秘结、小便短少。故本题正确答案为A。

22. 正确答案：A
答案解析：一捻金的功能是消食导滞，祛痰通便。主治脾胃不和、痰食阻滞导致的积滞，症见停食停乳、腹胀便秘、痰盛喘咳。故本题正确答案为A。

23. 正确答案：A
答案解析：通便宁片主治肠胃实热积滞导致的便秘。功能为宽中理气，泻下通便。故本题正确答案为A。

24. 正确答案：B
答案解析：黛蛤散的功能是清肝利肺、降逆除烦。主治肝火犯肺导致的头晕耳鸣、咳嗽吐衄、痰多黄稠、咽膈不利、口渴心烦。故本题正确答案为B。

25. 正确答案：B
答案解析： 麦芽消积宜炒焦用，疏肝宜生用。回乳炒用60g。故本题正确答案为B。

26. 正确答案：C
答案解析： 安坤颗粒的功能是滋阴清热，养血调经。主治阴虚血热导致的月经先期、月经量多、经期延长，症见月经期提前、经水量较多、行经天数延长、经色红质稀、五心烦热、腰膝酸软；放节育环后出血见上述证候者。故本题正确答案为C。女金丸的功能是益气养血，理气活血，止痛。主治气血两虚、气滞血瘀导致的月经不调，症见月经提前、月经错后、月经量多、神疲乏力、经水淋漓不净、行经腹痛。乌鸡白凤丸的功能是补气养血，调经止带。主治气血两虚，身体瘦弱，腰膝酸软，月经不调，崩漏带下。七制香附丸的功能是舒肝理气，养血调经。主治气滞血虚导致的痛经、月经量少、闭经，症见胸胁胀痛、经行量少、行经小腹胀痛、经前双乳胀痛、经水数月不行。固经丸的功能是滋阴清热，固经止带。主治阴虚血热导致的月经先期，症见经血量多、色紫黑；以及赤白带下。

27. 正确答案：A
答案解析： 槐角丸主治血热导致的肠风便血、痔疮肿痛。故本题正确答案为A。三七片主治出血兼瘀血证，症见咯血、吐血、衄血、便血、崩漏、外伤出血、胸腹刺痛、跌扑肿痛。止血定痛片主治十二指肠溃疡疼痛、出血，胃酸过多。地榆槐角丸主治脏腑实热、大肠火盛导致的肠风便血、痔疮肛瘘、湿热便秘、肛门肿痛。马应龙麝香痔疮膏主治湿热瘀阻导致的各类痔疮、肛裂，症见大便出血，或疼痛、有下坠感；亦用于肛周湿疹。

28. 正确答案：A
答案解析： 元胡止痛片的功能是理气，活血，止痛。九气拈痛丸的功能是理气，活血，止痛。故本题正确答案为A。

29. 正确答案：A
答案解析： 固本益肠片主治脾肾阳虚导致的泄泻，症见腹痛绵绵、大便清稀或有黏液及黏液血便、食少腹胀、腰酸乏力、形寒肢冷、舌淡苔白、脉虚；慢性肠炎见上述证候者。故本题正确答案为A。四神丸主治肾阳不足所致的泄泻，症见肠鸣腹胀、五更泄泻、食少不化、久泻不止、面黄肢冷。

30. 正确答案：A
答案解析： 天麻钩藤颗粒的功能为平肝息风，清热安神。故本题正确答案为A。

31. 正确答案：D
答案解析： 云南白药的注意事项：孕妇忌用；月经期、哺乳期妇女及过敏体质、有用本品过敏史者慎用；运动员慎用；服药1日内，忌食鱼类、蚕豆及酸冷食物；外用前须清洁创面；用药后若过敏，应立即停用，且视症状轻重给予抗过敏治疗，若外用可先将药物清除。故本题正确答案为D。

32. 正确答案：E
答案解析： 葛根芩连丸主治湿热蕴结导致的泄泻腹痛、便黄而黏、肛门灼热，以及风热感冒所致的发热恶风、头痛身痛。故本题正确答案为E。

33. 正确答案：E
答案解析： 阳和解凝膏主治脾肾阳虚、痰瘀互结导致的阴疽、瘰疬未溃、寒湿痹痛。故本题正确答案为E。

34. 正确答案：E
答案解析： 玄麦甘桔含片主治阴虚火旺，虚火上浮，口鼻干燥，咽喉肿痛。故本题正确答案为 E。六神丸主治烂喉丹痧，咽喉肿痛，喉风喉痛，单双乳蛾，小儿热疖，痈疡疔疮，乳痈发背，无名肿毒。清音丸主治肺热津亏，咽喉不利，口舌干燥，声哑失音。桂林西瓜霜主治风热上攻、肺胃热盛导致的乳蛾、喉痹、口糜，症见咽喉肿痛、喉核肿大、口舌生疮、牙龈肿痛或出血；急慢性咽炎、扁桃体炎、口腔溃疡、口腔炎、牙龈炎见上述证候者及轻度烫伤（表皮未破）者。清咽滴丸主治外感风热导致的急喉痹，症见咽干、咽痛、口渴，或微恶风、发热、咽部红肿、舌边尖红、苔薄黄或薄白、脉浮数或滑数；急性咽炎见上述证候者。

[35～36] 正确答案：B、E
答案解析： 鸡冠花主治：①吐血，便血，崩漏，痔血；②赤白带下；③久痢不止。故35题正确答案为 B。苎麻根主治：①血热所致的尿血；②胎动不安，胎漏下血；③外治痈肿初起。故36题正确答案为 E。茜草主治：①吐血，衄血，崩漏，外伤出血；②瘀阻经闭，跌扑肿痛，关节痹痛。槐花主治：①便血、痔血、血痢、崩漏、吐血、衄血；②肝热目赤，头痛眩晕。艾叶主治：①吐血，衄血，崩漏，月经过多，胎漏下血；②少腹冷痛，经寒不调，宫冷不孕；③外治皮肤瘙痒；④可用于温灸。

[37～38] 正确答案：A、E
答案解析： 菊花主治：①风热感冒，温病初起；②风热或肝火上攻所致的目赤肿痛；③肝阴虚之眼目昏花；④肝阳上亢，头痛眩晕；⑤疮痈肿毒。故37题正确答案为 A。香薷主治：①外感风寒，内伤暑湿，恶寒发热，头痛无汗，腹痛吐泻；②水肿，小便不利，脚气浮肿。故38题正确答案为 E。

[39～40] 正确答案：A、B
答案解析： 威灵仙主治：①风寒湿痹，瘫痪麻木，肢体拘挛；②消骨鲠。故39题正确答案为 A。川乌主治：①风寒湿痹，寒湿头痛；②寒疝腹痛，心腹冷痛；③局部麻醉（外用）。故40题正确答案为 B。臭梧桐主治：①风湿痹痛；②湿疹瘙痒；③半身不遂，肢体麻木。伸筋草主治：①风湿痹痛；②关节酸痛，屈伸不利；③跌打损伤。络石藤主治：①风湿痹痛，筋脉拘挛；②痈肿，喉痹；③跌扑损伤。

[41～42] 正确答案：E、D
答案解析： 谷精草主治：①风热头痛，风热目赤；②羞明肿痛，目生翳膜。故41题正确答案为 E。夏枯草主治：①肝阳或肝火上升所致头痛眩晕；②目珠夜痛，目赤肿痛；③痰火郁结所致瘰疬、瘿瘤；④乳痈，乳癖，乳房胀痛。故42题正确答案为 D。石膏主治：①肺热喘咳；②湿疹瘙痒，疮疡不敛，水火烫伤，外伤出血；③胃火亢盛，头痛、牙痛；④外感热病，高热烦渴。天花粉主治：①热病伤津烦渴；②内热消渴；③肺热咳嗽，燥咳痰黏，咳痰带血；④疮疡肿毒。密蒙花主治：①肝火上炎或风热上攻之肝热目赤，羞明多泪，目生翳膜；②肝虚目暗，视物昏花。

[43～44] 正确答案：E、B
答案解析： 莪术的功效是破血行气，消积止痛。三棱的功效是破血行气，消积止痛。故43题正确答案为 E。鸡血藤的功效是活血补血，调经止痛，舒筋活络。当归的功效是补血活血，调经止痛，润肠通便。故44题正确答案为 B。

[45～46] 正确答案：A、B
答案解析： 橘红的功效是理气宽中，燥湿化痰。化橘红的功效是理气宽中，燥湿化痰。橘

红和化橘红均能理气宽中,燥湿化痰。故45题正确答案为A。佛手的功效是疏肝理气,和胃止痛,燥湿化痰。香橼的功效是疏肝理气,宽中,化痰。佛手和香橼均能疏肝理气,化痰。故46题正确答案为B。

[47～48] 正确答案:A、E
答案解析:射干主治:①热毒痰火郁结,咽喉肿痛(证属热结痰瘀者尤佳);②痰涎壅盛,咳嗽气喘。故47题正确答案为A。白鲜皮主治:①湿热黄疸,尿赤,风湿热痹;②湿热疮毒、黄水淋漓,湿疹、风疹、疥癣疮癞。故48题正确答案为E。木蝴蝶主治:①肺热咳嗽,喉痹,音哑;肝胃气痛。马齿苋主治:①热毒血痢;②血热所致崩漏下血、便血、痔血;③湿热淋证、带下;④痈肿疔疮,丹毒,蛇虫咬伤,湿疹。鸦胆子主治:①热毒血痢,休息痢(阿米巴痢疾);②疟疾;③赘疣,鸡眼(外用)。

[49～50] 正确答案:D、C
答案解析:郁李仁的功效是润肠通便,下气利水。故49题正确答案为D。苦杏仁的功效是降气止咳平喘,润肠通便。故50题正确答案为C。

[51～52] 正确答案:A、E
答案解析:楮实子的功效是补肾清肝、明目、利尿。主治:①肝肾不足,腰膝酸软,虚劳骨蒸;②头晕目昏,目生翳膜;③水肿胀满。故51题正确答案为A。芡实的功效是补脾止泻、除湿止带、益肾固精。主治:①脾虚久泻;②遗精,滑精,遗尿尿频;③白浊,带下。故52题正确答案为E。天冬的功效是养阴润燥、清肺生津。主治:①骨蒸潮热,肾阴亏虚,腰膝酸痛;②肺燥干咳,顿咳痰黏,劳嗽咯血;③内热消渴,热病伤津,咽干口渴,肠燥便秘。玉竹的功效是养阴润燥、生津止渴。主治:①肺阴虚之燥热咳嗽,阴虚劳嗽,阴虚外感;②胃阴耗伤之咽干口渴,内热消渴。龙眼肉的功效是补益心脾、养血安神。主治:①心脾两虚所致心悸怔忡、失眠健忘;②气血不足,血虚萎黄。

[53～54] 正确答案:B、E
答案解析:川贝母的功效是清热化痰,润肺止咳,散结消痈。故53题正确答案为B。瓦楞子的功效是消痰化瘀,软坚散结,制酸止痛。故54题正确答案为E。

[55～56] 正确答案:C、B
答案解析:山药的功效是补脾养胃、生津益肺,补肾涩精。主治:①脾虚气弱所致食少便溏、久泻不止;②虚热消渴;③肺虚或肺肾两虚所致喘咳;④肾虚所致遗精、尿频、带下。故55题正确答案为C。白扁豆的功效是健脾化湿、和中消暑。主治:①脾胃虚弱,食欲不振,大便溏泻,白带过多;②暑湿吐泻,胸闷腹胀。故56题正确答案为B。大枣的功效是补中益气、养血安神。主治:①脾虚所致乏力、食少便溏;②血虚所致萎黄,妇人脏躁;③缓和峻烈或有毒药的药性。红景天的功效是益气、平喘、活血通脉。主治:①气虚体倦,久咳虚喘;②气虚血瘀所致胸痹心痛、中风偏瘫。西洋参的功效是补气养阴、清热生津。主治:①阴虚热盛所致咳嗽痰血;②热病气阴两伤所致虚热烦倦;③津液不足所致口燥咽干,内热消渴。

[57～58] 正确答案:E、A
答案解析:二陈丸的功能是燥湿化痰,理气和胃。主治痰湿停滞导致的咳嗽痰多、胸脘胀闷、恶心呕吐。故57题正确答案为E。蠲哮片的功能是泻肺除壅,涤痰祛瘀,利气平

喘。主治支气管哮喘急性发作期热哮痰瘀伏肺证，症见气粗痰涌、痰鸣如吼、咳呛阵作、痰黄稠厚。故58题正确答案为A。通宣理肺丸的功能是解表散寒，宣肺止咳。主治风寒束表，肺气不宣导致的感冒咳嗽，症见发热、恶寒、咳嗽、鼻塞流涕、头痛、无汗、肢体酸痛。人参保肺丸的功能是益气补肺，止嗽定喘。主治肺气亏虚，肺失宣降导致的虚劳久嗽、气短喘促。

[59～60] 正确答案：B、D
答案解析： 桂林西瓜霜的注意事项：孕妇禁用；对本品过敏者禁用；过敏体质者慎用；服药期间，忌食辛辣、油腻及鱼腥食物，戒烟酒；老人、儿童、素体脾胃虚弱者慎用；不宜与滋补性中药同时服用；因含山豆根与煅硼砂，故不宜过量服用或久服；高血压、心脏病、糖尿病、肝病、肾病等慢性病严重者，应在医师指导下服用；外用时，应首先清洁患处，取适量药粉敷于患处；如口腔用药，应先漱口清除口腔食物残渣，用药后禁食30～60分钟。故59题正确答案为B。六神丸的注意事项：孕妇禁用；对本品过敏者禁用；过敏体质、阴虚火旺者慎用；服药期间，应进食流质或半流质饮食，忌食辛辣、油腻及鱼腥食物，戒烟、酒；老年人、儿童、素体脾胃虚弱者慎用；因含有麝香，故运动员慎用。因含有毒的蟾酥、雄黄等，故不能过量服用或持久服用；外用不可入眼。有文献报道，六神丸可引起喉头水肿及药物性肝炎等。故60题正确答案为D。冰硼散的注意事项：孕妇、哺乳期妇女禁用；虚火上炎者慎用；因含有朱砂（硫化汞），故不宜长期大剂量使用，以免引起汞的蓄积而中毒；忌食油腻食物，戒烟、忌饮酒。黄氏响声丸的注意事项：阴虚火旺、胃寒便溏及素体脾胃虚弱者慎用；老年人、儿童慎用；忌食辛辣、油腻及鱼腥食物，戒烟、酒；儿童用药应遵医嘱。锡类散的注意事项：孕妇、老年人、儿童、素体脾胃虚弱者、虚火上炎者慎用；服药期间，忌食辛辣、油腻食物。

[61～62] 正确答案：C、A
答案解析： 花红颗粒的功能是清热解毒、燥湿止带、祛瘀止痛。主治湿热瘀滞导致的带下病、月经不调，症见带下量多、色黄质稠、小腹隐痛、腰骶酸痛、经行腹痛；慢性盆腔炎、附件炎及子宫内膜炎见上述证候者。故61题正确答案为C。桂枝茯苓胶囊的功能是活血、化瘀、消癥。主治妇人瘀血阻络所致的癥块、经闭、痛经、产后恶露不尽；子宫肌瘤、慢性盆腔炎包块、痛经、子宫内膜异位症、卵巢囊肿见上述证候者。女性乳腺囊性增生病属瘀血阻络证，症见乳房疼痛、乳房肿块、胸胁胀闷。前列腺增生属瘀阻膀胱证，症见小便不爽、尿细如线或点滴而下、小腹胀痛者。故62题正确答案为A。益母草颗粒的功能是活血调经。妇炎平胶囊的功能是清热解毒、燥湿止带、杀虫止痒。妇科千金片的功能是清热除湿、益气化瘀。

[63～65] 正确答案：B、E、D
答案解析： 木瓜丸的功能是祛风散寒、除湿通络。主治风寒湿闭阻导致的痹病，症见关节疼痛、肿胀、屈伸不利、局部畏恶风寒、肢体麻木、腰膝酸软。故63题正确答案为B。颈复康颗粒的功能是活血通络、散风止痛。主治风湿瘀阻导致的颈椎病，症见头晕、颈项僵硬、肩背酸痛、手臂麻木。故64题正确答案为E。骨疏康胶囊的功能是补肾益气、活血壮骨。主治肾虚气血不足所致的中老年骨质疏松症，症见腰脊酸痛、胫膝酸软、神疲乏力。故65题正确答案为D。痛风定胶囊的功能是清热祛湿、活血通络定痛。

临考决胜卷（二）·答案解析

[66～67] 正确答案：E、A

答案解析： 当归苦参丸主治湿热瘀阻导致的粉刺、酒皶，症见颜面、胸背粉刺疙瘩、皮肤红赤发热，或伴脓头、硬结，酒皶鼻、鼻赤。故66题正确答案为E。地榆槐角丸主治脏腑实热、大肠火盛导致的肠风便血、痔疮肛瘘、湿热便秘、肛门肿痛。故67题正确答案为A。如意金黄散主治热毒瘀滞肌肤所致疮疡肿痛、丹毒流注，症见肌肤红、肿、热、痛，亦可用于跌打损伤。拔毒生肌散主治热毒内蕴导致的溃疡，症见疮面脓液稠厚、腐肉未脱、久不生肌。生肌玉红膏主治热毒壅盛导致的疮疡，症见疮面色鲜、脓腐将尽或久不收口；亦用于乳痈。

[68～69] 正确答案：B、E

答案解析： 知柏地黄丸的功能是滋阴降火。主治阴虚火旺，潮热盗汗，口干咽痛，耳鸣遗精，小便短赤。故68题正确答案为B。百乐眠胶囊的功能是滋阴清热，养心安神。主治阴虚火旺型失眠症，症见入睡困难、多梦易醒、醒后不眠、头晕乏力、烦躁易怒、心悸不安等。故69题正确答案为E。玉泉丸的功能是养阴生津，止渴除烦，益气和中。主治因胰岛功能减退而引起的物质代谢、碳水化合物代谢紊乱，血糖升高之糖尿病（亦称消渴症），肺胃肾阴亏损，热病后期。薯蓣丸的功能是调理脾胃，益气和营。主治气血两虚，脾肺不足导致的虚劳、胃脘痛、痹病、闭经、月经不调。六味地黄丸的功能是滋阴补肾。主治肾阴亏损，头晕耳鸣，腰膝酸软，骨蒸潮热，盗汗遗精，消渴。

[70～71] 正确答案：B、C

答案解析： 石斛夜光丸主治肝肾两亏、阴虚火旺导致的内障目暗、视物昏花。故70题正确答案为B。障眼明片主治肝肾不足导致的干涩不舒、单眼复视、腰膝酸软，或轻度视力下降；早、中期老年性白内障见上述证候者。故71题正确答案为C。黄连羊肝丸主治肝火旺盛导致的目赤肿痛、视物昏暗、羞明流泪、胬肉攀睛。明目蒺藜丸主治上焦火盛导致的暴发火眼、云蒙障翳、羞明多眵、眼边赤烂、红肿痛痒、迎风流泪。复方血栓通胶囊主治血瘀兼气阴两虚证导致的视网膜静脉阻塞，症见视力下降或视觉异常、眼底瘀血征象、神疲乏力、咽干、口干等；以及血瘀兼气阴两虚的稳定性劳累型心绞痛，症见胸闷、胸痛、心悸、心慌、气短、乏力、心烦、口干。

[72～73] 正确答案：C、A

答案解析： 加味逍遥丸的功能是舒肝清热、健脾养血。主治肝郁血虚，肝脾不和，两胁胀痛，头晕目眩，倦怠食少，月经不调，脐腹胀痛。故72题正确答案为C。木香顺气丸的功能是行气化湿，健脾和胃。主治湿阻中焦、脾胃不和导致的湿滞脾胃证，症见胸膈痞闷、脘腹胀痛、呕吐恶心、嗳气纳呆。故73题正确答案为A。左金丸的功能是泻火、疏肝、和胃、止痛。主治肝火犯胃，脘胁疼痛，口苦嘈杂，呕吐酸水，不喜热饮。柴胡舒肝丸的功能是舒肝理气，消胀止痛。主治肝气不舒，症见胸胁痞闷、食滞不消、呕吐酸水。气滞胃痛颗粒的功能是疏肝理气，和胃止痛。主治肝郁气滞，胸痞胀满，胃脘疼痛。

[74～75] 正确答案：A、C

答案解析： 五子衍宗丸主治肾虚精亏导致的阳痿不育、遗精早泄、腰痛、尿后余沥。故74题正确答案为A。右归丸主治肾阳不足，命门火衰，腰膝痠冷，精神不振，怯寒畏冷，阳痿遗精，大便溏薄，尿频而清。故75题正确答案为C。人参归脾丸主治心脾两虚、气血不足导致的心悸、怔忡、失眠健忘、食少体倦、面色萎黄，以及脾不统血导致的便血、崩漏、带下。桂附地黄丸主治肾阳不足,腰膝痠冷,肢体浮肿,小便不利或反多,痰饮喘咳,消渴。七宝美髯丸主治肝肾不足导致的须发早白、遗精早泄、头眩耳鸣、腰痠背痛。

[76～77] 正确答案: E、C
答案解析: 杜仲的功效是补肝肾,强筋骨,安胎。故76题正确答案为E。狗脊的功效是补肝肾,强腰膝,祛风湿。故77题正确答案为C。

[78～79] 正确答案: A、C
答案解析: 导赤丸的功能是清热泻火,利尿通便。故78题正确答案为A。抗癌平丸的功能是清热解毒,散瘀止痛。故79题正确答案为C。

[80～82] 正确答案: E、C、D
答案解析: 清宣止咳颗粒的功能是疏风清热,宣肺止咳。主治小儿外感风热所致的咳嗽。故80题正确答案为E。小儿化食丸的功能为消食化滞,泻火通便。主治食滞化热所致的积滞。故81题正确答案为C。四磨汤口服液的功能是顺气降逆,消积止痛。主治食积。故82题正确答案为D。

[83～84] 正确答案: D、E
答案解析: 荆防颗粒的功能是解表散寒,祛风胜湿。主治外感风寒挟湿导致的感冒,症见头身疼痛、恶寒无汗、鼻塞流涕、咳嗽。故83题正确答案为D。羚羊感冒胶囊的功能是清热解表。主治流行性感冒,症见发热恶风、头痛头晕、咳嗽、胸闷、咽喉肿痛。故84题正确答案为E。正柴胡饮颗粒的功能是发散风寒,解热止痛。主治外感风寒导致的发热恶寒、无汗、头痛、喷嚏、鼻塞、咽痒咳嗽、四肢酸痛;流感初起及轻度上呼吸道感染见上述证候者。双黄连颗粒的功能是疏风解表,清热解毒。主治外感风热导致的感冒,症见发热、咳嗽、咽痛。感冒清热颗粒的功能是疏风散寒,解表清热。主治风寒感冒,头痛发热,恶寒身痛,鼻流清涕,咳嗽咽干。

85. 正确答案: D
答案解析: 三金片的功能是清热解毒,利湿通淋,益肾。故本题正确答案为D。

86. 正确答案: D
答案解析: 茵陈五苓丸的功能是清湿热、利小便。主治肝胆湿热所致的黄疸,症见身目发黄、脘腹胀满、小便不利。尤宜于湿重于热者。故本题正确答案为D。

87. 正确答案: C
答案解析: 清肺抑火丸的功能是清肺止咳、化痰通便。故本题正确答案为C。

88. 正确答案: C
答案解析: 癃闭舒胶囊的功能是益肾活血、清热通淋。主治肾气不足、湿热瘀阻导致的癃闭,症见腰膝酸软、尿急、尿频、尿痛、尿线细,伴小腹拘急作痛;前列腺增生症见上述证候者。故本题正确答案为C。癃清片的功能是清热解毒、凉血通淋。主治下焦湿热导致的热淋,症见尿急、尿频、尿痛、腰痛、小腹坠胀;下尿路感染见上述证候者;亦用于湿热内蕴之癃闭,症见小便短赤灼热,尿线变细,甚至点滴而出,小腹胀满;前列腺增生症见上述证候者。

89. 正确答案: A
答案解析: 癃闭舒胶囊药物组成为补骨脂、益母草(君药);琥珀、金钱草、海金沙(臣药);山慈菇(佐药)。故本题正确答案为A。

90. 正确答案：B

答案解析：桑叶的功效是疏散风热、清肺润燥、清肝明目、凉血止血。主治：①风热感冒，温病初起；②肺热咳嗽，燥热咳嗽；③肝阳上亢，头晕头痛；④视物昏花，目赤肿痛；⑤血热妄行之咳血、吐血、衄血。故本题正确答案为B。菊花的功效是疏散风热、平抑肝阳、清肝明目、清热解毒。

91. 正确答案：E

答案解析：桂枝合剂主治感冒风寒表虚证，症见头痛发热、汗出恶风、鼻塞干呕。故本题正确答案为E。

92. 正确答案：D

答案解析：白芍的功效是养血调经、柔肝止痛、平抑肝阳、敛阴止汗。主治：①血虚萎黄，月经不调，崩漏，痛经；②肝脾不和所致胸胁脘腹疼痛，或四肢拘急作痛；③肝阳上亢所致头痛眩晕；④阴虚盗汗，表虚自汗。故本题正确答案为D。

93. 正确答案：ABCD

答案解析：葛根主治：①外感发热头痛，项背强痛；②热病口渴，消渴；③麻疹初起，透发不畅；④热泻、热痢初起，脾虚泄泻；⑤中风偏瘫，胸痹心痛；⑥酒毒伤中。故本题正确答案为ABCD。

94. 正确答案：AD

答案解析：熟地黄的功效是补血滋阴、益精填髓。主治：①血虚所致萎黄、心悸怔忡、月经不调、崩漏下血；②肝肾阴虚之骨蒸潮热、盗汗、遗精、内热消渴；③精血亏虚之腰膝酸软、眩晕、耳鸣、须发早白。鳖甲的功效是滋阴潜阳、退热除蒸、软坚散结。女贞子的功效是滋补肝肾、明目乌发。阿胶的功效是补血止血、滋阴润燥。主治：①血虚萎黄，眩晕心悸，肌痿无力；②吐血尿血，便血崩漏，妊娠胎漏；③肺燥咳嗽，劳嗽咯血；④阴虚之心烦失眠，虚风内动。哈蟆油的功效是补肾益精、养阴润肺。故本题正确答案为AD。

95. 正确答案：ABDE

答案解析：黄芩的功效是清热燥湿、泻火解毒、止血、安胎。故本题正确答案为ABDE。

96. 正确答案：ABC

答案解析：六合定中丸的注意事项：湿热泄泻及实热积滞胃痛者慎用；肠炎脱水严重者应配合适当补液；服药期间，忌食辛辣、油腻食物，饮食宜清淡。故本题正确答案为ABC。

97. 正确答案：AE

答案解析：小金丸的功能是散结消肿，化瘀止痛。故本题正确答案为AE。

98. 正确答案：ABE

答案解析：天南星的性能特点：①苦、辛，温，有毒，苦燥辛散，温化有毒，药力较强。②功似半夏而力强，尤善祛经络风痰而止痉。③治脾胃湿痰，以半夏为主，天南星辅之；治经络风痰，以天南星为主，半夏辅之。故本题正确答案为ABE。

99. 正确答案：ABCD

答案解析：止嗽定喘口服液的药物组成为麻黄、石膏、苦杏仁、甘草。故本题正确答案为ABCD。

100. 正确答案：AB

答案解析：速效救心丸的功能是行气活血，祛瘀止痛；增加冠脉血流量，缓解心绞痛。血府逐瘀口服液的功能是活血祛瘀，行气止痛。所以，速效救心丸与血府逐瘀口服液的共同功能是活血祛瘀，行气止痛。故本题正确答案是 AB。

临考决胜卷（三）·答案解析

1. 正确答案：C
答案解析： 紫苏叶的功效为解表散寒，行气和胃，解鱼蟹毒。主治：①风寒感冒，咳嗽，胸脘满闷，呕恶；②脾胃气滞证，妊娠呕吐；③食鱼蟹中毒。在发散风寒药中，能治疗鱼蟹中毒引起腹痛吐泻的药有紫苏叶和生姜。故本题正确答案为C。

2. 正确答案：C
答案解析： 芒硝的功效是泻下通便，润燥软坚，清火消肿。故本题正确答案为C。

3. 正确答案：D
答案解析： 广藿香的功效是芳香化浊，和中止呕，发表解暑。主治：①湿阻中焦证；②阴寒闭暑，暑湿证，湿温初起；③呕吐，尤宜湿浊中阻者。故本题正确答案为D。生姜的功效是解表散寒，温中止呕，化痰止咳，解鱼蟹毒。芦根的功效是清热泻火，生津止渴，除烦，止呕，利尿。豆蔻的功效是化湿行气，温中止呕，开胃消食。佩兰的功效是芳香化湿，醒脾开胃，发表解暑。

4. 正确答案：D
答案解析： 枳椇子善解酒毒，清胸膈之热而止渴除烦，治酒醉之烦热、口渴、呕吐。故本题正确答案为D。

5. 正确答案：C
答案解析： 钩藤的功效是息风止痉，清热平肝。故本题正确答案为C。

6. 正确答案：E
答案解析： 六神曲味甘、辛，温，归脾、胃经。治外感表证兼食积者尤宜。丸剂中含金石、介类药时，常以本品糊丸，以赋形、助消化。炒焦健胃消食力强，长于消谷食积滞，兼寒者尤宜。内服：煎汤，5～12g；或入丸散。故本题正确答案为E。

7. 正确答案：A
答案解析： 硼砂外用清热解毒、消肿防腐，治喉肿、口疮、目疾；内服清肺热、化稠痰，治肺热痰黄、咳吐不利。故本题正确答案为A。马钱子的功效是散结消肿，通络止痛。儿茶的功效是收湿敛疮，生肌止血，活血止痛，清肺化痰。砒石的功效是外用攻毒杀虫，蚀疮去腐；内服劫痰平喘，攻毒抑癌。炉甘石的功效是解毒明目退翳，收湿止痒敛疮。

8. 正确答案：C
答案解析： 苦楝皮主治：①蛲虫病，蛔虫病，虫积腹痛；②头癣，疥疮（外治）。故本题正确答案为C。

9. 正确答案：B
答案解析： 莲子的功效为补脾止泻、益肾涩精、止带、养心安神。故本题正确答案为B。

10. 正确答案：B
答案解析： 槐花主治：①便血、痔血、血痢、崩漏、吐血、衄血；②肝热目赤，头痛眩晕。凡血热出血皆宜，尤宜便血与痔疮出血。故本题正确答案为B。

11. 正确答案：D
答案解析： 白矾的主治：①疥癣，湿疹，脱肛，痔疮，聤耳流脓；②久泻不止，便血，崩漏；

③癫痫发狂；此外，枯矾收湿敛疮、止血化腐。用于湿疹湿疮，脱肛，痔疮，聤耳流脓，阴痒带下，鼻衄齿衄，鼻瘜肉。故本题正确答案为D。

12. 正确答案：C
答案解析： 防风通圣丸主治外寒内热，表里俱实，恶寒壮热，头痛咽干，小便短赤，大便秘结，瘰疬初起，风疹湿疮。故本题正确答案为C。葛根芩连丸主治湿热蕴结所致的泄泻腹痛、便黄而黏、肛门灼热，以及风热感冒所致的发热恶风、头痛身痛。双清口服液主治风温肺热，卫气同病，症见发热、微恶风寒、咳嗽、痰黄、头痛、口渴，舌红苔黄或黄白苔相兼，脉浮滑或浮数；急性支气管炎见上述证候者。止嗽定喘口服液主治表寒里热、身热口渴、咳嗽痰盛、喘促气逆、胸膈满闷；急性支气管炎见上述证候者。导赤丸主治火热内盛所致的口舌生疮、咽喉疼痛、心胸烦热、小便短赤、大便秘结。

13. 正确答案：C
答案解析： 保和丸功能：消食，导滞，和胃。主治：食积停滞，脘腹胀满，嗳腐吞酸，不欲饮食。故本题正确答案为C。

14. 正确答案：C
答案解析： 血塞通胶囊的功能：活血祛瘀，通脉活络。故本题正确答案为C。

15. 正确答案：A
答案解析： 参芪降糖胶囊的功能是益气滋阴补肾，主治气阴不足肾虚消渴、2型糖尿病。故本题正确答案为A。消渴丸的功能是滋肾养阴，益气生津。玉泉丸的功能是养阴生津，止渴除烦，益气和中。缩泉丸的功能是补肾缩尿。济生肾气丸的功能是温肾化气，利水消肿。

16. 正确答案：E
答案解析： 舒筋活血片有舒筋活络、活血散瘀的功能，主治筋骨疼痛、肢体拘挛、腰背酸痛、跌打损伤。故本题正确答案为E。

17. 正确答案：A
答案解析： 天王补心丸组方中，天冬、麦冬、玄参、丹参、当归五药共为臣药，既助君药补阴养血，又能清心安神、润燥通便。故本题正确答案为A。

18. 正确答案：D
答案解析： 半夏主治：①咳喘痰多，痰饮眩悸，风痰眩晕，痰厥头痛，湿痰寒痰；②呕吐反胃；③胸脘痞闷，梅核气；④外治痈肿痰核。故本题正确答案为D。

19. 正确答案：E
答案解析： 复方血栓通胶囊的功能是活血化瘀，益气养阴。故本题正确答案为E。石斛夜光颗粒的功能是滋阴补肾，清肝明目。明目地黄丸的功能是滋肾，养肝，明目。生脉饮的功能是益气复脉，养阴生津。消栓通络胶囊的功能是活血化瘀，温经通络。

20. 正确答案：E
答案解析： 天冬甘润补，苦泄降，寒能清，入肺、肾经，为清滋滑润之品。既润肺止咳、清肺降火，又滋肾养阴、生津止渴，还清润肠燥而通便，善治阴虚火旺诸证。天冬的功效为养阴润燥，清肺生津。主治：①肺燥干咳，顿咳痰黏，劳嗽咯血；②肾阴亏虚，腰膝酸痛，骨蒸潮热；③内热消渴，热病伤津，咽干口渴，肠燥便秘。故本题正确答案为E。

21. 正确答案：C
答案解析：六一散主治感受暑湿所致的发热、身倦、口渴、泄泻、小便黄少；外用治痱子。故本题正确答案为C。

22. 正确答案：E
答案解析：苏合香味辛，性温；功效为开窍辟秽，止痛。主治：①寒闭神昏；②胸痹心痛，胸闷腹痛。用法用量：内服，0.3～1g，宜入丸散服，不入煎剂。故本题正确答案为E。

23. 正确答案：E
答案解析：白果性味甘、苦、涩、平，有毒，归肺、肾经。功效：敛肺定喘，止带缩尿。主治病证：①痰多，喘咳；②白浊带下，尿频遗尿。故本题正确答案为E。

24. 正确答案：C
答案解析：正天丸主治外感风邪、瘀血阻络、血虚失养、肝阳上亢引起的偏头痛、紧张性头痛、神经性头痛、颈椎病型头痛、经前头痛。故本题正确答案为C。川芎茶调散主治外感风邪所致的头痛，或有恶寒、发热、鼻塞。芎菊上清丸主治外感风邪引起的恶风身热、偏正头痛、鼻流清涕、牙疼喉痛。天麻钩藤颗粒主治肝阳上亢所致的头痛、眩晕、耳鸣、眼花、震颤、失眠；高血压病见上述证候者。脑立清丸主治肝阳上亢所致的头晕目眩、耳鸣口苦、心烦难寐；高血压见上述证候者。

25. 正确答案：C
答案解析：消风止痒颗粒的功能：清热除湿，消风止痒。故本题正确答案为C。

26. 正确答案：C
答案解析：牛黄醒消丸主治热毒郁滞、痰瘀互结导致的痈疽发背、瘰疬流注、乳痈乳岩、无名肿毒。故本题正确答案为C。

27. 正确答案：A
答案解析：柴胡舒肝丸主治肝气不舒，症见胸胁痞闷、食滞不消、呕吐酸水。故本题正确答案为A。木香顺气丸主治湿阻中焦、脾胃不和所致的湿滞脾胃证，症见胸膈痞闷、脘腹胀痛、呕吐恶心、嗳气纳呆。越鞠丸主治瘀热痰湿内生所致的脾胃气郁，症见胸脘痞闷、腹中胀满、饮食停滞、嗳气吞酸。保和丸主治食积停滞，脘腹胀满，嗳腐吞酸，不欲饮食。枳实导滞丸主治饮食积滞、湿热内阻所致的脘腹胀痛、不思饮食、大便秘结、痢疾里急后重。

28. 正确答案：C
答案解析：万氏牛黄清心丸主治热入心包、热盛动风证，症见高热烦躁、神昏谵语及小儿高热惊厥。故本题正确答案为C。

29. 正确答案：C
答案解析：妇炎平胶囊主治湿热下注所致的带下病、阴痒，症见带下量多、色黄味臭、阴部瘙痒；滴虫、霉菌、细菌引起的阴道炎、外阴炎见上述证候者。故本题正确答案为C。千金止带丸主治脾肾两虚所致的月经不调、带下病，症见月经先后不定期、量多或淋漓不净、色淡无块，或带下量多、色白清稀、神疲乏力、腰膝酸软。乌鸡白凤丸主治气血两虚，身体瘦弱，腰膝酸软，月经不调，崩漏带下。固经丸主治阴虚血热，月经先期，经血量多、色紫黑，赤白带下。

30. 正确答案：B
答案解析：内消瘰疬丸主治痰湿凝滞导致的瘰疬，症见皮下结块、不热不痛。故本题正确答案为B。

31. 正确答案：A

答案解析：姜黄的功效：破血行气，通经止痛。故本题正确答案为 A。

32. 正确答案：C

答案解析：香砂平胃丸主治湿浊中阻、脾胃不和导致的胃脘疼痛、胸膈满闷、恶心呕吐、纳呆食少。故本题正确答案为 C。香砂养胃颗粒主治胃阳不足、湿阻气滞导致的胃痛、痞满，症见胃痛隐隐、脘闷不舒、呕吐酸水、嘈杂不适、不思饮食、四肢倦怠。

33. 正确答案：C

答案解析：玉屏风颗粒主治表虚不固导致的自汗，症见自汗恶风、面色㿠白，或体虚易感风邪者。故本题正确答案为 C。

34. 正确答案：B

答案解析：大腹皮主治：①胃肠湿阻气滞、脘腹胀闷，大便不爽；②水湿内停、水肿胀满，脚气浮肿，小便不利。故本题正确答案为 B。

[35～37] 正确答案：B、D、E

答案解析：益母草颗粒主治血瘀所致的月经不调、产后恶露不绝。故 35 题正确答案为 B。女金丸主治气血两虚、气滞血瘀所致的月经不调。故 36 题正确答案为 D。艾附暖宫丸主治血虚气滞、下焦虚寒所致的月经不调、痛经。故 37 题正确答案为 E。

[38～39] 正确答案：B、C

答案解析：知母主治：①外感热病，高热烦渴；②肺热咳嗽，阴虚燥咳劳嗽；③阴虚火旺，骨蒸潮热；④内热消渴；⑤阴虚肠燥便秘。故 38 题正确答案为 B。黄芩主治：①湿温，暑湿，湿热痞满、黄疸、泻痢；②热病烦渴，肺热咳嗽，少阳寒热；③痈肿疮毒；④血热之吐血、咳血、衄血、便血崩漏；⑤胎热之胎动不安。故 39 题正确答案为 C。石膏主治：①外感热病，高热烦渴；②肺热喘咳；③胃火亢盛，头痛，牙痛；④疮疡不敛，湿疹瘙痒，水火烫伤，外伤出血。黄连主治：①湿热痞满、呕吐、泻痢、黄疸；②高热神昏，心火亢盛，心烦不寐，心悸不宁；③血热吐衄；④胃热呕吐吞酸，消渴，胃火牙痛；⑤痈肿疔疮，目赤肿痛，口舌生疮；⑥湿疹，湿疮，耳道流脓。龙胆主治：①湿热下注之阴肿阴痒、带下、湿疹瘙痒，湿热黄疸；②肝火上炎之头痛，目赤肿痛、耳鸣耳聋，胁痛口苦，强中；③高热抽搐，小儿急惊。

[40～41] 正确答案：B、D

答案解析：三棱主治：①癥瘕痞块，痛经，瘀血经闭，胸痹心痛；②食积胀痛。故 40 题正确答案为 B。刘寄奴主治：①瘀滞经闭，产后腹痛，癥瘕；②跌打损伤，外伤出血，疮痈肿毒；③食积腹痛。故 41 题正确答案为 D。水蛭主治：血瘀经闭，癥瘕痞块，中风偏瘫，跌扑损伤。土鳖虫主治：①血瘀经闭，产后瘀阻腹痛，癥瘕痞块；②跌打损伤，筋伤骨折。北刘寄奴主治：①跌打损伤，外伤出血，瘀血经闭，月经不调，产后瘀痛，癥瘕积聚；②血痢，血淋；③湿热黄疸，水肿腹胀，白带过多。

[42～43] 正确答案：A、B

答案解析：青蒿主治：①阴虚发热，骨蒸劳热；②温邪伤阴，夜热早凉，或低热不退；③湿热黄疸；④疟疾寒热；⑤外感暑热，发热烦渴。故 42 题正确答案为 A。白薇主治：①阴虚发热，骨蒸潮热，产后血虚发热，温邪伤营发热；②热淋，血淋；③痈疽肿毒，咽喉肿痛，蛇虫咬伤；④阴虚外感。故 43 题正确答案为 B。地骨皮主治：①阴虚潮热，骨蒸盗汗；②血热咯血、衄血；③肺热咳嗽；④内热消渴。银柴胡主治：①阴虚发热，骨蒸劳热；②小儿疳热。胡黄连主治：①阴虚发热，骨蒸潮热；②小儿疳热；③湿热泻痢，黄疸尿赤；④痔疮肿痛。

[44～45] 正确答案：D、E
答案解析：菟丝子主治：①肝肾不足之腰膝酸软、阳痿遗精、遗尿尿频、白带过多；②肝肾不足之目昏不明、耳鸣；③脾虚便溏或脾肾虚泻；④肾虚之胎漏、胎动不安；⑤外治白癜风。故44题正确答案为D。紫河车主治：①肾阳不足，精血亏虚，虚劳羸瘦，阳痿遗精，宫冷不孕；②气血两虚，面色萎黄，产后乳少，食少气短；③肺肾两虚，久咳虚喘，骨蒸劳嗽。故45题正确答案为E。肉苁蓉主治：①肾阳不足之阳痿、不孕；②精血亏虚之腰膝酸软、筋骨无力；③肠燥便秘。巴戟天主治：①肾阳不足之阳痿遗精、宫冷不孕、月经不调、少腹冷痛、尿频；②肾虚兼风湿之腰膝疼痛、筋骨痿软。益智主治：①肾气虚寒之遗精滑精、遗尿、尿频，白浊；②脾寒泄泻，腹中冷痛，脾虚口多涎唾。

[46～47] 正确答案：A、E
答案解析：小儿泻速停颗粒的功能是清热利湿，健脾止泻，缓急止痛。故46题正确答案为A。健儿消食口服液的功能是健脾益胃，理气消食。故47题正确答案为E。

[48～49] 正确答案：D、B
答案解析：桑螵蛸的功效是固精缩尿、补肾助阳。故48题正确答案为D。海螵蛸的功效是收敛止血、涩精止带、制酸止痛、收湿敛疮。故49题正确答案为B。芡实的功效是补脾止泻、益肾固精、除湿止带。椿皮的功效是清热燥湿、止血、收敛止带、止泻。赤石脂的功效是涩肠止泻、收敛止血、生肌敛疮。

[50～51] 正确答案：A、D
答案解析：小儿热速清口服液的功能是清热解毒，泻火利咽。故50题正确答案为A。清宣止咳颗粒的功能是疏风清热，宣肺止咳。故51题正确答案为D。儿感清口服液的功能是解表清热，宣肺化痰。儿童清肺丸的功能是清肺，解表，化痰，止嗽。小儿咳喘灵颗粒的功能是宣肺清热，止咳，祛痰，平喘。

[52～54] 正确答案：C、E、D
答案解析：清气化痰丸主治痰热阻肺导致的咳嗽痰多、痰黄黏稠、胸腹满闷。故52题正确答案为C。杏苏止咳颗粒主治风寒感冒咳嗽、气逆。故53题正确答案为E。降气定喘丸主治痰浊阻肺导致的咳嗽痰多、气逆喘促；慢性支气管炎，支气管哮喘见上述证候者。故54题正确答案为D。消瘿丸主治痰火郁结导致的瘿瘤初起；单纯型地方性甲状腺肿见上述证候者。橘贝半夏颗粒主治痰气阻肺，咳嗽痰多、胸闷气急。

[55～57] 正确答案：A、E、D
答案解析：银翘解毒丸主治风热感冒，症见发热头痛、咳嗽口干、咽喉疼痛。故55题正确答案为A。桂枝合剂主治感冒风寒表虚证，症见头痛发热、汗出恶风、鼻塞干呕。故56题正确答案为E。午时茶颗粒主治外感风寒、内伤食积证，症见恶寒发热、头痛身楚、胸脘满闷、恶心呕吐、腹痛腹泻。故57题正确答案为D。

[58～60] 正确答案：C、B、D
答案解析：黄芪主治：①脾虚乏力，食少便溏，中气下陷，久泻脱肛，便血崩漏；②肺气虚弱，咳喘气短；③表虚不固之自汗，盗汗；④气血不足之痈疽难溃或溃久不敛；⑤气虚所致水肿、小便不利；⑥内热消渴；⑦血虚

萎黄,气血两虚;⑧气虚血滞,半身不遂,痹痛麻木。故58题正确答案为C。白术主治:①脾胃气虚所致食少腹胀、便溏泄泻、乏力倦怠;②脾虚水肿、痰饮眩悸;③表虚自汗;④脾虚气弱所致胎动不安。故59题正确答案为B。山药主治:①脾虚气弱之食少便溏或久泻不止;②肺虚或肺肾两虚之喘咳;③虚热消渴;④肾虚遗精、尿频、带下。故60题正确答案为D。西洋参主治:①阴虚热盛所致咳嗽痰血;②热病气阴两伤所致虚热烦倦;③津液不足所致口燥咽干、内热消渴。人参主治:①气虚欲脱,肢冷脉微;②脾气虚弱之食欲不振、呕吐泄泻;③肺气虚弱之气短喘促、脉虚自汗;④热病气虚津伤之口渴、内热消渴证;⑤心神不安、失眠多梦、惊悸健忘;⑥气血亏虚,久病虚羸;⑦阳痿宫冷。

[61～62] 正确答案:A、E
答案解析: 口炎清颗粒的功能是滋阴清热、解毒消肿。故61题正确答案为A。栀子金花丸的功能是清热泻火、凉血解毒。故62题正确答案为E。

[63～65] 正确答案:A、B、D
答案解析: 防己主治:①风湿痹痛,尤以热痹为佳;②脚气浮肿,水肿,腹水,小便不利;③湿疹疮毒。故63题正确答案为A。桑寄生主治:①风湿痹证;②腰膝酸痛;③肝肾虚损、冲任不固之胎漏、胎动不安。故64题正确答案为B。徐长卿主治:①风湿痹痛,脘腹痛,牙痛;②跌打肿痛;③湿疹,风疹,顽癣。故65题正确答案为D。雷公藤主治:①风湿顽痹,拘挛疼痛;②疔疮肿毒,腰带疮,湿疹,麻风,疥癣。茯苓主治:①水肿,小便不利,痰饮;②脾虚证,尤宜兼便溏或泄泻者;③心悸,失眠。

[66～68] 正确答案:C、B、E
答案解析: 杞菊地黄丸功效是滋肾养肝。主治肝肾阴亏,眩晕耳鸣,羞明畏光,迎风流泪,视物昏花。故66题正确答案为C。人参养荣丸功效是温补气血。主治心脾不足,气血两亏,形瘦神疲,食少便溏,病后虚弱。故67题正确答案为B。香砂六君丸功效是益气健脾,和胃。主治脾虚气滞,消化不良,嗳气食少,脘腹胀满,大便溏泄。故68题正确答案为E。明目蒺藜丸功效是清热散风,明目退翳。主治上焦火盛导致的暴发火眼、云蒙障翳、羞明多眵、眼边赤烂、红肿痛痒、迎风流泪。麦味地黄丸功效是滋肾养肺。主治肺肾阴亏,潮热盗汗,咽干咳血,眩晕耳鸣,腰膝酸软,消渴。

[69～70] 正确答案:B、E
答案解析: 瞿麦的功效是利尿通淋、活血通经。故69题正确答案为B。连钱草的功效是利湿通淋,清热解毒,散瘀消肿。故70题正确答案为E。

[71～72] 正确答案:A、B
答案解析: 何首乌主治:①血虚萎黄、眩晕耳鸣、腰膝酸软、肢体麻木、高脂血症;须发早白、崩漏带下②瘰疬,疮痈,风疹瘙痒;③体虚久疟;④肠燥便秘。故71题正确答案为A。女贞子主治:①肝肾阴虚之眩晕耳鸣、腰膝酸软、须发早白,肝肾虚亏之目暗不明、视力减退;②阴虚发热,骨蒸潮热,内热消渴。故72题正确答案为B。熟地黄主治:①血虚所致萎黄、心悸怔忡、月经不调、崩漏下血;②肝肾阴虚之骨蒸潮热、盗汗、遗精、内热消渴;③精血亏虚所致腰膝酸软、须发早白、眩晕、耳鸣。侧柏叶主治:①吐血、衄血、咯血、便血、崩漏下血;②肺热咳嗽;③血热脱发,须发早白。当归主治:①血虚所致萎黄、心悸眩晕;②月经不调,痛经,闭经;③虚寒腹痛,

瘀血作痛,风湿痹痛,跌扑损伤;④血虚之肠燥便秘;⑤痈疽疮疡。

[73~74] 正确答案:B、E
答案解析: 小青龙胶囊主治风寒水饮,恶寒发热、无汗、喘咳痰稀。故73题正确答案为B。二母宁嗽丸主治燥热蕴肺导致的咳嗽,症见痰黄而黏不易咳出、胸闷气促、久咳不止、声哑喉痛。故74题正确答案为E。通宣理肺丸主治风寒束表、肺气不宣导致的感冒咳嗽,症见发热、恶寒、咳嗽、鼻塞流涕、头痛、无汗、肢体酸痛。养阴清肺膏主治阴虚燥咳、咽喉干痛、干咳少痰,或痰中带血。强力枇杷露主治久咳劳嗽,支气管炎。

[75~76] 正确答案:E、B
答案解析: 仙鹤草的功效是收敛止血、截疟、止痢、解毒、补虚。故75题正确答案为E。血余炭的功效是收敛止血、化瘀、利尿。故76题正确答案为B。

[77~78] 正确答案:E、D
答案解析: 复方丹参片的功能是活血化瘀、理气止痛。故77题正确答案为E。消栓胶囊的功能是补气、活血、通络。故78题正确答案为D。速效救心丸的功能是行气活血、祛瘀止痛。增加冠脉血流量,缓解心绞痛。

[79~80] 正确答案:C、B
答案解析: 增液口服液主治高热后,阴津不足所引起的阴虚内热,口干咽燥,大便燥结;亦可用于感染性疾患高热所致体液耗损的辅助用药。故79题正确答案为C。苁蓉通便口服液主治中老年人,病后产后等虚性便秘及习惯性便秘。故80题正确答案为B。当归龙荟丸主治肝胆火旺导致的心烦不宁、头晕目眩、耳鸣耳聋、胁肋疼痛、脘腹胀痛、大便秘结。

通便宁片主治肠胃实热积滞导致的便秘,症见大便秘结、腹痛拒按、腹胀纳呆、小便短赤、口干苦、舌红苔黄、脉弦滑数。舟车丸主治水停气滞导致的水肿,症见蓄水腹胀、四肢浮肿、胸腹胀满、停饮喘急、大便秘结、小便短少。

[81~82] 正确答案:C、E
答案解析: 山豆根的功效是清热解毒、消肿利咽。射干的功效是清热解毒、消痰利咽。故81题正确答案为C。重楼的功效是清热解毒、消肿止痛、凉肝定惊。青黛的功效是清热解毒、凉血消斑、泻火定惊。故82题正确答案为E。

[83~84] 正确答案:A、D
答案解析: 枳实的功效是破气消积、化痰除痞。故83题正确答案为A。枳壳的功效是理气宽中、行滞消胀。故84题正确答案为D。

85. 正确答案:D
答案解析: 八正合剂主治湿热下注导致的淋证,症见小便短赤、淋沥涩痛、口燥咽干等。故本题正确答案为D。癃闭舒胶囊主治肾气不足、湿热瘀阻导致的癃闭,症见腰膝酸软、尿急、尿频、尿痛、尿线细,伴小腹拘急作痛;前列腺增生症见上述证候者。

86. 正确答案:B
答案解析: 八正合剂方义简释:①君药:川木通、炒车前子,清热利尿通淋力强;②臣药:萹蓄、瞿麦、滑石,共助君药清利通淋之力强。故本题正确答案为B。

87. 正确答案:B
答案解析: 消炎利胆片主治肝胆湿热导致的胁痛、口苦;急性胆囊炎、胆管炎见上述证候者。故本题正确答案为B。

88. 正确答案：E
答案解析：急支糖浆主治外感风热导致的咳嗽，症见发热、恶寒、胸膈满闷、咳嗽咽痛；急性支气管炎及慢性支气管炎急性发作见上述证候者。故本题正确答案为E。橘红丸主治痰热咳嗽、痰多、色黄黏稠、胸闷口干。清肺抑火丸主治痰热阻肺导致的咳嗽、痰黄黏稠、口干咽痛、大便干燥。

89. 正确答案：C
答案解析：七味都气丸主治肾不纳气导致的喘促、胸闷、久咳、气短、咽干、遗精、盗汗、小便频数。故本题正确答案为C。

90. 正确答案：A
答案解析：苏子降气丸主治上盛下虚、气逆痰壅导致的咳嗽喘息、胸膈痞塞。故本题正确答案为A。降气定喘丸主治痰浊阻肺导致的咳嗽痰多，气逆喘促；慢性支气管炎、支气管哮喘见上述证候者。

91. 正确答案：D
答案解析：桑叶的功效是疏散风热、清肝明目、清肺润燥、凉血止血。故本题正确答案为D。

92. 正确答案：C
答案解析：牛蒡子既清散风热而解表、透疹，又宣肺祛痰而利咽、止咳，还滑利二便，导热（疹）毒排出而清解消疮疹。发汗不如薄荷，长于清解热毒与滑利二便，凡风热、热毒、肺热、痰热所致病证皆宜，兼二便不利者尤佳。故本题正确答案为C。

93. 正确答案：ABC
答案解析：珍珠母的功效是平肝潜阳、安神定惊、明目退翳。故本题正确答案为ABC。

94. 正确答案：ABD
答案解析：牵牛子主治：①大便秘结，水肿，鼓胀，痰饮喘满；②食积停滞，虫积腹痛（肠道寄生虫）。故本题正确答案为ABD。

95. 正确答案：ABCD
答案解析：郁金主治：①胸肋刺痛，经闭痛经，乳房胀痛，胸痹心痛；②血热所致吐衄；③热病神昏，癫痫发狂；④黄疸尿赤。故本题正确答案为ABCD。

96. 正确答案：ABD
答案解析：小活络丸注意事项：所含制川乌、制草乌有大毒，故孕妇禁用，不可过量服用或久服。湿热瘀阻或阴虚有热者、脾胃虚弱者慎用。木瓜丸注意事项：所含制川乌、制草乌有大毒，故孕妇禁用，不可过量服用或久服。风湿热痹者慎用。据报道，有服用木瓜丸引起心律失常、紫癜性胃炎等不良反应，使用时应引起注意。风湿骨痛丸注意事项：所含制川乌、制草乌有大毒，故孕妇及哺乳期妇女禁用，不可过量服用或久服。严重心脏病、高血压，以及肝、肾疾病患者忌服。阴虚火旺或湿热痹痛者慎用。故本题正确答案为ABD。

97. 正确答案：ABCDE
答案解析：桂附地黄丸的注意事项：孕妇、肺热津伤者、胃热炽盛者、阴虚内热消渴者慎用；治疗期间宜节制房事；因含有大热有毒附子，故中病即止，不可过量服用或久服；服药期间，忌食生冷、油腻食物。故本题正确答案为ABCDE。

98. 正确答案：CDE
答案解析： 雄黄的功效是解毒、杀虫、燥湿祛痰、截疟。故本题正确答案为CDE。

99. 正确答案：ABE
答案解析： 生地黄的功效是清热凉血、养阴生津。故本题正确答案为ABE。

100. 正确答案：ABCDE
答案解析： 清热解毒口服液主治热毒壅盛导致的发热面赤、烦躁口渴、咽喉肿痛；流感、上呼吸道感染见上述证候者。故本题正确答案为ABCDE。

临考决胜卷（四）·答案解析

1. 正确答案：B
答案解析： 清开灵口服液的功能是清热解毒、镇静安神。故本题正确答案为B。

2. 正确答案：B
答案解析： 紫苏梗的功效是理气宽中、止痛、安胎。主治：①胸膈痞闷，胃脘疼痛；②嗳气呕吐；③胎动不安。故本题正确答案为B。

3. 正确答案：E
答案解析： 新雪颗粒主治外感热病，热毒壅盛证，症见高热、烦躁；扁桃体炎、上呼吸道感染、气管炎、感冒见上述证候者。故本题正确答案为E。导赤丸主治火热内盛所致的口舌生疮、咽喉疼痛、心胸烦热、小便短赤、大便秘结。芩连片主治脏腑蕴热，头痛目赤，口鼻生疮，热痢腹痛，湿热带下，疮疖肿痛。一清颗粒主治火毒血热所致的身热烦躁、目赤口疮、咽喉及牙龈肿痛、大便秘结、吐血、衄血、咯血、痔血；咽炎、扁桃体炎及牙龈炎见上述证候者。西黄丸主治热毒壅结所致的痈疽疔毒、瘰疬、流注、癌肿。

4. 正确答案：C
答案解析： 牛黄的功效是清心、豁痰、开窍、凉肝、息风、解毒。故本题正确答案为C。

5. 正确答案：A
答案解析： 雄黄使用注意事项：本品有毒，故外用不可大面积涂敷或长期涂敷；内服宜慎，不可久用，孕妇禁用。煅后生成三氧化二砷而使其毒性剧增，故入药忌火煅。故本题正确答案为A。

6. 正确答案：C
答案解析： 丝瓜络的功效是祛风、通络、活血、下乳。故本题正确答案为C。

7. 正确答案：A
答案解析： 浮萍的功效是宣散风热、透疹止痒、利水消肿。故本题正确答案为A。

8. 正确答案：C
答案解析： 泽泻甘、淡，寒。既利水渗湿，又清泻肾（相）火与膀胱之热，故下焦湿热、痰饮及相火妄动之证皆可选用。其功效是利水渗湿，泄热，化浊降脂。主治：①水肿，小便不利，淋浊，带下；②湿盛泄泻，痰饮；③高脂血症。故本题正确答案为C。

9. 正确答案：E
答案解析： 朱砂的用法用量：①内服：0.1～0.5g；不宜入煎剂；②外用：适量。故本题正确答案为E。

10. 正确答案：B
答案解析： 常山使用注意事项：有毒而涌吐，易损伤正气，故用量不宜过大，孕妇禁用，体弱者慎用。故本题正确答案为B。

11. 正确答案：D
答案解析： 芒硝的性能特点：内服泻热通便，润软燥屎，加速排便，为治实热内结、燥屎坚硬难下之要药；外用能软散坚硬肿块、回乳、清火，为治疮肿、痔疮肿痛所常用。芒硝是外用回乳，麦芽是内服回乳。故本题正确答案为D。

12. 正确答案：D
答案解析：四逆汤中炙甘草既善益气安中，又能解附片之毒，还缓淡附片、干姜之峻，且寓护阴之意。故本题正确答案为 D。

13. 正确答案：A
答案解析：六合定中丸的功能是祛暑除湿、和中消食。故本题正确答案为 A。

14. 正确答案：A
答案解析：越鞠丸的功能是理气解郁，宽中除满。故本题正确答案为 A。

15. 正确答案：D
答案解析：蜈蚣辛散温而有毒，虫类搜剔走窜，专入肝经。功同全蝎而药力更胜，并常与全蝎相须为用，以增药力。故本题正确答案为 D。

16. 正确答案：D
答案解析：补中益气丸主治脾胃虚弱、中气下陷导致的泄泻、脱肛、阴挺，症见体倦乏力、食少腹胀、便溏久泻、肛门下坠或脱肛、子宫脱垂。故本题正确答案为 D。

17. 正确答案：B
答案解析：附子主治：①亡阳虚脱，肢冷脉微；②肾阳虚衰，宫冷、阳痿、尿频；③脾肾阳虚所致脘腹冷痛、水肿、呕吐泄泻；④心阳不足，胸痹心痛；⑤阳虚外感；⑥寒湿痹痛。故本题正确答案为 B。

18. 正确答案：C
答案解析：郁金的功效是活血止痛，行气解郁，凉血清心，利胆退黄。故本题正确答案为 C。

19. 正确答案：C
答案解析：炉甘石味甘，性平。功效是解毒明目退翳、收湿止痒敛疮。故本题正确答案为 C。

20. 正确答案：B
答案解析：半夏天麻丸主治脾虚湿盛、痰浊内阻导致的眩晕、头痛、如蒙如裹、胸脘满闷。故本题正确答案为 B。复方鲜竹沥液主治痰热咳嗽，痰黄黏稠。二陈丸主治痰湿停滞导致的咳嗽痰多、胸脘胀闷、恶心呕吐。蛇胆川贝散主治肺热咳嗽，痰多。橘贝半夏颗粒主治痰气阻肺，咳嗽痰多、胸闷气急。

21. 正确答案：B
答案解析：丹参主治：①月经不调，痛经经闭；②胸痹心痛，脘腹胁痛，癥瘕积聚，热痹疼痛；③心烦不眠；④疮疡肿痛。故本题正确答案为 B。

22. 正确答案：C
答案解析：保和丸的功能是消食，导滞，和胃。故本题正确答案为 C。

23. 正确答案：A
答案解析：马应龙麝香痔疮膏的功能是清热燥湿，活血消肿，去腐生肌。故本题正确答案为 A。

24. 正确答案：A
答案解析：桃仁主治：①经闭痛经，癥瘕痞块，跌扑损伤；②肺痈，肠痈；③肠燥便秘；④咳喘气喘。故本题正确答案为 A。

25. 正确答案：E
答案解析：防风通圣丸组方中，当归、白芍、川芎、炒白术四药相合，既养血活血、健脾和中，又祛风除湿；与君臣药同用，则发汗而不伤正，清下而不伤里，从而达到疏风解表、泻热通便之效。故本题正确答案为E。

26. 正确答案：E
答案解析：保济丸主治暑湿感冒，症见发热头痛、腹痛腹泻、恶心呕吐、肠胃不适；亦可用于晕车晕船。故本题正确答案为E。藿香正气水主治外感风寒，内伤湿滞或夏伤暑湿导致的感冒，症见头痛昏重、胸膈痞闷、脘腹胀痛、呕吐泄泻；胃肠型感冒见上述证候者。六合定中丸主治夏伤暑湿，宿食停滞，寒热头痛，胸闷恶心，吐泻腹痛。午时茶颗粒主治外感风寒，内伤食积证，症见恶寒发热、头痛身楚、胸脘满闷、恶心呕吐、腹痛腹泻。荆防颗粒主治外感风寒挟湿所致的感冒，症见头身疼痛、恶寒无汗、鼻塞流涕、咳嗽。

27. 正确答案：D
答案解析：致康胶囊的功能是清热凉血止血、化瘀生肌定痛。主治创伤性出血、崩漏、呕血及便血等。尤宜于热灼血脉、瘀血阻络之出血。故本题正确答案为D。

28. 正确答案：C
答案解析：石菖蒲的功效是开窍豁痰、醒神益智、化湿开胃。故本题正确答案为C。

29. 正确答案：D
答案解析：木通主治：①湿热淋痛，水肿尿少；②心火上炎或下移小肠之口舌生疮、心烦尿赤；③产后乳汁不通或乳少；④湿热痹痛。故本题正确答案为D。

30. 正确答案：D
答案解析：马应龙八宝眼膏的功能是清热退赤、止痒去翳。主治风火上扰所致的眼睛红肿痛痒、流泪，眼睑红烂；沙眼见上述证候者。用法用量：点入眼睑内。一日2～3次。故本题正确答案为D。

31. 正确答案：A
答案解析：儿茶的功效是收湿敛疮、生肌止血、清肺化痰、活血止痛。故本题正确答案为A。

32. 正确答案：B
答案解析：增液口服液的功能是养阴生津、清热润燥。主治高热后，阴津不足所致的阴虚内热、大便燥结、口干咽燥，亦可用于感染性疾患高热所致体液耗损的辅助用药。故本题正确答案为B。

33. 正确答案：B
答案解析：强骨胶囊的功能是补肾、强骨、止痛。主治肾阳虚所致的骨痿，症见骨脆易折、腰背或四肢关节疼痛、畏寒肢冷或抽筋、下肢无力，夜尿频多；原发性骨质疏松症、骨量减少见上述证候者。故本题正确答案为B。

34. 正确答案：B
答案解析：雷丸苦寒泄降，入胃经与大肠经。既善驱杀绦虫，又能驱杀蛔虫、蛲虫、钩虫等，为治虫积腹痛，特别是绦虫病之佳品。此外，能消积，治小儿疳积。故本题正确答案为B。

[35～36] 正确答案：A、B
答案解析：椿皮的功效是清热燥湿、止血、收敛止带、止泻。故35题正确答案为A。芡实的功效是补脾止泻、除湿止带、益肾固精。故36题正确答案为B。海螵蛸的功效是收敛止血、涩精止带、制酸止痛、收湿敛疮。金樱子的功效是固精缩尿、涩肠止泻、固崩止带。

赤石脂的功效是涩肠止泻、收敛止血、生肌敛疮。

[37～39] 正确答案：A、C、D
答案解析： 知母的功效是清热泻火、滋阴润燥。故37题正确答案为A。栀子的功效是内服：泻火除烦、清热利湿、凉血解毒；外用：消肿止痛。故38题正确答案为C。竹叶的功效是清热泻火、除烦、生津、利尿。故39题正确答案为D。板蓝根的功效是清热解毒、凉血利咽。淡竹叶的功效是清热泻火、除烦止渴、利尿通淋。

[40～41] 正确答案：C、D
答案解析： 加味逍遥丸的功能是舒肝清热，健脾养血。故40题正确答案为C。气滞胃痛颗粒的功能是疏肝理气，和胃止痛。故41题正确答案为D。

[42～43] 正确答案：A、D
答案解析： 瓜蒌主治：①肺热咳嗽、痰浊黄稠；②胸痹心痛，结胸痞满；③肺痈，肠痈，乳痈；④大便秘结。故42题正确答案为A。天竺黄主治：热痰神昏，中风痰迷，小儿痰热惊痫，抽搐，夜啼。故43题正确答案为D。款冬花主治：新久咳嗽，喘咳痰多，劳嗽咳血。芥子主治：①寒痰咳嗽，胸胁胀痛；②痰滞经络，关节麻木、疼痛，痰湿流注，阴疽肿毒。白果主治：①痰多喘咳；②带下白浊，遗尿尿频。

[44～45] 正确答案：B、C
答案解析： 牛黄上清胶囊主治热毒内盛、风火上攻导致的头痛眩晕、目赤耳鸣、咽喉肿痛、口舌生疮、牙龈肿痛、大便燥结。故44题正确答案为B。一清颗粒主治火毒血热导致的身热烦躁、目赤口疮、咽喉及牙龈肿痛、大便秘结、吐血、衄血、咯血、痔血；咽炎、扁桃体炎及牙龈炎见上述证候者。故45题正确答案为C。

[46～47] 正确答案：A、E
答案解析： 桔梗主治：①咳嗽痰多，胸闷不畅；②咽痛音哑；③肺痈吐脓。此外，能开宣肺气而通利二便，用治癃闭、便秘。又能载药上行，在治疗上焦疾患的方药中以引药上行。故46题正确答案为A。枇杷叶主治：①肺热咳嗽，气逆喘急；②胃热呕逆，烦热口渴。故47题正确答案为E。半夏主治：①湿痰寒痰，咳喘痰多，痰饮眩悸，风痰眩晕，痰厥头痛；②呕吐反胃；③胸脘痞闷，梅核气；④外治痈肿痰核。葶苈子主治：①痰涎壅肺，喘咳痰多，胸胁胀满，不得平卧；②小便不利，胸腹水肿。紫苏子主治：①痰壅气逆，咳嗽气喘；②肠燥便秘。

[48～49] 正确答案：D、C
答案解析： 千柏鼻炎片主治风热犯肺、内郁化火、凝滞气血导致的鼻塞、鼻痒气热、流涕黄稠，或持续鼻塞、嗅觉迟钝；急慢性鼻窦炎及急慢性鼻炎见上述证候者。故48题正确答案为D。鼻炎康片主治风邪蕴肺导致的急、慢性鼻炎，过敏性鼻炎。故49题正确答案为C。鼻咽清毒颗粒主治痰热毒瘀蕴结所致的鼻咽部慢性炎症，鼻咽癌放射治疗后分泌物增多。辛芩颗粒主治肺气不足、风邪外袭导致的鼻痒、喷嚏、流清涕、易感冒；过敏性鼻炎出现以上症状者。藿胆丸主治湿浊内蕴、胆经郁火导致的鼻塞、流清涕或浊涕、前额头痛。

[50～51] 正确答案：A、C
答案解析： 颈复康颗粒主治风湿瘀阻导致的颈椎病，症见头晕、颈项僵硬、肩背酸痛、手臂麻木。故50题正确答案为A。小活络丸主

治风寒湿邪闭阻、痰瘀阻络导致的痹病，症见肢体关节疼痛，或刺痛，或冷痛，或疼痛夜甚，关节屈伸不利、拘挛麻木。故51题正确答案为C。痛风定胶囊主治湿热瘀阻所致的痹病，症见关节红肿热痛，伴有发热、汗出不解、口渴心烦、小便黄，舌红、苔黄腻、脉滑数；痛风见上述证候者。活血止痛散主治跌打损伤，瘀血肿痛。木瓜丸主治风寒湿闭阻所致的痹病，症见关节疼痛、肿胀、屈伸不利、局部畏恶风寒、肢体麻木、腰膝酸软。

[52～53] 正确答案：D、E
答案解析：地榆的功效是凉血止血、解毒敛疮。故52题正确答案为D。槐花的功效是凉血止血、清肝泻火。故53题正确答案为E。大蓟的功效是凉血止血、散瘀解毒消痈。小蓟的功效是凉血止血、散瘀解毒消痈。白及的功效是收敛止血、消肿生肌。

[54～55] 正确答案：A、D
答案解析：正柴胡饮颗粒主治外感风寒导致的发热恶寒、无汗、头痛、喷嚏、鼻塞、咽痒咳嗽、四肢酸痛；流感初起及轻度上呼吸道感染见上述证候者。故54题正确答案为A。桑菊感冒片主治风热感冒初起，头痛、咳嗽、口干、咽痛。故55题正确答案为D。参苏丸主治身体虚弱，感受风寒导致的感冒，症见恶寒发热、头痛鼻塞、咳嗽痰多、胸闷呕逆、气短乏力。银翘解毒颗粒主治风热感冒，症见发热头痛、咳嗽口干、咽喉疼痛。九味羌活丸主治外感风寒挟湿导致的感冒，症见恶寒、发热、无汗、头重而痛、肢体酸痛。

[56～57] 正确答案：E、A
答案解析：朱砂安神丸主治胸中烦热、失眠多梦、心悸不宁。全方配伍，标本兼顾，共奏镇心安神、养阴清热之功，故善治心火亢盛、阴血不足、阴不制阳、扰动心神所致的心神不宁。故56题正确答案为E。天王补心丸主治心阴不足，心悸健忘，失眠多梦，大便干燥。故57题正确答案为A。人参归脾丸主治心脾两虚、气血不足所致的心悸、怔忡、失眠健忘、食少体倦、面色萎黄，以及脾不统血所致的便血、崩漏、带下。柏子养心丸主治心气虚寒、心悸易惊、失眠多梦、健忘。枣仁安神液主治心血不足所致的失眠、健忘、心烦、头晕；神经衰弱症见上述证候者。

[58～60] 正确答案：A、C、B
答案解析：银柴胡主治：①阴虚发热，骨蒸劳热；②小儿疳热。故58题正确答案为A。白薇主治：①阴虚发热，骨蒸潮热，产后血虚发热，温邪伤营发热；②热淋，血淋；③咽喉肿痛，痈疽肿毒，毒蛇咬伤；④阴虚外感。故59题正确答案为C。胡黄连主治：①阴虚发热，骨蒸潮热；②小儿疳热；③湿热泻痢，黄疸尿赤；④痔疮肿痛。故60题正确答案为B。玄参主治：①温病热入营血，温毒发斑；②热病伤阴，舌绛烦渴，津伤便秘，骨蒸劳嗽；③目赤肿痛，咽喉肿痛，白喉，瘰疬，痈肿疮毒；④阴虚肠燥便秘。地骨皮主治：①阴虚潮热，骨蒸盗汗；②血热所致衄血、咯血；③肺热咳嗽；④内热消渴。

[61～62] 正确答案：B、D
答案解析：阿胶主治：①血虚萎黄、眩晕心悸，肌痿无力；②吐血尿血，便血崩漏，妊娠胎漏；③肺燥咳嗽，劳嗽咯血；④阴虚所致心烦失眠，虚风内动。故61题正确答案为B。杜仲主治：①肝肾不足之腰膝酸痛、筋骨无力、头晕目眩；②高血压属肝肾亏虚者；③肝肾亏虚所致胎动不安、妊娠漏血。故62题正确答案为D。砂仁主治：①湿阻中焦证；②脾胃气滞证；③脾胃虚寒所致吐泻；④气滞之胎

动不安，妊娠恶阻。当归主治：①血虚萎黄、眩晕心悸；②月经不调，闭经，痛经；③虚寒腹痛，瘀血作痛，跌打损伤，风湿痹痛；④痈疽疮疡；⑤血虚肠燥便秘。黄芩主治：①湿温，暑湿，湿热痞满、黄疸、泻痢；②热病烦渴，肺热咳嗽，少阳寒热；③血热之吐血、咳血、衄血、便血、崩漏；④胎热之胎动不安；⑤痈肿疮毒。

[63～64] 正确答案：A、B
答案解析： 川楝子主治：①肝郁化火所致胸胁、脘腹胀痛，疝气痛；②虫积腹痛；③此外，还可治头癣、秃疮。故63题正确答案为A。青皮主治：①肝气郁滞所致胸胁胀痛、疝气疼痛、乳癖、乳痈；②食积气滞，脘腹胀痛。故64题正确答案为B。香橼主治：①肝郁气滞，胸闷胁痛；②脾胃气滞，脘腹痞满、呕吐噫气；③痰多咳嗽。枳壳主治：①胸胁气滞，胀满疼痛；②食积不化；③痰饮内停；④脏器下垂。沉香主治：①寒凝气滞，脘腹胀闷作痛；②胃寒呕吐、呃逆；③肾虚气逆喘急。

[65～66] 正确答案：D、B
答案解析： 川芎茶调散主治外感风邪所致的头痛，或有恶寒、发热、鼻塞。故65题正确答案为D。芎菊上清丸主治外感风邪导致的恶风身热、偏正头痛、鼻流清涕、牙疼喉痛。故66题正确答案为B。脑立清丸主治肝阳上亢导致的头晕目眩、耳鸣口苦、心烦难寐；高血压见上述证候者。天麻钩藤颗粒主治肝阳上亢导致的头痛、眩晕、耳鸣、眼花、震颤、失眠；高血压病见上述证候者。松龄血脉康胶囊主治肝阳上亢导致的头痛、眩晕、急躁易怒、心悸、失眠；高血压及原发性高脂血症见上述证候者。

[67～68] 正确答案：A、C
答案解析： 心可舒胶囊主治气滞血瘀导致的胸闷、心悸、头晕、头痛、颈项疼痛；冠心病心绞痛、高血脂、高血压及心律失常见上述证候者。故67题正确答案为A。益心舒胶囊主治气阴两虚，瘀血阻脉导致的胸痹，症见胸痛胸闷、心悸气短、脉结代；冠心病心绞痛见上述证候者。故68题正确答案为C。诺迪康胶囊主治气虚血瘀导致的胸痹，症见胸闷、隐痛或刺痛、心悸气短、少气懒言、神疲乏力、头晕目眩；冠心病心绞痛见上述证候者。冠心苏合滴丸主治寒凝气滞、心脉不通导致的胸痹，症见胸闷、心前区疼痛；冠心病心绞痛见上述证候者。丹七片主治瘀血痹阻所致的胸痹心痛、眩晕头痛、经期腹痛。

[69～70] 正确答案：D、B
答案解析： 龟甲主治：①阴虚阳亢之头晕目眩，热病伤阴之虚风内动；②阴虚潮热，骨蒸盗汗；③肾虚之腰膝痿弱、筋骨不健、小儿囟门不合；④阴血不足之心悸、失眠、健忘；⑤阴虚血热之崩漏、月经过多。故69题正确答案为D。鳖甲主治：①阴虚阳亢之头晕目眩，热病伤阴之虚风内动、手足瘈疭；②阴虚发热，骨蒸劳热；③久疟疟母，经闭，癥瘕。故70题正确答案为B。南沙参主治：①肺热燥咳，阴虚劳嗽，干咳痰黏；②胃阴不足，食少呕吐；③气阴不足，烦热口干。北沙参主治：①肺热燥咳，阴虚劳嗽痰血；②胃阴不足，热病津伤之咽干口渴。麦冬主治：①肺燥干咳，阴虚劳嗽，喉痹咽痛；②内热消渴，胃阴虚之津伤口渴；③心阴虚、心火旺所致心烦失眠；④肠燥津亏便秘。

[71～73] 正确答案：C、D、B
答案解析： 清肺抑火丸主治痰热阻肺导致的咳嗽、痰黄黏稠、口干咽痛、大便干燥。故71

题正确答案为 C。礞石滚痰丸主治痰火扰心导致的癫狂惊悸，或喘咳痰稠、大便秘结。故 72 题正确答案为 D。止嗽定喘口服液主治表寒里热，身热口渴，咳嗽痰盛，喘促气逆，胸膈满闷；急性支气管炎见上述证候者。故 73 题正确答案为 B。橘红丸主治痰热咳嗽，痰多，色黄黏稠，胸闷口干。半夏天麻丸主治脾虚湿盛，痰浊内阻所致的眩晕、头痛、如蒙如裹、胸脘满闷。

[74～76] 正确答案：B、C、E
答案解析： 七制香附丸的功能是舒肝理气、养血调经。故 74 题正确答案为 B。少腹逐瘀丸的功能是温经活血，散寒止痛。故 75 题正确答案为 C。艾附暖宫丸的功能是理气养血，暖宫调经。故 76 题正确答案为 E。

[77～79] 正确答案：E、D、C
答案解析： 健脾康儿片的功能是健脾养胃、消食止泻。主治脾胃气虚所致的泄泻。本药属于健脾止泻剂，能止泻。故 77 题正确答案为 E。解肌宁嗽丸的功能是解表宣肺、止咳化痰。主治外感风寒、痰浊阻肺所致的小儿感冒发热、咳嗽痰多。故 78 题正确答案为 D。小儿泻速停颗粒的功能是清热利湿、健脾止泻、缓急止痛。主治小儿湿热蕴结大肠所致的泄泻，症见大便稀薄如水样、腹痛、纳差；小儿秋季腹泻及迁延性、慢性腹泻见上述证候者。故 79 题正确答案为 C。

[80～81] 正确答案：E、A
答案解析： 秦艽主治：①风湿热痹，风寒湿痹；②骨蒸潮热；③湿热黄疸。故 80 题正确答案为 E。豨莶草主治：①风湿痹痛，肢体麻木；②中风手足不遂；③痈肿疮毒，湿疹瘙痒；④有一定的降血压作用，治疗高血压兼肢体麻木者。故 81 题正确答案为 A。穿山龙主治：①风湿痹痛，跌打伤肿；②咳喘痰多；③此外，还可用治闭经，疮肿。萆薢主治：①膏淋，白浊；②湿盛带下；③风湿痹痛。防己主治：①风湿痹痛，尤以热痹为佳；②脚气浮肿，水肿，腹水，小便不利；③湿疹疮毒。

[82～84] 正确答案：B、D、E
答案解析： 癃闭舒胶囊的功能是益肾活血、清热通淋。故 82 题正确答案为 B。茵陈五苓丸的功能是清湿热、利小便。故 83 题正确答案为 D。五苓散的功能是温阳化气，利湿行水。故 84 题正确答案为 E。

85. 正确答案：A
答案解析： 佩兰辛、平。功效是芳香化湿、醒脾开胃、发表解暑。故本题正确答案为 A。

86. 正确答案：E
答案解析： 鸡内金主治：①食积不化，消化不良，小儿疳积；②遗精、遗尿；③泌尿系或肝胆结石症。故本题正确答案为 E。山楂主治：①食滞不化，肉积不消，泻痢腹痛；②瘀血经闭，产后瘀阻腹痛，心腹刺痛，胸痹心痛；③疝气疼痛；④高脂血症。六神曲主治：食积不化，脘腹胀满，不思饮食及肠鸣泄泻。麦芽主治：①食积不消，脘腹胀痛，脾虚食少；②妇女乳汁郁积或断乳所致乳房胀痛；③肝胃不和，肝郁气滞，胁肋、脘腹疼痛。莱菔子主治：①食积气滞所致脘腹胀满；②痰涎壅盛所致气喘咳嗽。

87. 正确答案：A
答案解析： 六味地黄丸的功能是滋阴补肾。故本题正确答案为 A。

88. 正确答案：C
答案解析： 六味地黄丸组方中，牡丹皮善清泻肝火、退虚热。故本题正确答案为C。

89. 正确答案：B
答案解析：知柏地黄丸主治阴虚火旺，潮热盗汗，口干咽痛，耳鸣遗精，小便短赤。故本题正确答案为B。

90. 正确答案：D
答案解析：麦味地黄丸主治肺肾阴亏，潮热盗汗，咽干咳血，眩晕耳鸣，腰膝酸软，消渴。故本题正确答案为D。

91. 正确答案：A
答案解析：乳癖消胶囊的功能是软坚散结、活血消痈、清热解毒。故本题正确答案为A。

92. 正确答案：D
答案解析：小金丸的功能是散结消肿、化瘀止痛。故本题正确答案为D。

93. 正确答案：ACE
答案解析：固本益肠片方中党参甘补而平，不燥不腻，善补中益气；黄芪甘微温补升，善补气健脾，升举清阳；补骨脂苦辛温燥，温补涩纳，善温补脾肾之阳，固肠止泻。三药合用，善健脾益气，温阳止泻，故为君药。故本题正确答案为ACE。

94. 正确答案：ABDE
答案解析：凡以平抑肝阳、息风止痉为主要功效的药物，称为平肝息风药。本类药主要适用于肝阳上亢之头晕目眩、肝风内动、癫痫抽搐、小儿惊风、破伤风等证。故本题正确答案为ABDE。

95. 正确答案：BC
答案解析：养阴清肺膏方中：①地黄为君药；②麦冬、玄参、白芍、甘草为臣药；③牡丹皮、川贝母为佐药；④薄荷为使药。故本题正确答案为BC。

96. 正确答案：ACE
答案解析：南沙参主治：①肺热燥咳，阴虚劳嗽，干咳痰黏；②胃阴不足，食少呕吐；③气阴不足，烦热口干。故本题正确答案为ACE。

97. 正确答案：BC
答案解析：龙眼肉的功效是补益心脾、养血安神。故本题正确答案为BC。

98. 正确答案：CE
答案解析：①茜草的功效是凉血、祛瘀、止血、通经。②瞿麦的功效是利尿通淋、活血通经。③益母草的功效是活血调经、利尿消肿、清热解毒。④王不留行的功效是活血通经、下乳消肿、利尿通淋。⑤虎杖的功效是利湿退黄、清热解毒、散瘀止痛、化痰止咳。故本题正确答案为CE。

99. 正确答案：BC
答案解析：二母宁嗽丸的功能是清肺润燥、化痰止咳。故本题正确答案为BC。

100. 正确答案：ABC
答案解析：冠心苏合滴丸的功能是理气、宽胸、止痛。故本题正确答案为ABC。

临考决胜卷（五）·答案解析

1. 正确答案： D
答案解析： 白茅根的功效是凉血止血、清热利尿。主治：①血热衄血、吐血、尿血；②热病烦渴；③湿热黄疸，水肿尿少，热淋涩痛。故本题正确答案为D。

2. 正确答案： E
答案解析： 当归苦参丸的功能是活血化瘀，燥湿清热。主治湿热瘀阻所致的粉刺、酒皶。其属于清热消痤剂。故本题正确答案为E。

3. 正确答案： E
答案解析： 腰痹通胶囊的功能是活血化瘀、祛风除湿、行气止痛。主治血瘀气滞、脉络闭阻所致的腰痛。故本题正确答案为E。

4. 正确答案： A
答案解析： 橘贝半夏颗粒的功能是化痰止咳，宽中下气。主治痰气阻肺，咳嗽痰多，胸闷气急。抓住关键词"痰气阻肺"，即可找到正确答案。故本题正确答案为A。

5. 正确答案： A
答案解析： 柴胡主治：①感冒发热，寒热往来；②肝郁气滞，胁肋胀痛，月经不调；③气虚下陷所致子宫脱垂、脱肛。故本题正确答案为A。

6. 正确答案： E
答案解析： 青黛配海蛤壳，既清肝火而化痰，又凉血止血，治肝火犯肺之咳痰黏稠、色黄带血。故本题正确答案为E。

7. 正确答案： B
答案解析： 蟾酥的功效是解毒，止痛，开窍醒神。主治：①痈疽疔疮，咽喉肿痛；②中暑神昏；③痧胀腹痛吐泻。故本题正确答案为B。

8. 正确答案： E
答案解析： 泽兰味苦、辛，性微温。入肝经血分，善活血化瘀而调经，凡血滞经闭、痛经、产后瘀痛均可应用，亦可用于疮痈肿毒。又入脾经，芳香舒脾而行水消肿，作用缓和，可治水瘀互结之水肿腹水。故本题正确答案为E。

9. 正确答案： C
答案解析： 荜茇的功效是温中散寒，下气止痛。故本题正确答案为C。

10. 正确答案： D
答案解析： 荆芥用法用量：内服即煎汤，5～10g，不宜久煎。荆芥穗长于发表祛风。发表、透疹、消疮宜生用；止血须炒炭用。故本题正确答案为D。

11. 正确答案： E
答案解析： 华佗再造丸的功能是活血化瘀，化痰通络，行气止痛。主治痰瘀阻络之中风恢复期和后遗症。故本题正确答案为E。

12. 正确答案： C
答案解析： 小儿消食片的功能是消食化滞，健脾和胃。故本题正确答案为C。

13. 正确答案： A
答案解析： 番泻叶主治：①热结便秘；②食

积胀满；③水肿胀满。故本题正确答案为A。芒硝主治：①实热积滞，大便燥结；②口舌生疮，咽喉肿痛，目赤肿痛，疮疡，肠痈，乳痈，痔疮肿痛。火麻仁主治老人、产妇及体虚所致血虚津亏肠燥便秘。甘遂主治：①大腹水肿，身面浮肿，胸胁停饮；②风痰癫痫；③痈肿疮毒。

14. 正确答案：C
答案解析：通过患者喜食油腻肉食，即可确定答案为山楂。同时，疝气疼痛也是山楂的主治。故本题正确答案为C。

15. 正确答案：D
答案解析：强力天麻杜仲丸的功能是散风活血、舒筋止痛。故本题正确答案为D。

16. 正确答案：E
答案解析：新雪颗粒的功能是清热解毒。主治外感热病，热毒壅盛证，症见高热、烦躁；扁桃体炎、上呼吸道感染、气管炎、感冒见上述证候者。在清热泻火解毒剂中，治疗外感的只有新雪颗粒。故本题正确答案为E。

17. 正确答案：D
答案解析：斑蝥用法用量：内服：0.03～0.06g，炮制后多入丸散用。外用：适量，研末或浸酒醋，或制油膏涂敷患处，不宜大面积使用。故本题正确答案为D。

18. 正确答案：E
答案解析：首乌藤主治：①虚烦所致失眠多梦；②血虚身痛肢麻、风湿痹痛。故本题正确答案为E。

19. 正确答案：E
答案解析：朱砂的功效是清心镇惊、安神、明目、解毒。故本题正确答案为E。

20. 正确答案：E
答案解析：血府逐瘀口服液属于活血行气小分类。其功能是活血祛瘀、行气止痛。主治气滞血瘀所致的胸痹。而通心络胶囊、诺迪康胶囊、消栓胶囊、麝香保心丸均属于益气活血小分类。故本题正确答案为E。

21. 正确答案：D
答案解析：养血安神片的功能是滋阴养血、宁心安神。主治阴虚血少所致的头晕心悸、失眠健忘。故本题正确答案为D。

22. 正确答案：C
答案解析：六味安消散的功能是和胃健脾、消积导滞、活血止痛。主治脾胃不和，积滞内停。"活血"是六味安消散的关键词。故本题正确答案为C。

23. 正确答案：A
答案解析：良附丸的功能是温胃理气。主治寒凝气滞，脘痛吐酸，胸腹胀满。故本题正确答案为A。

24. 正确答案：B
答案解析：使君子大量服用可致呃逆、眩晕、呕吐等不良反应，故不宜超量服用。若与热茶同服，亦可引起呃逆，故服药时忌饮茶。故本题正确答案为B。

25. 正确答案：C
答案解析：牛膝的功效是逐瘀通经、补肝肾、强筋骨、利尿通淋、引血下行。故本题正确答案为C。

26. 正确答案：D
答案解析：当归龙荟丸的功能是泻火通便。主治肝胆火旺、心烦不宁、头晕目眩、耳鸣耳聋、胁肋疼痛、脘腹胀痛、大便秘结。抓住"肝胆火旺",是当归龙荟丸中"龙"和"荟"(即龙胆和芦荟)的主治。故本题正确答案为D。

27. 正确答案:E
答案解析: 清开灵口服液的功能是清热解毒,镇静安神。主治外感风热时毒,火毒内盛所致的高热不退、烦躁不安、咽喉肿痛、舌质红绛、苔黄、脉数。故本题正确答案为E。

28. 正确答案:E
答案解析: 栀子的功效是内服:泻火除烦,清热利湿,凉血解毒。外用:消肿止痛。主治:①热病心烦、郁闷、躁扰不宁;②湿热黄疸;③血热之吐血、衄血、尿血;④热毒疮疡;⑤淋证涩痛;⑥目赤肿痛;⑦扭挫伤痛。在本案例中,患者患热病,应选择清热泻火药,石膏、知母、栀子属于清热泻火药。又因患者热毒疮疡、牙龈出血,故应选择具有凉血解毒作用的药物。在石膏、知母、栀子三味药中,只有栀子能凉血解毒。故本题正确答案为E。

29. 正确答案:E
答案解析: 厚朴主治:①湿阻中焦、脾胃气滞所致脘腹胀满;②食积气滞,腹胀便秘;③痰饮喘咳。故本题正确答案为E。苍术主治:①湿阻中焦证,痰饮,水肿;②风寒湿痹,表证夹湿;③湿盛脚气,痿证;④眼目昏涩,夜盲。草果主治:①寒湿中阻证;②寒湿偏盛之疟疾。佩兰主治:①湿阻中焦证;②湿热困脾,口甘多涎;③暑湿及湿温初起。砂仁主治:①湿阻中焦证;②脾胃气滞证;③脾胃虚寒所致吐泻;④气滞胎动不安,妊娠恶阻。

30. 正确答案:C
答案解析: 钩藤的功效是息风止痉、清热平肝。故本题正确答案为C。蜈蚣的功效是息风止痉、攻毒散结、通络止痛。全蝎的功效是息风止痉、攻毒散结、通络止痛。石决明的功效是平肝潜阳、清肝明目。蒺藜的功效是平肝解郁、活血祛风、明目、止痒。

31. 正确答案:E
答案解析: 黄连羊肝丸的功能是泻肝明目。主治肝火旺盛所致的目赤肿痛,视物昏暗,羞明流泪,翳肉攀睛。黄连羊肝丸治疗肝火旺盛,其属于眼科清热剂,又以"肝"治"肝"。故本题正确答案为E。

32. 正确答案:D
答案解析: 固本益肠片的功能是健脾温肾、涩肠止泻。主治脾肾阳虚所致的泄泻。抓住药名中的"本"字,包括先天之本肾和后天之本脾。因此与其主治证脾肾阳虚符合。故本题正确答案为D。

33. 正确答案:D
答案解析: 健脾生血颗粒的功能是健脾和胃、养血安神。主治小儿脾胃虚弱及心脾两虚型缺铁性贫血;成人气血两虚型缺铁性贫血。症见面色萎黄或㿠白、食少纳呆、脘腹胀闷、大便不调、烦躁多汗、倦怠乏力、舌胖色淡、苔薄白、脉细弱。故本题正确答案为D。

34. 正确答案:B
答案解析: 加味逍遥丸的功能是舒肝清热、健脾养血。主治肝郁血虚、肝脾不和。逍遥丸与加味逍遥丸的区别是,加味逍遥丸多了牡丹皮、栀子,因此可以清热。故本题正确答案为B。

[35~36] 正确答案:C、E
答案解析: 白芷的功效是解表散寒、祛风止

执业药师中药学临考决胜卷·中药学专业知识（二）

痛、宣通鼻窍、燥湿止带、消肿排脓。主治：①外感风寒，或表证夹湿兼见头痛鼻塞；②阳明头痛、眉棱骨痛、鼻渊头痛、牙痛、风湿痹痛；③鼻衄、鼻渊、鼻塞流涕；④寒湿带下；⑤疮疡肿毒。故35题正确答案为C。细辛的功效是解表散寒、通窍、祛风止痛、温肺化饮。主治：①风寒感冒，尤宜鼻塞、头痛、肢体疼痛较甚者，阳虚外感；②鼻衄、鼻渊、鼻塞流涕；③头痛、牙痛、风湿痹痛；④寒痰停饮，气逆咳喘。故36题正确答案为E。

[37～39] 正确答案：E、D、C
答案解析： 石韦的功效是利尿通淋、凉血止血、清肺止咳。故37题正确答案为E。木通的功效是利尿通淋、清心除烦、通经下乳。故38题正确答案为D。地肤子的功效是清热利湿、祛风止痒。故39题正确答案为C。

[40～42] 正确答案：A、E、D
答案解析： 射干的功效是清热解毒、消痰、利咽。故40题正确答案为A。野菊花的功效是清热解毒、泻火平肝。故41题正确答案为E。板蓝根的功效是清热解毒、凉血利咽。故42题正确答案为D。

[43～45] 正确答案：B、E、D
答案解析： 西洋参的功效是补气养阴、清热生津。五个选项中，只有山药和西洋参为气阴两补药，而山药性平不能清热，西洋参性凉可清热。故43题正确答案为B。紫河车的功效是温肾补精、益气养血。紫河车为气血两补药。故44题正确答案为E。肉豆蔻的功效是涩肠止泻、温中行气，豆蔻的功效是化湿行气、温中止呕、开胃消食，没有止泻的功效。故45题正确答案为D。

[46～47] 正确答案：C、D
答案解析： 石决明的功效是平肝潜阳、清肝明目。故46题正确答案为C。牡蛎的功效是生用重镇安神、潜阳补阴、软坚散结；煅用收敛固涩、制酸止痛。故47题正确答案为D。

[48～50] 正确答案：E、B、A
答案解析： 竹叶的功效是清热泻火、除烦、生津、利尿。竹叶属于清热泻火小分类中的利尿小分类。故48题正确答案为E。决明子的功效是清热明目、润肠通便。故49题正确答案为B。地骨皮的功效是凉血除蒸、清肺降火。地骨皮属于清虚热小分类中唯一能清肺降火药。故50题正确答案为A。

[51～52] 正确答案：C、B
答案解析： 轻粉的功效是外用杀虫、攻毒、敛疮，内服祛痰消积、逐水通便。主治：①疥疮，顽癣，臁疮，梅毒，疮疡，湿疹；②痰涎积滞，水肿鼓胀，二便不利。故51题正确答案为C。硫黄的功效是外用解毒杀虫疗疮，内服补火助阳通便。主治：①疥癣，秃疮，阴疽恶疮；②阳痿足冷，虚喘冷哮；③虚寒便秘。故52题正确答案为B。

[53～54] 正确答案：C、D
答案解析： 沉香的功效是行气止痛、温中止呕、纳气平喘。主治：①寒凝气滞之胸腹胀闷作痛；②胃寒呕吐、呃逆；③肾虚气逆喘急。故53题正确答案为C。玫瑰花的功效是行气解郁、和血、止痛。主治：①肝胃气痛，胸胁脘腹胀痛，食少呕恶；②肝郁血瘀，月经不调，乳房胀痛；③跌扑伤痛。故54题正确答案为D。

[55～57] 正确答案：E、C、A
答案解析： 芩连片的功能是清热解毒、消肿止痛。主治脏腑蕴热、头痛目赤、口鼻生疮、热痢腹痛、湿热带下、疮疖肿痛。故55题正确

答案为 E。舟车丸的功能是行气逐水。主治水停气滞所致的水肿，症见蓄水腹胀、四肢浮肿、胸腹胀满、停饮喘急、大便秘结、小便短少。舟车丸属于泻下剂中的峻下剂。故 56 题正确答案为 C。牛黄上清胶囊的功能是清热泻火、散风止痛。主治热毒内盛、风火上攻。能散风的清热剂只有黄连上清丸和牛黄上清胶囊。故 57 题正确答案为 A。

[58～59] 正确答案：C、B
答案解析： 口腔溃疡散的功能是清热、消肿、止痛。主治火热内蕴所致的口舌生疮、黏膜破溃、红肿灼痛；复发性口疮、急性口炎见上述证候者。故 58 题正确答案为 C。清咽滴丸的功能是疏风清热、解毒利咽。主治外感风热所致的急喉痹。故 59 题正确答案为 B。

[60～61] 正确答案：C、A
答案解析： 济生肾气丸的功能是温肾化气，利水消肿。主治肾阳不足、水湿内停所致的肾虚水肿、腰膝酸重、小便不利、痰饮咳喘。选项中，济生肾气丸和桂附地黄丸同为治疗肾阳不足的中成药。二者的区别为利水。济生肾气丸因含有车前子和牛膝，因此能利水，可治疗水湿内停。故 60 题正确答案为 C。人参归脾丸的功能是益气补血，健脾养心。主治心脾两虚、气血不足所致的心悸、怔忡，失眠健忘，食少体倦，面色萎黄，以及脾不统血所致的便血、崩漏、带下。故 61 题正确答案为 A。

[62～63] 正确答案：A、E
答案解析： 银翘解毒丸的功能是疏风解表，清热解毒。主治风热感冒。根据"银翘"为金银花、连翘，其为清热解毒小分类，因此具有清热解毒的功效。故 62 题正确答案为 A。连花清瘟胶囊的功能是清瘟解毒，宣肺泄热。主治流行性感冒属热毒袭肺证。故 63 题正确答案为 E。

[64～65] 正确答案：B、E
答案解析： 四妙丸的功能是清热利湿。主治湿热下注所致的痹病，症见足膝红肿、筋骨疼痛。故 64 题正确答案为 B。排石颗粒的功能是清热利水，通淋排石。主治下焦湿热所致的石淋。故 65 题正确答案为 E。

[66～68] 正确答案：A、D、E
答案解析： 艾附暖宫丸的功能是理气养血，暖宫调经。主治血虚气滞，下焦虚寒所致的月经不调、痛经。抓住"暖宫"，即可找到正确答案。故 66 题正确答案为 A。安坤颗粒的功能是滋阴清热，养血调经。主治阴虚血热所致的月经先期、月经量多、经期延长。故 67 题正确答案为 D。千金止带丸功能为健脾补肾，调经止带。主治脾肾两虚所致的月经不调、带下病。故 68 题正确答案为 E。

[69～70] 正确答案：E、B
答案解析： 葶苈子的功效是泻肺平喘，行水消肿。故 69 题正确答案为 E。旋覆花的功效是消痰，行水，降气，止呕。"诸花皆升，旋覆独降"，因而降气是旋覆花的功效。故 70 题正确答案为 B。

[71～73] 正确答案：C、D、E
答案解析： 如意金黄散的功能是清热解毒，消肿止痛。主治热毒瘀滞肌肤所致疮疡肿痛、丹毒流注。故 71 题正确答案为 C。消银颗粒的功能是清热凉血，养血润肤，祛风止痒。主治血热风燥型白疕和血虚风燥型白疕。故 72 题正确答案为 D。内消瘰疬丸的功能是化痰，软坚，散结。主治痰湿凝滞所致的瘰疬，症见皮下结块、不热不痛。故 73 题正确答案为 E。

[74～76] 正确答案：A、C、E
答案解析：通宣理肺丸的功能是解表散寒，宣肺止咳。主治风寒束表、肺气不宣所致的感冒咳嗽。记住其属于散寒止咳小分类，即可找到正确答案。故 74 题正确答案为 A。桂龙咳喘宁胶囊的功能是止咳化痰，降气平喘。主治外感风寒、痰湿阻肺引起的咳嗽，气喘，痰涎壅盛；急、慢性支气管炎见上述证候者。桂龙咳喘宁胶囊属于发表化饮平喘小分类，能平喘，五个选项中只有 C 选项含有"平喘"。故 75 题正确答案为 C。蜜炼川贝枇杷膏的功能是清热润肺，化痰止咳。主治肺燥咳嗽。记住其属于润肺止咳小分类，即可找到正确答案。故 76 题正确答案为 E。

[77～78] 正确答案：B、C
答案解析：麦味地黄丸的功能是滋肾养肺。主治肺肾阴亏。麦冬、五味子入肺。故 77 题正确答案为 B。五子衍宗丸的功能是补肾益精。主治肾虚精亏。故 78 题正确答案为 C。

[79～81] 正确答案：A、B、E
答案解析：白术的功效是益气健脾，燥湿利水，止汗，安胎。主治：①脾胃气虚之食少腹胀、便溏泄泻、倦怠乏力；②脾虚水肿，痰饮眩悸；③表虚自汗；④脾虚气弱之胎动不安。故 79 题正确答案为 A。大枣的功效是补中益气，养血安神。主治：①脾虚乏力、食少便溏；②血虚萎黄，妇人脏躁；③缓和峻烈或有毒药的药性。在单味药中，能治疗脏躁的只有一味大枣。故 80 题正确答案为 B。菟丝子的功效是补益肝肾，固精缩尿，安胎，明目，止泻；外用消风祛斑。主治：①肝肾不足之腰膝酸软、阳痿遗精、遗尿尿频、白带过多；②肝肾不足之目昏不明、耳鸣；③脾虚便溏或脾肾虚泻；④肾虚之胎漏、胎动不安；⑤外治白癜风。抓住肾虚胎动不安，能治疗肾虚胎动不安的单味药有桑寄生、杜仲、菟丝子。五个选项中，只有菟丝子符合。故 81 题正确答案为 E。

[82～84] 正确答案：D、E、C
答案解析：小儿泻速停颗粒主治小儿湿热蕴结大肠导致的泄泻，症见大便稀薄如水样、纳差、腹痛；小儿秋季腹泻及迁延性、慢性腹泻出现以上症状者。故 82 题正确答案为 D。肥儿丸主治小儿消化不良，虫积腹痛，面黄肌瘦，食少腹胀泄泻。故 83 题正确答案为 E。健儿消食口服液主治小儿饮食不节损伤脾胃引起的纳呆食少，脘胀腹满，手足心热，自汗乏力，大便不调，以至厌食、恶食。故 84 题正确答案为 C。

85. 正确答案：E
答案解析：木瓜功效为舒筋活络，化湿和胃。故本题正确答案为 E。

86. 正确答案：A
答案解析：海风藤辛散苦燥，微温通行，专入肝经。既祛风湿、通经络，又兼活血，走散力不及威灵仙，治风寒湿痹最宜，治疗伤肿瘀痛亦佳。故本题正确答案为 A。

87. 正确答案：B
答案解析：狗脊功效为补肝肾，强腰膝，祛风湿。故本题正确答案为 B。

88. 正确答案：D
答案解析：消炎利胆颗粒的功能是清热，祛湿，利胆。主治肝胆湿热所致的胁痛、口苦；急性胆囊炎、胆管炎见上述证候者。故本题正确答案为 D。

89. 正确答案：A
答案解析：急支糖浆的功能是清热化痰，宣肺止咳。主治外感风热所致的咳嗽，症见发热、恶寒、胸膈满闷、咳嗽咽痛；急性支气管炎、慢性支气管炎急性发作见上述证候者。故本题正确答案为A。

90. 正确答案：B
答案解析：急支糖浆中含有麻黄，故运动员禁用，心脏病患者、高血压病患者慎用。故本题正确答案为B。

91. 正确答案：C
答案解析：前胡苦泄辛散，微寒能清，善降气祛痰，宣散风热。在化痰药小分类中能降气祛痰的有前胡和白前。故本题正确答案为C。

92. 正确答案：B
答案解析：参苏丸的功能是益气解表，疏风散寒，祛痰止咳。主治身体虚弱，感受风寒所致的感冒，症见恶寒发热、头痛鼻塞、咳嗽痰多、胸闷呕逆、乏力气短。故本题正确答案为B。

93. 正确答案：ABDE
答案解析：丹参的功效是活血祛瘀，通经止痛，清心除烦，凉血消痈。故本题正确答案为ABDE。

94. 正确答案：AC
答案解析：京大戟和红大戟的功效描述是一样的，都是泻水逐饮、消肿散结。故本题正确答案为AC。

95. 正确答案：DE
答案解析：胡黄连主治：①阴虚发热，骨蒸潮热；②小儿疳热；③湿热泻痢，黄疸尿赤；④痔疮肿痛。银柴胡主治：①阴虚发热，骨蒸劳热；②小儿疳热。故本题正确答案为DE。

96. 正确答案：AC
答案解析：三七片和止血定痛片属于化瘀止血小分类。故本题正确答案为AC。

97. 正确答案：ABE
答案解析：枸杞子的功效是滋补肝肾、益精明目。女贞子的功效是滋补肝肾、明目乌发。楮实子的功效是补肾清肝、明目、利尿。故本题正确答案为ABE。

98. 正确答案：BCDE
答案解析：六合定中丸的功能是祛暑除湿，和中消食。主治夏伤暑湿，宿食停滞，寒热头痛，胸闷恶心，吐泻腹痛。故本题正确答案为BCDE。

99. 正确答案：AE
答案解析：豨莶草主治：①风湿痹痛，肢体麻木；②中风手足不遂；③痈肿疮毒，湿疹瘙痒；此外，有一定的降血压作用，治高血压兼肢体麻木者也可酌投。臭梧桐主治：①风湿痹痛；②肢体麻木，半身不遂；③湿疹瘙痒；本品有一定的降血压作用，治高血压兼肢体麻木者可投。故本题正确答案为AE。

100. 正确答案：ABCD
答案解析：舒筋活血片孕妇禁用；对本品及所含成分过敏者禁用。过敏体质者慎用；妇女月经期妇女慎用。因方中成分香加皮含强心苷而有毒，故不宜过量、持久服用，禁与含强心苷类的西药同用。故本题正确答案为ABCD。

临考决胜卷（六）·答案解析

1. 正确答案：C
答案解析：络石藤的功效是祛风通络、凉血消肿。主治：①风湿痹痛，筋脉拘挛；②喉痹，痈肿；③跌扑损伤。其能凉血消肿，故可治疗喉痹、痈肿。故本题正确答案为C。

2. 正确答案：D
答案解析：竹茹的功效是清热化痰、除烦、止呕。主治：①痰热咳嗽；②胆火挟痰，惊悸不宁，心烦失眠，中风痰迷，舌强不语；③胃热呕吐，妊娠恶阻，胎热胎动不安。故本题正确答案为D。

3. 正确答案：C
答案解析：制何首乌：补肝肾，益精血，乌须发，强筋骨，化浊降脂。生何首乌：解毒，消痈，截疟，润肠通便。故本题正确答案为C。当归的功效是补血活血，调经止痛，润肠通便。白芍的功效是养血调经，敛阴止汗，柔肝止痛，平抑肝阳。熟地黄的功效是补血滋阴，益精填髓。阿胶的功效是补血止血，滋阴润燥。

4. 正确答案：E
答案解析：防风的性能特点：辛微温发散，甘缓不峻，生用、炒炭性能有别。生用辛散甘缓，微温力缓，入膀胱、脾经，散外风、胜湿邪而发表止痛；入肝经，祛内风而止痉。治风通用药，散外风、息内风皆宜，治风寒、风热及表证夹湿皆可，风寒湿三邪客体用之最宜。炒炭，涩多散少，敛兼升散，入脾、肝经而长于止血、止泻，治崩漏下血及泄泻宜用。

故本题正确答案为E。羌活善治太阳经头痛（后脑疼痛）及颈项痛。

5. 正确答案：E
答案解析：附子理中丸的功能是温中健脾。主治脾胃虚寒所致的脘腹冷痛，呕吐泄泻，手足不温。附子理中丸强调附子，附子为温里药，因此附子理中丸较理中丸更热，能针对患者的脘腹冷痛。故本题正确答案为E。

6. 正确答案：C
答案解析：独活寄生合剂的功能是养血舒筋，祛风除湿，补益肝肾。主治风寒湿闭阻，肝肾两亏，气血不足所致的痹病，症见腰膝冷痛、屈伸不利。独活寄生合剂属于补虚通痹小分类，既可补肝肾之虚，又可补气血之虚。故本题正确答案为C。

7. 正确答案：E
答案解析：灯心草主治：①热淋；②心烦失眠，口舌生疮。故本题正确答案为E。连钱草主治：①石淋，热淋；②疮痈肿痛，跌打损伤；③湿热黄疸。石韦主治：①血淋、热淋、石淋；②肺热咳喘；③血热之崩漏、尿血、吐血、衄血。海金沙主治：①水肿；②热淋，血淋，石淋，膏淋。茵陈主治：①湿疮瘙痒；②黄疸尿少；③湿温暑湿。

8. 正确答案：A
答案解析：番泻叶的用法用量：内服为煎汤或开水泡服，2～6g。入汤剂后下。故本题正确答案为A。

9. 正确答案：E
答案解析： 莱菔子主治：①食积气滞之脘腹胀满；②痰涎壅盛之气喘咳嗽。故本题正确答案为E。

10. 正确答案：E
答案解析： 血余炭的功效是收敛止血，化瘀，利尿。患者的血淋、小便不利，应选用能止血和利尿的药物来治疗。故本题正确答案为E。

11. 正确答案：C
答案解析： 豆蔻的功效是化湿行气，温中止呕，开胃消食。故本题正确答案为C。

12. 正确答案：C
答案解析： 阳和解凝膏的功能是温阳化湿，消肿散结。主治脾肾阳虚，痰瘀互结所致的阴疽、瘰疬未溃、寒湿痹痛。"阳和"即"温阳"，治疗脾肾阳虚。故本题正确答案为C。

13. 正确答案：B
答案解析： 通便灵胶囊的功能是泻热导滞、润肠通便。故本题正确答案为B。

14. 正确答案：D
答案解析： 一清颗粒的功能是清热泻火解毒，化瘀凉血止血。主治火毒血热所致的身热烦躁，目赤口疮，咽喉及牙龈肿痛，大便秘结，吐血、咯血、衄血、痔血。抓住"衄血、痔血"等关键词，在清热泻火解毒剂中，能凉血止血的只有一清颗粒。故本题正确答案为D。

15. 正确答案：E
答案解析： 珍珠的功效是安神定惊，明目消翳，解毒生肌，润肤祛斑。平肝潜阳是磁石、龙骨及珍珠母的功效。故本题正确答案为E。

16. 正确答案：A
答案解析： 附子的功效是回阳救逆、补火助阳，散寒止痛。主治：①亡阳虚脱，肢冷脉微；②肾阳虚衰，阳痿、宫冷、尿频；③脾肾阳虚之脘腹冷痛、呕吐泄泻、水肿；④心阳不足，胸痹心痛；⑤寒湿痹痛；⑥阳虚外感。在温里药中，补火助阳小分类是附子和肉桂。故本题正确答案为A。

17. 正确答案：B
答案解析： 莲子的功效是补脾止泻，益肾涩精，止带，养心安神。故本题正确答案为B。

18. 正确答案：E
答案解析： 清气化痰丸的功能是清肺化痰。主治痰热阻肺所致的咳嗽痰多、痰黄稠黏、胸腹满闷。故本题正确答案为E。

19. 正确答案：A
答案解析： 安宫牛黄丸的功能是清热解毒，镇惊开窍。主治热病，邪入心包，高热惊厥，神昏谵语。故本题正确答案为A。

20. 正确答案：B
答案解析： 四神丸的功能是温肾散寒，涩肠止泻。主治肾阳不足所致的泄泻。故本题正确答案为B。

21. 正确答案：B
答案解析： 枳实配白术，既补气健脾，又行气消积祛湿，治脾虚气滞夹积、夹湿。在"脾虚气滞夹积、夹湿"中,枳实解决的是气滞、夹积,白术则解决脾虚、夹湿。故本题正确答案为B。

22. 正确答案: B
答案解析: 轻粉的功效是外用杀虫、攻毒、敛疮;内服祛痰消积、逐水通便。故本题正确答案为B。

23. 正确答案: C
答案解析: 解郁安神颗粒的功能是疏肝解郁、安神定志。主治情志不畅、肝郁气滞所致的失眠、心烦、焦虑、健忘。通过其药名,可推知其功效。故本题正确答案为C。

24. 正确答案: A
答案解析: 逍遥颗粒主治肝郁脾虚导致的郁闷不舒、胸胁胀痛、头晕目眩、食欲减退、月经不调。故本题正确答案为A。加味逍遥丸主治肝郁血虚,肝脾不和,两胁胀痛,头晕目眩,倦怠食少,月经不调,脐腹胀痛。

25. 正确答案: C
答案解析: 芪苈强心胶囊的功能是益气温阳、活血通络、利水消肿。主治阳气虚乏、络瘀水停之心悸。故本题正确答案为C。

26. 正确答案: B
答案解析: 蒺藜的功效是平肝解郁,活血祛风,明目,止痒。主治:①肝阳上亢之头晕目眩;②肝气郁结之胸胁不舒、乳闭不通;③风热之目赤翳障;④风疹瘙痒。故本题正确答案为B。

27. 正确答案: C
答案解析: 麝香辛散温通,芳香走窜,入心、脾经,善开通窍闭。既为开窍醒神之良药,治闭证神昏无论寒热皆宜;又为活血通经、止痛之佳品,治瘀血诸证无论新久皆可。故本题正确答案为C。

28. 正确答案: E
答案解析: 小青龙胶囊的功能是解表化饮,止咳平喘。主治风寒水饮,恶寒发热,无汗,喘咳痰稀。慢性支气管炎患者,又感受风寒,即外受风寒,内有痰饮,即为小青龙胶囊的主治。故本题正确答案为E。

29. 正确答案: E
答案解析: 开胃健脾丸的功能是健脾和胃。主治脾胃虚弱、中气不和所致的泄泻、痞满,症见食欲不振、嗳气吞酸、腹胀泄泻;消化不良见上述证候者。其属于健脾消食小分类,可治疗消化不良伴脾虚者。故本题正确答案为E。

30. 正确答案: A
答案解析: 槟榔的功效是杀虫,消积,行气,利水,截疟。在驱虫药中,能行气、能利水、能截疟的只有一个槟榔。故本题正确答案为A。

31. 正确答案: C
答案解析: 通乳颗粒的功能是益气养血,通络下乳。主治产后气血亏损,乳少,无乳,乳汁不通。调理通乳剂中,只有下乳涌泉散和通乳颗粒。其中下乳涌泉散以通为主,故具有疏肝养血的作用,而通乳颗粒以补为主,具有益气养血的功效。故本题正确答案为C。

32. 正确答案: A
答案解析: 小儿咽扁颗粒的功能是清热利咽,

解毒止痛。故本题正确答案为 A。

33. 正确答案：E
答案解析：尿毒清颗粒的功能是通腑降浊，健脾利湿，活血化瘀。主治脾肾亏损，湿浊内停，瘀血阻滞所致的少气乏力、腰膝酸软、恶心呕吐、肢体浮肿、面色萎黄。故本题正确答案为 E。

34. 正确答案：D
答案解析：明目蒺藜丸主治上焦火盛导致的暴发火眼、云蒙障翳、羞明多眵、眼边赤烂、红肿痛痒、迎风流泪。故本题正确答案为 D。黄连羊肝丸主治肝火旺盛导致的目赤肿痛、视物昏暗、羞明流泪、胬肉攀睛。

[35～36] 正确答案：C、D
答案解析：半枝莲的功效是清热解毒、化瘀利尿。故 35 题正确答案为 C。白花蛇舌草的功效是清热解毒、利湿通淋。故 36 题正确答案为 D。

[37～38] 正确答案：E、D
答案解析：陈皮的功效是理气健脾、燥湿化痰。主治：①脾胃气滞、脘腹胀满、食少吐泻；②痰湿壅肺之咳嗽气喘。"脾胃气滞"需要"理气健脾"。故 37 题正确答案为 E。青皮的功效是疏肝破气、消积化滞。主治：①肝气郁滞之胸胁胀痛、乳癖、乳痈、疝气疼痛；②食积气滞、脘腹胀痛。"肝气郁滞"需要"疏肝"，"食积脘腹胀痛"需要"消积"，能疏肝且消积的只有青皮。故 38 题正确答案为 D。

[39～40] 正确答案：D、E
答案解析：双黄连口服液的功能是疏风解表，清热解毒。主治外感风热所致的感冒，症见发热、咳嗽、咽痛。患者"发热，咽痛"，为风热感冒。应选择辛凉解表小分类的双黄连口服液来治疗。故 39 题正确答案为 D。桑菊感冒片的功能是疏风清热，宣肺止咳。主治风热感冒初起，头痛，咳嗽，口干，咽痛。患者重点在于"风热感冒初起"故 40 题正确答案为 E。

[41～42] 正确答案：B、D
答案解析：六君子丸的功能是补脾益气，燥湿化痰。故 41 题正确答案为 B。香砂六君丸的功能是益气健脾，和胃。主治脾虚气滞。香砂六君丸中含有四君子丸，可治疗脾虚。故 42 题正确答案为 D。

[43～44] 正确答案：D、A
答案解析：益血生片的功能是健脾补肾、生血填精。主治脾肾两亏、精血不足所致的面色无华、眩晕气短、体倦乏力、腰膝酸软；缺铁性贫血、慢性再生障碍性贫血见上述证候者。故 43 题正确答案为 D。十全大补丸的功能是温补气血。主治气血两虚、面色苍白、气短心悸、头晕自汗、体倦乏力、四肢不温、月经量多。能温补气血的有十全大补丸和人参养荣丸。选项中只有十全大补丸。故 44 题正确答案为 A。

[45～46] 正确答案：D、E
答案解析：防己的功效是祛风止痛、利水消肿。主治：①风湿痹痛，尤以热痹为佳；②水肿，腹水，脚气浮肿，小便不利；③湿疹疮毒。故 45 题正确答案为 D。五加皮的功效是祛风除湿，补益肝肾，强筋壮骨，利水消肿。第 46 题主治肝肾不足、腰膝酸软，需要具有补肝

肾、强筋骨的功效，五个选项中属于祛风湿强筋骨小分类的只有五加皮。故46题正确答案为E。

[47～48] 正确答案：B、D
答案解析：金钱草的功效是利尿通淋，利湿退黄，解毒消肿。其为退黄小分类。故47题正确答案为B。海金沙的功效是清利湿热，通淋止痛。故48题正确答案为D。

[49～50] 正确答案：E、D
答案解析：牛黄至宝丸的功能是清热解毒，泻火通便。主治胃肠积热所致的头痛眩晕、目赤耳鸣、口燥咽干、大便燥结。将"通便"写在功效中的清热泻火解毒中成药有导赤丸和牛黄至宝丸，而导赤丸的功能为"利尿通便"，与题干信息不符。故49题正确答案为E。黄连上清片的功能是散风清热，泻火止痛。主治风热上攻，肺胃热盛。风热上攻证用黄连上清片，风火上攻证用牛黄上清丸，可同时记忆。故50题正确答案为D。

[51～52] 正确答案：C、A
答案解析：刺五加的功效是益气健脾，补肾安神。故51题正确答案为C。龟甲的功效是滋阴潜阳，益肾强骨，养血补心，固经止崩。故62题正确答案为A。

[53～54] 正确答案：D、B
答案解析：冠心苏合滴丸的功能是理气，宽胸，止痛。主治寒凝气滞、心脉不通所致的胸痹，症见胸闷、心前区疼痛；冠心病心绞痛见上述证候者。故53题正确答案为D。天丹通络胶囊的功能是活血通络，熄风化痰。主治风痰瘀血痹阻脉络所致的中风中经络，症见半身不遂、偏身麻木、口眼歪斜、语言謇涩。脑梗死急性期、恢复早期见上述证候者。故54题正确答案为B。

[55～56] 正确答案：B、A
答案解析：肾炎四味片的功能是清热利尿，补气健脾。主治湿热内蕴兼气虚所致的水肿。本药以清利为主，以补为辅。故55题正确答案为B。肾炎康复片的功能是益气养阴，健脾补肾，清解余毒。主治气阴两虚，脾肾不足，水湿内停所致的水肿。本药以补为主，以清利为辅。故56题正确答案为A。

[57～58] 正确答案：D、B
答案解析：小蓟的功效是凉血止血，散瘀解毒消痈；主治：①尿血、血淋、便血、衄血、吐血、崩漏，外伤出血；②痈肿疮毒。小蓟善治血热出血，以尿血、血淋用之尤佳。故57题正确答案为D。蒲黄的功效是化瘀，止血，通淋；主治：①吐血，咯血，衄血，崩漏，外伤出血；②经闭痛经，胸腹刺痛，跌扑肿痛；③血淋涩痛。故58题正确答案为B。

[59～61] 正确答案：B、E、A
答案解析：马齿苋的功效是清热解毒，凉血止血，止痢。主治：①热毒血痢；②痈肿疔疮，丹毒，蛇虫咬伤，湿疹；③血热之便血、痔血、崩漏下血；④湿热淋证，带下。故59题正确答案为B。鱼腥草的功效是清热解毒，消痈排脓，利尿通淋。主治：①肺痈咳吐脓血，痰热喘咳；②痈肿疮毒；③热淋涩痛，热痢。故60题正确答案为E。山慈菇的功效是清热解毒，化痰散结。主治：①痈肿疔毒，瘰疬瘿瘤，蛇虫咬伤；②癥瘕痞块。故61题正确答案为A。

[62～63] 正确答案：E、C

答案解析：七味都气丸的功能是补肾纳气，涩精止遗。主治肾不纳气。记住七味都气丸是六味地黄丸加五味子组成，即可找到正确答案。故62题正确答案为E。人参保肺丸的功能是益气补肺，止嗽定喘。主治肺气亏虚，肺失宣降。根据其药名含有人参，可推其能益气。故63题正确答案为C。

[64～65] 正确答案：B、D

答案解析：小活络丸的功能是祛风散寒，化痰除湿，活血止痛。主治风寒湿邪闭阻，痰瘀阻络所致的痹病。"痰瘀阻络"是其在祛寒通痹小分类中的特点。故64题正确答案为B。尪痹颗粒的功能是补肝肾，强筋骨，祛风湿，通经络。主治肝肾不足，风湿阻络所致的尪痹。故65题正确答案为D。

[66～67] 正确答案：B、E

答案解析：连翘败毒丸的功能是清热解毒，消肿止痛。主治热毒蕴结肌肤所致的疮疡。连翘有"疮家圣药"的别称，故可治疗疮疡。故66题正确答案为B。小金丸的功能是散结消肿，化瘀止痛。主治痰气凝滞所致的瘰疬、瘿瘤、乳岩、乳癖。其可治疗乳岩。故67题正确答案为E。

[68～69] 正确答案：A、D

答案解析：薄荷的功效是疏散风热，清利头目，利咽，透疹，疏肝行气。薄荷的特点是疏肝。故68题正确答案为A。牛蒡子的功效是疏散风热，宣肺祛痰，利咽透疹，解毒消肿。牛蒡子的特点是解毒。故69题正确答案为D。

[70～71] 正确答案：D、E

答案解析：虎杖的功效是利湿退黄，清热解毒，散瘀止痛，止咳化痰。故70题正确答案为D。自然铜的功效是散瘀止痛，续筋接骨。"续筋接骨"是自然铜的关键词。故71题正确答案为E。

[72～73] 正确答案：C、E

答案解析：冰硼散的功能是清热解毒，消肿止痛。主治热毒蕴结导致的咽喉疼痛、牙龈肿痛、口舌生疮。故72题正确答案为C。香菊片的功能是辛散祛风，清热通窍。主治急、慢性鼻窦炎，鼻炎。故73题正确答案为E。

[74～75] 正确答案：E、A

答案解析：桑白皮的功效是泻肺平喘，利水消肿。主治：①肺热喘咳；②水肿胀满尿少，面目肌肤浮肿。第74题既有肺热，又有水肿胀满尿少。在止咳平喘小分类中的泻肺平喘，利水消肿小分类成员有桑白皮和葶苈子。五个选项中只有桑白皮。故74题正确答案为E。苦杏仁的功效是降气止咳平喘，润肠通便。主治：①咳嗽气喘，胸满痰多；②肠燥便秘。第75题既有咳嗽，又有肠燥便秘。在止咳平喘小分类中润肠通便小分类成员有苦杏仁、紫苏子、胖大海。五个选项中只有苦杏仁。故75题正确答案为A。

[76～78] 正确答案：B、C、E

答案解析：仙茅的功效是补肾阳，强筋骨，祛寒湿。主治：①肾虚之阳痿精冷；②肾虚之筋骨痿软、腰膝冷痛、寒湿久痹；③阳虚冷泻。患者"寒湿久痹，阳虚冷泻"，需要补阳及祛风湿。在补阳小分类中的祛风湿，强筋骨小分类成员有仙茅、淫羊藿、巴戟天。五个选项中只有仙茅。故76题正确答案为B。核桃仁的功效是补肾，温肺，润肠。主治：①肾阳不足之腰膝酸软、阳痿遗精；②肺肾两虚之虚寒喘嗽；③肠燥便秘。在补阳小分类中，能"肺肾两补"的有冬虫夏草、蛤蚧、核桃仁、紫河车。五个选项中只有核桃仁。故77题正确答案为C。覆盆子的功效是益肾固精缩尿，养肝明目。主治：①遗精滑精、遗尿尿频；②阳痿早泄；③目暗昏花。故78题正确答案为E。

[79～80] 正确答案：C、E
答案解析：雄黄性温，白矾性寒。二者都属于杀虫燥湿止痒药。配伍使用后，寒温并用，研末外用可增解毒收湿止痒之功，可治湿疹、疥癣瘙痒等证。故79题正确答案为C。硫黄配大黄，外用善清热杀虫、燥湿止痒，治酒皶鼻、粉刺。故80题正确答案为E。

[81～82] 正确答案：B、E
答案解析：妇科千金片的功能是清热除湿，益气化瘀。主治湿热瘀阻所致的带下病、腹痛。湿热是清热祛湿止带剂的共同病机，而每个药都有其不同的关键词。妇科千金片的关键词是"湿热＋瘀＋益气"。故81题正确答案为B。妇科十味片的功能是养血舒肝，调经止痛。主治血虚肝郁所致的月经不调、痛经、月经前后诸证。故82题正确答案为E。

[83～84] 正确答案：E、D
答案解析：儿感清口服液的功能是解表清热，宣肺化痰。主治小儿外感风寒、肺胃蕴热证，症见发热恶寒、鼻塞流涕、咳嗽有痰、咽喉肿痛、口渴。故83题正确答案为E。儿童清肺丸的功能是清肺、解表、化痰、止嗽。主治小儿风寒外束、肺经痰热导致的面赤身热、咳嗽气促、痰多黏稠、咽痛声哑。故84题正确答案为D。小儿化食丸的功能是消食化滞，泻火通便。鹭鸶咯丸的功能是宣肺、化痰、止咳。解肌宁嗽丸的功能是解表宣肺、止咳化痰。

85. 正确答案：D
答案解析：熟地黄的功效是补血滋阴，益精填髓。味甘，性微温。归肝、肾经。故本题正确答案为D。

86. 正确答案：E
答案解析：首乌藤的功效是养血安神，祛风通络。故本题正确答案E。

87. 正确答案：A
答案解析：川芎的功效是活血行气，祛风止痛。祛风止痛是川芎的特点，川芎为治疗头痛之要药，"祛风止痛"治"头痛"。故本题正确答案为A。

88. 正确答案：C
答案解析：麻黄辛温，功善宣肺平喘、发汗解表；石膏辛甘性寒，功能清热泻火除烦。两药相合，清肺平喘，兼透表热，治肺热咳喘效佳。故本题正确答案为C。

89. 正确答案：D
答案解析：石膏为矿物药而大寒伤胃，故脾胃虚寒及阴虚内热者忌服。其他选项都是石膏的主治。故本题正确答案为D。

90. 正确答案：D
答案解析：羚羊感冒胶囊功能是清热解表。

主治流行性感冒，症见发热恶风、头痛、头晕、咳嗽、胸闷、咽喉肿痛。连花清瘟胶囊主治流行性感冒属热毒袭肺证，与患者病证不符。故本题正确答案为D。

91. 正确答案：E
答案解析： 天麻钩藤颗粒的功能是平肝息风，清热安神。主治肝阳上亢所致的头痛、眩晕、耳鸣、眼花、震颤、失眠；高血压病见上述证候者。故本题正确答案为E。

92. 正确答案：C
答案解析： 养胃舒颗粒的功能是益气养阴，健脾和胃，行气导滞。主治脾胃气阴两虚所致的胃痛，症见胃脘灼热疼痛、痞胀不适、口干口苦、纳少消瘦、手足心热；慢性胃炎见上述证候者。题干中的症状属于脾胃气阴两虚的症状，符合养胃舒颗粒的主治。故本题正确答案为C。

93. 正确答案：ABCD
答案解析： 玄参的功效是清热凉血，滋阴降火，解毒散结。主治：①温病热入营血，温毒发斑；②热病伤阴，舌绛烦渴，津伤便秘，骨蒸劳嗽；③目赤肿痛，咽喉肿痛，白喉，痈肿疮毒，瘰疬；④阴虚肠燥便秘。玄参不能治疗血滞闭经、癥瘕痛经。故本题正确答案为ABCD。

94. 正确答案：BE
答案解析： 六一散的处方组成为滑石粉和甘草。故本题正确答案为BE。

95. 正确答案：ABCE
答案解析： 穿山甲的功效是活血消癥，通经，下乳，消肿排脓，搜风通络。王不留行的功效是活血通经，下乳消肿，利尿通淋。二者都为活血药，又都属于下乳小分类，二者又都能消肿。故本题正确答案为ABCE。

96. 正确答案：ABCD
答案解析： 辛芩颗粒的注意事项：①外感风热、风寒化热者慎用；②因所含苍耳子有毒，故不宜过量或久服；③服药期间，忌食辛辣食物，戒烟、酒；④儿童及老年人慎用，孕妇、婴幼儿及肾功能不全者慎用。故本题正确答案ABCD。

97. 正确答案：ABDE
答案解析： 秦艽的功效是祛风湿，止痹痛，退虚热，清湿热。主治：①风湿热痹，风寒湿痹；②骨蒸潮热；③湿热黄疸。要注意的是，秦艽虽然属于祛风湿热药小分类，但是其性平而偏寒，因此治疗风湿热痹、风寒湿痹都可通过配伍而实现。故本题正确答案为ABDE。

98. 正确答案：ABC
答案解析： 本品甘缓质重，性平不偏，柔润不燥，专归于肝。善息风止痉、平抑肝阳，治肝阳、肝风诸证，无论寒热虚实皆宜。能祛风通络，治疗痹痛肢麻与手足不遂。故本题正确答案为ABC。

99. 正确答案：ABC
答案解析： 止血定痛片的功能是散瘀、止血、止痛。主治十二指肠溃疡疼痛、出血、胃酸过多，其属于化瘀止血小分类，又能制酸止痛。故本题正确答案为ABC。

100. 正确答案: AB

答案解析: 接骨七厘片、活血止痛散二者都可用黄酒送服。故本题正确答案为AB。

国家执业药师职业资格考试

执业药师中药学
临考决胜卷

（中药学综合知识与技能）

重庆三智学科技有限公司 主编

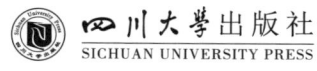

图书在版编目（CIP）数据

执业药师中药学临考决胜卷 / 重庆三智学科技有限公司主编. -- 成都：四川大学出版社，2024.7(2025.7重印).
ISBN 978-7-5690-7041-5

Ⅰ. R28-44

中国国家版本馆 CIP 数据核字第 202409CP49 号

书　　　名：	执业药师中药学临考决胜卷
	Zhiye Yaoshi Zhongyaoxue Linkao Jueshengjuan
主　　编：	重庆三智学科技有限公司
选题策划：	庞国伟　王　锋
责任编辑：	吴连英
责任校对：	倪德君
装帧设计：	吕建坤
责任印制：	李金兰
出版发行：	四川大学出版社有限责任公司
	地址：成都市一环路南一段24号（610065）
	电话：（028）85408311（发行部）、85400276（总编室）
	电子邮箱：scupress@vip.163.com
	网址：https://press.scu.edu.cn
印前制作：	重庆三智学科技有限公司
印刷装订：	重庆川康印务有限公司
成品尺寸：	210mm×285mm
印　　张：	35.75
字　　数：	980 千字
版　　次：	2024 年 8 月 第 1 版
印　　次：	2025 年 7 月 第 2 次印刷
定　　价：	198.00 元（全四册）

本社图书如有印装质量问题，请联系发行部调换

版权所有  侵权必究

扫码获取数字资源

四川大学出版社
微信公众号

前　言

执业药师是保证药品和药学服务质量，保证用药安全、有效、经济、合理，保护人民健康不可或缺和不可替代的药学技术力量。国家执业药师资格考试，是执业药师职业准入控制的重要手段，是执业药师的首要环节。通过国家执业药师资格考试，获得执业药师资格证书，是药学技术人员注册成为执业药师，合法执行药学技术业务的必要条件之一。

国家执业药师职业资格考试实行全国统一大纲、统一命题、统一组织的考试制度，原则上每年举行一次。执业药师职业资格考试分为药学、中药学两个专业类别。药学类考试科目为：药学专业知识（一）、药学专业知识（二）、药事管理与法规、药学综合知识与技能四个科目；中药学类考试科目为：中药学专业知识（一）、中药学专业知识（二）、药事管理与法规、中药学综合知识与技能四个科目。考试以四年为一个周期，参加全部科目考试的人员须在连续四个考试年度内通过全部科目的考试；免试部分科目的人员须在连续两个考试年度内通过应试科目。

本试卷由多年从事执业药师考试教学的专家团队，紧密围绕最新版考试大纲精心编写而成，其所含题目数量、题型分配、难易程度以及知识点构架等均完全紧扣考试考查要求。因此具有极强的实战性与演练性，直击考试核心"腹地"，内容精、考点准，是参加执业药师考试考生的必备考前冲刺试卷。

在此，祝各位考生顺利通过考试！

目 录

临考决胜卷（一） ……………………………………………………………… 1

临考决胜卷（二） ……………………………………………………………… 13

临考决胜卷（三） ……………………………………………………………… 27

临考决胜卷（四） ……………………………………………………………… 39

临考决胜卷（五） ……………………………………………………………… 51

临考决胜卷（六） ……………………………………………………………… 63

临考决胜卷（一）·答案解析 ………………………………………………… 75

临考决胜卷（二）·答案解析 ………………………………………………… 85

临考决胜卷（三）·答案解析 ………………………………………………… 97

临考决胜卷（四）·答案解析 ………………………………………………… 109

临考决胜卷（五）·答案解析 ………………………………………………… 119

临考决胜卷（六）·答案解析 ………………………………………………… 129

临考决胜卷（一）

一、最佳选择题（共34题，每题1分，每题的备选项中，只有1个最符合题意）

1. 宜饭前服用的药物是
A. 十枣汤
B. 大山楂丸
C. 常山饮
D. 六味地黄丸
E. 天王补心丸

2. 被称为中国历史上第一部官修本草，也被誉为世界上第一部药典的是
A.《神农本草经》
B.《本草经集注》
C.《新修本草》
D.《重修政和经史证类备用本草》
E.《本草纲目》

3. 临床在治疗血行失常的病证时，常分别配合降气、理气或补气等药物，其原理是
A. 气能生血
B. 气能行血
C. 气能摄血
D. 血能生气
E. 血能载气

4. 下列关于中药药学服务的叙述，错误的是
A. 中药药学服务的目标是促进临床合理使用中药，保障人民群众的身体健康，改善和提高人类生活质量
B. 中药药学服务的对象是广大公众，包括患者及其家属、医护人员和健康人群
C. 中药师逐渐走进临床，为患者提供安全、有效的药学服务，建立以药师为中心，以合理用药为核心的中药药学服务模式
D. 中药药学服务的具体工作包括中药处方点评、中药医嘱审核、患者用药教育和健康宣教等
E. 提供药学服务的药师应具备与药学服务相关的药事管理与法规知识、医学人文知识、沟通技巧及高尚的职业道德

5. 根据中医理论，"病""证""症"的概念不同，下列表述中属于"病"的是
A. 恶寒发热
B. 胸闷脘痞
C. 耳鸣耳聋
D. 腹痛腹泻
E. 气滞血瘀

6. 某女，62岁。心痛如绞，心痛彻背，遇寒痛甚，心悸胸闷，形寒肢冷。舌质紫暗，脉沉紧。治宜选用的中成药是
A. 复方丹参滴丸
B. 丹蒌片
C. 冠心苏合滴丸
D. 芪参益气滴丸
E. 益心通脉颗粒

7. 某女，42岁。头胀痛如裂，发热，面红目赤，口渴喜饮。舌红苔黄，脉浮数。辨证为
A. 风寒头痛
B. 风热头痛
C. 肝阳头痛

D. 瘀血头痛

E. 血虚头痛

8. 患儿女，4岁。食欲不振，厌恶进食，伴嗳气泛恶，胸脘痞闷，多食则脘腹饱胀。治宜选用的方剂是

A. 不换金正气散

B. 保和丸

C. 健脾丸

D. 异功散

E. 养胃增液汤

9. 某男，52岁。口腔黏膜溃疡，疼痛较轻，久治不愈，伴有倦怠乏力、腰膝冷痛。治宜选用的中成药是

A. 牛黄清胃丸

B. 凉膈散

C. 导赤丸

D. 附子理中丸

E. 牛黄解毒丸

10. 乙肝"大三阳"的表现是

A. 抗-HBs(+)、HBeAg(+)、抗-HBc(+)

B. HBsAg(+)、抗-HBe(+)、抗-HBc(+)

C. HBsAg(+)、HBeAg(+)、抗-HBc(+)

D. 抗-HBs(+)、抗-HBe(+)、抗-HBc(+)

E. HBsAg(+)、HBeAg(+)、HBcAg(+)

11. 某女，44岁。风团瘙痒，反复发作，午后加剧，心烦易怒，口干，手足心热。舌红少津，脉沉细。宜选用的基础方剂是

A. 防风通圣散

B. 归脾汤

C. 二仙汤

D. 消风散

E. 当归饮子

12. 调配含有毒性中药饮片处方时，每次处方剂量不得超过

A. 1日极量

B. 2日极量

C. 3日极量

D. 5日极量

E. 一周极量

13. 某女，55岁。患有冠心病心绞痛，胸前闷痛，猝然心痛如绞，痛有定处，甚则胸痛彻背、背痛彻心，舌紫暗有瘀斑，脉弦涩。治宜选用的中成药是

A. 心力丸

B. 复方丹参滴丸

C. 苏合香丸

D. 洛布桑胶囊

E. 降脂通络软胶囊

14. 某女，41岁。自汗，易感冒，易感受外邪，免疫力低下。根据中医理论，分析其病变的主要原因是

A. 胃气虚

B. 卫气虚

C. 营气虚

D. 宗气虚

E. 元气虚

15. 下列属于妊娠禁用中成药的是

A. 补脾益肠丸、防风通圣丸

B. 牛黄上清片、华山参片

C. 四妙丸、天麻丸

D. 麝香保心丸、心脑康胶囊

E. 心可舒片、越鞠保和丸

16. 容易泛油的饮片是

A. 独活、苍术、木香
B. 葛根、赤芍、甘草
C. 全蝎、海藻、昆布
D. 黄精、玉竹、天冬
E. 樟脑、薄荷脑、冰片

17. 某男，65岁。咳嗽，气息粗促，痰多，质黏稠色黄，口干咽痛，大便干燥。舌红苔黄，脉滑数。治宜选用的中成药是
A. 杏苏止咳糖浆
B. 桑菊感冒片
C. 雪梨止咳糖浆
D. 橘贝半夏颗粒
E. 清肺抑火丸

18. 表热证用辛凉解表方药治疗，里热证用清热泻火方药治疗，体现的中医治法是
A. 寒者热之
B. 热者寒之
C. 用热远热
D. 虚则补之
E. 热因热用

19. 大承气汤处方组成为大黄、枳实、厚朴，方中大黄宜选用的炮制品是
A. 生大黄
B. 酒大黄
C. 醋大黄
D. 熟大黄
E. 大黄炭

20. 出现过敏反应时可见荨麻疹样皮疹、面潮红、胸闷、静脉炎、过敏性休克、癫痫大发作的中药注射液是
A. 清开灵注射液
B. 生脉注射液
C. 参麦注射液
D. 双黄连注射液
E. 脉络宁注射液

21. 某女，21岁。经期小腹隐隐坠痛，喜按，月经量少，色淡，神疲乏力，面色不华；舌淡苔白，脉沉细。宜选用的中成药是
A. 参茸白凤丸
B. 益母草颗粒
C. 元胡止痛片
D. 温经丸
E. 复方乌鸡口服液

22. 某女，29岁。近日胃脘疼痛，胀满拒按，吐有不消化食物，吐后痛减，大便不爽。舌淡红，苔厚腻，脉滑。宜选用的中成药是
A. 胃安胶囊
B. 良附丸
C. 仲景胃灵片
D. 加味保和丸
E. 舒肝健胃丸

23. 某男，35岁。鼻塞流脓涕，量多，呈黄绿色，有臭味，嗅觉差，头痛，口苦，烦躁易怒，小便黄赤。舌红苔黄，脉弦数。治宜选用的中成药是
A. 鼻渊片
B. 鼻舒适片
C. 利鼻片
D. 胆香鼻炎片
E. 鼻渊通窍颗粒

24. 某女，35岁。经血非时暴下不止，血色淡、质清稀；面色㿠白，气短神疲，小腹空坠，四

肢不温,大便溏。舌质淡胖,边有齿痕,苔薄白,脉沉弱。诊断为崩漏,辨证为脾虚证。治宜选用的基础方剂是

A. 固本止崩汤
B. 将军斩关汤
C. 左归丸
D. 归脾汤
E. 逐瘀止血汤

25. 具有消炎、止痛、祛风功能的藏成药是

A. 五味麝香丸
B. 六味安消散
C. 七味红花殊胜丸
D. 八味沉香散
E. 十味黑冰片丸

26. 调剂中药饮片时,每剂的误差量应控制在

A. ±4%
B. ±5%
C. ±6%
D. ±7%
E. ±8%

27. 能使诺氟沙星、头孢类抗生素排泄加快,导致抗菌作用时间和强度降低的中药是

A. 山楂制剂
B. 陈香露白露片
C. 木瓜
D. 青皮
E. 川芎

28. 关于雷公藤制剂的用药指导,说法错误的是

A. 一般连续用药不宜超过2个月
B. 用药初期从最小剂量开始

C. 儿童、育龄期有孕育要求者、孕妇和哺乳期妇女禁用
D. 用药期间应定期随诊并注意检查血、尿常规
E. 用药期间应加强心电图和肝肾功能监测

29. 既含马来酸氯苯那敏又含对乙酰氨基酚的中成药是

A. 重感灵片
B. 金羚感冒片
C. 抗感灵片
D. 新复方大青叶片
E. 维C银翘片

30. 某女,30岁。因全身浮肿就诊,经系统检查诊为肾病综合征,中医诊断为肾阳衰微证水肿,采用中西药综合治疗。结合病情,既符合中医辨证又能降低西药副作用的方剂是

A. 参苓白术散
B. 真武汤
C. 五苓散
D. 六味地黄汤
E. 柴胡桂枝汤

31. 某女,55岁。平易外感,昨日受凉后发热,恶寒明显,头痛鼻塞,身楚体倦,咳嗽。舌质淡,苔薄白,脉浮无力。应选用的方剂是

A. 银翘散加减
B. 参苏饮加减
C. 桑菊饮加减
D. 麻黄汤加减
E. 桑杏汤加减

32. 某女,32岁。失眠多梦,心悸健忘,神疲食少,四肢倦怠,腹胀。医师诊断为不寐,证属

心脾两虚，开具汤剂归脾汤，方中应另煎的中药是
A. 酸枣仁
B. 远志
C. 人参
D. 茯苓
E. 木香

33. 应放在斗架中上层的是
A. 大黄炭、黄芩炭、黄柏炭
B. 石决明、珍珠母、瓦楞子
C. 黄芩、黄连、黄柏
D. 地骨皮、千年健、五加皮
E. 络石藤、青风藤、海风藤

34. 某男，21岁。近日咳嗽反复发作，咳声重浊，痰多易咳，色白黏腻，伴有胸闷、脘痞、纳差，肢体困倦，大便时溏。舌苔白腻，脉滑。医生诊断为咳嗽，辨证为痰湿蕴肺证，处以二陈丸。为进一步改善症状，执业药师建议加服的中成药是
A. 生脉散
B. 四神丸
C. 平胃散
D. 麦味地黄丸
E. 脑立清胶囊

二、配伍选择题（共42题，每题1分。题目分为若干组，每组题目对应同一组备选项，备选项可重复选用，也可不选用。每题只有1个备选项最符合题意）

（35～36题共用备选答案）
A. 脾为气血生化之源
B. 肺主气

C. 肝主疏泄，调畅气机
D. 肾主纳气
E. 肺主宣发与肃降

35. 呼吸表浅不均匀，与脏腑的何种功能有关

36. 脾胃升降失调，血行不畅，与脏腑的何种功能有关

（37～38题共用备选答案）
A. 泛红如妆
B. 面黑干焦
C. 面部潮红
D. 面色青灰
E. 面部青紫

37. 根据五色主病，戴阳证，虚阳上越的危重证候，常见的面色特征是

38. 根据五色主病，心气不足，血行不畅，常见的面色特征是

（39～40题共用备选答案）
A. 牛黄化毒片
B. 乳康片
C. 乳疾灵颗粒
D. 乳增宁胶囊
E. 乳癖消胶囊

39. 某女，34岁。哺乳期患急性乳腺炎，症见乳房肿痛加重，结块增大，皮肤焮红灼热，继之肿块中软应指；伴壮热不退，口渴喜饮，便秘溲赤。舌质红，苔黄腻，脉洪数。宜选用的中成药是

40. 某女,43岁。患乳腺增生病,症见双侧乳房疼痛并出现肿块,月经前加重,经后缓解,乳房肿块大小不一、边界不清,时伴胸闷胁胀,善郁易怒,月经失调,心烦,口苦。舌质淡,苔白,脉沉细。宜选用的中成药是

(41～43题共用备选答案)

A. 气血亏虚证

B. 肾精不足证

C. 肝阳上亢证

D. 瘀血阻络证

E. 痰湿中阻证

41. 眩晕,头重昏蒙,胸闷恶心,呕吐痰涎,食少多寐。苔白腻,脉濡。中医辨证为

42. 眩晕,日久不愈,腰膝酸软,耳鸣,心烦口干。舌淡苔白,脉弱。中医辨证为

43. 眩晕,头目胀痛,急躁易怒,肢麻震颤。舌红苔黄,脉弦数。中医辨证为

(44～45题共用备选答案)

A. 少腹逐瘀丸

B. 舒尔经颗粒

C. 八宝坤顺丸

D. 安坤赞育丸

E. 潮安胶囊

44. 某女,26岁。经期小腹疼痛拒按,有灼热感,平时小腹疼痛,经前加重,经色紫红,质稠有血块,平素带下量多,色黄;舌质红,苔黄腻,脉滑数。宜选用的中成药是

45. 某女,33岁。经期小腹绵绵作痛,月经量少,神疲乏力,腰腿酸软;舌淡红,脉沉细。宜选用的中成药是

(46～47题共用备选答案)

A. 胃气上逆证

B. 肝气上逆证

C. 肺气上逆证

D. 肝胃不和证

E. 肝郁脾虚证

46. 呃逆、呕恶、嗳气属于

47. 咳嗽、咳喘属于

(48～49题共用备选答案)

A. 理气活血,通络止痛

B. 健脾利湿止痒

C. 清热利湿止痒

D. 疏风解表,通腑泄热

E. 疏风清热,解表止痒

48. 某女,31岁。缓发湿疹,症见皮损潮红,有丘疹,瘙痒,抓后糜烂渗出,可见鳞屑;伴纳少,腹胀便溏。舌淡胖,苔白腻,脉濡缓。宜选用的治法

49. 某男,42岁。患疱疹,症见皮疹消退后局部疼痛不止,发射到附近部位,痛不可忍,坐卧不安,重者可持续数月。舌暗,苔白,脉弦细。宜选用的治法

(50～53题共用备选答案)

A. 阴虚潮热

B. 湿温潮热

C. 阳明潮热

D. 长期低热
E. 气虚发热

50. 某男，46岁。午后热甚，身热不扬，伴有胸闷呕恶、头身困重、大便溏薄、苔腻等症。其热型属于

51. 某女，49岁。入夜即发热，五心发热，兼有盗汗、颧赤、口咽干燥、舌红少津等症。其热型属于

52. 某患儿，6岁。每于日晡阳明而发热加重，兼有腹满痛拒按、大便燥结、手足汗出、舌苔黄燥有芒刺。其热型属于

53. 某女，18岁。发热日久不止，热度不高，不超过38℃，面色白、食少乏力、短气懒言、劳倦则甚、舌淡、脉虚弱等症。其热型属于

（54～55题共用备选答案）
A. 黄芪精
B. 儿感清口服液
C. 槐杞黄颗粒
D. 参苏丸
E. 荣心丸

54. 某男，5岁。反复外感，鼻塞流涕，咳嗽，动则汗出，少气懒言，面黄少华，食少纳呆，口唇色淡，大便不调。舌质淡红，脉细无力，指纹淡。宜选用的中成药是

55. 某女，6岁。反复外感，咽部微红，口臭，口舌易生疮，汗多而黏，夜寐欠安，大便干。舌质红，苔黄，脉滑数。宜选用的中成药是

（56～58题共用备选答案）
A. 西红花
B. 硼砂
C. 红花
D. 花椒
E. 细辛

56. 按照对抗贮存法，宜与人参同贮的是

57. 按照对抗贮存法，宜与蛤蚧同贮的是

58. 按照对抗贮存法，宜与冬虫夏草同贮的是

（59～60题共用备选答案）
A. 蓖麻子
B. 吴茱萸
C. 罂粟壳
D. 鸦胆子
E. 细辛

59. 不良反应表现为严重脱水、低蛋白血症、水肿、毒血症、高热的饮片是

60. 不良反应表现为头痛、呕吐、呼吸急促、脉数、瞳孔散大、体温血压均升高的饮片是

（61～62题共用备选答案）
A. 肝主疏泄
B. 肝主藏血
C. 肾主纳气
D. 脾主统血
E. 心主神明

61. 某女，36岁。近日出现精神恍惚，心神不宁，心悸失眠，舌淡脉细。体现五脏的生理功能是

62. 某男,30岁。突然吐血,且血色鲜红,伴有烦躁易怒,面红目赤,舌红脉数。体现五脏的生理功能是

(63～65题共用备选答案)
A. 甘草
B. 茯苓
C. 银杏叶
D. 牛膝
E. 胖大海

63. 老年人湿盛胀满、水肿忌用的是

64. 老年人服用法莫替丁时,不能同时服用

65. 老年人服用时,需要减量的中药是

(66～68题共用备选答案)
A. 闹羊花
B. 苦楝皮
C. 艾叶
D. 商陆
E. 水蛭

《中国药典》(现行版)载有毒性药材和饮片共计83种,其中有大毒的药材和饮片10种,有毒的药材和饮片42种,有小毒的药材和饮片31种。

66. 有小毒,用量为3～9g,可外用的饮片是

67. 有毒,用量为3～6g,肝肾功能不全者慎用的饮片是

68. 有大毒,用量为0.6～1.5g,体虚者禁用的饮片是

(69～70题共用备选答案)
A. 脑立清胶囊和六味地黄丸
B. 金匮肾气丸和牛黄解毒片
C. 柏子养心丸和朱砂安神丸
D. 尪痹冲剂和通宣理肺丸
E. 利胆排石片和妙济丸

69. 因含有相同有毒成分而不宜合用的药组是

70. 因证候禁忌而不宜合用的药组是

(71～73题共用备选答案)
A. 补中益气丸
B. 知柏地黄丸
C. 丹栀逍遥丸
D. 参苓白术散
E. 血府逐瘀口服液

71. 某女,55岁。自觉身体某些部位发热,口燥咽干,但不多饮,肢体有固定痛处,面色晦暗。舌质青紫,有瘀点、瘀斑,脉涩。宜选用的中成药是

72. 某女,23岁。低热三天有余,热势常随情绪波动而起伏,精神抑郁,胁肋胀满,烦躁易怒,口干而苦,纳食减少。舌红,苔黄,脉弦数。宜选用的中成药是

73. 某女,36岁。午后潮热,不欲近衣,手足心热,烦躁,少寐多梦,盗汗,口干咽燥。舌质红,无苔,脉细数。宜选用的中成药是

(74～76题共用备选答案)
A. 忌用开窍药
B. 忌用涩肠止泻药

C. 忌用苦寒药

D. 忌用发汗药

E. 忌用温热药

74. 某女，35岁。症见自汗，恶风，气短乏力；舌淡，脉虚弱。此患者的证候禁忌是

75. 某男，20岁。平日喜食热饮，近日胃痛，大便稀溏，四肢不温。此患者的证候禁忌是

76. 某男，25岁。平日喜食煎炒烹炸食物，近日牙龈红肿，咽喉肿痛。此患者的证候禁忌是

三、综合分析选择题（共16题，每题1分。题目分为若干组，每组题基于同一个临床情景、病例、实例或者案例的背景信息逐题展开。每题的备选项中，只有1个最符合题意）

（77～79题共用题干）

某男，34岁。因工作原因经常出差，饮食不节。刻下出现腹痛肠鸣，泻下粪便臭如败卵，泻后痛减，泻下伴有不消化食物，脘腹胀满，嗳腐吞酸，不思饮食。苔厚腻，脉滑实。

77. 四诊合参，中医辨证为

A. 寒湿内盛证

B. 湿热伤中证

C. 食滞肠胃证

D. 脾胃虚弱证

E. 肝气乘脾证

78. 根据辨证结果，治宜选用的基础方剂是

A. 藿香正气散加减

B. 参苓白术散加减

C. 痛泻要方加减

D. 四神丸加减

E. 保和丸加减

79. 根据辨证结果，治宜选用的中成药是

A. 五苓散

B. 肠康片

C. 养胃颗粒

D. 枳实导滞丸

E. 肠胃宁片

（80～82题共用题干）

某女，69岁。心悸不安，胸闷气短，动则加剧，面色苍白，形寒肢冷。舌质淡，苔白，脉虚弱。

80. 根据该患者的临床表现，中医辨证是

A. 寒凝心脉

B. 心脾两虚

C. 心阳不振

D. 阴虚火旺

E. 瘀阻心脉

81. 根据辨证结果，宜选用的中成药是

A. 天王补心丸

B. 芪苈强心胶囊

C. 益气养血口服液

D. 七叶神安片

E. 神香苏合丸

82. 以下关于药师对患者使用上述中成药的用药指导内容，正确的是

A. 该中成药宜饭后服用

B. 孕妇禁用该中成药

C. 该中成药含附子、洋金花、蟾酥，不宜过量服用及久服

D. 运动员、合并高血压及严重心脏病患者慎

用该中成药

E. 阳气亏虚,血瘀水停之心悸不宜选用该中成药

(83~84题共用题干)

某男,75岁。半身不遂,肢体麻木,语言謇涩,面色萎黄,舌体不正,舌质淡紫,边有瘀斑,舌苔薄白,脉细涩。

83. 中医辨证是

A. 风痰入络

B. 气虚血瘀

C. 肾精亏损

D. 痰蒙神昏

E. 风阳上扰

84. 中医治法是

A. 行气活血,化瘀通络

B. 益气养血,化瘀通络

C. 滋肾利窍,祛痰通络

D. 祛风涤痰,通络止痛

E. 平肝潜阳,活血通络

(85~97题共用题干)

某男,46岁。心烦不寐,胸闷脘痞,泛恶嗳气,伴口苦,头重,目眩。舌质偏红,苔黄腻,脉滑数。

85. 根据患者的临床表现,中医辨证为

A. 肝火扰心证

B. 痰热扰心证

C. 心脾两虚证

D. 心肾不交证

E. 心胆气虚证

86. 根据辨证结果,宜选用的治法是

A. 疏肝泻火,镇心安神

B. 滋阴降火,交通心肾

C. 清化热痰,和中安神

D. 益气镇惊,安神定志

E. 补益心脾,养血安神

87. 根据辨证结果,治宜选用的基础方剂是

A. 龙胆泻肝汤加减

B. 黄连温胆汤加减

C. 归脾汤加减

D. 六味地黄丸合交泰丸加减

E. 安神定志丸合酸枣仁汤加减

(88~89题共用题干)

某女,30岁。经血非时而下,量时多时少,时出时止,倦怠,面色淡白,色暗有血块;舌质紫暗,脉弦细。医师诊断为崩漏,开具处方如下:蒲黄炭12g、熟大黄炭6g、炮姜炭6g、坤草20g、仙鹤草15g、桑螵蛸12g、乌贼骨12g、三七粉2g、血见愁15g。共5剂,每日1剂,早晚饭后温服。

88. 方中"血见愁"的正名是

A. 艾叶

B. 血余炭

C. 茜草

D. 白茅根

E. 血竭

89. 上述处方中,煎药时应包煎的中药是

A. 三七粉

B. 蒲黄炭

C. 乌贼骨

D. 仙鹤草

E. 炮姜炭

（90～92题共用题干）

某女,70岁。2型糖尿病患者,烦渴引饮、消谷善饥,小便频数而多,尿浑而黄,气短,形体消瘦。舌红,苔薄黄,脉滑数。

90. 根据患者的临床表现,中医辨证是
A. 脾胃气虚
B. 肾阴亏虚
C. 气阴两虚
D. 阴虚燥热
E. 阴阳两虚

91. 根据中医辨证,宜采用的治法是
A. 养阴润燥
B. 益气养阴
C. 滋养肾阴
D. 健脾益气
E. 温阳补肾

92. 根据治法,宜选用的中成药是
A. 心脑静片
B. 消渴丸
C. 六味地黄丸
D. 金匮肾气丸
E. 消糖灵胶囊

四、多项选择题（共8题,每题1分。每题的备选项中,有2个或2个以上符合题意,错选、少选均不得分）

93. 某男,64岁。久病体弱,胁下积块坚硬,隐痛,神倦乏力,面色黧黑。舌质淡紫,脉弦细。诊断为积聚,证属正虚瘀阻,可选用的中成药有
A. 肝脾康胶囊
B. 和络舒肝胶囊
C. 宽胸舒气化滞丸
D. 鳖甲煎丸
E. 慢肝养阴胶囊

94. 执业药师作为药学专业技术人员,应利用自己所掌握的专业知识指导患者用药,最大限度地提高患者的药物治疗效果,提高用药的依从性,保证用药安全、有效。下列属于执业药师对患者提供的用药咨询的是
A. 药物的相互作用
B. 药品的鉴定辨识
C. 饮食禁忌
D. 用药剂量
E. 输液滴注速度

95. 药材、饮片、中成药在贮藏过程中,由于受到外界诸多因素的影响,其质量也会不断发生变化。下列属于环境对中药质量产生影响的因素有
A. 水分
B. 空气
C. 霉菌
D. 温度
E. 日光

96. 下法,又称"泻下法",是运用具有泻下作用的药物通泻大便、逐邪外出的治疗方法。以下属于下法的有
A. 寒下法
B. 温下法
C. 润下法
D. 攻补兼施法
E. 泻下逐水法

97. 关于中成药的不良反应表现,说法正确的有
A. 壮骨关节丸可引起胆汁淤积型肝炎
B. 克银丸可引起肝损害、剥脱性皮炎
C. 珍菊降压片可引起低钾血症、低氯血症、低钠血症
D. 复方青黛丸可引起肾功能衰竭、胃肠出血
E. 维C银翘片可引起严重荨麻疹、重症多形红斑型药疹

98. 患儿,5岁。面色苍白,神疲乏力,夜寐不安。舌质淡,脉细弱。证属气血两虚,治宜选用的中药有
A. 黄芩
B. 党参
C. 肉苁蓉
D. 人参
E. 黄精

99. 某女,34岁。子宫脱垂,面色淡白,体倦乏力,食少腹胀;舌淡,脉弱。医师处以补中益气丸,其采用的治疗原则有
A. 气滞宜疏
B. 气虚宜补
C. 气陷宜升
D. 气闭宜开
E. 气脱宜固

100. 因含有马钱子而易发生典型的士的宁惊厥的中成药有
A. 舒筋丸
B. 三七伤药片
C. 山药丸
D. 伤科七味片
E. 疏风定痛丸

临考决胜卷（二）

一、最佳选择题（共34题，每题1分，每题的备选项中，只有1个最符合题意）

1. 撷取了张仲景、孙思邈等名家良方，荟萃宋以前历代方剂之精华的成药典是
   A. 《备急千金要方》
   B. 《太平惠民和剂局方》
   C. 《外台秘要》
   D. 《普济方》
   E. 《肘后备急方》

2. 引起促甲状腺激素（TSH）增高的原因不包括
   A. 原发性甲减
   B. 异位TSH分泌综合征
   C. 肢端肥大症
   D. 垂体TSH瘤
   E. 甲状腺炎

3. 某女，40岁。经行量多，色淡红，质清稀，神疲肢倦，气短懒言，小腹空坠，面色苍白；舌淡，苔薄，脉细弱。医师处以人参、升麻、炙甘草、黄芪、白术、白芍、干生地、炒续断、乌贼骨、茜草、龙牡，煎汤服用。其中龙牡调配应付
   A. 生龙骨、生牡蛎
   B. 煅龙骨、煅牡蛎
   C. 生地龙、生牡丹皮
   D. 煅地龙、煅牡丹皮
   E. 煅龙骨、生牡丹皮

4. 用药教育服务是药学技术人员应用所掌握的药学知识，面向公众提供药物治疗相关知识的宣教与服务。下列关于患者合理用药教育的内容错误的是
   A. 中药的服药时间应和自然界的阴阳消长、人体疾病的盛衰和病理生理节律一致
   B. 口服是中药的主要给药途径，主要包括中药汤剂和中成药。不同的中药有不同的服用方法，需要向患者进行用药宣教
   C. 用药次数包括分服、顿服、频服、连服
   D. 一般汤剂均适宜温服，对于丸、散、胶囊、片剂等固体剂型，除有特殊规定外，通常用凉白开送服
   E. 老人、儿童及吞咽困难的患者可将普通片剂等碾碎服用，但应注意缓控释制剂不可碾碎，以免影响药物的生物利用度

5. 易生虫害的环境条件是
   A. 室温在20～35℃，相对湿度在75%以上
   B. 室温在10～30℃，相对湿度在75%以上
   C. 室温在18～35℃，相对湿度在70%以上
   D. 室温在25～35℃，相对湿度在75%以上
   E. 室温在10～35℃，相对湿度在80%以上

6. 下列关于罂粟壳的叙述，错误的是
   A. 其中毒表现为昏迷，抽搐，呼吸浅表而不规则，瞳孔极度缩小呈针尖样
   B. 别名米壳
   C. 孕妇禁用
   D. 处方用名罂粟壳时给付蜜罂粟壳
   E. 用量一般在3～7g

7. 某女，32岁。月经周期延后，量少，色淡红，质黏稠；头晕体胖，心悸气短，脘闷恶心，口腻多痰，带下量多黏腻。舌淡胖，苔白腻，脉

滑。宜采用的治法是

A. 理气行滞调经

B. 燥湿化痰，活血调经

C. 补血益气调经

D. 补肾养血调经

E. 疏肝清热，凉血调经

8. 某女，45岁。心悸失眠、眩晕、健忘，舌淡苔白，脉沉细。医师处以归脾丸，为增强治疗效果宜联用的药物是

A. 六味地黄丸

B. 二陈丸

C. 人参养荣丸

D. 附子理中丸

E. 艾附暖宫丸

9. 某男，6岁。近日身热较著，微恶风，头胀痛、咳嗽少痰、痰出不爽、咽痛咽红、口渴，舌边尖红，苔微黄，脉浮数。下列适宜该患儿服用的饮片是

A. 桑叶

B. 黄芩

C. 石膏

D. 栀子

E. 苦参

10. 下列关于中药药物警戒与中药不良反应的叙述，不正确的是

A. 中药药物警戒是指与中药用药安全性相关的一切科学研究与活动

B. 历代本草典籍中记载了大量与安全用药相关的论述，这些思想和理论都是中药药物警戒的重要组成部分

C. 中药临床用药安全性研究、中药的不良反应监测、中药毒理学研究属于中药药物警戒的内容

D. 引发不良反应的药物既可以是中成药，也可以是中药饮片

E. 中药不良反应概念的界定较化学药物更加清晰

11. 药物有升降浮沉的药性，治法亦有升降浮沉的因势利导，参合两者即为升降浮沉配伍。下列属于升降浮沉配伍的是

A. 芳香化湿

B. 苦辛通降

C. 釜底抽薪

D. 开胃生津

E. 辛甘化阳

12. 某男，25岁。因上呼吸道感染，临床给予喜炎平注射液150mg，加入5%葡萄糖注射液250ml中静脉滴注，滴注5分钟后，患者出现寒战、发热、心悸、前胸及后背皮肤多发红疹，伴瘙痒，渐至呼吸困难，随即停止滴注，予以对症处理，药师分析为喜炎平注射液引起的药物不良反应。该不良反应的类型是

A. 变态反应

B. 副作用

C. 毒性作用

D. 继发反应

E. 后遗作用

13. 药店的某一列中药斗谱排列如下所示。

月季花	白梅花
巴戟天	补骨脂
地骨皮	五加皮
石决明	珍珠母
芦根	白茅根

该斗谱中，因排列不合理需调整的斗谱组合是

A. 月季花与白梅花

B. 巴戟天与补骨脂

C. 地骨皮与五加皮

D. 石决明与珍珠母

E. 芦根与白茅根

14. 某男，38岁。因"感冒"到当地诊所就诊，予维C银翘片口服每日4次，每次4片，3天后患者全身泛发红斑，自觉轻微瘙痒，前往医院就诊。查体：体温36.8℃，脉搏88次/分，血压152/82mmHg，神志清楚，四肢躯干泛发红斑，部分融合，压之褪色，米粒至蚕豆大小，皮温不高。诊断：发疹型药疹，给予甲泼尼龙20mg静脉滴注，氯雷他定10mg口服等治疗，患者好转，症状消失。根据用药错误评估分级，该例用药错误属于

A. A级

B. D级

C. E级

D. F级

E. H级

15. 下列属于执业药师提供药学服务专业知识内容的是

A. 遵守职业道德，忠于职守

B. 具有中医药学相关的背景和扎实的专业知识

C. 尊重患者隐私，严守伦理道德

D. 具备专业的技术方法与工作能力

E. 具有开展中药药物评价的技能

16. "阴平阳秘"体现的阴阳相互关系是

A. 对立制约

B. 消长平衡

C. 互根互用

D. 相互转化

E. 交感应

17. 某女，39岁。大便干结，欲便不得出，胸胁满闷，肠鸣矢气，腹中胀满，嗳气呃逆，食欲不振。舌苔薄腻，脉弦。宜选用的方剂是

A. 六磨汤加减

B. 温脾汤加减

C. 黄芪汤加减

D. 四逆散加减

E. 四逆汤加减

18. 风为百病之长指

A. 风邪致病，常见头身疼痛

B. 风邪伤人，多得风寒表证

C. 风邪致病，病情变化多端

D. 风邪致病，常兼有他邪表现

E. 风邪致病，使腠理疏松而多汗

19. 疫病鼠疫，人群普遍易感，无年龄和性别上的差异。疫区的野外工作者、牧民等是高危人群。不属于鼠疫致病特点的是

A. 发病急骤

B. 一气一病

C. 传染性强

D. 症状相似

E. 易发肿疡

20. 某女，40岁。平日脘腹胀闷，纳减便溏，四肢倦怠；近日腰以下水肿明显，按之凹陷不易恢复，小便短少。其疾病传变是

A. 母病及子

B. 子病及母

C. 相乘

D. 相侮

E. 相克

21. 涩脉往来艰涩不畅，犹如轻刀刮竹，可见于

A. 气滞
B. 痰饮
C. 实热
D. 虚热
E. 气虚

22. 某男，47岁。肢体关节疼痛，痛势较剧，部位固定，遇寒则痛甚，得热则痛缓，关节屈伸不利，局部皮肤或有寒冷感，舌质淡。舌苔薄白，脉弦紧。宜选用的中成药是
A. 九味羌活丸
B. 痹痛宁胶囊
C. 虎力散
D. 四妙丸
E. 天麻丸

23. 某男，48岁。因急性肾炎前来就诊。症见肢体浮肿，晨起面肿甚，按之凹陷，身体重倦，尿少，脘腹胀满。舌苔白腻，脉沉缓。诊断为水肿，证属水湿浸渍，宜选用的中成药是
A. 肾炎解热片
B. 肾炎灵胶囊
C. 肾炎四味片
D. 肾炎消肿片
E. 肾炎温阳片

24. 中药饮片的剂量往往因疾病种类、病情轻重、用药目的不同而呈现不同特征。关于柴胡的使用目的与剂量的说法，正确的是
A. 在逍遥散中主疏肝解郁为臣药，用量偏小
B. 在逍遥散中主疏肝解郁为君药，用量与各药相等
C. 在补中益气汤中起升举清阳作用为佐药，用量偏小
D. 在补中益气汤中起升举清阳作用为佐药，用量偏大
E. 柴胡在小柴胡汤中为臣药，主透邪外出，用量大于其他药一倍有余

25. 某女，36岁。症见发热，恶寒较甚，无汗，头痛鼻塞，身楚倦怠，咳嗽，痰白，咳痰无力。舌淡，苔白，脉浮而无力。治宜选用的方剂是
A. 三拗汤加减
B. 银翘散加减
C. 清瘟败毒饮加减
D. 参苏饮加减
E. 荆防败毒散加减

26. 痰留经络筋骨引发的病证不包括
A. 瘰疬痰核
B. 肢体麻木
C. 阴疽流注
D. 痹痛关节红肿
E. 半身不遂

27. 患儿，女性，10岁。平日学业繁重，症见睡则汗出，醒则自止，心悸怔忡，失眠多梦，神疲气短，面色少华。舌质淡，舌苔白，脉细。医师处以健脾生血颗粒，其合理用药与用药指导不正确的是
A. 部分患儿可出现牙齿颜色变黑，停药后可逐渐消失
B. 忌茶
C. 少数患儿服药后，可见短暂性食欲下降、恶心，多可自行缓解
D. 勿与含鞣酸类药物合用
E. 感冒、脾胃虚弱者慎用

28. 某男，49岁。数日前与邻居发生争执，近日头昏胀痛，两侧为重，心烦易怒，夜寐不宁，口

苦面红。舌红苔黄,脉弦数。宜选用的方剂是

A. 加味四物汤加减

B. 天麻钩藤饮加减

C. 通窍活血汤加减

D. 川芎茶调散加减

E. 芎芷石膏汤加减

29. 对于临床复杂的病情,常需要选择两种或两种以上的中成药联合应用,以取得更好的疗效。下列不宜联合使用的中成药是

A. 二陈丸和平胃散

B. 朱砂安神丸和天王补心丸

C. 附子理中丸和四神丸

D. 乌鸡白凤丸和香砂六君丸

E. 脑立清胶囊和六味地黄丸

30. 下列关于积聚的证候类型与治则治法,叙述错误的是

A. 首先辨明在气在血

B. 其次应该辨明积块部位,明确所病的脏腑

C. 最后辨虚实轻重

D. 积证后期以养正除积为主

E. 积证初期以攻补兼施为主

31. 用于治疗"宁隆"病、"索隆"病、"培隆"病,具有调和气血、宁心安神、开窍功能的藏药是

A. 八味沉香散

B. 五味麝香丸

C. 大月晶丸

D. 五味渣驯丸

E. 六味安消散

32. 某女,30岁。月经周期延后,经量少,色暗淡,质清稀;腰膝酸软,头晕耳鸣,面色晦暗。舌淡,苔薄白,脉沉细。宜选用的中成药是

A. 女金丹丸

B. 复方益母草膏

C. 春血安胶囊

D. 四物益母丸

E. 调经丸

33. 某男,50岁。黎明前脐腹作痛,肠鸣即泻,泻后则安,完谷不化,腹部喜暖,形寒肢冷,腰膝酸软。舌淡苔白,脉沉细。医师处以四神丸加减:补骨脂、五味子、肉豆蔻、吴茱萸。处方中直接写补骨脂,需调配

A. 蜜炙品

B. 炭制品

C. 麸炒品

D. 清炒品

E. 盐炙品

34. 某男,39岁。长期服用苏合香丸,若出现少尿、蛋白尿等中毒症状,可使用的解救方法是

A. 土茯苓煎汤饮

B. 注射阿托品

C. 服用颠茄合剂

D. 注射苯巴比妥钠

E. 静脉注射利多卡因

二、配伍选择题(共42题,每题1分。题目分为若干组,每组题目对应同一组备选项,备选项可重复选用,也可不选用。每题只有1个备选项最符合题意)

(35～36题共用备选答案)

A. 滋阴养血,降火宁神

B. 清热凉血,固冲止血

C. 活血化瘀，固冲止血

D. 补肾益气，固冲止血

E. 补气摄血，固冲止崩

35. 某女，29岁。经血非时暴下不止，血色淡、质清稀；面色㿠白，气短神疲，面浮肢肿，小腹空坠，四肢不温，饮食不佳，大便溏。舌质淡胖，边有齿痕，苔薄白，脉沉弱。医师辨证后宜采用的治法是

36. 某女，35岁。月经无期，经血突然暴崩如注，淋漓不尽日久难止，血色深红，质稠；口渴烦热，便秘溺黄。舌红，苔黄，脉滑数。医师辨证后宜采用的治法是

（37～38题共用备选答案）

A. 先煎

B. 后下

C. 冲服

D. 兑服

E. 用时捣碎

37. 中药处方中的姜汁，正确的使用方法是

38. 中药处方中的川贝，正确的使用方法是

（39～40题共用备选答案）

A. 逍遥散

B. 小青龙汤

C. 苓桂术甘汤

D. 麦门冬汤

E. 芍药甘草汤

39. 能减轻西药抗结核药对肝脏损害的是

40. 与普萘洛尔类抗心律失常药联用，既可增强治疗作用，又能预防发作性心动过速的药物是

（41～42题共用备选答案）

A. 桂枝

B. 细辛

C. 通草

D. 瓜蒌

E. 枳实

某男，40岁。猝然心痛如绞，心痛彻背，喘不得卧，骤感风寒而发病，伴形寒，甚则手足不温，冷汗自出，胸闷气短，心悸，面色苍白，舌质紫暗，有瘀斑瘀点，苔薄，脉沉紧。医师处以枳实薤白桂枝汤加减（枳实、厚朴、薤白、桂枝、瓜蒌）合当归四逆汤（当归、桂枝、芍药、细辛、通草、炙甘草、大枣）。

41. 药师根据处方调剂时，应先称的是

42. 药师根据处方调剂时，应后称的是

（43～44题共用备选答案）

A. 阿托品

B. 苯巴比妥钠

C. 二巯基丙醇

D. 硫代硫酸钠

E. 氯化钠

43. 某男，12岁。因误服马钱子出现士的宁惊厥、痉挛、角弓反张等中毒症状，遂来院紧急救治，中毒解救的药物是

44. 某女，55岁。因过量饮用雄黄酒出现口腔咽喉干痛、烧灼感，口中有金属味，剧烈恶心

呕吐、腹痛腹泻，尿血等中毒症状，遂来院紧急救治，中毒解救的药物是

（45～46题共用备选答案）

A. 薯蓣丸
B. 脑力静糖浆
C. 舒肝平胃丸
D. 越鞠丸
E. 十一味参芪颗粒

45. 郁证之肝气郁结证宜选用的中成药是

46. 郁证之心神失养证宜选用的中成药是

（47～49题共用备选答案）

A. 胖大舌
B. 齿痕舌
C. 瘦薄舌
D. 裂纹舌
E. 芒刺舌

47. 某女，52岁。症见汗热而黏，呼吸短促，身畏热，渴喜冷饮，证属阴液亏损。常见的舌形是

48. 某男，46岁。症见畏寒肢冷，气短懒言，身体倦怠，大便溏泻，证属脾肾阳虚。常见的舌形是

49. 某女，18岁。症见心中烦热，急躁失眠，口渴，舌红，脉数，证属心火亢盛。常见的舌形是

（50～51题共用备选答案）

A. 半夏白术天麻汤
B. 左归丸
C. 天麻钩藤饮
D. 四逆汤
E. 归脾汤

50. 某女，30岁。头眩目晕，动则加剧，遇劳则发，面色苍白，神疲乏力，倦怠懒言，唇甲不华，心悸少寐，纳少便溏。舌淡苔薄白，脉细弱。宜选用的方剂是

51. 某男，50岁。眩晕，头重昏蒙，胸闷恶心，呕吐痰涎，食少多寐。舌苔白腻，脉濡。宜选用的方剂是

（52～54题共用备选答案）

A. 咳嗽频剧，气粗，咳痰不爽，喉燥咽痛，鼻流黄涕
B. 咳嗽日久，干咳少痰，伴五心烦热，颧红
C. 咳嗽，气息粗促，痰多，质黏稠色黄，胸胁胀满，面赤身热
D. 咳嗽反复发作，咳声重浊，痰多色白黏腻，痰多易咳，胸闷脘痞
E. 干咳，连声作呛，咽痒，咽喉干痛，唇鼻干燥

52. 咳嗽之风热犯肺证的临床特点是

53. 咳嗽之痰湿蕴肺证的临床特点是

54. 咳嗽之肺阴亏耗证的临床特点是

（55～56题共用备选答案）

A. 寒者热之
B. 热者寒之
C. 阳病治阴

D. 阴病治阳

E. 治寒以热

55. 治疗阴虚则阳亢的病证,治宜选用的治则是

56. 治疗阳虚则阴盛的病证,治宜选用的治则是

(57～58题共用备选答案)

A. 枳实
B. 甘草
C. 白芍
D. 冰片
E. 金银花

57. 能松弛胆括约肌,有利于提高庆大霉素抗感染作用的饮片是

58. 能加强青霉素对耐药性金黄色葡萄球菌杀菌作用的饮片是

(59～60题共用备选答案)

A. 良附丸
B. 沉香化滞丸
C. 沉香化气丸
D. 胃乐新颗粒
E. 胃痛宁片

59. 胃脘胀痛,嗳腐酸臭,恶心欲吐,吐后痛减,饮食不下。舌苔厚腻,脉滑有力。宜选用的中成药是

60. 胃脘胀痛,痛连两胁,遇烦恼则痛甚,嗳气、矢气则痛舒,胸闷,喜长叹息,大便不畅。舌苔薄白,脉弦。宜选用的中成药是

(61～62题共用备选答案)

A. 血府逐瘀口服液
B. 血滞通胶囊
C. 益心舒胶囊
D. 苏合香丸
E. 复方丹参滴丸

61. 某男,50岁。猝然心痛如绞,心痛彻背,喘不得卧,因气候骤冷而发病,伴形寒,甚则手足不温,冷汗自出,胸闷气短,心悸,面色苍白。舌质紫暗有瘀斑,苔薄,脉沉紧。宜选用的中成药是

62. 某女,30岁。胸闷隐痛,时作时止,心悸气短,动则益甚,伴倦怠懒言,易汗出,头晕,失眠多梦。舌红,舌体胖且边有齿痕,苔薄白,脉细缓。宜选用的中成药是

(63～64题共用备选答案)

A. 心脾两虚
B. 心气虚
C. 心肺气虚
D. 心血虚
E. 心肾不交

63. 某女,50岁。心悸,气短,自汗,劳累后加重,面色白,体倦乏力,舌淡苔白,脉虚。辨析其证候是

64. 某男,45岁。心悸健忘,头晕耳鸣,虚烦失眠,潮热盗汗,时有梦遗;舌淡红无苔,脉细数。辨析其证候是

(65～66题共用备选答案)
A. 蛤蚧
B. 细辛
C. 西红花
D. 蕲蛇
E. 牡丹皮

65. 采用对抗贮存法养护中药时,可与冬虫夏草同贮的是

66. 采用对抗贮存法养护中药时,可与吴茱萸同贮的是

(67～68题共用备选答案)
A. 桑菊饮加减
B. 白虎汤加减
C. 香薷饮加减
D. 银翘散加减
E. 三仁汤加减

67. 某男,37岁。发热汗多,头痛面红,烦躁,胸闷,口渴多饮,溲赤。舌红少津,脉洪大。宜用的方剂是

68. 某男,32岁。发热恶寒,无汗,身重疼痛,神疲倦怠。舌质淡,苔薄黄,脉弦细。宜用的方剂是

(69～70题共用备选答案)
A. 调和脾胃,运脾开胃
B. 消乳化食,和中导滞
C. 滋脾养胃,佐以助运
D. 健脾助运,消食化滞
E. 健脾益气,佐以助运

69. 某男,10岁。食欲不振,厌恶进食,食而乏味,嗳气泛恶,偶尔多食则脘腹饱胀,大便不调,形体尚可,精神如常。舌淡红,苔薄白,脉尚有力。宜采用的治法是

70. 某女,7岁。不思进食,食少饮多,皮肤失润,大便偏干,小便短黄,烦躁少寐,手足心热,舌红少津。苔少,脉细数。宜采用的治法是

(71～72题共用备选答案)
A. 肝气郁结证
B. 肝火上炎证
C. 肝阴虚证
D. 肝阳上亢证
E. 肝血虚证

71. 某女,36岁。眩晕耳鸣,月经量少、色淡,面白无华,爪甲不荣,夜寐多梦,视力减退。舌淡苔白,脉弦细。中医辨证属

72. 某女,48岁。头痛眩晕,耳聋耳鸣,面红目赤,口苦,尿黄,时有咯血。舌红苔黄,脉弦数。中医辨证属

(73～74题共用备选答案)
A. 调和肝脾法
B. 消痞散积法
C. 调和肠胃法
D. 清热燥湿法
E. 消食导滞法

73. 某男,41岁。心下痞硬,满闷不舒,欲呕不食。宜用的治法是

74. 某男,39岁。小便时尿道痛,伴有急迫、艰涩、灼热感。宜用的治法是

(75～76题共用备选答案)
A. 肺肾阴虚
B. 肺脾两虚
C. 心肺两虚
D. 心肾不交
E. 心脾两虚

75. 某女,38岁。久咳不已,气短心悸,面色白,口唇青紫,舌淡,脉细弱。辨析其证候是

76. 某男,58岁。心悸怔忡,失眠多梦,健忘,食纳减少,腹胀,大便溏泻,倦怠乏力。舌质淡嫩,脉细弱。辨析其证候是

三、综合分析选择题(共16题,每题1分。题目分为若干组,每组题基于同一个临床情景、病例、实例或者案例的背景信息逐题展开。每题的备选项中,只有1个最符合题意)

(77～79题共用题干)
某女,38岁。痔疮患者,常见肛内肿物脱出,甚至嵌顿,肛管紧缩,坠胀疼痛,甚则肛缘水肿、血栓形成,触痛明显。舌质暗红,苔白,脉弦细涩。

77. 根据辨证内容,应选用的治法是
A. 养血祛风,润燥止痒
B. 清热凉血祛风
C. 清热利湿
D. 理气祛风活血
E. 补气升提举陷

78. 宜选用的方剂是
A. 止痛如神汤
B. 凉血地黄汤
C. 茵陈蒿汤
D. 补中益气汤
E. 瓜蒌牛蒡汤

79. 宜选用的中成药是
A. 脏连丸
B. 消痔软膏
C. 肛泰栓
D. 痔宁片
E. 老鹳草软膏

(80～82题共用题干)
患儿,6岁。反复感冒,手足心热,口干,神疲乏力,纳呆食少,大便偏干。舌质红,苔花剥,脉细无力,指纹淡红。诊断为反复呼吸道感染。

80. 根据辨证内容,应选用的治法是
A. 健脾补肺
B. 益气养阴
C. 清泻肺胃
D. 健脾补肾
E. 清肝泻火

81. 宜选用的方剂是
A. 生脉散
B. 玉屏风散
C. 凉隔散
D. 参苏饮
E. 败毒散

82. 宜选用的中成药是

A. 荣心丸
B. 玉屏风胶囊
C. 黄芪精
D. 儿感清口服液
E. 龙牡壮骨颗粒

(83~85题共用题干)

某女，34岁。精神抑郁，胸部闷塞，胁肋胀满，咽中如有物梗塞，咽之不下，咯之不出。舌苔白腻，脉弦滑。辨证为郁证，治以半夏厚朴汤（半夏、厚朴、茯苓、生姜、苏叶）加减。

83. 执业药师应具有临床思维，能根据临床诊断及方药组成分析处方的合理性。此方体现的治法是

A. 疏肝解郁，理气畅中
B. 甘润缓急，养心安神
C. 行气开郁，化痰散结
D. 健脾养心，补益气血
E. 补气养心，化痰散结

84. 此方中厚朴应选用的炮制品是

A. 盐炙品
B. 酒炙品
C. 生品
D. 清炒品
E. 姜炙品

85. 生半夏有毒，内服一般炮制后使用，其每日内服剂量是

A. 1~3g
B. 3~6g
C. 3~9g
D. 5~10g
E. 10~15g

(86~88题共用题干)

某女，40岁，出租车司机。感冒3日，发热，微恶风寒，头痛，口干渴，鼻塞流浊涕，咽喉红肿疼痛，咳嗽，痰黄黏稠，舌边尖红，苔薄黄，脉浮数。医师处方：复方感冒灵片，每次4片，每日3次。

86. 执业药师审核，认为该处方不合理，其原因是

A. 复方感冒灵片含有咖啡因
B. 复方感冒灵片含有对乙酰氨基酚
C. 复方感冒灵片的用法用量错误
D. 复方感冒灵片的主治病症与患者的临床表现不一致
E. 复方感冒灵片含有马来酸氯苯那敏

87. 根据患者症状，医师宜选用的中成药是

A. 柴银口服液
B. 九味羌活丸
C. 连花清瘟胶囊
D. 败毒散
E. 感冒清热颗粒

88. 服药后患者病情有所好转，近日咳嗽加重，气喘，痰多，因家中备有芒果止咳片，欲加服。执业药师给予建议，正确的是

A. 芒果止咳片宣肺化痰，止咳平喘，病证相符，可以同用
B. 芒果止咳片含盐酸麻黄碱，有利于咳嗽治疗，可以同用
C. 芒果止咳片含咖啡因，属于重复用药，不宜同用
D. 芒果止咳片含马来酸氯苯那敏，驾驶员不宜服用
E. 芒果止咳片慎用于痰多咳喘患者，不宜同用

(89～92题共用题干)

某男,45岁。郁怒之后,小便涩滞,淋沥不宣,少腹胀满疼痛。舌苔薄白,脉弦。

89. 中医辨证是

A. 血淋

B. 气淋

C. 石淋

D. 劳淋

E. 膏淋

90. 中医治法是

A. 清热利湿,分清泄浊

B. 理气疏导,通淋利尿

C. 补脾益肾

D. 清热通淋,凉血止血

E. 清热利湿,排石通淋

91. 治宜选用的方剂是

A. 石韦散加减

B. 小蓟饮子加减

C. 沉香散加减

D. 程氏萆薢分清饮加减

E. 八正散加减

92. 治宜选用的中成药是

A. 分清五淋丸

B. 复方金钱草颗粒

C. 五淋丸

D. 萆薢分清丸

E. 柴胡舒肝丸

四、多项选择题（共8题,每题1分。每题的备选项中,有2个或2个以上符合题意,错选、少选均不得分）

93. 某女,27岁。皮肤风团大片色红,瘙痒剧烈；发疹的同时伴脘腹疼痛、恶心呕吐、神疲纳呆、大便秘结。舌质红,苔黄腻,脉弦滑数。医师辨证宜选用的中成药有

A. 润燥止痒胶囊

B. 防风通圣丸

C. 荆肤止痒颗粒

D. 皮肤病血毒丸

E. 乌蛇止痒丸

94. 某女,60岁。因感冒到药店购药,执业药师根据患者症状建议服用感冒清热颗粒。该患者可向执业药师咨询的内容有

A. 适应病证

B. 用药禁忌

C. 用药方法

D. 药品价格

E. 用药剂量

95. 某男,56岁。肢体关节、肌肉疼痛酸楚,关节屈伸不利,疼痛呈游走性,初起可见恶风、发热等表证,舌苔薄白,脉浮缓。医师诊断为痹证,证属行痹。治以防风汤加减（防风、当归、茯苓、杏仁、黄芩、秦艽、葛根、麻黄、桂枝、生姜、甘草、大枣）。关于该方剂中饮片品种选择的说法,正确的是

A. 杏仁宜选用炒苦杏仁

B. 麻黄宜选用蜜炙麻黄

C. 葛根宜选用生葛根

D. 甘草宜选用炙甘草

E. 茯苓宜选用赤茯苓

96. 下列属于中药验收常见问题分类的是

A. 中药饮片杂质超标

B. 非药用部位比例偏大

C. 枯或黑片比例较高
D. 硫磺熏蒸过度
E. 包装破损

97. 某男，50岁。因腰部酸胀不适，身体活动增加时有隐痛或钝痛而就诊，经检查医师辨证为肾结石。结石形成的因素主要有

A. 饮食不当
B. 情志内伤
C. 体质差异
D. 服药不当
E. 居住环境

98. 某女，26岁。因单纯性甲状腺肿医师开具处方消瘿五海丸，患者在服用该药期间，不宜使用的中成药有

A. 磁朱丸
B. 附子理中丸
C. 更衣丸
D. 金匮肾气丸
E. 安宫牛黄丸

99. 临床上经常出现不合理用药的情况，不合理用药的主要后果有

A. 浪费医药资源
B. 延误疾病的治疗
C. 引发药物不良反应及药源性疾病
D. 造成医疗事故
E. 造成医疗纠纷

100. 某女，38岁。形体消瘦，口燥咽干，潮热颧红，五心烦热，盗汗，小便短黄，大便干结，舌质红，舌面少津，苔少，脉细数。诊断为虚劳，证属阴虚证。宜选用的中成药是

A. 补白颗粒
B. 十一味参芪胶囊
C. 薯蓣丸
D. 人参固本丸
E. 河车大造丸

临考决胜卷(三)

一、最佳选择题(共34题,每题1分,每题的备选项中,只有1个最符合题意)

1. 某患,2天前外感,体温(38.6～39.2℃),曾服感冒冲剂及注射庆大霉素,未效,第3天来诊,仍感恶风,身热较著,咽喉红肿疼痛,舌苔薄黄,脉浮而数,乃停用庆大霉素,求治于中医药。宜选用的方剂是( )

A. 荆防败毒散
B. 桑菊饮
C. 杏苏散
D. 银翘散
E. 麻黄汤

2. 关于老年人合理应用中药的说法,错误的是( )

A. 慢性病患者长期服用中药需注意调节药物品种,避免不良反应的发生
B. 老年人体弱多病,病情复杂多变,一旦生病需要立刻进行药物治疗
C. 老年人的靶器官或细胞的敏感性增强,需高度重视联合用药
D. 老年人一般肝肾功能减退,用药需从小剂量开始,不可随意加药
E. 在使用滋补药时,严格遵照中医辨证论治,按需进补,不需不补

3. 某女,35岁。近日食纳减少,食后作胀,大便溏泻,并伴有身倦无力,气短懒言,面色萎黄,舌淡嫩苔白,脉缓弱。根据藏象理论,其病机是( )

A. 心主血脉功能失常
B. 肝主疏泄功能失常
C. 脾主运化功能失常
D. 肺主气功能失常
E. 肾藏精功能失常

4. "益火之源,以消阴翳"治法的适应证是( )

A. 阳虚
B. 阴虚
C. 阳盛
D. 阴盛
E. 阴阳两虚

5. 某女,28岁。近日干咳,连声作呛,咽痒,咽喉干痛,唇鼻干燥,口干,痰少而黏,不易咳出,痰中带血丝,初起伴鼻塞、头痛、微寒、身热,舌质红而少津,苔薄黄,脉浮数。宜选用的中成药是( )

A. 二母宁嗽丸
B. 二陈丸
C. 橘贝半夏颗粒
D. 清肺抑火丸
E. 复方鲜竹沥液

6. 某男,40岁。来院就医,医师切脉"往来流利,如盘走珠",有圆滑感。患者可能的主病是( )

A. 肝胆病
B. 痛证
C. 气虚
D. 痰饮
E. 血瘀

7. 小儿机体正处于生长发育的过程中，脏腑、筋骨、津液等均柔弱不足。下列关于小儿患者合理用药的说法，错误的是（ ）

A. 小儿脏腑娇嫩，用药宜及时，处方要精，用量要轻

B. 小儿脾气不足，用药应佐健脾和胃、消食导滞之品

C. 小儿外有表邪，内有火热，用药以苦寒清热为主，避免热邪伤津

D. 小儿纯阳之体，外感病邪易出现惊风，用药应佐平肝息风之品

E. 小儿生机旺盛，宜饮食调理，不宜滥用滋补之品

8. 某男，50岁。近日突然眼睑浮肿，继则全身皆肿，肢节酸楚，小便不利，伴有恶寒、咳喘，舌苔薄白，脉浮滑。宜选用的方剂是（ ）

A. 越婢加术汤

B. 疏凿饮子

C. 五皮散

D. 济生肾气丸

E. 实脾饮

9. 某女，26岁。剖腹产1月余，现症见乳房结块，皮色微红，肿胀疼痛，伴恶寒发热，头痛骨楚，大便干结，舌苔薄黄，脉浮数。宜选用的治法是（ ）

A. 清热燥湿，泻火解毒

B. 清热解毒，托里透脓

C. 疏肝清胃，通乳消肿

D. 疏肝解郁，化痰散结

E. 调摄冲任，益气补血

10. 某男，午后发热，口燥咽干，但不多饮，肢体有固定痛处和肿块，面色晦暗，舌有瘀斑，脉涩。宜选用的中成药是（ ）

A. 知柏地黄丸

B. 丹栀逍遥丸

C. 血府逐瘀口服液

D. 补中益气丸

E. 良附丸

11. 某男，10岁。与同龄人相比发育迟缓，身材矮小，反应和动作迟钝，骨骼痿软，中医辨证是（ ）

A. 肾阳虚证

B. 肾阴虚证

C. 肾精不足证

D. 肾气不固证

E. 肾不纳气证

12. 某患者来院就诊，医师辨证为气不摄血证，其临床表现是（ ）

A. 胸胁胀满走窜疼痛，性情急躁，舌紫暗

B. 少气懒言，乏力自汗，面色苍白，心悸失眠

C. 出血的同时，见有气短、倦怠乏力、面色苍白

D. 大量出血的同时，见面色白，四肢厥冷，大汗淋漓

E. 口渴咽干，唇燥舌干少津，皮肤干燥

13. 某女，50岁。眩晕，动则加剧，劳累即发，面色苍白，神疲乏力，倦怠懒言，唇甲不华，心悸少寐，纳少便溏。舌淡苔薄白，脉细弱。宜选用的中成药是（ ）

A. 左归丸

B. 晕复静片

C. 益中生血片

D. 复方罗布麻颗粒

E. 松龄血脉康胶囊

14. 某男，48岁。心烦不寐，胸闷脘痞，泛恶嗳气，伴口苦，头重，目眩。舌质偏红，苔黄腻，

脉滑数。宜采用的治法是（　　）

A. 清肝泻火，镇心安神
B. 清化热痰，和中安神
C. 补益心脾，养心安神
D. 滋阴降火，交通心肾
E. 益气镇惊，安神定志

15. 某女，35岁。皮肤发黄，脘腹胀满，不思饮食，厌恶油腻，恶心呕吐，体倦身重，发热，口苦，尿少而黄，舌苔黄腻，脉濡数。辨析其证候是（　　）

A. 寒湿困脾
B. 脾气虚
C. 脾虚下陷
D. 脾阳虚
E. 脾胃湿热

16. 维吾尔医药学是勤劳的维吾尔族人民在长期的生产实践中，在与疾病不断做斗争中科学总结和智慧的结晶。下列不属于四大物质学说的是（　　）

A. 火
B. 气
C. 水
D. 木
E. 土

17. 某药店新到一批药材，需要选取一种费用低，不污染环境，保存质量好，容易管理的养护技术进行贮存，最佳的现代养护技术是（　　）

A. 干燥养护技术
B. 包装防霉养护法
C. 气幕防潮养护技术
D. 蒸汽加热养护技术
E. 气调养护法

18. 某女，28岁。带下量多，色黄，质黏，有臭气，外阴瘙痒，小腹作痛，口苦口腻，胸闷纳呆，小便短赤。舌红，苔黄腻，脉滑数。宜选用的方剂是（　　）

A. 内补丸加减
B. 完带汤加减
C. 止带方加减
D. 一贯煎合逍遥散加减
E. 右归丸合四君子汤加减

19. 某女，20岁。每次月经期均腹痛，需服用元胡止痛滴丸缓解症状。元胡止痛滴丸常温放置的温度是（　　）

A. 不超过20℃
B. 2～10℃
C. 10～30℃
D. 10～25℃
E. 不超过25℃

20. 一般炮制品的绝对含水量应控制在（　　）

A. 7%～13%
B. 10%～30%
C. 35%～75%
D. 1%～5%
E. 17%～30%

21. 下列关于处方审核的原则和要求叙述正确的是（　　）

A. 药师审核处方后，认为存在用药不适宜时，应当告知处方医师，请其确认或者重新开具处方
B. 药师发现严重不合理用药或者用药错误，应当请医师确认签字后进行调配
C. 处方一般3日有效
D. 特殊情况下需延长有效期的，由开具处方的医师注明有效期，但最长不得超过7天

E. 药师不应擅自涂改医师处方所列的药味、剂量、处方旁注等，与医师沟通后方可修改

22. 某患者在乡镇诊所就诊，医师开具处方，其中一味药是破故纸，其正名是（ ）

A. 骨碎补
B. 补骨脂
C. 旱莲草
D. 木蝴蝶
E. 鼠黏子

23. 并开药名是将2～3种疗效相似或有协同作用的饮片缩写在一起而构成的处方名称。"焦四仙"调配时应给付的饮片是（ ）

A. 焦神曲、焦谷芽、焦山楂、仙鹤草
B. 焦神曲、焦麦芽、焦山楂、焦槟榔
C. 焦神曲、焦麦芽、焦稻芽、焦槟榔
D. 焦麦芽、焦谷芽、焦稻芽、仙鹤草
E. 焦稻芽、焦麦芽、焦山楂、焦槟榔

24. 某女，38岁。近日因腹痛来院就诊，检查发现妊娠已2月余。宜慎用的中药是（ ）

A. 大皂角
B. 巴豆
C. 牵牛子
D. 洋金花
E. 益母草

25. 因外观性状相似但功效不同，不宜排列在一起的饮片是（ ）

A. 芫花与甘草
B. 知母与玉竹
C. 附子与白附子
D. 肉桂与赤石脂
E. 麻黄与麻黄根

26. 某女，39岁。因慢性鼻炎发作前来就诊，医师辨证为风邪蕴肺所致，处以野菊花、黄芩、猪胆粉、麻黄、薄荷油、广藿香、苍耳子进行治疗。方中广藿香与药名有关的术语是（ ）

A. 炮制类
B. 产地类
C. 品质类
D. 修治类
E. 新陈类

27. 《医院中药饮片管理规范》中规定的毒性中药，属于特殊管理的中药饮片，对含这类饮片的处方有特殊的规定，调剂时应严格按照规定执行。下列关于生马钱子的叙述，错误的是（ ）

A. 可内服，炮制后入丸散
B. 用量0.3～0.6g
C. 孕妇禁用，运动员慎用
D. 不宜生用，不宜多服久服
E. 有毒成分不能经皮肤吸收，外用宜大面积涂敷

28. 传统汤剂是将药物用煎煮或浸泡后去渣取汁的方法制成的液体剂型。关于中药汤剂煎煮的说法，错误的是（ ）

A. 为便于煎出有效成分，在煎煮前先加常温水浸泡不少于30分钟
B. 气味芳香类饮片，一般在其他群药煎好前5～10分钟入煎即可
C. 阿胶不宜与群药同煎，以免因煎液黏稠而影响其他药物成分的煎出或结底糊化，故应另煎
D. 每剂药的总煎出量，成人一般为400～600ml
E. 煎煮药物应使用符合国家卫生标准的饮用水，如自来水、甜井水等无污染的干净水，忌

用反复煮过的水、保温瓶中的隔夜水及被污染的水

29. 某男，28岁。因感冒来院就诊，医师开具含有西药成分对乙酰氨基酚、马来酸氯苯那敏的中成药治疗。该中成药是（　）
A. 感冒安片
B. 抗感灵片
C. 强力感冒片
D. 清开灵口服液
E. 新复方大青叶片

30. 开创了内伤杂病辨证论治体系的医学典籍，其作者及成书年代是（　）
A. 孙思邈，唐代
B. 巢元方，隋代
C. 吴又可，明代
D. 张机，汉代
E. 王怀隐，宋代

31. 某女，23岁。因服用当归饮片引起荨麻疹而就医，当归的药物不良反应属于（　）
A. 副作用
B. 毒性作用
C. 特异质反应
D. 变态反应
E. 致癌作用

32. 中药药学服务的对象是广大公众，包括患者及其家属、医护人员和健康人群。下列选项不属于特殊人群的是（　）
A. 过敏体质者
B. 血液透析者
C. 老年人
D. 特殊职业者
E. 特殊给药途径者

33. 某女，35岁。症见头晕耳鸣，腰膝酸软，骨蒸潮热，盗汗遗精，医师辨证为肾阴亏损证，处以六味地黄丸，其最佳服药时间是（　）
A. 饭后服
B. 饭前服
C. 空腹服
D. 睡前服
E. 清晨服

34. 血小板计数正常值参考范围是（　）
A. $(10\sim50)\times10^9/L$
B. $(50\sim100)\times10^9/L$
C. $(100\sim300)\times10^9/L$
D. $(300\sim500)\times10^9/L$
E. $(500\sim700)\times10^9/L$

二、配伍选择题（共42题，每题1分。题目分为若干组，每组题目对应同一组备选项，备选项可重复选用，也可不选用。每题只有1个备选项最符合题意）

（35～36题共用备选答案）
A. 四君子汤加减
B. 清中汤加减
C. 香苏散合良附丸加减
D. 柴胡疏肝散加减
E. 保和丸加减

35. 胃脘疼痛，痛势急迫，脘闷灼热，口干口苦，口渴不欲饮，纳呆恶心，小便色黄，大便不畅。舌红，苔黄腻，脉滑数。常用的方剂是（　）

36. 胃痛暴作，喜温恶寒，得温痛减，口不渴。舌淡，苔薄白，脉弦紧。宜用的方剂是（　）

(37～38题共用备选答案)
A. 肺肾阴虚证
B. 肝脾不调证
C. 肝火犯肺证
D. 肺脾两虚证
E. 肝胃不和证

37. 某男,49岁。胸胁胀痛,善太息,腹部胀满,肠鸣,大便稀薄,矢气多,精神抑郁,性情急躁,纳食减少,舌苔白,脉弦数。中医辨证是（　）

38. 某女,40岁。胸胁胀满,善太息,胃脘胀满作痛,嗳气吞酸,呕恶,苔薄黄,脉弦。中医辨证是（　）

(39～40题共用备选答案)
A. 壮热
B. 寒热往来
C. 阴虚潮热
D. 湿温潮热
E. 阳明潮热

39. 某女,51岁。入夜即发热,五心烦热,盗汗,颧红,舌红少津。其热型是（　）

40. 某男,49岁。午后热甚、身热不扬,伴有胸闷呕恶、头身困重、大便溏薄、苔腻。其热型是（　）

(41～42题共用备选答案)
A. 实中夹虚
B. 虚中夹实
C. 真虚假实
D. 真实假虚
E. 虚实夹杂

41. 某女,46岁。脘腹胀满,疼痛,纳差,便溏,体倦乏力,舌淡苔白,脉弱。辨证当属（　）

42. 某男,39岁。面色苍白,四肢逆冷,精神萎顿,伴潮热,腹痛硬满拒按,大便秘结,谵语,舌红赤,苔黄燥裂,脉沉实有力。辨证当属（　）

(43～45题共用备选答案)
A. 坤宝丸
B. 当归芍药颗粒
C. 龙凤宝胶囊
D. 潮安胶囊
E. 更年宁心胶囊

43. 某女,50岁。经断前后,腰脊冷痛,肢软无力,神疲体倦,带下量多,色白清稀,甚者畏寒肢冷,面色㿠白。舌淡嫩,苔白润,脉细弱无力。宜选用的中成药是（　）

44. 某女,54岁。经断前后,阵发性烘热汗出,腰膝酸软,烦躁易怒,情绪异常,头晕耳鸣,乳房胀痛,月经紊乱。舌淡红,苔薄白,脉弦细。宜选用的中成药是（　）

45. 某女,36岁。绝经前后,潮热面红,自汗盗汗,心烦不宁,失眠多梦,头晕耳鸣,手足心热。舌质红,苔薄黄,脉弦细而数。宜选用的中成药是（　）

(46～47题共用备选答案)
A. 肝胆火盛
B. 阴血亏虚
C. 心火亢盛
D. 胃肠热盛
E. 阴虚火旺

46. 某男，30岁。舌尖乳头增生、肥大，高起如刺，摸之棘手，干燥，中医辨证为（　）

47. 某女，19岁。舌体瘦小而薄，色红绛且干，中医辨证为（　）

（48～49题共用备选答案）
A. 肝气郁滞
B. 湿邪困遏气血
C. 寒邪阻络
D. 瘀血阻滞
E. 筋脉失养

48. 胀痛的病机多为（　）

49. 重痛的病机多为（　）

（50～51题共用备选答案）
A. 实用性
B. 安全性
C. 经济性
D. 有效性
E. 科学性

50. 考虑药物是否会对患者造成不良反应，指的是合理用药的（　）

51. 做到用药不滥，有利于环境保护，指的是合理用药的（　）

（52～53题共用备选答案）
A. 肺胃热盛所致的粉刺
B. 肺经风热、瘀阻脉络所致的粉刺
C. 湿热瘀阻所致的粉刺
D. 血热风盛、湿毒瘀结所致的腐疹
E. 内蕴湿热、复感风邪所致的风疹湿疮

52. 患者就诊，医师处以金花消痤丸，临床用于治疗（　）

53. 患者就诊，医师处以化瘀祛斑胶囊，临床用于治疗（　）

（54～55题共用备选答案）
A. 清咽利膈丸
B. 知柏地黄丸
C. 玄麦甘桔含片
D. 六神丸
E. 金参润喉合剂

54. 某女，29岁。咽喉疼痛，吞咽困难，咽喉如梗，咽部红肿明显，颌下有瘰核、压痛，伴发热，口渴喜饮，疼痛剧烈，小便短赤，大便秘结。舌质红，苔黄，脉数有力。宜选用的中成药是（　）

55. 某男，28岁。咽部疼痛，逐渐加重，吞咽时疼痛加剧，咽部红肿，颌下有瘰核，伴见发热恶风，头痛，咳嗽痰黄。舌质红，苔黄，脉浮数。宜选用的中成药是（　）

（56～57题共用备选答案）
A. 参芪降糖胶囊
B. 金匮肾气丸
C. 益津降糖口服液
D. 消渴丸
E. 六味地黄丸

56. 某男，48岁。患2型糖尿病3年。自觉乏力，气短，自汗，口渴多饮，多食易饥，大便秘结。诊断为消渴，证属脾胃气虚。宜选用的中成药是（　）

57. 某女，36岁。近日确诊为2型糖尿病。自觉口渴多饮，口干舌燥，尿频量多，浑浊如膏脂，形体消瘦。诊断为消渴，证属肾阴亏虚。宜选用的中成药是（　）

(58～59题共用备选答案)
A. 苓桂咳喘宁胶囊
B. 清肺消炎丸
C. 补金片
D. 橘红痰咳颗粒
E. 蛇贝胶囊

58. 某男，27岁。喘咳气急，痰多稀薄起沫，兼头痛，恶寒伴发热，无汗，舌苔薄白而滑，脉浮紧。宜选用的中成药是（　）

59. 某女，38岁。呼吸短促，喉中痰鸣，甚至张口抬肩，呕吐痰涎，胸脘憋闷。舌淡苔白，脉弦滑。宜选用的中成药是（　）

(60～61题共用备选答案)
A. 保济丸
B. 通宣理肺丸
C. 附子理中丸
D. 四神丸
E. 六味地黄丸

60. 与治疗风寒湿痹证的天麻丸联用，属于"十八反"配伍禁忌的成药是（　）

61. 与治疗火热毒邪炽盛证的牛黄解毒片联用，属于不同功效药物联用禁忌的成药是（　）

(62～64题共用备选答案)
A. 枇杷叶
B. 四季青
C. 黄精
D. 荆芥
E. 桔梗

62. 长期与喷托维林联用，在一定程度上可使呼吸功能受抑制的中药是（　）

63. 与链霉素联用，可消除或减少链霉素引发的耳鸣、耳聋等不良反应的中药是（　）

64. 可致发汗太过，发生虚脱，不宜与阿司匹林等联用的中药是（　）

(65～66题共用备选答案)
A. 佐金平木法
B. 培土制水法
C. 金水相生法
D. 益火补土法
E. 培土生金法

65. 某女，52岁。畏寒肢冷，腰膝冷痛，五更泄泻，下利清谷；舌淡胖，边有齿痕，苔白滑，脉沉无力。证属脾肾阳虚。宜采用的治法是（　）

66. 某男，48岁。急躁易怒，胸胁胀痛，口苦咽干，咳逆阵作，咳时面赤，痰少质黏；舌红，苔薄黄，脉弦细数。证属肺阴不足、肝火上逆犯肺。宜采用的治法是（　）

(67～68题共用备选答案)
A. 阴凉、通风处
B. 密闭、阴凉处
C. 阴凉、通风、干燥处
D. 通风、干燥处

E. 密封、凉暗处

67. 含淀粉多的药材和饮片,如天麻、山药、粉葛等,应贮于( )

68. 含糖分及黏液质较多的饮片,如肉苁蓉、熟地黄、天冬等,应贮于( )

(69～70题共用备选答案)
A. 香加皮
B. 白矾
C. 雷公藤
D. 吴茱萸
E. 鸦胆子

69. 服用后抑制窦房结,并直接抑制心脏房室传导组织的中药是( )

70. 服用后对中枢神经有抑制作用,对肝肾实质有损害作用的中药是( )

(71～72题共用备选答案)
A. 黄色
B. 白色
C. 黑色
D. 赤色
E. 青色

71. 某女,26岁。来院就诊。医师辨证为脾失健运证,其面色为( )

72. 某男,50岁。来院就诊。医师辨证为寒凝气滞证,其面色为( )

(73～74题共用备选答案)
A. 复方罗布麻颗粒
B. 仙灵骨葆胶囊
C. 复方青黛丸
D. 维C银翘片
E. 雷公藤制剂

73. 根据临床相关不良反应报告可能引起恶心、呕吐、皮疹、瘙痒、腹痛、腹泻、腹胀、心悸、胸闷、肝功能异常等不良反应的中成药是( )

74. 根据临床相关不良反应报告可能引起全身皮疹伴瘙痒、严重荨麻疹、间质性肾炎、白细胞减少、溶血性贫血、过敏性休克等不良反应的中成药是( )

(75～76题共用备选答案)
A. 少阴头痛
B. 太阳头痛
C. 厥阴头痛
D. 少阳头痛
E. 阳明头痛

75. 根据经脉分布,头顶疼痛,所属的是( )

76. 根据经脉分布,两侧头痛,所属的是( )

三、综合分析选择题(共16题,每题1分。题目分为若干组,每组题基于同一个临床情景、病例、实例或者案例的背景信息逐题展开。每题的备选项中,只有1个最符合题意)

(77～79题共用题干)
某女,47岁。经血非时暴下不止,血色淡、质清稀;面色㿠白,气短神疲,小腹空坠,饮食不佳,四肢不温。舌淡胖,苔薄白,脉沉弱。

77. 根据临床表现,该患者的中医辨证是( )
   A. 血虚证
   B. 肾虚证
   C. 脾虚证
   D. 血瘀证
   E. 阴虚证

78. 根据辨证结果,应选用的治法是( )
   A. 补益肝肾,固冲止血
   B. 滋肾降火,育阴止血
   C. 补气摄血,固冲止崩
   D. 活血化瘀,温经止血
   E. 益气补血,化瘀止血

79. 根据治法,宜选用的方剂是( )
   A. 健固汤加减
   B. 调肝汤加减
   C. 固本止崩汤加减
   D. 归脾汤加减
   E. 逐瘀止崩汤加减

(80～83题共用题干)

某女,30岁。精神恍惚,心神不宁,多疑易惊,悲忧善哭,喜怒无常,时有手舞足蹈,骂詈喊叫,舌质淡,脉弦。医师诊断为郁证。

80. 中医辨证是( )
   A. 心神失养
   B. 心脾两虚
   C. 痰气郁结
   D. 肝阳上亢
   E. 肝气郁结

81. 宜采用的治法是( )
   A. 疏肝解郁,理气畅中
   B. 行气开郁,化痰散结
   C. 甘润缓急,养心安神
   D. 健脾养心,补益气血
   E. 清心开窍,重镇安神

82. 宜选用的方剂是( )
   A. 半夏厚朴汤
   B. 甘麦大枣汤
   C. 归脾汤
   D. 丹栀逍遥丸
   E. 柴胡疏肝散

83. 对该患者的合理用药指导,不正确的是( )
   A. 汤剂水煎温服,每日3次,餐后服用
   B. 用药期间出现高血压等不良反应时,应减少甘草用量
   C. 甘草长期大量使用可能引起假性醛固酮增多症
   D. 原方中小麦使用剂量较小
   E. 方中大枣需擘开后入煎

(84～87题共用题干)

某男,57岁。小便点滴不爽,排出无力,腰膝酸软,畏寒肢冷。舌淡胖,苔薄白,脉沉细。诊断为癃闭。

84. 四诊合参,辨析其证候是( )
   A. 膀胱湿热
   B. 痰气郁结
   C. 浊瘀阻塞
   D. 肾阳衰惫
   E. 脾阳衰惫

85. 应采用的治法是( )
   A. 温补肾阳,化气利水
   B. 清利湿热,通利小便

C. 温阳健脾，行气利水
D. 行瘀散结，通利水道
E. 行气开郁，化痰散结

86. 宜选用的基础方剂是（　）
A. 八正散
B. 济生肾气丸
C. 代抵当丸
D. 实脾饮
E. 半夏厚朴汤

87. 宜选用的中成药是（　）
A. 癃清片
B. 金匮肾气丸
C. 前列通片
D. 癃闭舒胶囊
E. 前列通瘀胶囊

(88～90题共用题干)

某女，40岁。头痛隐隐，时时昏晕，心悸失眠，面色少华，神疲乏力，遇劳加重。舌质淡，苔薄白，脉细弱。

88. 四诊合参，辨析其证候是（　）
A. 血虚头痛
B. 瘀血头痛
C. 肝阳头痛
D. 风热头痛
E. 风寒头痛

89. 根据辨证结果，宜选用的基础方剂是（　）
A. 芎芷石膏汤加减
B. 天麻钩藤饮加减
C. 加味四物汤加减
D. 通窍活血汤加减
E. 川芎茶调散加减

90. 一周后，患者诉上述症状有所好转，但最近因气温骤降，工作繁多，腰部冷痛重着，转侧不利，逐渐加重，静卧疼痛不减，寒冷和阴雨天加重。应避免使用的中成药是（　）
A. 腰痛片
B. 附桂风湿膏
C. 狗皮膏
D. 风寒双离拐片
E. 祛风舒筋丸

(91～92题共用题干)

某男，45岁。症见头痛眩晕，目赤耳鸣，口燥咽干，大便燥结。医师辨证为胃肠积热，处予牛黄至宝丸，口服。一次1～2丸，一日2次。

91. 执业药师在对患者进行用药指导时，叮嘱患者不宜长久服用此药，因其含有的有毒成分为（　）
A. 朱砂
B. 雄黄
C. 乌头
D. 蟾酥
E. 马钱子

92. 在服药过程中，患者不慎将服药量加至一次4丸，一日3次，其可能出现的中毒症状是（　）
A. 精神恍惚，语言不清或小便失禁
B. 烦躁不安、面部肌肉紧张、吞咽困难
C. 咽喉干痛、烧灼感、口中有金属味
D. 流涎、口腔黏膜充血、牙龈肿胀溃烂
E. 血压下降、休克，甚至心搏骤停而死亡

四、多项选择题（共8题，每题1分。每题的备选项中，有2个或2个以上符合题意，错

选、少选均不得分）

93. 以下症状属于湿热带下的是（　　）
    A. 带下量多，色黄黏稠，有臭气
    B. 带下量多，色白或淡黄质稀，无臭气
    C. 伴神疲倦怠，四肢不温
    D. 口苦口腻，小便短赤
    E. 舌红，苔黄腻，脉滑数

94. 某男，40岁。因身体有疼痛感遂来院就诊。症见刺痛，痛处固定不移，唇甲青紫，舌色紫暗有瘀斑，脉沉弦。医师辨证为血瘀证。瘀血形成的原因有（　　）
    A. 气虚
    B. 气滞
    C. 内外伤
    D. 阴虚
    E. 血寒

95. 与药物剂量有关的中药不良反应包括（　　）
    A. 副作用
    B. 毒性作用
    C. 继发反应
    D. 首剂效应
    E. 后遗作用

96. 根据中医"异病同治"理论，多种疾病出现瘀血阻络或气滞血瘀证候时，可用血府逐瘀口服液治疗。该类疾病有（　　）
    A. 心悸
    B. 胸痹
    C. 不寐
    D. 头痛
    E. 胁痛

97. 过量服用壮骨关节丸的不良反应包括（　　）
    A. 皮疹、瘙痒
    B. 呕吐
    C. 恶心
    D. 血压升高
    E. 肝损害

98. 需对患者用药进行特殊提示的情形有（　　）
    A. 患者同时使用2种或2种以上含同一成分的药品时
    B. 患者认为疗效不理想时
    C. 超越说明书范围的适应证
    D. 患者正在使用的药物中有配伍禁忌时
    E. 最近1次使用该药的患者

99. 下列属于六淫致病的共同特点的是（　　）
    A. 外感性
    B. 季节性
    C. 地域性
    D. 相兼性
    E. 传染性

100. 某男，35岁。喜食油炸辛辣食物，近日口腔黏膜溃疡，灼痛明显，伴口渴心烦、失眠、小溲短黄、大便秘结；检查见口腔黏膜表面有黄白色假膜，周边红肿。舌红，苔黄，脉数有力。宜选用的中成药是（　　）
    A. 牛黄清胃丸
    B. 附子理中丸
    C. 金匮肾气丸
    D. 导赤丸
    E. 清咽利膈丸

临考决胜卷（四）

一、最佳选择题（共34题，每题1分，每题的备选项中，只有1个最符合题意）

1. 某女，19岁。1个月前上呼吸道感染，治疗效果不明显，现自觉发热，症见午后潮热，手足心热，少寐多梦，口干咽燥，舌质红，苔少，脉细数。宜选用的基础方剂是

　A. 八珍汤

　B. 丹栀逍遥丸

　C. 清骨散

　D. 补中益气丸

　E. 香薷饮

2. 癌症患者，发现时已是晚期，应选用的治疗原则是

　A. 扶正

　B. 祛邪

　C. 扶正与祛邪兼用

　D. 先祛邪后扶正

　E. 先扶正后祛邪

3. 以下不属于与药材修治有关的术语是

　A. 乌梢蛇去头

　B. 人参去芦

　C. 远志去心

　D. 净山楂

　E. 山茱萸去核

4. 煎煮滋补类中药时，第二煎沸腾后应再煎

　A. 20～30分钟

　B. 30～40分钟

　C. 15～20分钟

　D. 10～15分钟

　E. 40～60分钟

5. "大三阳"说明HBV在人体内复制活跃，带有传染性；"小三阳"说明HBV在人体内复制减少，传染性小。下列为"大三阳"的是

　A. 乙型肝炎表面抗原、e抗原、核心抗原同为阳性

　B. 乙型肝炎表面抗体、e抗体、核心抗体同为阳性

　C. 乙型肝炎表面抗原、e抗原、核心抗体同为阳性

　D. 乙型肝炎表面抗原、e抗体、核心抗体同为阳性

　E. 乙型肝炎表面抗体、e抗原、核心抗体同为阳性

6. "阳病治阴"的方法适用于

　A. 实寒证

　B. 实热证

　C. 虚寒证

　D. 虚热证

　E. 亡阳证

7. 某男，30岁。便血，色鲜红，量较多，肛门灼热；舌质红，苔黄腻，脉弦数。宜选用的基础方剂是

　A. 止痛如神汤

　B. 脏连丸

　C. 凉血地黄汤

　D. 槐花散

　E. 补中益气汤

8. 属于中成药合理联用的药组是
A. 归脾丸、人参养荣丸
B. 尪痹颗粒、川贝枇杷糖浆
C. 大活络丸、通宣理肺丸
D. 利胆排石片、妙济丸
E. 胆乐胶囊、六应丸

9. 因含有毒物质硫化汞，老年人不宜久服和多服的中成药是
A. 三物白散
B. 牛黄清心丸
C. 六神丸
D. 舟车丸
E. 肾气丸

10. 患者咳嗽声重，气急，咳痰稀薄色白，苔薄白，脉浮紧。辨析其证候是
A. 风热犯肺证
B. 风燥伤肺证
C. 痰湿蕴肺证
D. 风寒袭肺证
E. 痰热郁肺证

11. 能清热解毒、调和滋补的藏成药是
A. 洁白丸
B. 仁青常觉
C. 大月晶丸
D. 五味渣驯丸
E. 坐珠达西

12. 下列选项中，含雄黄又含汞的中成药是
A. 安宫牛黄丸
B. 磁朱丸
C. 牛黄解毒片
D. 六应丸
E. 复方芦荟胶囊

13. 下列不属于中药用药禁忌内容的是
A. 过敏体质禁忌
B. 配伍禁忌
C. 妊娠禁忌
D. 证候禁忌
E. 服药饮食禁忌

14. 创设了"诸病通用药"专项的本草专著是
A.《本草纲目》
B.《神农本草经》
C.《新修本草》
D.《本草经集注》
E.《重修政和本草》

15. 患者，女性，29岁。月经周期提前，经量多，色淡暗，质清稀，伴腰膝酸软，头晕耳鸣，面色晦暗，舌淡暗，苔白，脉沉细。宜选用的方剂是
A. 大补元煎
B. 丹栀逍遥散
C. 乌药汤
D. 固阴煎
E. 补中益气汤

16. 能够将水谷精微布散于皮毛的脏是
A. 心
B. 肺
C. 脾
D. 肝
E. 肾

17. 下列药物更适合饭后服用的是
A. 鸡鸣散
B. 驱虫药
C. 健胃消食药

D. 桂枝汤
E. 制酸药

18. 某男，63岁。肝脾肿大，症见腹内有结块，固定不移，或胀或痛，面暗消瘦，体倦乏力，饮食减少，舌青紫有瘀点，脉弦滑。证属气机郁滞，瘀血内结。宜选用的中成药是
A. 胆石清片
B. 阿魏化痞膏
C. 木香顺气丸
D. 血府逐瘀口服液
E. 化癥回生片

19. 某男，60岁。心律失常来诊，症见心悸不安，胸闷不舒，心痛时作，痛如针刺，唇甲青紫。舌质紫暗，脉涩。宜采取的治法是
A. 滋阴清火，养心安神
B. 补血养心，益气安神
C. 补益心脾，养血安神
D. 活血化瘀，理气通络
E. 温补心阳，安神定悸

20. 真实假虚证的治疗方法是
A. 热因热用
B. 寒因寒用
C. 塞因塞用
D. 通因通用
E. 实则泻之

21. 患者，男性，71岁。8个月前因患肺鳞癌，手术切除左上肺，其后行化疗6次，放疗30次。刻下：干咳无痰，形体消瘦，口燥咽干，潮热颧红，五心烦热，盗汗，小便短黄，大便干结。舌质红，舌面少津，苔少，脉细数。宜选用的基础方剂是

A. 四君子汤
B. 四物汤
C. 沙参麦冬汤
D. 附子理中汤
E. 黄芪建中汤

22. 下列根据五行相克关系确定的治法是
A. 脾肾阳虚证临床表现为五更泄泻，采用益火补土法
B. 肺脾两虚证临床表现为痰多清稀，采用培土生金法
C. 脾虚不运证临床表现为水肿胀满，采用培土制水法
D. 肺肾阴虚证临床表现为干咳少痰，采用金水相生法
E. 肝肾阴虚证临床表现为头晕目眩，采用滋水涵木法

23. 蓖麻子产生的蓖麻毒素可致人中毒，其潜伏期一般为
A. 3～4小时
B. 4～5小时
C. 5～6小时
D. 4～8小时
E. 7～8小时

24. 某男，20岁。右臂可见点滴状皮疹，发展迅速，颜色鲜红，层层鳞屑，瘙痒剧烈，刮去鳞屑有点状出血；伴口干舌燥，咽喉疼痛，心烦易怒，便干溲赤。舌质红，苔薄黄，脉弦滑。宜选用的方剂是
A. 龙胆泻肝汤
B. 防风通圣散
C. 凉血地黄汤
D. 犀角地黄汤
E. 脏连丸

25. 胃脘胀满而痛,拒按,嗳腐吞酸,呕吐不消化食物,吐后痛减,纳少恶食,大便不爽。常有暴饮暴食史。应采取的治法是
A. 疏肝理气,和胃止痛
B. 疏肝理气,泄热和胃
C. 清热化湿,理气和中
D. 消食导滞,和胃止痛
E. 温中健脾,和胃止痛

26. 属于"子病及母"的是
A. 脾病及肺
B. 脾病及肾
C. 肝病及肾
D. 肝病及心
E. 肺病及肾

27. 某男,32岁。症见胸部膨满,呼吸浅短难续,声低气怯,甚则张口抬肩,形寒汗出,腰膝酸软,小便清长。舌淡,脉沉细无力。宜选用的基础方剂是
A. 桑白皮汤
B. 越婢加半夏汤
C. 苏子降气汤合三子养亲汤
D. 平喘固本汤合补肺汤
E. 二陈汤合三子养亲汤

28. 气虚之人外感,治以益气解表,此属于
A. 扶正
B. 祛邪
C. 标本兼治
D. 急则治标
E. 缓则治本

29. 患者,男性,35岁。咳嗽声重,气急、咽痒、咳痰稀薄色白,伴鼻塞,流清涕,头痛,肢体酸楚,恶寒、发热、无汗。舌苔薄白,脉浮紧。宜选用的方剂是
A. 桑菊饮
B. 三拗汤合止嗽散
C. 桑杏汤
D. 二陈平胃散
E. 清金化痰汤

30. 妊娠妇女体温上升可以导致胎儿畸形,其上升温度是
A. 0.5℃
B. 1℃
C. 1.5℃
D. 2℃
E. 2.5℃

31. 下列关于中药饮片调配的叙述,错误的是
A. 接到处方后应再次进行审方
B. 要使用经检验合格的戥秤
C. 对一方多剂的处方应估量分剂
D. 要按处方药味所列的顺序调配
E. 调配完毕后应由药师复核

32. 以微波加热器干燥养护中药,在温度60℃以上时,加热时间是
A. 1～2分钟
B. 1分钟以内
C. 3～5分钟
D. 30～50秒
E. 5～10分钟

33. 患者,男性,64岁。患胆囊炎,医师给予胆宁片治疗,患者到药房取药,药师在发药的同时,跟患者交代,在服药期间,不能同时服用的中成药是

A. 苏合香丸
B. 内消瘰疬丸
C. 附子理中丸
D. 祛痰止咳颗粒
E. 心通口服液

34. 西医学的急性化脓性乳腺炎，相当于中医的病证是
A. 乳癖
B. 乳痈
C. 乳岩
D. 乳漏
E. 乳核

二、配伍选择题（共42题，每题1分。题目分为若干组，每组题目对应同一组备选项，备选项可重复选用，也可不选用。每题只有1个备选项最符合题意）

（35～36题共用备选答案）
A. 当归饮子
B. 消风散
C. 五味消毒饮
D. 桂枝麻黄各半汤
E. 防风通圣散

35. 风热犯表型瘾疹宜选用的方剂是

36. 胃肠湿热型瘾疹宜选用的方剂是

（37～38题共用备选答案）
A. 藿香、佩兰
B. 赤芍、丹参
C. 补骨脂、菟丝子
D. 党参、当归
E. 山药、茯苓

37. 患儿，2岁。症见消瘦，面色萎黄，厌食，大便溏稀，证属脾虚。宜选用的中药是

38. 患儿，1岁3个月。症见生长发育迟缓，尿频，面色苍白，舌胖，证属肾虚。宜选用的中药是

（39～40题共用备选答案）
A. 补脑丸
B. 乌灵胶囊
C. 脑力静糖浆
D. 柏子养心丸
E. 复方罗布麻颗粒

39. 某女，56岁。症见心烦失眠，心悸不宁，头晕耳鸣，五心烦热，舌红，脉滑数。证属精血亏虚，痰热扰心。宜选用的中成药是

40. 某男，58岁。症见失眠多梦，烦躁易怒，头晕，头痛，舌红苔黄，脉弦而数。证属肝阳上亢，肝热扰心。宜选用的中成药是

（41～43题共用备选答案）
A. 厚朴排气合剂
B. 肠胃宁片
C. 新复方芦荟胶囊
D. 苁蓉通便口服液
E. 参苓健脾胃颗粒

41. 某女，28岁。产后半月，症见大便干结，心悸气短，周身倦怠，舌淡苔白，脉弱。宜选用的中成药是

42. 某男，43岁。便秘，3～4日一次，烦躁，泛酸嘈杂，口干口苦，舌红苔黄，脉弦滑。宜选

用的中成药是

43. 某女,33岁。腹部非肠胃吻合术后早期肠麻痹,症见腹部胀满,胀痛不适,无排气、排便,舌质淡红,舌苔薄白。宜选用的中成药是

(44～46题共用备选答案)
A. 牡丹皮
B. 绿豆、甘草
C. 荜澄茄、吴茱萸
D. 花椒或大蒜
E. 绿豆、灯心草

44. 蛤蚧对抗贮存,宜同贮的是

45. 泽泻对抗贮存,宜同贮的是

46. 蕲蛇对抗贮存,宜同贮的是

(47～48题共用备选答案)
A. 金银花与青霉素
B. 小青龙汤与氨茶碱
C. 海螵蛸与四环素类
D. 朱砂与碘喉片
E. 苓桂术甘汤与美托洛尔

47. 具有降低药物疗效的中西药联合用药组合是

48. 能产生或增加不良反应的中西药联合用药组合是

(49～50题共用备选答案)
A. 四磨汤口服液
B. 启脾丸
C. 小儿胃宝丸
D. 儿宝颗粒
E. 健儿消食口服液

49. 患儿,男性,5岁。症见口干多饮,纳呆食少,皮失润泽,大便偏干,小便短黄,烦躁少寐,手足心热。宜选用的中成药是

50. 患儿,男性,4岁。患厌食,症见纳呆,食无味,或拒食,形体偏瘦,常伴嗳气泛恶,大便不调,面色少华,精神尚可。宜选用的中成药是

(51～54题共用备选答案)
A. 桂附理中丸
B. 补中益气丸
C. 养胃颗粒
D. 泻痢消胶囊
E. 胃痛宁片

51. 某女,36岁。大便时溏时泻,食少,食后脘闷不舒,稍进油腻食物,则大便次数增多,面色萎黄,神疲倦怠。舌质淡,苔白,脉细弱。宜选用的中成药是

52. 某男,48岁。黎明前脐腹作痛,肠鸣即泻,泻后则安,完谷不化,腹部喜暖,腰膝酸软。舌淡苔白,脉沉细。宜选用的中成药是

53. 某女,35岁。患急性肠炎,症见腹痛泄泻,泻下急迫,泻而不爽,肛门灼热,小便短黄。舌红,苔黄腻,脉濡数。宜选用的中成药是

54. 某女,52岁。近期因工作心情抑郁恼怒,出现腹痛、腹泻,肠鸣攻痛,胸胁胀闷,嗳气

食少。舌质淡,脉弦。宜选用的中成药是

(55～57题共用备选答案)
A. 胆矾
B. 冰片
C. 芦荟
D. 全蝎
E. 滑石

55. 易升华的中药饮片是

56. 易软化融化的中药饮片是

57. 易风化的中药饮片是

(58～60题共用备选答案)
A. 鸦胆子
B. 白矾
C. 胆矾
D. 吴茱萸
E. 黄药子

58. 可引起流涎、恶心、呕吐、腹痛、腹泻、呕血、便血等,口涎、呕吐物、粪便多呈蓝绿色,口中特殊金属味;黄疸、中毒性肝炎等不良反应的饮片是

59. 可引起腹痛、腹泻、视力障碍、错觉、脱发、胸闷、头痛、眩晕或皮疹、流产等不良反应的饮片是

60. 慢性中毒可引起神经毒性如痴呆和认知功能障碍,以及骨软化和骨营养不良等不良反应的饮片是

(61～64题共用备选答案)
A. 阿托品
B. 苯巴比妥钠
C. 二巯基丙醇
D. 利多卡因
E. 亚硝酸钠

61. 解救蟾酥中毒,可注射的药物是

62. 解救雄黄中毒,可注射的药物是

63. 解救朱砂中毒,可注射的药物是

64. 解救马钱子中毒,可注射的药物是

(65～67题共用备选答案)
A. 罂粟壳
B. 大皂角
C. 蕲蛇
D. 马钱子
E. 两头尖

65. 有小毒,研末吹鼻取嚏的饮片是

66. 易成瘾,不宜常服;儿童禁用;运动员慎用的饮片是

67. 不宜多服久服、生用;运动员慎用;有毒成分能经皮肤吸收,外用不宜大面积涂敷的饮片是

(68～70题共用备选答案)
A. 肺脾肾
B. 心脾肝肾
C. 心肺肝脾

D. 心脾肺肾

E. 肺脾胃肾

68. 与气的生成关系最为密切的是

69. 与血的运行关系最为密切的是

70. 与津液的输布关系最为密切的是

(71～73题共用备选答案)

A. 内服六神丸,外用冰硼散

B. 内服艾附暖宫丸,外贴十香暖脐膏

C. 附子理中丸与四神丸合用

D. 二陈丸与平胃散合用

E. 舟车丸与四君子丸合用

71. 属于两种功效相似的中成药同用治疗一种病证,以起到增强疗效的协同作用的药组是

72. 属于功效不同的中成药配伍同用,一药为主,一药为辅,辅药能够提高主药功效的药组是

73. 属于中成药配伍应用,其中一种药物能够明显抑制或消除另一种中成药偏性或副作用的药组是

(74～76题共用备选答案)

A. 槟榔四消丸

B. 和中理脾丸

C. 晕复静片

D. 肾炎消肿片

E. 前列泰片

74. 过敏体质者,尤其是对花粉过敏者禁用的中成药是

75. 因含马钱子,不可过量、久服的中成药是

76. 因含香加皮,心脏病患者慎用的中成药是

三、综合分析选择题(共16题,每题1分。题目分为若干组,每组题基于同一个临床情景、病例、实例或者案例的背景信息逐题展开。每题的备选项中,只有1个最符合题意)

(77～79题共用题干)

患者,男性,69岁。哮喘10余年,加重1周,自述喘息明显,伴气短乏力,食纳减少,腹胀便溏,足面浮肿,舌淡苔白,脉细弱。

77. 其中医辨证为

A. 肺肾两虚

B. 肾不纳气

C. 心肾阳虚

D. 心肺两虚

E. 肺脾两虚

78. 该患者的痰应为

A. 痰白黏稠

B. 痰色黄稠

C. 痰中带血

D. 痰少而黏

E. 痰多清稀

79. 根据八纲辨证,该证属于

A. 表证

B. 寒证

C. 热证

D. 虚证
E. 实证

(80～82题共用题干)

患者，男性，29岁。患咽喉肿痛。咽部干燥，微痛，干痒，灼热，有异物感，干咳少痰，痰中带血；伴颧红潮热，耳鸣多梦。舌红，苔少，脉细数。

80. 可选用的治法为
A. 疏风清热，消肿利咽
B. 泄热解毒，利咽消肿
C. 滋阴降火，清肺利咽
D. 清心泻脾，消肿止痛
E. 温肾健脾，化湿敛疮

81. 治宜选用的中成药是
A. 知柏地黄丸
B. 藿胆片
C. 六神丸
D. 板蓝根颗粒
E. 金嗓开音丸

82. 下列关于上述中成药的用药指导正确的是
A. 儿童、哺乳期妇女及肝肾功能不全者禁用
B. 孕妇禁用
C. 气虚发热及实热者慎用
D. 本品含有朱砂，不宜过量、久用
E. 脾虚腹胀者及运动员慎用

(83～85题共用题干)

患者，女性，44岁。患糖尿病，症见烦渴引饮，消谷善饥，小便频数而多，尿浑而黄，形体消瘦。舌红，苔薄黄，脉滑数。

83. 四诊合参，辨析其证候是
A. 阴虚燥热
B. 气阴两虚
C. 脾胃气虚
D. 阴阳两虚
E. 肾阴亏虚

84. 根据辨证结果，宜选用的中成药是
A. 消糖灵胶囊
B. 参苓白术散
C. 消渴丸
D. 参精止渴丸
E. 参芪降糖胶囊

85. 服药后，上述症状减轻。近日因天气炎热，不慎中暑。症见发热汗多，头痛面红，烦躁，胸闷，口渴多饮，溲赤，兼见恶寒。舌红少津，脉洪大。根据病情变化，宜选用的中成药是
A. 暑症片
B. 十滴水
C. 清暑解毒颗粒
D. 藿香正气水
E. 暑湿感冒颗粒

(86～88题共用题干)

患者，男性，62岁。心胸疼痛，如刺如绞，痛有定处，入夜为甚，痛引肩背，伴有胸闷，日久不愈，因暴怒、劳累而加重。舌质紫暗，有瘀斑，苔薄，脉弦细。医师诊断为胸痹，证属气滞血瘀。处方如下：当归15g，生地黄15g，桃仁10g，红花10g，枳壳10g，赤芍10g，柴胡10g，川芎6g，桔梗10g，牛膝10g，甘草6g，7剂，水煎服，每日1剂，早、晚分服。

86. 针对处方中当归饮片的炮制规格选择，最恰当的是

A. 土炒当归

B. 酒炒当归

C. 当归炭

D. 生当归

E. 蜜当归

87. 对此患者的用药指导，错误的是

A. 饮食宜清淡低盐，食勿过饱

B. 避免过于激动或喜怒忧思无度，保持心情平静愉快

C. 发作期应立即卧床休息

D. 水煎温服，每日2～3次，宜餐前服用

E. 方中桃仁宜捣碎后入煎剂

88. 患者服用上方7剂后，自觉好转，医师建议可服中成药继续治疗。宜选用的中成药是

A. 复方丹参滴丸

B. 血滞通胶囊

C. 冠心苏合滴丸

D. 益心通脉颗粒

E. 洛布桑胶囊

（89～92题共用题干）

患者，女性，17岁。尚未至月经期而突然出现阴道大量出血，色淡红，质清稀；面色晦暗，眼眶暗，小腹空坠，腰脊酸软。舌淡暗，苔白润，脉沉弱。

89. 该患者应诊断为

A. 月经先期

B. 月经后期

C. 月经先后不定期

D. 崩漏

E. 腰痛

90. 该患者应辨证为

A. 脾虚

B. 血瘀

C. 阴虚

D. 肾虚

E. 血热

91. 应确立治法为

A. 补脾摄血，引血归经

B. 健脾补气，养血调经

C. 补肾益气，固冲止血

D. 补气摄血，固冲止崩

E. 温肾健脾，强筋壮骨

92. 应选用的方剂是

A. 加减苁蓉菟丝丸

B. 归脾汤

C. 固本止崩汤

D. 逐瘀止血汤

E. 右归丸

四、多项选择题（共8题，每题1分。每题的备选项中，有2个或2个以上符合题意，错选、少选均不得分）

93. 治疗阳痿之肾阳不足证，可选用的中成药有

A. 人参归脾丸

B. 附子理中丸

C. 益肾灵颗粒

D. 强龙益肾胶囊

E. 海龙蛤蚧口服液

94. 患者，女性，34岁。小便频数短涩，灼热刺痛，尿色黄赤，少腹拘急胀痛，口苦，呕恶，

腰痛拒按，大便秘结。舌质红，苔黄腻，脉滑数。宜选用的中成药有

A. 八正胶囊

B. 肾炎灵胶囊

C. 复肾宁片

D. 五淋丸

E. 分清五淋丸

95. 会增加强心苷类药物的吸收和蓄积的，含颠茄类生物碱的中药及其制剂有

A. 曼陀罗

B. 洋金花

C. 天仙子

D. 颠茄合剂

E. 复方川贝精片

96. 下列属于中药药学服务内容的是

A. 中药处方点评

B. 中药医嘱审核

C. 参与临床查房

D. 开展药学查房

E. 用药安全性检测

97. 吐法可以针对停蓄在咽喉、胸膈、胃脘的病邪，病邪包括

A. 瘀血

B. 结石

C. 宿食

D. 痰涎

E. 毒物

98. 水肿之肾阳衰微证常用的中成药有

A. 肾康宁片

B. 肾炎灵胶囊

C. 肾炎康复片

D. 肾炎舒颗粒

E. 肾炎四味片

99. 肺的生理功能有

A. 主气，司呼吸

B. 主宣发和肃降

C. 通调水道

D. 主纳气

E. 主统血

100. 月经先后无定期之肝郁证可选择的中成药有

A. 归脾丸

B. 薯蓣丸

C. 妇科十味片

D. 妇科调经片

E. 香附丸

临考决胜卷（五）

一、最佳选择题（共34题，每题1分，每题的备选项中，只有1个最符合题意）

1. 下列关于中药药学服务的说法，错误的是
A. 提供中药药学服务的药师必须具备高尚的职业道德
B. 中药药学服务以提高患者生命质量为目的
C. 提供中药药学服务的药师必须具备扎实的中医药学专业知识
D. 中药药学服务的内容不包括大众健康宣教
E. 中药药学服务是以促进合理用药为核心的相关服务

2. 在患者的合理用药教育中，宜冷服的是
A. 补益类药
B. 理气类药
C. 安神类药
D. 解表类药
E. 清热祛暑类药

3. 中医学运用阴阳学说的基本理论来说明人体的生理活动、病机变化。"阴阳互损"的最终结果是
A. 阴虚
B. 阳虚
C. 阴阳两虚
D. 亡阴
E. 亡阳

4. 某男，48岁。夜寐盗汗，五心烦热，两颧色红，口渴，舌红少苔，脉细数。中医辨证为
A. 气阴两虚
B. 肝阳上亢
C. 邪热郁蒸
D. 心血不足
E. 阴虚火旺

5. 六淫中的暑邪伤人可见口舌干燥、气短是由于
A. 暑性炎热，腠理开泄
B. 暑邪伤气，湿热弥漫
C. 暑性升散，耗气伤津
D. 暑多挟湿，湿困脾阳
E. 暑为阳邪，其性炎热

6. 根据藏象理论，具有主决断功能的脏腑是
A. 胆
B. 胃
C. 小肠
D. 大肠
E. 膀胱

7. 患者，男性，20岁。经常出汗，活动后尤甚。平时容易感冒，分析其病变的主要原因是
A. 卫气虚
B. 营气虚
C. 元气虚
D. 宗气虚
E. 真气虚

8. 下列属于假神的表现是
A. 神识昏迷
B. 呼吸气微
C. 目光晦暗

D. 反应迟钝

E. 原来无精神，突然"精神转佳"

9. 主失血证的病色是

A. 青色

B. 赤色

C. 白色

D. 黑色

E. 黄色

10. 患者，女性，32岁。胸胁胀闷走窜疼痛，急躁易怒，舌紫暗有瘀点，脉弦者，证属

A. 气滞证

B. 肝气郁结证

C. 气滞血瘀证

D. 气虚血瘀证

E. 血瘀证

11. 根据经络学说，足阳明经属于

A. 胆

B. 胃

C. 小肠

D. 大肠

E. 三焦

12. 阳气衰微、阴寒内盛之证应使用的治法为

A. 温中祛寒法

B. 回阳救逆法

C. 温经散寒法

D. 温肺化饮法

E. 温经暖肝法

13. 患者关节疼痛有定处，疼痛剧烈，遇寒则重，其诊断是

A. 行痹

B. 痛痹

C. 着痹

D. 热痹

E. 尪痹

14. 患者，男性，51岁。头重如蒙，视物旋转，胸闷作呕，呕吐痰涎，舌苔白腻，脉濡。宜选用的中成药是

A. 归脾丸

B. 天麻钩藤颗粒

C. 古汉养生精

D. 半夏天麻丸

E. 左归丸

15. 患者，女性，43岁。精神恍惚，心神不宁，多疑易惊，悲忧善哭，喜怒无常，时时欠伸，舌质淡，脉弦。诊断为郁证，证属心神失养。宜选用的基础方剂是

A. 癫狂梦醒汤

B. 柴胡疏肝散

C. 甘麦大枣汤

D. 半夏厚朴汤

E. 归脾汤

16. 水肿是体内水液潴留，泛滥肌肤，表现以头面、眼睑、四肢、腹背，甚至全身浮肿为特征的疾病。可参考水肿辨证论治的疾病是

A. 神经性尿闭

B. 膀胱括约肌痉挛

C. 前列腺增生症

D. 尿路感染

E. 肾病综合征

17. 可防止不宜烘、晾中药生虫、发霉、变色的贮存温度是

A. 2～8℃
B. 0～10℃
C. 2～10℃
D. 10～15℃
E. 15～20℃

18. 不能与一般饮片混贮，并需设专人管理的是
A. 矿石中药
B. 易燃中药
C. 毒性中药
D. 动物类中药
E. 矿物类中药

19. 某男，41岁。小便短赤灼热，尿线变细，小腹胀满，口渴不欲饮。舌质红，苔黄腻，脉数。证属湿热内蕴、下注膀胱、气化不利。宜选用的中成药是
A. 癃闭舒胶囊
B. 金匮肾气丸
C. 前列通片
D. 肾炎灵胶囊
E. 清淋颗粒

20. 某男，75岁。患高血压多年，半年前因中风，半身不遂，肢软无力，面色萎黄。舌质淡紫，有瘀斑，苔薄白，脉细涩。宜选用的中成药是
A. 软脉灵口服液
B. 和络舒肝胶囊
C. 益中生血片
D. 全天麻胶囊
E. 大活络丸

21. 心气虚证与心阳虚证主要共见症状是
A. 心悸气短
B. 形寒肢冷
C. 面白唇暗
D. 盗汗
E. 脉细

22. 五脏神中，肝所藏的神是
A. 魂
B. 神
C. 魄
D. 意
E. 志

23. 攻补兼施治则适用于
A. 真虚假实证
B. 真实假虚证
C. 虚实夹杂证
D. 虚证
E. 实证

24. 粪便显微镜细胞检查可见较多真菌，其临床意义是
A. 结肠癌
B. 伪膜性肠炎
C. 痢疾
D. 菌群失调
E. 痔疮

25. 肝胃蕴热郁滞于乳络所致乳痈的中成药选用为
A. 九一散
B. 黄连上清片
C. 牛黄化毒片
D. 活血解毒丸
E. 活血消炎丸

26. 藏医理论认为,三化味是指
A. 甘、涩、酸
B. 辛、苦、酸
C. 甘、辛、酸
D. 甘、苦、涩
E. 甘、苦、酸

27. 中医理论认为"症""证""病"含义不同,下列表述中,属于"证"的是
A. 感冒
B. 咳嗽
C. 风寒犯肺
D. 鼻痒喷嚏
E. 恶寒发热

28. 为扶正治则指导下的具体治法是
A. 汗法
B. 吐法
C. 下法
D. 补气
E. 清法

29. "虚则补其母,实则泻其子"治疗原则根据的五行关系是
A. 相生
B. 相克
C. 相乘
D. 相侮
E. 相反

30. 处方对药品产地提出要求的处方药名是
A. 东阿胶
B. 炒山药
C. 明天麻
D. 子黄芩
E. 左秦艽

31. 超高温瞬时灭菌的要求是
A. 将灭菌物迅速加热到150℃,经8～10秒完成灭菌
B. 将灭菌物迅速加热到120℃,经2～4秒完成灭菌
C. 将灭菌物迅速加热到180℃,经1～3秒完成灭菌
D. 将灭菌物迅速加热到150℃,经2～4秒完成灭菌
E. 将灭菌物迅速加热到100℃,经3～5秒完成灭菌

32. 医生在开具中药处方时,需要药师进行中药临方炮制,其根据是
A. 药物品种
B. 药物性能
C. 药物配伍
D. 辨证结果
E. 药物产地

33. 经断前后,腰脊冷痛,肢软无力,带下量多,色白清稀,畏寒肢冷,舌淡嫩,苔白润,脉细弱无力。常用的治法是
A. 健脾和胃,理气化痰
B. 滋养降火宁神
C. 温肾健脾,强筋壮骨
D. 清热解毒
E. 滋肾养阴,疏肝解郁

34. 一种以红斑、丘疹、鳞屑损害为主要表现的慢性复发性炎症性皮肤病的是
A. 粉刺
B. 瘾疹
C. 湿疮
D. 白疕
E. 蛇串疮

二、配伍选择题(共42题,每题1分。题目分为若干组,每组题目对应同一组备选项,备选项可重复选用,也可不选用。每题只有1个备选项最符合题意)

(35～36题共用备选答案)
A. 九分散
B. 山药丸
C. 六应丸
D. 正天丸
E. 紫金锭

35. 含有乌头类的中成药是

36. 同时含有雄黄和朱砂的中成药是

(37～39题共用备选答案)
A. 侧柏叶
B. 补骨脂
C. 马兜铃
D. 白芥子
E. 延胡索

37. 处方直接写药名,需调配清炒品的中药是

38. 处方直接写药名,需调配蜜炙品的中药是

39. 处方直接写药名,需调配炭制品的中药是

(40～43题共用备选答案)
A. 祛痰止咳颗粒
B. 桂龙咳喘宁胶囊
C. 补金片
D. 荸贝胶囊
E. 苏子降气丸

40. 某男,45岁。呼吸困难,甚至张口抬肩,鼻翼扇动,胸脘憋闷,舌淡,苔白滑,脉弦滑。证属脾胃虚弱,痰浊内生,上犯阻肺。宜选用的中成药是

41. 某女,69岁。气喘不能平卧,咳嗽,咳吐黄痰,胸闷,便秘,舌质红,苔薄黄腻,脉滑数。证属痰热壅肺,肺失宣降。宜选用的中成药是

42. 某男,60岁。喘咳,呼吸急促,痰涎壅盛,苔白滑腻,脉浮滑数。证属外感风寒,痰湿阻肺,肺气上逆。宜选用的中成药是

43. 某男,58岁。喘促,短气,动则喘甚,呼多吸少,气不得续,气怯声低,痰吐稀薄,烦热口干,面色晦暗,腰膝酸软,舌暗红,脉沉细。证属肾不纳气。宜选用的中成药是

(44～46题共用备选答案)
A. 稳心颗粒
B. 宁神补心片
C. 七叶神安片
D. 消疲灵颗粒
E. 心宝丸

44. 治疗心悸之心脾两虚证,宜选用的中成药是

45. 治疗心悸之阴虚火旺证,宜选用的中成药是

46. 治疗心悸之心阳不振证,宜选用的中成药是

(47～49题共用备选答案)
A. 小蓟饮子
B. 无比山药丸
C. 石韦散
D. 程氏萆薢分清饮
E. 沉香散

47. 患者，男性，60岁。患尿路结石。症见尿中夹有砂石，排尿涩痛，排尿时突然中断，尿道窘迫疼痛，少腹拘急。舌质红，苔薄黄，脉弦数。宜选用的方剂是

48. 患者，女性，35岁。因家庭矛盾大怒后，小便涩滞，淋沥不宣，少腹胀满疼痛。舌苔白，脉弦。宜选用的方剂是

49. 患者，女性，60岁。劳累后诱发尿路感染。症见小便不甚赤涩，溺痛不甚，但淋沥不已，时作时止，腰膝酸软，神疲乏力，病程缠绵。舌质淡，脉细弱。宜选用的方剂是

(50～51题共用备选答案)
A. 芩连片
B. 知柏地黄丸
C. 荆肤止痒颗粒
D. 当归苦参丸
E. 消痤丸

50. 患者，男性，22岁。患瘾疹。症见风团鲜红，灼热剧痒，遇热则剧，得冷则减；伴发热，恶寒，咽喉肿痛。舌质红，苔薄黄，脉浮数。宜选用的中成药是

51. 患者，男性，25岁。患粉刺。症见颜面、胸背皮肤油腻，皮疹红肿疼痛，有脓疱；伴口臭，便秘，溲黄。舌质红，苔黄腻，脉滑数。宜选用的中成药是

(52～54题共用备选答案)
A. 挥发
B. 虫蛀
C. 结块
D. 酸败
E. 软化

52. 中药蜜丸易出现的质量变异现象是

53. 中药煎膏剂易出现的质量变异现象是

54. 中药芳香水剂易出现的质量变异现象是

(55～57题共用备选答案)
A. 水蛭
B. 北豆根
C. 天仙子
D. 洋金花
E. 苍耳子

55. 根据《中国药典》，内服剂量为1～3g的中药是

56. 根据《中国药典》，内服剂量为0.06～0.60g的中药是

57. 根据《中国药典》，内服剂量为0.3～0.6g的中药是

(58～60题共用备选答案)
A. 含香豆素中药
B. 含丹参中药

C. 炭类中药
D. 含果胶中药
E. 含槲皮素中药

58. 与碳酸钙、氢氧化铝、四环素、大环内酯类抗菌药等西药能形成螯合物的中药是

59. 可以将口服降血糖药甲苯磺丁脲置换出来而引起低血糖的中药是

60. 使凝血时间延长，从而增强华法林药效的中药是

（61～63题共用备选答案）

A. 安乃近
B. 氢氯噻嗪
C. 维生素C
D. 盐酸吗啉胍
E. 咖啡因

61. 感冒清片具有疏风解表、清热解毒的功效。用于风热感冒，症见发热头痛、鼻塞流涕、打喷嚏、咽喉肿痛、全身痛。其含有的西药成分包括

62. 感速康胶囊具有清热解毒、消炎止痛的功效。用于风热感冒，流行性感冒及上呼吸道感染引起的头痛身痛、鼻塞流涕、咳嗽痰黄、咽喉肿痛、牙龈肿痛等。其含有的西药成分包括

63. 脉君安片具有平肝息风、解肌止痛的功效。用于高血压、头痛眩晕、颈项强痛、失眠心悸、冠心病等。其含有的西药成分包括

（64～66题共用备选答案）

A. 相须配伍
B. 相使配伍
C. 相畏配伍
D. 相恶配伍
E. 相反配伍

64. 中医遣药组方时，枸杞子配菊花属于

65. 中医遣药组方时，半夏配附子属于

66. 中医遣药组方时，生姜配黄芩属于

（67～69题共用备选答案）

A. 复方鲜竹沥液
B. 二母宁嗽丸
C. 二陈丸
D. 百合固金丸
E. 三拗片

67. 某女，33岁。症见咳嗽，痰多黏稠色黄，舌淡，苔黄腻，脉滑。中医辨证为感受外邪，入里化热，肺失宣肃，痰浊内生。宜选用的中成药是

68. 某男，28岁。症见咳嗽，痰黄而黏，不易咳出，胸闷气促，久咳不止，声哑喉痛，舌苔黄，脉滑数。中医辨证为燥热犯肺，宜选用的中成药是

69. 某男，63岁。症见干咳少痰，痰中带血，咳声嘶哑，午后潮热，口燥咽干，舌红少苔，脉细数。中医辨证为肺肾阴虚，宜选用的中成药是

（70～72题共用备选答案）

A. 雷公藤
B. 黄药子

C. 蜈蚣
D. 蓖麻子
E. 胆矾

70. 过量服用可出现肝损害,其肝损害的临床表现以混合性损伤为主,兼有肝细胞损伤和胆汁淤积症状的饮片是

71. 过量服用可出现溶血性贫血、酱油尿、黑便等血液系统临床表现的饮片是

72. 过量服用可出现口麻,咽部烧灼感,恶心、呕吐、腹痛、腹泻,甚至严重脱水、溶血等临床表现的饮片是

(73～74题共用备选答案)
A. 仙灵骨葆胶囊
B. 壮骨关节丸
C. 珍菊降压片
D. 复方青黛丸
E. 雷公藤制剂

73. 中毒表现为代谢和营养障碍,如低钾血症、低氯血症、低钠血症的中成药是

74. 中毒表现为闭经、精子数量减少、心律失常的中成药是

(75～76题共用备选答案)
A. 启脾丸
B. 儿宝颗粒
C. 复方消食茶
D. 小儿胃宝丸
E. 四磨汤口服液

75. 患儿,女性,4岁。食欲不振,厌恶进食,食而乏味,伴胸脘痞闷,嗳气泛恶,偶尔多食则脘腹饱胀,大便不调,形体尚可,精神如常。舌淡红,苔薄白,脉尚有力。诊断为厌食。宜选用的中成药是

76. 患儿,男性,5岁。不思进食,食不知味,神倦多汗,大便溏薄夹不消化食物,面色少华,形体偏瘦,肢倦乏力。舌淡,苔薄白,脉缓无力。诊断为厌食。宜选用的中成药是

三、综合分析选择题（共16题,每题1分。题目分为若干组,每组题基于同一个临床情景、病例、实例或者案例的背景信息逐题展开。每题的备选项中,只有1个最符合题意）

(77～79题共用题干)

患者,男性,21岁。自述近日吃辣椒过多,导致大便秘结不畅,伴有腹胀腹痛,口干口臭,面红心烦,小便短赤,舌红,苔黄燥,脉滑数。辨证为热秘,治以麻子仁丸(麻子仁、芍药、枳实、大黄、厚朴、杏仁)。

77. 关于中药饮片规格的选择,下列错误的是
A. 选用生火麻仁
B. 选用生白芍
C. 选用炒枳实
D. 选用苦杏仁
E. 选用生大黄

78. 患者若觉服用汤剂不便,想改服中成药,不能使用的药物是
A. 麻仁胶囊
B. 麻仁润肠丸
C. 清泻丸

D. 新复方芦荟胶囊

E. 四磨汤口服液

79. 患者服用上述药后，便秘改善。近日由于饮食不慎，又出现胃痛。症见胃脘疼痛，痛势急迫，脘闷灼热，口干口苦，舌红，苔黄腻，脉滑数。其辨证应为

A. 脾胃虚寒

B. 寒邪客胃

C. 饮食伤胃

D. 肝气犯胃

E. 湿热中阻

（80～82题共用题干）

患者，男性，34岁。胃脘胀痛，痛连两胁，遇烦恼则痛作，嗳气、矢气则舒，脘闷嗳气，善太息，大便不畅，舌淡红，苔薄白，脉弦。医师诊断为胃痛。

80. 根据患者症状，其辨证应为

A. 寒邪客胃

B. 胃阴亏耗

C. 肝气犯胃

D. 脾胃虚寒

E. 湿热中阻

81. 患者适用的方剂为

A. 柴胡疏肝散

B. 保和丸

C. 良附丸

D. 清中汤

E. 黄芪建中汤

82. 患者欲改服中成药巩固治疗，根据辨证结果，不宜选用的中成药是

A. 沉香化气丸

B. 朴沉化郁丸

C. 舒肝健胃丸

D. 舒肝和胃丸

E. 木香槟榔丸

（83～85题共用题干）

患者，男性，76岁。面色㿠白，气短懒言，语声低微，头昏神疲，肢体无力。舌质淡，有齿痕，舌苔薄白，脉虚无力。

83. 四诊合参，辨析其证候是

A. 虚劳气虚证

B. 虚劳血虚证

C. 虚劳阴虚证

D. 虚劳阳虚证

E. 虚劳血瘀证

84. 根据辨证结果，宜选用的方剂是

A. 四神丸

B. 附子理中汤

C. 四物汤

D. 四君子汤

E. 沙参麦冬汤

85. 根据辨证结果，宜选择的中成药是

A. 人参固本丸

B. 归芪口服液

C. 十一味参芪胶囊

D. 补白颗粒

E. 知柏地黄丸

（86～89题共用题干）

患者，女性，28岁。经行小腹冷痛，得热则舒，经量少，色紫暗有块；形寒肢冷，小便清长。

脉沉紧。

86. 该患者的辨证为
   A. 气滞血瘀
   B. 寒凝血瘀
   C. 湿热瘀阻
   D. 气血虚弱
   E. 肝肾亏虚

87. 应选择的治法是
   A. 理气行滞，化瘀止痛
   B. 温经散寒除湿，化瘀止痛
   C. 清热除湿，化瘀止痛
   D. 益气养血，调经止痛
   E. 益肾养肝，缓急止痛

88. 应选择的方剂是
   A. 调肝汤
   B. 圣愈汤
   C. 清热调血汤
   D. 膈下逐瘀汤
   E. 少腹逐瘀汤

89. 应选择的中成药是
   A. 妇科万应膏
   B. 当归芍药颗粒
   C. 潮安胶囊
   D. 妇女养血丸
   E. 参茸白凤丸

（90～92题共用题干）
患者，男性，16岁。鼻塞，涕黄稠而量多，嗅觉差，鼻黏膜红肿，伴头痛，发热，汗出，胸闷，咳嗽，痰多。舌红，苔黄，脉浮数。证属风热蕴肺，治当祛风清热宣窍。

90. 患者宜选用的方剂是
   A. 千金苇茎汤
   B. 玉女煎
   C. 大柴胡汤
   D. 龙胆泻肝汤
   E. 泻白散合辛夷清肺饮

91. 患者服汤药半个月，症状明显减轻，希望服用中成药巩固治疗，宜选用的中成药是
   A. 辛芳鼻炎胶囊
   B. 胆香鼻炎片
   C. 利鼻片
   D. 藿胆丸
   E. 鼻渊舒胶囊

92. 患者服用上述药物半个月后，自觉效果良好，想继续服用一段时间。药师告知该中成药不宜长时间服用。下列关于该中成药的说法，正确的是
   A. 本品为中西药复方制剂，含有西药氯苯那敏
   B. 脾虚腹胀者及运动员慎用本品
   C. 本品含有细辛、苍耳子，不宜过量、久用
   D. 肝、肾功能不全者禁用本品
   E. 肺脾气虚、气滞血瘀者禁用本品

四、多项选择题（共8题，每题1分。每题的备选项中，有2个或2个以上符合题意，错选、少选均不得分）

93. 自愿呈报系统的优点有
   A. 监测覆盖面大
   B. 监测范围广
   C. 时间长
   D. 简单易行
   E. 资料全面

94. 与氨茶碱合用会发生酸碱中和反应而降低或失去药效的中药有

A. 乌梅

B. 山茱萸

C. 山楂

D. 麻黄

E. 五味子

95. 属碱性中药或中成药的有

A. 煅龙骨

B. 红灵散

C. 女金丹

D. 乌贝散

E. 陈香露白露片

96. 并开药名指将2～3种疗效基本相似或有协同作用的饮片缩写在一起。下列并开药名，调配应付正确的有

A. "忍冬花藤"应付金银花及忍冬藤

B. "二地丁"应付蒲公英及紫花地丁

C. "二母"应付浙贝母及川贝母

D. "腹皮子"应付大腹皮及生槟榔

E. "全紫苏"应付紫苏子及紫苏叶

97. 下列各项属于中医诊断学的主要内容有

A. 四诊

B. 八纲

C. 治则治法

D. 辨证

E. 病案撰写

98. 符合痔的内治法条件的是

A. Ⅰ、Ⅱ期内痔

B. 内痔嵌顿有继发感染

C. 年老体弱不宜手术者

D. 内痔兼其他严重慢性疾病，不宜手术者

E. 混合痔者

99. 与抗生素联用能提高疗效的中成药有

A. 清肺汤

B. 竹叶石膏汤

C. 竹茹温胆汤

D. 六味地黄丸

E. 当归四逆汤

100. 与碱性西药联用，导致中药中有效成分在碱性溶液中氧化失效的中药有

A. 远志

B. 桔梗

C. 大黄

D. 虎杖

E. 何首乌

临考决胜卷（六）

一、最佳选择题（共34题，每题1分，每题的备选项中，只有1个最符合题意）

1. 五脏中，主血脉的脏是
A. 肝
B. 心
C. 脾
D. 肺
E. 肾

2. 患者，男性，32岁。近日体检发现肌酸激酶升高。可引起该指标升高的疾病有
A. 多发性骨髓瘤
B. 肾脏疾病
C. 骨骼疾病
D. 成人脑膜炎
E. 急性心肌梗死

3. 根据藏医理论，赤巴相当于
A. 水
B. 火
C. 土
D. 空
E. 风

4. 患者，男性，22岁。今日突然高热寒战，周身酸痛，无汗，咳嗽，咽喉疼痛，舌红苔黄，脉浮数。周围人有相似症状，宜选用的中成药是
A. 双黄连口服液
B. 败毒散
C. 桑菊感冒片
D. 感冒清热颗粒
E. 银翘伤风胶囊

5. 以《黄帝内经》理论为指导，理论联系实际，开创了内伤杂病辨证论治体系的典籍是
A.《伤寒论》
B.《灵枢经》
C.《金匮要略》
D.《诸病源候论》
E.《温疫论》

6. 患者，男性，82岁。患胃癌20年。刻下身体消瘦，神疲乏力，精神呆钝，动作迟缓，反应较慢。分析其病变的主要原因是
A. 卫气虚
B. 宗气虚
C. 营气虚
D. 元气虚
E. 谷气虚

7. 中药因药性及治疗疾病的不同，服药时间有别。关于服药时间的说法，正确的是
A. 驱虫药宜睡前服
B. 补益药宜饭后服
C. 安神药宜午夜服
D. 峻下逐水药宜空腹服
E. 健胃消食药宜饭前服

8. 患者，女性，26岁。面、目、皮肤发黄，鲜明如橘色，脘腹胀满，不思饮食，恶心呕吐，口苦，舌苔黄腻，脉濡数。可诊为
A. 脾气虚

B. 脾虚下陷
C. 脾胃湿热
D. 寒湿困脾
E. 脾阳虚

B. 尿崩症
C. 慢性肾小球肾炎
D. 前列腺增生症
E. 甲状腺功能亢进症

9. 某女，41岁。咳嗽半月，咳嗽气促，痰多黏稠，咳吐不爽，色黄，胸胁胀满，身热，舌红，苔薄黄腻，脉滑数。证属外感时邪，肺胃热盛，肺失宣肃。宜选用的中成药是

A. 羚羊清肺颗粒
B. 橘贝半夏颗粒
C. 清肺抑火丸
D. 杏苏止咳糖浆
E. 雪梨止咳糖浆

13. 某女，28岁。入睡困难，甚则彻夜不眠，急躁易怒，伴头晕头胀，目赤耳鸣，口干而苦，不思饮食。舌红苔黄，脉弦而数。宜采用的治法是

A. 清化热痰，和中安神
B. 滋阴降火，交通心肾
C. 清肝泻火，镇心安神
D. 补益心脾，养血安神
E. 益气镇惊，安神定志

10. 湿邪致病，病程长，缠绵难愈，是由于
A. 湿阻气机
B. 湿邪伤阳
C. 湿性黏滞
D. 湿性重浊
E. 湿性趋下

14. 头痛时作，痛连项背，恶风畏寒，遇风尤剧，口不渴。苔薄白，脉浮紧。治法宜首选
A. 疏风清热和络
B. 养血滋阴，活络止痛
C. 平肝潜阳
D. 疏风散寒止痛
E. 活血化瘀，通窍止痛

11. 某女，33岁。睡则汗出，醒则自止，心悸怔忡，失眠多梦，神疲气短，面色少华。舌质淡，舌苔白，脉细。宜采用的治法是

A. 益气固表
B. 滋阴降火
C. 滋肾养阴
D. 清肝泄热
E. 补养心血

15. 某男，29岁。症见夜热早凉，热退无汗，舌红苔少，脉细数。医师处方青蒿鳖甲汤，并嘱咐服药期间宜忌

A. 生葱
B. 萝卜
C. 鳖肉
D. 陈醋
E. 苋菜

12. 癃闭是以小便量少，排尿困难、甚则小便闭塞不通为主症的病证。可参考癃闭辨证论治的西医学疾病是
A. 泌尿系统感染

16. 患者眩晕，头重昏蒙，视物旋转，胸闷恶心，呕吐痰涎，食少多寐。舌苔白腻，脉濡滑。治疗首选

A. 半夏白术天麻汤加减
B. 左归丸加减
C. 通窍活血汤加减
D. 归脾汤加减
E. 天麻钩藤饮加减

17. 患者，男性，49岁。症见小便不甚赤涩，淋沥不已，腰膝酸软，神疲乏力。该患者可选用的中成药是
A. 八正胶囊
B. 复方金钱草颗粒
C. 前列回春胶囊
D. 肾炎灵胶囊
E. 柴胡舒肝丸

18. 患者，男性，27岁。大便带血，喷射状出血，血色鲜红，肛门瘙痒。舌质红，苔薄黄，脉浮数。诊断为痔，证属风伤肠络。宜选用的中成药是
A. 痔特佳片
B. 痔宁片
C. 补中益气丸
D. 补气升提片
E. 槐角丸

19. 尪痹的治法应为
A. 清利湿热，通络止痛
B. 化痰祛瘀，滋养肝肾
C. 清热解毒，养阴止痛
D. 清热化湿，活血止痛
E. 清热化湿，凉血止痛

20. 患者，男性，77岁。患慢性阻塞性肺疾病，症见胸膺满闷，气短喘息，稍劳即著，咳嗽痰多，色白黏腻，畏风易汗，脘痞纳少，倦怠乏力。舌暗，苔浊腻，脉滑。宜选用的方剂是
A. 平喘固本汤
B. 补肺汤
C. 桑白皮汤
D. 归脾汤
E. 苏子降气汤合三子养亲汤

21. 启阳娱心丹适用的阳痿类型是
A. 湿热下注证
B. 肝气郁结证
C. 肾阳不足证
D. 心脾两虚证
E. 惊恐伤肾证

22. 处方一般当日有效。特殊情况下有效期可延长，但最长不得超过
A. 2日
B. 3日
C. 4日
D. 5日
E. 10日

23. 月经周期延后，经量少，色暗淡，质清稀；腰膝酸软，头晕耳鸣，面色晦暗，面部暗斑，舌淡，苔薄白，脉沉细。应辨证为
A. 肾虚证
B. 血虚证
C. 气滞证
D. 痰湿证
E. 肝郁证

24. 患儿，男性，4岁。患积滞，症见面色萎黄，形体消瘦，神疲肢倦，不思饮食，腹满喜按，大便稀溏酸臭，夹有不消化食物残渣。

应采用的治法是
A. 消乳化食，和中导滞
B. 健脾助运，消食化滞
C. 调和脾胃，运脾开胃
D. 健脾益气，佐以助运
E. 养胃育阴，佐以助运

25. 某男，48岁。慢性乙型肝炎患者。疲乏纳差，胁痛腹胀，大便溏薄，胁下痞块，舌色暗有瘀点，脉弦缓。证属肝郁脾虚兼血瘀。宜选用的中成药是
A. 胆石清片
B. 四逆散
C. 慢肝养阴胶囊
D. 柴胡舒肝丸
E. 肝达康颗粒

26. 某女，30岁。月经周期正常，经血量多，色深红，质黏稠；心烦口渴，身热面赤，大便干结，小便黄赤。舌红绛，苔黄，脉滑数。证属
A. 寒凝之月经过多
B. 血热之月经过多
C. 气滞之月经过多
D. 气虚之月经过多
E. 血瘀之月经过多

27. 根据斗谱编排的基本原则，厚朴花常放于斗架的
A. 高层
B. 最低层大药斗
C. 中上层
D. 较下层
E. 中层

28. 某男，46岁。一年前开始出现腰痛，时重时轻，近日症见腰膝酸痛，下肢痿软，畏寒，手足不温，少气乏力。舌淡，脉沉细。宜选用的中成药是
A. 腰疼丸
B. 狗皮膏
C. 腰痛片
D. 四妙丸
E. 腰痹通胶囊

29. 某男，12岁。慢性肠炎患者，症见泄泻清稀，甚则如水样，脘闷食少，腹痛肠鸣。舌苔白，脉濡缓。医师处予藿香正气散：藿香、厚朴、紫苏、陈皮、大腹皮、白芷、茯苓、白术、半夏曲、桔梗、甘草、生姜、大枣。每日1剂，共3剂。下列关于该处方的合理用药与用药指导，说法错误的是
A. 选用姜厚朴，可加强辛散化湿和胃的作用
B. 选用紫苏梗叶，既能发表散寒，又能行气宽中
C. 选用麸炒白术，健脾止泻效果佳
D. 若寒湿中阻，呕吐明显者，宜选用姜半夏
E. 广藿香、紫苏不宜久煎，入煎剂宜后下

30. 几乎所有的药物都可引起不良反应，只是反应的程度和发生率不同。下列关于中成药的不良反应，叙述不正确的是
A. 白蚀丸常见的不良反应为肝损害
B. 痔血胶囊常见的不良反应为肝损害
C. 鼻炎宁颗粒常见的不良反应为过敏性休克
D. 复方青黛丸常见的不良反应为急性肾衰竭
E. 仙灵骨葆胶囊常见的不良反应为胃肠系统损害

31. 下列关于用药错误的说法，错误的是

A. 合格药品在临床使用全过程中出现的,任何可以防范的用药不当,称为用药错误
B. 用药错误可发生于药物治疗过程中的任何环节,主要包括处方错误、调配错误、给药错误、患者依从性错误、用药监测错误等多个方面
C. 用药错误引起的药物不良事件都是可以改善的
D. 不可预防的药物不良事件不是由用药错误引起的
E. 用药错误引起的药物不良事件都是不可以预防的

32. 津液变成尿液依赖气的
A. 推动作用
B. 温煦作用
C. 防御作用
D. 固摄作用
E. 气化作用

33. 可用土茯苓煎汤解毒的是
A. 轻粉
B. 草乌
C. 雄黄
D. 蟾酥
E. 天南星

34. 某男,67岁。久病体弱,积块坚硬,隐痛,饮食大减,肌肉瘦削,神倦乏力,面色萎黄,舌质淡紫,脉细数。宜选用的基础方剂是
A. 补中益气汤
B. 八珍汤合化积丸
C. 膈下逐瘀汤合六君子汤
D. 柴胡疏肝散合失笑散
E. 济生肾气丸合真武汤

二、配伍选择题(共42题,每题1分。题目分为若干组,每组题目对应同一组备选项,备选项可重复选用,也可不选用。每题只有1个备选项最符合题意)

(35~36题共用备选答案)
A. 痈
B. 疗
C. 疖
D. 疽
E. 白痦

35. 发病范围较小,初起如粟、根角坚硬,或麻或痒或木,顶白而痛者,称为

36. 起于浅表,形圆而红、肿、热、痛,化脓即软者,称为

(37~38题共用备选答案)
A. 乌鸡白凤丸
B. 宫血停颗粒
C. 安坤赞育丸
D. 灵莲花颗粒
E. 山东阿胶膏

37. 某女,26岁。症见经血非时而下,量多,淋漓不尽,色淡质薄,神疲乏力,面色㿠白,心悸,气短懒言。舌淡,苔薄白,脉细弱。证属脾气不足,统摄无权。宜选用的中成药是

38. 某女,42岁。症见经血非时而下,量时多时少,时出时止,经色暗有血块;舌质紫暗,脉弦细。证属气滞血瘀、血不归经。宜选用的中成药是

(39～41题共用备选答案)

A. 左归丸
B. 归芪口服液
C. 河车大造丸
D. 十一味参芪胶囊
E. 补白颗粒

39. 治疗虚劳气虚证，宜选用的中成药是

40. 治疗虚劳血虚证，宜选用的中成药是

41. 治疗虚劳阳虚证，宜选用的中成药是

(42～44题共用备选答案)

A. 手足抽搐，角弓反张
B. 手足肿胀
C. 手足关节变形
D. 手足软弱，行动不灵
E. 手足不遂，麻木不仁

42. 痉病的患者可见

43. 痿证的患者可见

44. 中风偏瘫的患者可见

(45～46题共用备选答案)

A. 疏肝解郁，理气止痛
B. 温中健脾，和胃止痛
C. 消食导滞，和胃止痛
D. 温胃散寒，行气止痛
E. 清化湿热，理气和胃

45. 胃痛暴作，畏寒喜暖，脘腹得温则痛减，口淡不渴，喜热饮，舌苔薄白，脉弦紧。其治法是

46. 胃痛隐隐，喜温喜按，空腹痛甚，得食痛减，泛吐清水，神疲纳少，大便溏薄，舌淡苔白，脉迟缓。其治法是

(47～50题共用备选答案)

A. 痰浊闭阻之胸痹
B. 寒凝心脉之胸痹
C. 气虚血瘀之胸痹
D. 气滞血瘀之胸痹
E. 气阴两虚之胸痹

47. 益心舒胶囊适用于

48. 活心丸适用于

49. 降脂通络软胶囊适用于

50. 冠心苏合滴丸适用于

(51～53题共用备选答案)

A. 软脉灵口服液
B. 活心丸
C. 全天麻胶囊
D. 豨蛭络达胶囊
E. 脑安颗粒

51. 某男，75岁。患中风3年。肢体麻木，半身不遂，口眼㖞斜，言语謇涩；舌质红，苔黄，脉弦。证属肝阳上亢，肝风内动。宜选用的中成药是

52. 某女，67岁。中风，半身不遂，口眼㖞斜，语言不清，偏身麻木，头晕；舌苔薄白，脉弦滑。证属风痰瘀血，痹阻脉络。宜选用的中成药是

53. 某男，65岁。患中风，肢体偏枯不用，肢软无力，面色萎黄。舌质淡，舌苔薄白，脉沉细，证属气虚血瘀，脑络阻滞。宜选用的中成药是

（54～57题共用备选答案）
A. 疏凿饮子
B. 实脾饮
C. 越婢加术汤
D. 五积散
E. 五皮散合胃苓汤

54. 治疗水肿之水湿浸渍证，宜选用的方剂是

55. 治疗水肿之风水相搏证，宜选用的方剂是

56. 治疗水肿之湿热壅盛证，宜选用的方剂是

57. 治疗水肿之脾阳虚衰证，宜选用的方剂是

（58～59题共用备选答案）
A. 黄药子
B. 吴茱萸
C. 罂粟壳
D. 鸦胆子
E. 苦杏仁

58. 不良反应表现为昏迷、惊厥、瞳孔散大、对光反应消失，最后因呼吸麻痹而死亡的饮片是

59. 不良反应表现为腹泻，面色苍白、发绀、瞳孔极度缩小呈针尖样，血压下降的饮片是

（60～61题共用备选答案）
A. 便通胶囊
B. 小建中合剂
C. 麻仁润肠丸
D. 肠胃宁片
E. 四磨汤口服液

60. 某男，33岁。几天前食麻辣火锅，现大便干结，腹胀腹痛，口干口臭，面红心烦，身热，小便短赤。舌红，苔黄燥，脉滑数。宜选用的中成药是

61. 某男，71岁。大便并不干硬，虽有便意，但排便困难，用力努挣则汗出短气，便后乏力，面白神疲，肢倦懒言。舌淡苔白，脉弱。宜选用的中成药是

（62～65题共用备选答案）
A. 虫蛀
B. 变色
C. 酸败
D. 挥发
E. 沉淀

62. 软膏剂易于发生的是

63. 散剂易于发生的是

64. 注射剂易于发生的是

65. 酊剂、芳香水剂易于发生的是

（66～67题共用备选答案）
A. 可能通过抑制代谢酶使西药的代谢减慢而药效增强
B. 直接改变病理状态下患者的血浆蛋白水平
C. 会增强药效，但同时产生肌肉毒性

D. 能够通过诱导CYP3A4和CYP2C9，加快原形药在体内的代谢

E. 使尿液PH降低

66. 丹参制剂与氯沙坦联用，会降低氯沙坦降压作用，其原理是

67. 白芷、当归与地西泮、硝苯地平等联用，其作用是

（68～69题共用备选答案）

A. 母病及子
B. 子病犯母
C. 五行相乘
D. 五行相侮
E. 五行相克

68. 肝火犯肺属于

69. 肝气犯脾属于

（70～72题共用备选答案）

A. 寒者热之
B. 热者寒之
C. 阳病治阴
D. 阴病治阳
E. 阴阳双补

70. 患者出现潮热盗汗、颧红、五心烦热、舌红少苔、脉细数等症，应采取的治则治法是

71. 患者出现畏寒喜暖、四肢不温、神疲倦卧、面色苍白等症，应采取的治则治法是

72. 患者出现腹部冷痛、渴喜热饮、舌淡苔白、脉沉迟等症，应采取的治则治法是

（73～74题共用备选答案）

A. 1‰
B. 2%
C. 2.5%
D. 1.5%
E. 0.5%

73. 中成药点评医疗机构门急诊抽样率一般不少于总处方量的

74. 中药饮片点评门急诊中药饮片处方抽查率不少于中药饮片总处方量的

（75～76题共用备选答案）

A. 维生素B_1
B. 氢氧化铝
C. 氢氯噻嗪
D. 硫酸亚铁
E. 马来酸氯苯那敏

75. 健脾生血片含有的西药成分是

76. 安神补脑液含有的西药成分是

三、综合分析选择题（共16题，每题1分。题目分为若干组，每组题基于同一个临床情景、病例、实例或者案例的背景信息逐题展开。每题的备选项中，只有1个最符合题意）

（77～78题共用题干）

某男，56岁。口渴多饮，消瘦2年。曾住院治疗，诊断为2型糖尿病，长期服用西药降糖

药。因症状控制不良,请中医诊治。现患者烦渴引饮,消谷善饥,小便频数而多,尿浑而黄。舌红,苔薄黄,脉滑数。

77. 根据患者的临床表现,中医辨证为消渴之阴虚燥热证,宜选用的基础方剂是
A. 参苓白术散
B. 玉女煎
C. 六味地黄丸
D. 七味白术散
E. 肾气丸

78. 用药一段时间后,患者要求改服中成药消糖灵胶囊,执业药师在对其进行用药指导时,发现患者对磺胺类药物过敏,于是劝患者禁止服用消糖灵胶囊。这是因为消糖灵胶囊里含有
A. 氢氯噻嗪
B. 二甲双胍
C. 盐酸可乐定
D. 格列本脲
E. 马来酸氯苯那敏

(79～80题共用题干)
某男,55岁。2天前受寒后随即恶寒、发热、头身痛、咽痛、鼻塞,自行服用重感灵片和扑热息痛后,出现大汗淋漓,虚脱。遂去医院就诊。医师分析出现大汗淋漓的原因,与其服用药物有关。因其所服的重感灵片中含有西药成分,与扑热息痛产生叠加作用,导致大量出汗,甚至虚脱。

79. 重感灵片中所含的西药成分是
A. 安乃近
B. 咖啡因
C. 阿司匹林
D. 盐酸麻黄碱
E. 对乙酰氨基酚

80. 长期使用该类成分的药可引发的疾病是
A. 胃溃疡
B. 低血压
C. 胃肠道疾病
D. 过敏性疾病
E. 血小板减少性紫癜、再生障碍性贫血

(81～84题共用题干)
某男,33岁。平素消化不良,症见腹胀,纳呆,便溏食少,气短咳嗽,兼见手足发凉,怕冷,面色淡白,肢倦乏力,舌质淡,脉细弱。医生开具处方为参苓白术散加减,药物组成包括白扁豆12g、白术12g、茯苓9g、炙甘草3g、桔梗6g、莲子12g、人参6g、砂仁6g、山药9g、薏苡仁9g。

81. 以上药物在煎煮时,需要后下的是
A. 砂仁
B. 莲子
C. 人参
D. 山药
E. 薏苡仁

82. 本方群药二煎沸后的煎煮时间为
A. 20～30分钟
B. 15～20分钟
C. 10～15分钟
D. 40～60分钟
E. 30～40分钟

83. 本方煎煮前需要用水浸泡,浸泡时间一般

不少于

A. 10 分钟
B. 20 分钟
C. 30 分钟
D. 40 分钟
E. 60 分钟

84. 以上药物在煎煮时,需要另煎的是
A. 砂仁
B. 莲子
C. 人参
D. 山药
E. 薏苡仁

(85～86题共用题干)
某女,30 岁。怀孕 6 周。因身体不适去医院看病。医师根据病情,结合妊娠用药禁忌开具处方。

85. 属于妊娠禁用中药,处方中不能使用的是
A. 枸杞
B. 半夏
C. 三棱
D. 人参
E. 当归

86. 属于妊娠慎用中药,处方中应尽量避免使用的是
A. 川牛膝
B. 薄荷
C. 茯苓
D. 鳖甲
E. 党参

(87～90题共用题干)
某女,26 岁。口腔黏膜疼痛较轻,久难愈合,伴倦怠乏力,少腹以下冷痛,小便清。检查见口腔黏膜患处色白,周边淡红,舌淡苔白,脉沉迟。

87. 该病的诊断是
A. 咽喉肿痛
B. 虚劳
C. 感冒
D. 口疮
E. 肾炎

88. 四诊合参,辨析其证候是
A. 心脾积热证
B. 肺阴亏虚证
C. 脾肾阳虚证
D. 阴虚火旺证
E. 肾阴不足证

89. 针对此证,应采用的治法是
A. 清心泻脾,消肿止痛
B. 温肾健脾,化湿敛疮
C. 清利肝胆湿热
D. 清热解毒止痛
E. 滋养肾阴

90. 治疗宜选用的方剂是
A. 参苓白术散
B. 四君子汤
C. 黄芪建中汤
D. 附子理中丸合金匮肾气丸
E. 逍遥丸

(91～92题共用题干)
某男,6 岁。因感冒出现咽痛、流涕、打喷嚏、鼻塞而就医。医师开具饮片处方,药物组成有双花、射干、桔梗、玄参、寸冬等。

91. 处方中的双花，正名是
A. 款冬花
B. 金银花
C. 菊花
D. 红花
E. 桑叶

92. 寸冬的正名是
A. 麦冬
B. 天冬
C. 桑皮
D. 香加皮
E. 冬瓜皮

四、多项选择题（共 8 题，每题 1 分。每题的备选项中，有 2 个或 2 个以上符合题意，错选、少选均不得分）

93. 蟾酥主要毒性成分是蟾蜍毒素，小剂量能使心肌收缩力增强，大剂量则使心脏停止于收缩期。下列属于含蟾酥的中成药有
A. 六神丸
B. 六应丸
C. 喉症丸
D. 紫雪散
E. 梅花点舌丸

94. 在未病先防中属于扶助机体正气的方法有
A. 顺应自然
B. 调畅情志
C. 饮食有节
D. 起居有常
E. 锻炼身体

95. 患性激素依赖型肿瘤者可选用的中成药是

A. 八珍颗粒
B. 十全大补丸
C. 当归丸
D. 益气养元颗粒
E. 宫血宁胶囊

96. 下列不属于逆治法的是
A. 以通治通
B. 寒因寒用
C. 热因热用
D. 以补开塞
E. 寒者热之

97. 孕妇禁用治疗乳癖的中成药有
A. 乳核散结片
B. 乳疾灵颗粒
C. 乳康片
D. 乳增宁胶囊
E. 活血消炎丸

98. 患者，男性，45 岁。遍体浮肿，皮肤绷急光亮，胸脘痞闷，烦热口渴，小便短赤，大便干结。舌红，苔黄腻，脉濡数。证属水肿之湿热壅盛证，治宜分利湿热。宜选用的中成药有
A. 肾炎舒颗粒
B. 肾炎四味片
C. 肾炎灵胶囊
D. 肾炎康复片
E. 肾炎温阳片

99. 与洋地黄同用可增强其毒性的中药是
A. 石膏
B. 牡蛎
C. 珍珠

D. 蛤壳
E. 龙骨

100. 下列属于中药类别执业药师专业技能的是
A. 对特殊人群进行治疗药物监测
B. 中药信息检索
C. 中药处方点评
D. 健康宣教
E. 设计中医药治疗个体化给药方案

临考决胜卷（一）·答案解析

1. **正确答案：D**
答案解析： 宜饭前服用的药物：①补益药，如六味地黄丸、参苓白术散等；②制酸药；③病在膈以下，如肝、肾等脏器疾病。故本题正确答案为 D。

2. **正确答案：C**
答案解析：《新修本草》又称《唐本草》，为唐代长孙无忌、李勣领衔，苏敬等人在《本草经集注》一书的基础上重修而得。由于《新修本草》的完成依靠了国家的行政力量和人力物力，故称该书为中国历史上第一部官修本草。全书共 54 卷，载药 850 种。书中除本草正文外，增加了图谱，并附以文字说明，开创了图文对照编纂药学专著的先例，是我国历史上第一部药典性本草，也被誉为世界上第一部药典。故本题正确答案为 C。

3. **正确答案：B**
答案解析： 气能行血指血的循行，有赖于气的推动，即有赖于心气的推动，肺气的宣发布散，肝气的疏泄条达。由此可见，血是在心、肺、肝三脏之气的推动作用下，运行不息，而流布于全身。故临床在治疗血行失常的病证时，常分别配合降气、理气或补气等药物。故本题正确答案为 B。

4. **正确答案：C**
答案解析： 随着中药临床药学的发展，中药师逐渐走进临床，为患者提供安全、有效的药学服务，建立起以患者为中心的中药药学服务模式，以合理用药为核心，药师参与临床疾病的诊断、治疗，从单纯的药品调剂拓展到协助医师选择治疗药物，制定个体化给药方案，向临床提供药品信息，及时为医护人员提供有关药物治疗及其相互作用、配伍禁忌、不良反应等方面问题的咨询服务。故本题正确答案为 C。

5. **正确答案：C**
答案解析： 病即疾病的简称，指有特定的致病因素、发病规律和病机演变的异常生命过程，具有特定的症状和体征。"耳鸣耳聋"属于病；"恶寒发热""胸闷脘痞""腹痛腹泻"属于症；"气滞血瘀"属于证。故本题正确答案为 C。

6. **正确答案：C**
答案解析： 根据"心痛如绞，心痛彻背"，可诊断为胸痹；遇寒痛甚，形寒肢冷，故辨证为寒凝心脉证。冠心苏合滴丸治疗寒凝心脉，阳气不运，闭阻气机所致的胸痹，还可选用宽胸气雾剂、苏合香丸、神香苏合丸。故本题正确答案为 C。

7. **正确答案：B**
答案解析： 根据"头胀痛如裂"可诊断为头痛。发热，脉浮数为外感风热的辨证要点；面红目赤，口渴喜饮，舌红苔黄均为热象，辨证为风热头痛。故本题正确答案为 B。

8. **正确答案：A**
答案解析： 患儿 4 岁，食欲不振，厌恶进食，可诊断为厌食；嗳气泛恶，胸脘痞闷，为脾不运化，湿滞胃脘；多食则脘腹饱胀，为脾虚。患者辨证为厌食之脾失健运证。不换金正气散调和脾胃，运脾开胃，治疗厌食之脾失健运证。故本题正确答案为 A。

9. 正确答案：D
答案解析： 口腔黏膜溃疡，可诊断为口疮。疼痛较轻，久治不愈，多为虚证；倦怠乏力，为脾虚；腰膝冷痛，为肾阳虚，辨证为口疮之脾肾阳虚证。治宜温肾健脾，化湿敛疮。基础方剂应用附子理中丸合金匮肾气丸。中成药可选择附子理中丸、金匮肾气丸治疗。故本题正确答案为 D。

10. 正确答案：C
答案解析： 乙肝"大三阳"的表现是 HBsAg（+）、HBeAg（+）、抗–HBc（+）。故本题正确答案为 C。

11. 正确答案：E
答案解析： 根据该患者的临床表现，诊断为瘾疹之血虚风燥证；治法是养血祛风，润燥止痒。方剂应用当归饮子加减。故本题正确答案为 E。

12. 正确答案：B
答案解析： 毒性中药饮片每次处方剂量不得超过二日极量，处方未注明"生用"的，应给付炮制品。故本题正确答案为 B。

13. 正确答案：B
答案解析： 根据患者的临床表现"胸前闷痛，猝然心痛如绞，痛有定处，甚则胸痛彻背、背痛彻心，舌紫暗有瘀斑，脉弦涩"，诊断为胸痹，辨证为气滞血瘀证，治宜选用的中成药有血府逐瘀口服液、速效救心丸、复方丹参滴丸、冠心丹参滴丸、银丹心脑通软胶囊。故本题正确答案为 B。

14. 正确答案：B
答案解析： 卫气的功能：①护卫肌表，防御外邪入侵；②温养脏腑、肌肉、皮毛等；③调节控制汗孔开合、汗液排泄，维持体温的相对恒定。故卫气虚会出现自汗，易感冒，易感受外邪，免疫力低下等情况。故本题正确答案为 B。

15. 正确答案：D
答案解析： 依据《中国药典》规定，麝香保心丸、心脑康胶囊属妊娠禁用的中成药。其余选项均属妊娠慎用的中成药。故本题正确答案为 D。

16. 正确答案：A
答案解析： 独活、苍术、木香贮藏不当容易泛油，葛根、赤芍、甘草容易虫蛀，全蝎、海藻、昆布容易潮解，黄精、玉竹、天冬容易霉变，樟脑、薄荷脑、冰片容易升华。故本题正确答案为 A。

17. 正确答案：E
答案解析： 根据患者的临床表现，诊断为咳嗽之痰热郁肺证；治宜选用的中成药有清肺化痰丸、清肺抑火丸、复方鲜竹沥液。故本题正确答案为 E。

18. 正确答案：B
答案解析： 热者寒之指热性病证出现热象，用寒凉方药来治疗，即以寒药治热证。如表热证用辛凉解表方药，里热证用苦寒清里方药治疗等。故本题正确答案为B。

19. 正确答案：A
答案解析： 大承气汤中用生大黄，用于泻下。故本题正确答案为A。

20. 正确答案：C
答案解析： 过敏反应是所有中药注射剂中最常见的不良反应，参麦注射液的过敏反应可见荨麻疹样皮疹、面潮红、胸闷、心悸、全身无力、麻痹、头晕、头痛、静脉炎、过敏性休克、癫痫大发作、恶心、呕吐、黄疸等；严重不良反应包括消化道出血、急性肾功能损害、心绞痛、过敏性休克。故本题正确答案为C。

21. 正确答案：A
答案解析： 根据患者的临床表现，诊断为痛经之气血虚弱证，常用中成药有妇女养血丸、参茸白凤丸、八宝坤顺丸。参茸白凤丸临床用于气血不足所致月经不调，经行腹痛。症见经期小腹隐隐坠痛，喜按，月经量少，色淡，腰膝酸软，神疲乏力，面色不华。舌淡苔白，脉沉细。故本题正确答案为A。

22. 正确答案：D
答案解析： 根据患者的临床表现，诊断为胃痛，辨证为饮食伤胃证。宜选用的中成药有槟榔四消丸、开胸顺气丸、沉香化滞丸、加味保和丸。故本题正确答案为D。

23. 正确答案：D
答案解析： 根据患者的临床表现"鼻塞流脓涕，量多，呈黄绿色，有臭味，嗅觉差，头痛，口苦，烦躁易怒，小便黄赤。舌红苔黄，脉弦数"，诊断为鼻渊，辨证为胆经郁热证，治宜选用的中成药有鼻渊舒胶囊、藿胆丸、胆香鼻炎片。故本题正确答案为D。

24. 正确答案：A
答案解析： 根据该患者的临床表现，诊断为崩漏之脾虚证，宜选用的基础方剂为固本止崩汤加升麻、山药、大枣、海螵蛸。故本题正确答案为A。

25. 正确答案：A
答案解析： 五味麝香丸的功能是消炎、止痛、祛风；主治扁桃体炎、咽峡炎、流行性感冒、炭疽、风湿性关节炎、神经痛、胃痛、牙痛。故本题正确答案为A。

26. 正确答案：B
答案解析： 按照有关规定，一方多剂的处方应按"等量递减""逐剂复戥"的原则进行称量分配，每剂中药的重量误差应控制在 ±5% 以内。故本题正确答案为B。

27. 正确答案：B
答案解析： 陈香露白露片属碱性药，诺氟沙星、头孢类抗生素属酸性药，陈香露白露片与诺氟沙星或头孢类抗生素联用，能增加酸性西药的解离，排泄加快，抗生素的作用时间和作用强度降低，影响抗生素的疗效。故本题正确答案为B。

28. 正确答案：A
答案解析： 雷公藤制剂用药指导：①患者服用该类药物时，必须在医师的指导下使用，用药初期从最小剂量开始。②严格控制用药剂量和疗程，一般连续用药不宜超过3个月。③用药期间应定期随诊并注意检查血、尿常规,加强心电图和肝肾功能监测。④儿童、育龄期有孕育要求者、孕妇和哺乳期妇女禁用;心、肝、肾功能不全者禁用;严重贫血、白细胞和血小板降低者禁用;胃、十二指肠溃疡活动期及严重心律失常者禁用。老年有严重心血管病者慎用。故本题正确答案为A。

29. 正确答案: E
答案解析:重感灵片含有的西药成分为马来酸氯苯那敏、安乃近;金羚感冒片含有的西药成分为阿司匹林、马来酸氯苯那敏、维生素C;抗感灵片含有的西药成分为对乙酰氨基酚;新复方大青叶片含有的西药成分为对乙酰氨基酚、异戊巴比妥、咖啡因、维生素C;维C银翘片含有的西药成分为对乙酰氨基酚、马来酸氯苯那敏、维生素C。故选项中既含马来酸氯苯那敏又含对乙酰氨基酚的中成药是维C银翘片。故本题正确答案为E。

30. 正确答案: B
答案解析:真武汤、木防己汤、分消汤、越婢加术汤等与西药利尿药联用,可减轻因应用西药利尿药而导致的口渴等副作用。故本题正确答案为B。

31. 正确答案: B
答案解析:根据患者的临床表现,诊断为感冒,辨证为体虚感冒。基础方剂为参苏饮加减。故本题正确答案为B。

32. 正确答案: C
答案解析:另煎指一些贵重中药饮片,为使其成分充分煎出,减少其成分被其他药渣吸附引起的损失,需先用另器单独煎煮取汁后,再将渣并入其他群药合煎,然后将前后煎煮的不同药液混匀后分服,如人参、西洋参等。故本题正确答案为C。

33. 正确答案: C
答案解析:黄芩、黄连、黄柏属于常用药物,为了便于调配操作,应放在斗架的中上层。大黄炭、黄芩炭、黄柏炭容易造成其他药物污染,应放在斗架的较下层;石决明、珍珠母、瓦楞子属矿石类,质地沉重,应放在斗架的较下层;地骨皮、千年健、五加皮;络石藤、青风藤、海风藤质地较轻,用量较少,应放在斗架的高层。故本题正确答案为C。

34. 正确答案: C
答案解析:二陈丸燥湿化痰为主方治疗湿痰咳嗽,而脾为生痰之源,辅以平胃散同用,燥湿健脾,可明显增强二陈丸燥湿化痰之功。故本题正确答案为C。

【35～36】正确答案: D、C
答案解析:肾主纳气,具有摄纳肺所吸入的清气,保持吸气的深度,防止呼吸表浅的作用。故35题正确答案为D。肝主疏泄,调畅气机指肝能疏通、畅达全身气机,具体体现在五个方面:一是调畅情志使情志舒畅;二是协调脾升胃降,促进消化吸收;三是促进血液的运行和津液的代谢;四是促进胆汁生成与排泄;五是调畅排精、行经。故36题正确答案为C。

【37～38】正确答案: A、D
答案解析:赤为血色,热盛而致脉络血液充盈则面色红赤,故面赤多见于热证。若满面通红,多属外感发热,或脏腑阳盛的实热证。仅颜面部潮红,则多属阴虚而阳亢的虚热证。如

久病、重病面色苍白却时而泛红如妆,多为戴阳证,是虚阳上越的危重证候。故 37 题正确答案为 A。心气不足,推动无力,血行不畅,可见面色青灰、口唇青紫,多为气虚血瘀所致。故 38 题正确答案为 D。

【39～40】正确答案: A、D
答案解析: 根据患者临床表现,诊断为乳痈,辨证为热毒炽盛证。宜选用的中成药为牛黄化毒片、九一散。故 39 题正确答案为 A。根据患者临床表现,诊断为乳癖,辨证为冲任失调证。宜选用的中成药为乳增宁胶囊。故 40 题正确答案为 D。

【41～43】正确答案: E、B、C
答案解析: 根据该患者的临床表现,辨证为眩晕之痰湿中阻证。故 41 题正确答案为 E。根据该患者的临床表现,辨证为眩晕之肾精不足证。故 42 题正确答案为 B。根据该患者的临床表现,辨证为眩晕之肝阳上亢证。故 43 题正确答案为 C。

【44～45】正确答案: E、D
答案解析: 根据该患者的临床表现,诊断为痛经之湿热蕴结证,常用中成药有当归芍药颗粒、潮安胶囊。潮安胶囊临床用于瘀热互结所致痛经。症见经前或经期小腹疼痛拒按,有灼热感,平时小腹疼痛,经前加重,经色紫红,质稠有血块,平素带下量多,色黄;舌暗红或有瘀点,苔黄,脉滑数。故 44 题正确答案为 E。根据该患者的临床表现,诊断为痛经之肝肾亏虚证,常用中成药有安坤赞育丸、复方乌鸡口服液。故 45 题正确答案为 D。

【46～47】正确答案: A、C
答案解析: 胃气上逆,则见呃逆、嗳气、恶心呕吐等。故 46 题正确答案为 A。肺气上逆,可见咳嗽、喘息等。故 47 题正确答案为 C。

【48～49】正确答案: B、A
答案解析: 根据患者临床表现,诊断为湿疮之脾虚湿蕴证。宜采用的治法是健脾利湿止痒。故 48 题正确答案为 B。根据患者临床表现,诊断为蛇串疮之气滞血瘀证。宜采用的治法是理气活血,通络止痛。故 49 题正确答案为 A。

【50～53】正确答案: B、A、C、E
答案解析: 湿温潮热是以午后热甚、身热不扬为特征。其病多在脾胃,因湿遏热伏,热难透达,所以身热不扬,初扪之不觉很热,扪之稍久则觉灼手。多伴有胸闷呕恶、头身困重、大便溏薄、苔腻等症。故 50 题正确答案为 B。阴虚潮热指每当午后或入夜即发热,属于"阴虚生内热",且以五心烦热为特征,甚至有热自深层向外透发的感觉,故又称"骨蒸潮热"。常兼见盗汗、颧赤、口咽干燥、舌红少津等症。故 51 题正确答案为 A。阳明潮热是由于胃肠燥热内结所致,因其常于日晡阳明旺时而热甚,故又称"日晡潮热",常兼见腹满痛拒按、大便燥结、手足汗出、舌苔黄燥,甚则生芒刺等症。故 52 题正确答案为 C。气虚引起的长期低热,称为"气虚发热",除表现为发热日久不止和热度不高以外,还可见面色白、食少乏力、短气懒言、劳倦则甚、舌淡、脉虚弱等症。多因脾气虚损,中气下陷,清阳不升,郁而为热。故 53 题正确答案为 E。

【54～55】正确答案: A、B
答案解析: 根据患者临床表现,诊断为反复呼吸道感染之肺脾气虚证。宜选用的中成药有

玉屏风颗粒、黄芪精、龙牡壮骨颗粒。故54题正确答案为A。根据患者临床表现,诊断为反复呼吸道感染之肺胃实热证。宜选用的中成药有儿感清口服液、小儿豉翘清热颗粒。故55题正确答案为B。

【56～58】正确答案:E、D、A
答案解析:按照对抗贮存法,人参与细辛同贮。故56题正确答案为E。蛤蚧与花椒、吴茱萸、荜澄茄同贮。故57题正确答案为D。西红花(别名藏红花、番红花)与冬虫夏草同贮等。故58题正确答案为A。

【59～60】正确答案:A、E
答案解析:蓖麻子不良反应表现:①消化系统:口麻、咽部烧灼感、恶心、呕吐、腹痛、腹泻、出血性胃肠炎、黄疸以及中毒性肝病等;②呼吸、循环系统:呼吸、循环衰竭;③网状内皮系统:严重脱水、低蛋白血症、水肿、毒血症、高热;④血液、泌尿系统:溶血;血便、血尿、少尿、尿闭等中毒性肾病;⑤神经系统:四肢麻木、步态不稳、烦躁不安、精神错乱、手舞足蹈、昏迷、幻觉、癫痫样发作;⑥有时可伴发过敏反应如口唇青紫、荨麻疹。故59题正确答案为A。细辛不良反应表现:常可出现头痛、呕吐、出汗、口渴、烦躁不安、面赤、呼吸急促、脉数、瞳孔散大、体温血压均升高;个别出现心慌、气短、胸闷,动则加重,窦性心动过速及双下肢水肿等急性心力衰竭症状,或精神紧张、失眠、胆小易惊、心悸、濒死感、面色萎黄灰暗,多发性阵发性窦性心动过速等心律失常伴自主神经紊乱等。严重者可出现牙关紧闭、角弓反张、意识不清、四肢抽搐、尿闭,最后因呼吸麻痹而死亡。故60题正确答案为E。

【61～62】正确答案:E、B
答案解析:心主神明指心有主宰生命活动和主宰意识、思维等精神活动的功能。故61题正确答案为E。肝主藏血指肝具有贮藏血液、调节血量和防止出血的功能。根据患者表现"烦躁易怒,面红目赤"可知患者为肝火旺导致的肝不藏血而出血。故62题正确答案为B。

【63～65】正确答案:A、C、A
答案解析:湿盛胀满、水肿患者,忌用甘草。故63题正确答案为A。老年人服用法莫替丁时,不能同时服用银杏叶。法莫替丁为抗酸药,银杏叶含有黄酮,联用后产生络合效应,形成螯合物,影响法莫替丁疗效。故64题正确答案为C。老年人使用某些中药要酌情减量。如阿胶、熟地黄、玄参等质厚滋腻,易滞胃脘;甘草、大枣、炙黄芪甘味过重,使人气壅中满;黄芩、黄连、黄柏苦寒燥湿,易伤脾阳;川芎耗气、红花破血。以上药物用量均不宜过大。故65题正确答案为A。

【66～68】正确答案:C、B、A
答案解析:艾叶有小毒,用量为3～9g,外用适量,供灸治或熏洗用。故66题正确答案为C。苦楝皮有毒,用量为3～6g,外用适量,研末,用猪脂调敷患处。妊娠期妇女慎用,肝肾功能不全者慎用。故67题正确答案为B。闹羊花有大毒,用量为0.6～1.5g,浸酒或入丸散。外用适量,煎水洗。妊娠期妇女禁用,体虚者禁用,不宜多服久服。故68题正确答案为A。

【69～70】正确答案:C、B
答案解析:天王补心丸、柏子养心丸、朱砂安

神丸含相同有毒成分朱砂,不宜联用。故69题正确答案为C。因证候禁忌而不宜联用的药组有金匮肾气丸和牛黄解毒片、附子理中丸和黄连上清丸、附子理中丸和牛黄解毒片。故70题正确答案为B。

【71～73】正确答案: E、C、B
答案解析: 根据患者临床表现,诊断为内伤发热,辨证为血瘀发热证。中成药选用血府逐瘀口服液。故71题正确答案为E。根据患者临床表现,诊断为内伤发热,辨证为气郁发热证。中成药选用丹栀逍遥丸。故72题正确答案为C。根据患者临床表现,诊断为内伤发热,辨证为阴虚发热证。中成药选用知柏地黄丸。故73题正确答案为B。

【74～76】正确答案: D、C、E
答案解析: "自汗,气短乏力"说明患者为气虚汗出。体虚多汗者,忌用发汗药,以免加重出汗而伤阴津。故74题正确答案为D。"大便稀溏,四肢不温"说明为脾胃虚寒。脾胃虚寒、大便稀溏者,忌用苦寒或泻下药,以免再伤脾胃。故75题正确答案为C。"牙龈红肿,咽喉肿痛"说明为实热证。火热内炽和阴虚火旺者,忌用温热药,以免助热伤阴。故76题正确答案为E。

77. 正确答案: C
答案解析: 根据该患者的临床表现,辨证为泄泻之食滞肠胃证。表现为腹痛肠鸣,泻下粪便臭如败卵,泻后痛减,泻下伴有不消化食物,脘腹胀满,嗳腐吞酸,不思饮食。苔垢浊或厚腻,脉滑实。故本题正确答案为C。

78. 正确答案: E
答案解析: 泄泻之食滞肠胃证,治宜选用的基础方剂是保和丸加减。故本题正确答案为E。

79. 正确答案: D
答案解析: 泄泻之食滞肠胃证,治宜选用的中成药有加味保和丸、枳实导滞丸、和中理脾丸。故本题正确答案为D。

80. 正确答案: C
答案解析: 患者心悸不安,胸闷气短,动则加剧,为心悸;面色苍白,形寒肢冷,苔白,脉虚弱,为虚寒。中医辨证为心悸之心阳不振证。故本题正确答案为C。

81. 正确答案: B
答案解析: 心悸之心阳不振证常用的中成药有芪苈强心胶囊、心宝丸、参仙升脉口服液。故本题正确答案为B。

82. 正确答案: A
答案解析: 阳气亏虚,血瘀水停之心悸,宜选用芪苈强心胶囊。孕妇慎用芪苈强心胶囊。芪苈强心胶囊宜饭后服用。故本题正确答案为A。

83. 正确答案: B
答案解析: 根据该患者临床表现诊断为中风,辨证为气虚血瘀证。故本题正确答案为B。

84. 正确答案: B
答案解析: 中风之气虚血瘀证,宜选用的治法是益气养血,化瘀通络。故本题正确答案为B。

85. 正确答案：B
答案解析： 不寐之痰热扰心证的临床表现为心烦不寐，胸闷脘痞，泛恶嗳气，伴口苦，头重，目眩。舌质偏红，苔黄腻，脉滑数。故本题正确答案为B。

86. 正确答案：C
答案解析： 不寐之痰热扰心证，宜选用的治法是清化热痰，和中安神。故本题正确答案为C。

87. 正确答案：B
答案解析： 不寐之痰热扰心证，治宜选用的基础方剂是黄连温胆汤加减。故本题正确答案为B。

88. 正确答案：C
答案解析： 茜草别名红茜草、茜草根、茜根、活血丹、血见愁、地血。故本题正确答案为C。

89. 正确答案：B
答案解析： 花粉等微小饮片，因总表面积大，疏水性强，故也宜包煎，以免因其漂浮而影响有效成分的煎出。如蒲黄、海金沙、蛤粉、六一散等。故本题正确答案为B。

90. 正确答案：D
答案解析： 根据该患者临床表现诊断为消渴，辨证为阴虚燥热证。故本题正确答案为D。

91. 正确答案：A
答案解析： 消渴之阴虚燥热证，宜选用的治法为养阴润燥。故本题正确答案为A。

92. 正确答案：E
答案解析： 消渴之阴虚燥热证，宜选用的中成药是降糖胶囊、消渴平片、消糖灵胶囊。故本题正确答案为E。

93. 正确答案：BE
答案解析： 积聚之正虚瘀阻证常用的中成药有和络舒肝胶囊、慢肝养阴胶囊。故本题正确答案为BE。

94. 正确答案：ABCD
答案解析： 患者用药咨询的内容：①药品名称：包括通用名、商品名、别名；②适应病证：药品适应病证与患者病情相对应；③用药禁忌：包括证候禁忌、配伍禁忌、饮食禁忌、妊娠禁忌等；④用药方法；⑤用药剂量；⑥服药后预计疗效及起效时间，维持时间；⑦药品的不良反应与药物相互作用；⑧有否替代药物或其他疗法；⑨药品的鉴定辨识、贮存和有效期；⑩药品价格、报销，是否进入医疗保险报销目录等。故本题正确答案为ABCD。

95. 正确答案：BCDE
答案解析： 除了自身因素会影响中药质量，药材、饮片、中成药在贮藏过程中，由于受到外界诸多因素的影响，其质量也会不断发生变化。这些外界因素主要有温度、湿度、空气、日光、微生物（霉菌）及害虫等。另外，包装容器、保存时间也是影响中成药质量的重要因素。这些因素直接或间接影响药物，使之产生复杂的物理、化学和生物化学的变化。水分是饮片含有的水分，属于自身因素。故本题正确答案为BCDE。

96. 正确答案: ABCDE
答案解析: 下法分为寒下法、温下法、润下法、泻下逐水法、攻补兼施法五种。故本题正确答案为 ABCDE。

97. 正确答案: ABCE
答案解析: 复方青黛丸的不良反应:腹痛、腹泻、肝炎、肝功能异常、头晕等;严重临床表现为药物性肝损害和胃肠出血。故本题正确答案为 ABCE。

98. 正确答案: BE
答案解析: 面色苍白、夜寐不安、神疲乏力、舌质淡,属于气血两虚的小儿,可给予益气养血的黄芪、党参、何首乌、当归、黄精、大枣等。故本题正确答案为 BE。

99. 正确答案: BC
答案解析: 该患者是脾胃虚弱、中气下陷导致的子宫脱垂。应用补中益气丸治疗,所采用的治疗原则是气虚宜补、气陷宜升。故本题正确答案为 BC。

100. 正确答案: ACDE
答案解析: 含马钱子的中成药有九分散、舒筋丸、山药丸、疏风定痛丸、伤科七味片等。故本题正确答案为 ACDE。

临考决胜卷（二）·答案解析

1. 正确答案：B
答案解析：《太平惠民和剂局方》为宋代官府颁行，是我国第一部成药典，撷取了张仲景、孙思邈、钱乙、朱肱等名家良方，荟萃宋以前历代方剂之精华。故本题正确答案为B。

2. 正确答案：C
答案解析：TSH 增高：原发性甲减、异位 TSH 分泌综合征（异位 TSH 瘤）、垂体 TSH 瘤、甲状腺炎等。TSH 降低的原因如下：继发性甲减、腺垂体功能减退症、肢端肥大症等。故本题正确答案为C。

3. 正确答案：B
答案解析：处方用名生龙牡，调配应付生龙骨、生牡蛎。处方用名龙牡，调配应付煅龙骨、煅牡蛎。故本题正确答案为B。

4. 正确答案：D
答案解析：一般汤剂均适宜温服，对于丸、散、胶囊、片剂等固体剂型，除有特殊规定外，通常用温开水送服。故本题正确答案为D。

5. 正确答案：C
答案解析：温度在 18～35℃，药材含水量达13%以上及空气的相对湿度在70%以上时，最利于常见害虫的繁殖生长。尤其是蕲蛇、泽泻、党参、川贝母、莲子等含蛋白质、淀粉、油脂、糖类较多的饮片，易被虫蛀蚀心。一般室温在 20～35℃，相对湿度在75%以上，霉菌极易萌发为菌丝，发育滋长，使淡豆豉、瓜蒌、肉苁蓉等饮片发生霉变、腐烂变质而失效。除此之外，还有两个重要的数值需要掌握，一般炮制品的绝对含水量应控制在7%～13%，贮存环境的相对湿度应控制在35%～75%。故本题正确答案为C。

6. 正确答案：E
答案解析：罂粟壳的别名有米壳、御米壳。罂粟壳炮制规格有生罂粟壳和蜜罂粟壳，处方用名罂粟壳时给付蜜罂粟壳，临床使用时的用量一般在3～6g。本品有成瘾性，故不宜常服，孕妇及儿童禁用，运动员慎用。罂粟壳必须凭有麻醉药处方权的执业医师签名的淡红色麻醉药处方方可调配，应于群药中，且与群药一起调配，不得单方发药，每张处方不得超过3日用量，连续使用不得超过7日。处方保存3年备查。其中毒表现为昏睡或昏迷，抽搐，呼吸浅表而不规则，恶心、呕吐、腹泻，面色苍白，发绀，瞳孔极度缩小呈针尖样，血压下降等。故本题正确答案为E。

7. 正确答案：B
答案解析：根据患者"月经周期延后"，辨病为月经后期。根据患者"头晕，脘闷恶心，口腻多痰，带下量多黏腻"，可辨证为月经后期之痰湿证，治宜燥湿化痰、活血调经；方选芎归二陈汤加减。A选项为月经后期之气滞证的治法；C选项为月经后期之血虚证的治法；D选项为月经后期之肾虚证的治法；E选项为月经先期之肝郁血热证的治法。故本题正确答案为B。

8. 正确答案：C
答案解析：两种功效相似的中成药同用治疗

一种病证，以起到增强疗效的协同作用。归脾丸与人参养荣丸同用，可明显增强补益心脾、益气养血、安神止痉的功效，治疗心悸失眠、眩晕健忘。附子理中丸与四神丸合用，可以增强温肾运脾、涩肠止泻的功效，治疗脾肾阳虚之五更泄泻。脑立清胶囊（片）与六味地黄丸合用，用于高血压证属肝肾阴虚、风阳上扰者。故本题正确答案为C。

9. 正确答案：A
答案解析： 小儿机体正处于生长发育的过程之中，在肌肤、脏腑、筋骨、津液等方面，均柔弱不足。在这个时期，许多器官和组织尚未发育成熟，新陈代谢旺盛，吸收、排泄都比较快，对药物敏感性强。用药原则：①用药及时，用量宜轻。②宜用轻清之品：小儿脏气清灵，对大苦、大辛、大寒、大热、攻伐和药性猛烈的药物要慎用。若为风热表证，当应辛凉解散表邪，以银翘散、桑菊饮为主。对外有表邪，内有火热之发热者，仍以辛凉解表。顺其大热之势清而扬之，不宜用苦寒退热之品，以免闭遏邪气于里，攻伐正气；如属必用，则宜少量，中病即止。③宜佐健脾和胃之品，如山药、山楂、陈皮、六神曲、麦芽、鸡内金、白术等。④宜佐凉肝定惊之品，如蝉蜕、钩藤、僵蚕、地龙等。⑤不宜滥用滋补之品。BCDE选项均为苦寒之品。故本题正确答案为A。

10. 正确答案：E
答案解析： 历代本草典籍中记载了大量与安全用药相关的论述，包括用药禁忌，药物的分级，配伍、炮制等减毒方法，有毒中药的用药剂量、使用原则、中毒表现及解救方法等内容。这些思想和理论都是中药药物警戒的重要组成部分。中药药物警戒指与中药用药安全性相关的一切科学研究与活动。中药药物警戒的内容包括中药临床用药安全性研究、中药的不良反应监测、中药毒理学研究，以及中药上市前后的安全性监测和再评价、中药安全使用的科普宣传活动等。中药不良反应指在中医药理论指导下应用合格中药预防、诊断、治疗疾病时，在正常用法用量下出现的与用药目的无关的有害反应。引发不良反应的药物既可以是中药饮片，也可以是中成药。由于中药临床应用存在个体化差异，如用药剂量差别大、给药途径多样化、配伍组合较灵活等，同时中药具有成分复杂、作用靶点多等特点，因此中药不良反应概念的界定较化学药物更加困难。故本题正确答案为E。

11. 正确答案：C
答案解析： 将药物与治法之升降浮沉参合而行之，具体运用有升降肺气（宣降法、开降法）、升降脾胃、升降肠痹、升阳泻火、升阳散火、升降相因、升水降火（交通心肾）、开上通下（腑病治脏、下病上取）、提壶揭盖（以升为降）、上病下取（脏病治腑）、轻可去实、逆流挽舟、釜底抽薪、行气降气、引火归元、介类潜阳（养阴潜阳、潜阳息风），重镇摄纳（具体包括镇肝息风、镇心安神、重镇降胃、重镇纳气、固涩止遗、固涩止汗、涩肠止泻、固崩止带）等。A、B、D、E选项均属于中药气味配伍，故本题正确答案为C。

12. 正确答案：A
答案解析： 变态反应亦称过敏反应，本质上是一种病理性免疫反应。过敏反应的发生机制往往与药物的药理作用和剂量大小无关，因而往往难以预料。中药引起的变态反应包括多种类型，如五味子、白芍、当归、丹参等可引起荨麻疹；虎杖、两面针等可引起药疹；蟾酥、苍耳子、蓖麻子可引起剥脱性皮炎；槐花、南沙参可引起丘状皮疹；黄柏、天花粉、大黄等可引起湿疹样药疹；清开灵注射液、双黄连注射液、参麦注射液、生脉注射液、香丹注射液、喜炎平注射液、丹参注射液、柴胡注射液等中药注射液可引起皮疹等过敏样反应、过敏性哮喘、过敏性休克。B选项副作用指在药物按正常用法用量使用时，出现的与治疗目的无关的不适反应。它是药物的固有反应，其发生机制往往是因为一种药物具有多种功效，治病时通常只利用其中一二种作用，而其他的作用就会成为副作用。C选项药物毒性作用的发生机制可能由于用药剂量过大或时间过长引起，也可能由患者对该种药物的敏感性较高导致。毒性反应可能在用药后立即发生，即急性毒性，如大量服用乌头、附子，可即刻出现口舌及全身麻木、呕吐、头昏、神志不清、手足抽搐、呼吸困难或衰竭、心律失常、血压下降和中枢神经系统功能紊乱等症状；也可能是长期用药蓄积中毒，即慢性毒性，如长期服用朱砂、雄黄等中药，即可导致汞、砷等重金属蓄积中毒，出现恶心、呕吐、腹痛腹泻等胃肠道症状及血尿、蛋白尿、肾损害。E选项后遗作用指停止用药后遗留下来的生物学效应。故本题正确答案为A。

13. 正确答案：C
答案解析：按饮片的质地轻重排序。质地较轻且用量较少的药物，应放在斗架的高层，如月季花、白梅花与佛手花；玫瑰花、代代花与厚朴花；地骨皮、千年健与五加皮等。常用药物应放在斗架的中上层，便于调剂操作。如黄芪、党参与甘草；当归、白芍与川芎；麦冬、天冬与北沙参；肉苁蓉、巴戟天与补骨脂等。质地沉重的矿石、化石、贝壳类药物和易于造成污染的药物（如炭药），多放在斗架的较下层。前者如磁石、赭石与紫石英；龙骨、龙齿与牡蛎；石决明、珍珠母与瓦楞子等；后者如藕节炭、茅根炭与地榆炭；大黄炭、黄芩炭与黄柏炭；艾炭、棕榈炭与蒲黄炭等。质地松泡且用量较大的药物，多放在斗架最低层的大药斗内，如芦根与白茅根，茵陈与金钱草等。故本题正确答案为C。

14. 正确答案：C
答案解析：维C银翘片说明书提示，用于成人时每次2片，每日3次，本案例中患者使用维C银翘片每次4片，每日4次，未按照说明书推荐的用法用量使用，超过正常服用剂量和频次，导致出现发疹型药疹，属于用药错误造成患者暂时性伤害，用药错误评估分级属于E级。后采用甲泼尼龙、氯雷他定等药物治疗后患者好转，症状消失，属于采取处置措施，未造成伤害。故本题正确答案为C。

15. 正确答案：B
答案解析：执业药师要合格胜任药学服务工作，必须具备特定的知识结构和较高的实践能力。中药类别执业药师要提供中药药学服务，就需要有中医药学相关的背景和扎实的专业知识。诸如临床中药学、方剂学、中药炮制学、中药药剂学、中药鉴定学、中药化学、中药调剂学、中成药学、中医基础理论、中医诊断学、中医内科疾病治疗学、中医外科疾病治疗学、中医妇科疾病治疗学、中医儿科疾病治疗学及中医药经典著作等的理论知识都是中药类别执业药师必备的专业理论知识。故本题正确答案为B。

16. 正确答案：A
答案解析：阴阳对立指事物或现象中阴与阳两个方面，具有阴阳相反、相互制约的关系。人体之所以能进行正常的生命活动，就是阴与阳相互制约，取得相对的动态平衡，称之为"阴平阳秘"。故本题正确答案为A。

17. 正确答案：A
答案解析： 根据患者"大便干结，胸胁满闷，肠鸣矢气"可辨证为便秘之气秘，治法为顺气导滞，降逆通便，方剂应用六磨汤加减，中成药应用四磨汤口服液、厚朴排气合剂。故本题正确答案为A。

18. 正确答案：D
答案解析： 风为百病之长，风邪为六淫邪气的主要致病因素，凡寒、湿、燥、热诸邪，多依附于风邪而侵犯人体，如外感风寒、风热、风湿等。所以风邪常为外邪致病之先导，多兼他邪同病。故本题正确答案为D。

19. 正确答案：E
答案解析： 疠气即疫疠邪气，是一类具有强烈传染性的外感致病邪气。疠气与一般的六淫邪气不同，乃是天地间别有的一种特殊的致病因素。疠气致病多从口鼻侵入人体。在人群中，可以散在发生，也可以形成瘟疫大面积流行。疫疠邪气所致疾病称为"疫病"，如大头瘟、疫痢、白喉、烂喉丹痧、天花、霍乱、鼠疫等。疠气的致病特点：发病急骤、病情较重，一气一病、症状相似；传染性强、易于流行。"易发肿疡"为火邪的致病特点。故本题正确答案为E。

20. 正确答案：D
答案解析： 五行学说运用五行之间的相生、相克，阐释事物之间有序的促进和制约的联系，以达到协调平衡的正常状态。相生关系的疾病传变包括母病及子和子病及母，相克关系的疾病传变包括相乘和相侮。根据患者"脘腹胀闷，纳减便溏，四肢倦怠"可辨证为脾虚证，因为脾土虚衰而不能制约肾水，所以出现"身肿，小便短少"，称为"土虚水侮"，疾病传变为相侮。故本题正确答案为D。

21. 正确答案：A
答案解析： 涩脉往来艰涩不畅，犹如轻刀刮竹，主病有气滞、血瘀、精伤、血少。故本题正确答案为A。

22. 正确答案：C
答案解析： 根据患者"肢体关节疼痛，部位固定，遇寒则痛甚，得热则痛缓"可辨证为痹证之痛痹，治法为散寒通络、祛风除湿，方剂应用乌头汤加减，中成药应用虎力散、寒湿痹颗粒、复方雪莲胶囊。故本题正确答案为C。

23. 正确答案：D
答案解析： 肾炎消肿片为水肿之水湿浸渍证常用中成药，临床用于脾虚气滞、水湿内停所致水肿。症见肢体浮肿，晨起面肿甚，按之凹陷，身体重倦，尿少，脘腹胀满。舌苔白腻，脉沉缓；急、慢性肾炎见上述证候者。故本题正确答案为D。

24. 正确答案：C
答案解析： 柴胡在小柴胡汤中为君药，主透邪外出，用量大于其他药一倍有余；在逍遥散中主疏肝解郁为臣药，用量与各药相等；在补中益气汤中起升举清阳作用为佐药，用量偏小。故本题正确答案为C。

25. 正确答案：D
答案解析： 根据患者"发热、恶寒、无汗、头痛鼻塞"可辨证为感冒，根据患者"身楚倦怠，咳痰无力，脉浮而无力"可辨证为气虚证,中医辨证为体虚感冒。治宜益气解表,方剂应用参苏饮加减。故本题正确答案为D。

26. 正确答案:D
答案解析: 若痰饮流注于经络,则致经络气机阻滞,气血运行不畅,出现肢体麻木,屈伸不利,甚至半身不遂,或形成瘰疬痰核,阴疽流注等。故本题正确答案为D。

27. 正确答案:E
答案解析: 健脾生血颗粒忌茶,勿与含鞣酸类药物合用。服药期间,部分患儿可出现牙齿颜色变黑,停药后可逐渐消失。少数患儿服药后,可见短暂性食欲下降、恶心、呕吐、轻度腹泻,多可自行缓解。故本题正确答案为E。

28. 正确答案:B
答案解析: 根据患者"头昏胀痛,心烦易怒,口苦面红,舌红苔黄"可辨证为肝阳头痛,治法为平肝潜阳,方剂选用天麻钩藤饮加减,中成药选用天麻钩藤颗粒、天麻首乌片、清脑降压片、脑立清丸。故本题正确答案为B。

29. 正确答案:B
答案解析: 功效相似的中成药联用,组方中往往有一种或几种相同的药味,联用将会增加某一味或几味药的剂量,尤其是含有毒中药饮片的中成药,应避免联用。如大活络丸与天麻丸合用,两者均含附子;朱砂安神丸与天王补心丸合用,两者均含朱砂,均会增加有毒药味的服用量,加大患者产生不良反应的危险性,故在使用时应考虑药物"增量"的因素。二陈丸燥湿化痰为主方治疗湿痰咳嗽,而脾为生痰之源,辅以平胃散同用,燥湿健脾,可明显增强二陈丸燥湿化痰之功。附子理中丸与四神丸合用,可以增强温肾运脾、涩肠止泻的功效,治疗脾肾阳虚之五更泄泻疗效更佳。乌鸡白凤丸为主药治疗妇女气血不足、月经失调,辅以香砂六君丸,以开气血生化之源,增强主药的养血调经之功。脑立清胶囊和六味地黄丸合用,用于高血压证属肝肾阴虚、风阳上扰者,起到增强疗效的协同作用。故本题正确答案为B。

30. 正确答案:E
答案解析: 积聚应当首先辨明在气在血。积有形,可见块垒,固定不移,痛有定处,病在血分,以瘀血凝滞为主,属阴;聚无形,时聚时散,痛无定处,病在气分,以气机阻滞为主,属阳。但气滞日久可致血瘀,血瘀亦阻滞气机而成气滞,故积与聚既有区别,又有联系。其次,应该辨明积块部位,明确所病的脏腑,心下属胃;两胁及少腹属肝,大腹属脾。再辨虚实轻重,一般而言积聚初期,邪气尚浅,正气未伤,多属实证;中期邪气渐深,正气耗损,多为虚实夹杂之证;后期邪气较盛或邪留不解,正气衰竭,多属正虚邪实。积证治疗宜分三个阶段:初期以祛邪为主;中期攻补兼施;后期以养正除积为主。聚证多在气病,以行气散结为主。故本题正确答案为E。

31. 正确答案:A
答案解析: 八味沉香散能调和气血、宁心安神、开窍,用于"宁隆"病、"索隆"病、"培隆"病、心肌缺血以及精神刺激引起的心慌、胸闷、气短、失眠、烦躁不安、心前区疼痛等。五味麝香丸能消炎、止痛、祛风,用于扁桃体炎、咽峡炎、流行性感冒、炭疽、风湿性关节炎、神经痛、胃痛、牙痛。大月晶丸能清热解毒、消食化痞、愈溃疡,用于"培根木布"病、胃肠炎、消化性溃疡、食物中毒等引起的反酸、嗳气、便秘、便血、呕血、食欲不振、溃疡绞痛等；亦可用于隐热、陈旧热、紊乱热、扩散热、"森"病、黄水病、痞瘤等。五味渣驯丸能清肝热、利胆退黄，用于肝炎、肝肿大等。六味安消散能和胃健脾、消积导滞、活血止痛，用于胃痛胀满、消化不良、便秘、痛经。故本题正确答案为A。

32. 正确答案：C
答案解析： 根据患者"腰膝酸软，头晕耳鸣"可辨证为月经后期之肾虚证。治法为补肾养血调经，方剂应用归肾丸加减，中成药选用养血安胶囊、天紫红女金胶囊。故本题正确答案为C。

33. 正确答案：E
答案解析： 根据患者"黎明前脐腹作痛，肠鸣即泻，形寒肢冷，腰膝酸软"可辨证为泄泻之肾阳虚衰证。补骨脂能补肾阳，盐味可入肾，可增强补肾阳的作用，所以选用盐炙品。处方直接写药名（或炒或炙），需调配盐炙品，如补骨脂、益智仁等。故本题正确答案为E。

34. 正确答案：A
答案解析： 含朱砂、轻粉、红粉的中成药：(1)中毒表现：①消化系统表现为恶心呕吐、腹痛腹泻、口中有金属味、流涎、口腔黏膜充血、牙龈肿胀溃烂等；②泌尿系统表现为少尿、蛋白尿，严重者可发生急性肾功能衰竭；③神经系统及精神症状。(2)中毒解救：①清除毒物，如催吐、洗胃、导泻、输液，服用牛奶、蛋清等。也可用二巯基丙醇类、硫代硫酸钠等解毒；②纠正水和电解质紊乱，抗休克、肾透析等对症治疗；③甘草、绿豆煎汤饮，或以土茯苓煎汤饮。故本题正确答案为A。

【35～36】正确答案：E、B
答案解析： 根据患者临床表现，诊断为崩漏之脾虚证。治法为补气摄血，固冲止崩。基础方剂为固本止崩汤加升麻、山药、大枣、海螵蛸。常用的中成药有人参归脾丸、阿胶三宝膏、山东阿胶膏。故35题正确答案为E。根据患者临床表现，诊断为崩漏之血热证。治法为清热凉血，固冲止血。基础方剂为清热固经汤加减。常用的中成药有断血流胶囊、宫血宁胶囊、止血灵胶囊。故36题正确答案为B。

【37～38】正确答案：D、C
答案解析： 对于液体中药，放置其他药中煎煮，往往会影响其成分，故应待其他药物煎煮去渣取汁后，再行兑入服用。如黄酒、竹沥水、鲜藕汁、姜汁、梨汁、蜂蜜等。故37题正确答案为D。贵细中药用量少，宜先研成粉末再用群药的煎液冲服，避免因与他药同煎而导致其成分被药渣吸附而影响药效。如雷丸、蕲蛇、羚羊角、三七、川贝、琥珀、鹿茸、紫河车、沉香、金钱白花蛇等。故38题正确答案为C。

【39～40】正确答案：A、C
答案解析： 逍遥散有保肝的作用，与西药抗结核药联用，能减轻西药抗结核药对肝脏的损害。故39题正确答案为A。苓桂术甘汤、苓桂甘枣汤等与普萘洛尔类抗心律失常药联用，既可增强治疗作用，又能预防发作性心动过速。故40题正确答案为C。

【41～42】正确答案：C、D
答案解析： 对体积松泡而量大的饮片，如通草、灯心草等应先称，以免要盖前药。故41题正确答案为C。对黏度大的饮片，如瓜蒌、熟地黄等应后称，放于其他饮片之上，以免沾染包装用纸。故42题正确答案为D。

【43～44】正确答案：B、C
答案解析：马钱子及含马钱子的中成药中毒原因：误服或服用过量，服用炮制不当的马钱子。中毒解救方法：①患者需保持安静，避免声音、光线刺激（因外界刺激可引发惊厥、痉挛），吸氧；②清除毒物，洗胃、导泻；③对症治疗，痉挛时可静脉注射苯巴比妥钠；④肉桂煎汤或甘草煎汤饮服。故43题正确答案为B。雄黄及含雄黄的中成药中毒原因：①超量服用；②饮雄黄酒易致中毒。中毒解救方法：①清除毒物，如催吐、洗胃、导泻、输液，服用牛奶、蛋清、豆浆、药用炭等吸附毒物，保护黏膜，必要时可应用二巯基丙醇类；②纠正水和电解质紊乱，抗休克、肾透析等对症治疗；③甘草、绿豆煎汤饮用，也可用中医对症治疗。故44题正确答案为C。

【45～46】正确答案：D、B
答案解析：郁证之肝气郁结证，治法为疏肝解郁、理气畅中。基础方剂为柴胡疏肝散加减。常用的中成药有逍遥丸、丹栀逍遥丸、越鞠丸。故45题正确答案为D。郁证之心神失养证，治法为甘润缓急、养心安神。基础方剂为甘麦大枣汤加减。常用的中成药有脑乐静、脑力静糖浆。故46题正确答案为B。A选项薯蓣丸为虚劳之血虚证、月经先后无定期之脾虚证的常用中成药。C选项舒肝平胃丸为郁证之痰气郁结证的常用中成药。E选项十一味参芪颗粒为虚劳之气虚证的常用中成药。

【47～49】正确答案：D、A、E
答案解析：裂纹舌：舌面上有明显的裂沟。多由阴液亏损不能荣润舌面所致。若舌质红绛而有裂纹，多属热盛津伤、阴精亏损；舌色淡白而有裂纹，常是血虚不润的反映。其中正常人亦有裂纹舌者，在临床上无诊断意义。故47题正确答案为D。胖大舌：较正常舌体胖大。有胖嫩与肿胀之分。若舌体胖嫩，色淡，多属脾肾阳虚、津液不化、水饮痰湿阻滞所致；如舌体肿胀满口，色深红，多是心脾热盛；若舌肿胖，色青紫而暗，多见于中毒。故48题正确答案为A。芒刺舌：舌乳头增生、肥大，高起如刺，摸之棘手，称为芒刺。若芒刺干燥，多属热邪亢盛，且热愈盛则芒刺愈多。根据芒刺所生部位，可分辨邪热所在脏腑，如舌尖有芒刺，多属心火亢盛；舌边有芒刺，多属肝胆火盛；舌中有芒刺，多属胃肠热盛。故49题正确答案为E。

【50～51】正确答案：E、A
答案解析：根据患者"头眩目晕，遇劳则发，神疲乏力，倦怠懒言，唇甲不华"辨证为眩晕之气血亏虚证。治法为补益气血、调养心脾。基础方剂为归脾汤加减。常用的中成药有归脾丸、益中生血片、参茸阿胶。故50题正确答案为E。根据患者"眩晕，头重昏蒙，呕吐痰涎"辨证为眩晕之痰湿中阻证。治法为化痰祛湿、健脾和胃。基础方剂为半夏白术天麻汤加减。常用的中成药有半夏天麻丸、眩晕宁颗粒、晕复静片。故51题正确答案为A。

【52～54】正确答案：A、D、B
答案解析：咳嗽之风热犯肺证。症见咳嗽频剧，气粗，或咳声嘶哑，咳痰不爽，痰黏稠或稠黄，喉燥咽痛，口渴，常伴鼻流黄涕，头痛，肢楚，或见恶风身热等表证。舌苔薄黄，脉浮数。治法为疏风清热，宣肺止咳。故52题正确答案为A。咳嗽之痰湿蕴肺证。症见咳嗽反复发作，咳声重浊，痰多色白黏腻，或稠厚成块，痰多易咳，早晨或食后咳甚痰多，进甘

甜油腻物加重，胸闷脘痞，呕恶食少，大便时溏。舌苔白腻，脉濡滑。治法为健脾燥湿，化痰止咳。故53题正确答案为D。咳嗽之肺阴亏耗证。症见咳嗽日久，咳声短促，痰少黏白或痰中夹血，或伴五心烦热，颧红，耳鸣，消瘦，神疲。舌质红，苔少，脉细数。治法为滋阴清热，润肺止咳。故54题正确答案为B。C选项为咳嗽之痰热郁肺证的临床特点。E选项为咳嗽之风燥伤肺证的临床特点。

【55～56】正确答案：C、D
答案解析：阴虚不能制阳而致阳亢者，属虚热证，一般不能用寒凉药直折其热，须"壮水之主，以制阳光"，即用滋阴壮水之法以抑制阳亢火盛，这种治疗原则亦称为"阳病治阴"。故55题正确答案为C。若阳虚不能制阴而造成阴盛者，属虚寒证，不宜用辛温发散药以散阴寒，须"益火之源，以消阴翳"，即用扶阳益火之法以消退阴盛，这种治疗原则也称为"阴病治阳"。故56题正确答案为D。

【57～58】正确答案：A、E
答案解析：枳实能松弛胆括约肌，有利于庆大霉素进入胆道，提高后者的抗感染作用。故57题正确答案为A。金银花能加强青霉素对耐药性金黄色葡萄球菌的杀菌作用。故58题正确答案为E。

【59～60】正确答案：B、C
答案解析：沉香化滞丸临床用于饮食不节、食积气滞、胃失和降所致胃痛。症见胃脘胀痛，嗳腐酸臭，恶心欲吐，吐后痛减，饮食不下。舌苔厚腻，脉滑有力；急性胃炎、消化不良见上述证候者。沉香化滞丸为胃痛之饮食伤胃证的常用中成药。故59题正确答案为B。沉香化气丸临床用于肝气郁结、横逆犯胃、胃气阻滞所致胃痛。症见胃脘胀痛，痛连两胁，遇烦恼则作或痛甚，嗳气、矢气则痛舒，胸闷，喜长叹息，大便不畅。舌苔薄白，脉弦；慢性胃炎见上述证候者。沉香化气丸为胃痛之肝气犯胃证常用中成药。故60题正确答案为C。胃痛宁片临床用于湿热互结所致胃痛。症见胃灼热疼痛，呕吐反酸，口干口苦，大便不爽或秘结，小便黄少，舌红苔黄厚腻，脉滑数；胃及十二指肠溃疡，急、慢性胃炎见上述证候者。胃痛宁片为胃痛之湿热中阻证的常用中成药。良附丸临床用于过食生冷，或感受寒凉而寒凝气滞所致胃痛。症见胃脘冷痛，喜按喜暖，遇冷痛重，尿清，便溏；胃及十二指肠溃疡、急慢性胃炎见上述证候者。良附丸为胃痛之寒邪客胃证的常用中成药。胃乐新颗粒临床用于胃阴不足、胃气失和所致胃痛。症见胃脘隐隐灼痛，口燥咽干，食少纳呆，嗳气，反酸，或干呕，呃逆，口渴欲饮，大便干结，小便短少。舌质偏红而干，苔少，脉细数；胃及十二指肠球部溃疡见上述证候者。胃乐新颗粒为胃痛之胃阴亏耗证的常用中成药。

【61～62】正确答案：D、C
答案解析：根据患者的临床表现，诊断为胸痹之寒凝心脉证。治法为辛温散寒、宣通心阳。基础方剂为枳实薤白桂枝汤合当归四逆汤加减。常用的中成药有宽胸气雾剂、苏合香丸、冠心苏合滴丸、神香苏合丸。故61题正确答案为D。根据患者的临床表现，诊断为胸痹之气阴两虚证。治法为益气养阴、活血通脉。基础方剂为生脉散合人参养荣汤加减。常用的中成药有益心胶囊、益心舒胶囊、益心通脉颗粒、冠心生脉口服液、洛布桑胶囊。故62题正确答案为C。

【63~64】正确答案：B、E
答案解析： 根据患者"心悸，气短"可知病位在心，又见"自汗，劳累后加重，面色白，体倦乏力"等气虚表现，可辨证为心气虚证。故63题正确答案为B。根据患者"心悸健忘"可知病位在心，"时有梦遗"病位在肾，又有"虚烦失眠，潮热盗汗，脉细数"等阴虚的表现，可辨证为心肾不交证。故64题正确答案为E。

【65~66】正确答案：C、A
答案解析： 对抗贮存法也称异性对抗驱虫养护，是采用两种或两种以上药物同贮，相互克制，起到防止虫蛀、霉变作用的养护方法。一般适用于数量不多的药物，如牡丹皮与泽泻、山药同贮，蛤蚧与花椒、吴茱萸或荜澄茄同贮，蕲蛇或白花蛇与花椒或大蒜瓣同贮，土鳖虫与大蒜同贮，人参与细辛同贮，冰片与灯心草同贮，硼砂与绿豆同贮，藏红花（西红花）与冬虫夏草同贮等。故65、66题正确答案分别为C、A。

【67~68】正确答案：B、C
答案解析： 患者发热汗多，头痛面红，烦躁胸闷，口渴多饮，溲赤，舌红少津，脉洪大，证属中暑之阳暑证，宜用的方剂是白虎汤加减。故67题正确答案为B。患者发热恶寒，无汗，身重疼痛，神疲倦怠，舌质淡，苔薄黄，脉弦细，证属中暑之阴暑证，宜用的方剂是香薷饮加减。故68题正确答案为C。

【69~70】正确答案：A、C
答案解析： 根据患儿"食欲不振，厌恶进食，偶尔多食则脘腹饱胀，大便不调"辨证为厌食之脾失健运证。治法为调和脾胃，运脾开胃。故69题正确答案为A。根据患儿"不思进食，食少饮多，皮肤失润，烦躁少寐，手足心热"辨证为厌食之脾胃阴虚证。治法为滋脾养胃，佐以助运。故70题正确答案为C。

【71~72】正确答案：E、B
答案解析： 根据患者临床表现，诊断为肝血虚证。肝血虚证的临床表现常见眩晕耳鸣，面白无华，爪甲不荣，夜寐多梦，视力减退或雀目，或见肢体麻木，关节拘急不利，手足震颤，肌肉眴动。舌淡苔白，脉弦细。妇女常见月经量少，色淡，甚则闭经。一般以筋脉、爪甲、两目、肌肤等失去血的濡养以及全身血虚的表现为辨证要点。故71题正确答案为E。根据患者临床表现，诊断为肝火上炎证。肝火上炎证临床表现常见头痛眩晕，耳聋耳鸣，面红目赤，口苦，尿黄，甚则咯血、吐血、衄血。舌红苔黄，脉弦数。一般以肝脉循行所过的头、目、耳、胁部位见到实火炽盛症状作为辨证要点。故72题正确答案为B。

【73~74】正确答案：C、D
答案解析： 心下痞硬，满闷不舒，欲呕不食，或肠鸣下利，属肠胃不和证，宜用的治法是和法中的调和肠胃法。故73题正确答案为C。小便时尿道痛，伴有急迫、艰涩、灼热感，属湿热下注证，宜用的治法是清法中的清热燥湿法。故74题正确答案为D。

【75~76】正确答案：C、E
答案解析： 五个选项均属于脏腑兼病的主要证候。心肺两虚证的临床表现常见久咳不已，气短心悸，面色白，甚者可见口唇青紫。舌淡，脉细弱。一般以心悸咳喘与气虚证共见为辨证要点。故75题正确答案为C。心脾两虚证的临床表现常见心悸怔忡，失眠多梦，健忘，食纳减少，腹胀，大便溏泻，倦怠乏力。舌质淡嫩，脉细弱。一般以心悸失眠、面色萎黄、神

疲食少、腹胀便溏为辨证要点。故76题正确答案为E。A选项肺肾阴虚证的临床常见咳嗽痰少，动则气促，间或咯血，腰膝酸软，消瘦，骨蒸潮热，盗汗遗精，颧红。舌红苔少，脉细数。一般以久咳痰血、腰膝酸软、遗精等症与阴虚症状同见为辨证要点。B选项肺脾两虚证的临床常见久咳不已，短气乏力，痰多清稀，食纳减少，腹胀便溏，甚则足面浮肿。舌淡苔白，脉细弱。一般以咳喘、纳少、腹胀便溏为主，伴见气虚症状为辨证要点。D选项心肾不交证的临床常见虚烦失眠，心悸健忘，头晕耳鸣，咽干，腰膝酸软，多梦遗精，潮热盗汗，小便短赤。舌红无苔，脉细数。一般以失眠、伴见心火亢而肾水虚的症状为辨证要点。

77. 正确答案：D
答案解析：根据患者的临床表现，诊断为痔之气滞血瘀证。症见肛内肿物脱出，甚至嵌顿，肛管紧缩，坠胀疼痛，甚则肛缘水肿、血栓形成，触痛明显。舌质暗红，苔白或黄，脉弦细涩。治法为理气祛风活血。故本题正确答案为D。

78. 正确答案：A
答案解析：痔之气滞血瘀证的基础方剂为止痛如神汤加减。故本题正确答案为A。

79. 正确答案：D
答案解析：痔之气滞血瘀证常用的中成药有马应龙麝香痔疮膏、痔宁片。故本题正确答案为D。

80. 正确答案：B
答案解析：根据患者的临床表现，诊断为反复呼吸道感染之气阴两虚证。宜采用的治法为益气养阴。故本题正确答案为B。

81. 正确答案：A
答案解析：反复呼吸道感染之气阴两虚证，宜选用的基础方剂是生脉散。故本题正确答案为A。

82. 正确答案：A
答案解析：反复呼吸道感染之气阴两虚证，宜选用的中成药有荣心丸、槐杞黄颗粒。故本题正确答案为A。

83. 正确答案：C
答案解析：根据患者"胸部闷塞，胁肋胀满，咽中如有物梗塞，咽之不下，咯之不出"可辨证为郁证之痰气郁结证，治法为行气开郁、化痰散结。A选项为郁证之肝气郁结证的治法。B选项为郁证之心神失养证的治法。D选项为郁证之心脾两虚证的治法。故本题正确答案为C。

84. 正确答案：E
答案解析：半夏厚朴汤出自东汉《金匮要略》，选用姜厚朴，药性缓和，消除对咽喉的刺激性，善宽中和胃。故本题正确答案为E。

85. 正确答案：C
答案解析：生半夏有毒，经炮制后内服用量也不宜过大，《中国药典》规定其内服剂量为每日3～9g。故本题正确答案为C。

86. 正确答案：E
答案解析：复方感冒灵片能辛凉解表、清热解毒。用于风热感冒及温病之发热，微恶风寒，头身痛，口干渴，鼻塞涕浊，咽喉红肿疼痛，咳嗽，痰黄黏稠。其所含有的西药成分为对乙酰氨基酚、马来酸氯苯那敏、咖啡因。其中马来酸氯苯那敏成分有嗜睡、疲劳乏力等不良反应。因此在服药期间,不得驾驶车船、登高作业或操作危险的机器。该患者职业为出租车司机,所以医师开具的处方不合理。故本题正确答案为E。

87. 正确答案:A
答案解析:根据患者"发热,微恶风寒,头痛,口干渴,鼻塞流浊涕,咽喉红肿疼痛,咳嗽,痰黄黏稠"可辨证为风热感冒,治法为辛凉解表,宣肺清热,中成药选用银翘解毒丸、双黄连口服液、桑菊感冒片、感冒清胶囊、柴银口服液。B、E选项为风寒感冒常用中成药。C选项为时行感冒常用中成药。D选项为体虚感冒常用中成药。故本题正确答案为A。

88. 正确答案:D
答案解析:芒果止咳片能宣肺化痰、止咳平喘。用于咳嗽,气喘,多痰。含有西药成分马来酸氯苯那敏,作为出租车司机该患者不宜服用。故本题正确答案为D。

89. 正确答案:B
答案解析:根据患者"郁怒之后,小便涩滞,少腹胀满疼痛"可辨证为淋证之气淋。故本题正确答案为B。

90. 正确答案:B
答案解析:淋证之气淋宜选用的治法为理气疏导,通淋利尿。清热利湿,分清泄浊属于膏淋的治法。补脾益肾属于劳淋的治法。清热通淋,凉血止血属于血淋的治法。清热利湿,排石通淋属于石淋的治法。故本题正确答案为B。

91. 正确答案:C
答案解析:淋证之气淋宜选用的治法为理气疏导,通淋利尿。方剂宜选用沉香散加减;从药名上看,沉香属于理气药。石韦散加减属于石淋的方剂应用。小蓟饮子加减属于血淋的方剂应用。程氏萆薢分清饮加减属于膏淋的方剂应用。八正散加减属于热淋的方剂应用。故本题正确答案为C。

92. 正确答案:E
答案解析:淋证之气淋的中成药宜选用柴胡舒肝丸。分清五淋丸属于热淋的常用中成药。复方金钱草颗粒属于石淋的常用中成药。五淋丸属于血淋的常用中成药。萆薢分清丸属于膏淋的常用中成药。故本题正确答案为E。

93. 正确答案:BDE
答案解析:根据患者"风团大片、色红,伴脘腹疼痛、恶心呕吐、神疲纳呆、大便秘结"可辨证为瘾疹之胃肠湿热证,治法为疏风解表,通腑泄热,方剂应用防风通圣散加减,宜选用的中成药有防风通圣丸、皮肤病血毒丸、乌蛇止痒丸。A选项润燥止痒胶囊为瘾疹之血虚风燥证常用的中成药;C选项荆肤止痒颗粒为瘾疹之风热犯表证常用的中成药。故本题正确答案为BDE。

94. 正确答案:ABCDE
答案解析:患者用药咨询的内容:①药品名称:包括通用名、商品名、别名。②适应病症:药品适应病证与患者病情相对应。③用药禁忌:包括配伍禁忌、妊娠禁忌、证候禁忌、饮食禁忌等。④用药方法:包括口服药品的正确服用方法、服用时间和用药前的特殊提示;栓剂、滴眼剂、气雾剂等外用剂型的正确使用方法;缓释制剂、控释制剂、肠溶制剂等特殊剂型的用法;如何避免漏服药物,以及漏服后的补救方法。⑤用药剂量：包括首次剂量、维持剂量，每日用药次数、间隔、疗程。⑥服药后预计疗效及起效时间、维持时间。⑦药品的不良反应与药物相互作用。⑧有否替代药物或其他疗法。⑨药品的鉴定辨识、贮存和有效期。⑩药品价格、报销，是否进入医疗保险报销目录等。故本题正确答案为ABCDE。

95. 正确答案：ACDE
答案解析：防风汤出自宋代《圣济总录》。选用赤茯苓，偏于利水湿；选用炒苦杏仁，去小毒，苦泄之性减缓，能温肺散寒；葛根选用生品，长于解肌退热；选用生麻黄，长于发汗解表；选用炙甘草，长于益气补虚，缓急止痛。故本题正确答案为ACDE。

96. 正确答案：ABCDE
答案解析：中药验收常见问题分类有：①中药饮片杂质超标；②非药用部位比例偏大；③枯或黑片比例较高；④中药饮片炮制不规范；⑤硫磺熏蒸过度；⑥实物与名称不符；⑦饮片贮存不当；⑧包装破损。故本题正确答案为ABCDE。

97. 正确答案：ABCD
答案解析：结石指体内某些部位形成并停滞为病的砂石样病理产物或结块，常见的结石有泥沙样结石、圆形或不规则形状的结石、结块样结石（如胃结石）等，大小不一。一般来说，结石小者，易于排出，而结石较大者，难于排出，多留滞而致病。结石形成的因素主要有饮食不当、情志内伤、体质差异、服药不当。故本题正确答案为ABCD。

98. 正确答案：ACE
答案解析：含朱砂较多的中成药，如磁朱丸、更衣丸、安宫牛黄丸等与含较多还原性溴离子或碘离子的中成药如消瘿五海丸、内消瘰疬丸等长期同服，在肠内会形成有刺激性的溴化汞或碘化汞，导致药源性肠炎、赤痢样大便。故本题正确答案为ACE。

99. 正确答案：ABCDE
答案解析：不合理用药常会导致不良后果，这些后果可以是单方面的，也可以是综合性的，可以是轻微的，也可以危及生命，大体可归纳为：①浪费医药资源；②延误疾病的治疗；③引发药物不良反应及药源性疾病的发生；④造成医疗事故和医疗纠纷。故本题正确答案为ABCDE。

100. 正确答案：DE
答案解析：虚劳之阴虚证的常用中成药有人参固本丸、河车大造丸。补白颗粒为虚劳之阳虚证的常用中成药，十一味参芪胶囊为虚劳之气虚证的常用中成药。薯蓣丸为虚劳之血虚证的常用中成药。故本题正确答案为DE。

临考决胜卷（三）·答案解析

1. 正确答案：D
答案解析： 风热感冒的症状为身热较著，微恶风，头胀痛，或咳嗽少痰，或痰出不爽，咽痛咽红，口渴。舌边尖红，苔薄白或微黄，脉浮数。治法宜辛凉解表，宣肺清热。基础方剂应用银翘散加减。中成药应用银翘解毒丸、双黄连口服液、桑菊感冒片、感冒清胶囊、柴银口服液。故本题正确答案为D。

2. 正确答案：B
答案解析： 辨证论治，严格掌握适应证。老年人体虚多病，病情复杂多变，若药物使用不当可使病情急转直下，甚至无法挽救，故首先应明确是否需要进行药物治疗。对有些病证可以不用药物治疗的就不用，更不要滥用。故本题正确答案为B。

3. 正确答案：C
答案解析： 根据"食纳减少，食后作胀，大便溏泻，身倦无力，气短懒言，面色萎黄"可辨证为脾失健运证，体现的病机是脾主运化功能失常。脾主运化功能包括两个方面：①运化水谷精微。若功能失常则可影响饮食物的消化和精微的吸收而出现腹胀、便溏、食欲不振，乃至倦怠、消瘦等精气血生化不足的病变。脾气虚弱，不能升清，水谷精微无以上荣，可致头晕目眩等；升举无力，中气下陷，可致内脏下垂等症状；②运化水液。若功能失常则见水湿痰饮等。故本题正确答案为C。

4. 正确答案：A
答案解析： "益火之源，以消阴翳"，即用扶阳益火之法以消退阴盛，阳虚不能制阴而造成阴盛者，属虚寒证，这种治疗原则也称为"阴病治阳"。故本题正确答案为A。

5. 正确答案：A
答案解析： 根据患者"干咳，咽痒，咽喉干痛，唇鼻干燥，口干"可辨证为咳嗽之风燥伤肺证，治宜疏风清肺，润燥止咳。基础方剂选用桑杏汤加减，中成药选用蜜炼川贝枇杷膏、二母宁嗽丸、雪梨止咳糖浆。故正确答案为A。

6. 正确答案：D
答案解析： 滑脉脉象是"往来流利，如盘走珠"，指下有一种圆滑感。主病：痰饮、食滞、实热等。虚脉脉象是三部脉举按皆无力。主病：气血两虚，尤多见于气虚。涩脉脉象是往来艰涩不畅，犹如轻刀刮竹。主病：气滞、血瘀、精伤、血少。弦脉脉象是端直以长，如按琴弦。主病：肝胆病、痛证、痰饮等。故本题正确答案为D。

7. 正确答案：C
答案解析： 小儿脏气清灵，对大苦、大辛、大寒、大热、攻伐和药性猛烈的药物要慎用。若为风热表证，当以辛凉解散表邪，以银翘散、桑菊饮为主。对外有表邪，内有火热之发热者，仍以辛凉解表。顺其大热之势清而扬之，不宜用苦寒退热之品，以免闭遏邪气于里，攻伐正气；如属必用，则宜少量，中病即止。故本题正确答案为C。

8. 正确答案：A
答案解析： 根据患者症状可辨证为水肿之风水相搏证，治法为疏风清热，宣肺行水。宜选用的基础方剂是越婢加术汤加减。故本题正确答案为A。

9. 正确答案：C
答案解析： 根据患者临床表现，可辨证为乳痈之肝胃郁热证。治宜疏肝清胃，通乳消肿。故本题正确答案为C。

10. 正确答案：C
答案解析： 根据患者"午后发热，口燥咽干"可辨证性质有热，根据患者"固定痛处、面色晦暗、舌有瘀斑"可辨证性质有瘀血，所以中医辨证为内伤发热之血瘀发热证，治法为活血化瘀。基础方剂选用血府逐瘀汤加减。中成药选用血府逐瘀口服液。故本题正确答案为C。

11. 正确答案：C
答案解析： 肾的生理功能主要有三方面：①藏精，主生长、发育与生殖；②主水；③主纳气。该患者症状与生长发育有关，对应证候是肾精不足证。肾精不足证的临床表现常见男子精少不育，女子经闭不孕，性功能减退，小儿发育迟缓，身材矮小，智力低下和动作迟钝，囟门迟闭，骨骼痿软。成人早衰，发脱齿摇，耳鸣耳聋，健忘恍惚，动作迟缓，足痿无力，精神呆钝等。一般以小儿生长发育迟缓、成人早衰、生殖功能减退的表现为辨证要点。故本题正确答案为C。

12. 正确答案：C
答案解析： 气不摄血证的临床表现常见出血的同时有气短，倦怠乏力，面色苍白，脉软弱细微，舌淡等气虚的症状。多以出血和气虚症状同见为辨证要点。A选项为气滞血瘀证的临床表现。B选项为气血两虚证的临床表现。D选项为气随血脱证的临床表现。E选项为津液不足证的临床表现。故本题正确答案为C。

13. 正确答案：C
答案解析： 根据患者"劳累即发，面色苍白，神疲乏力，倦怠懒言"可辨证为气虚证，"唇甲不华，心悸少寐"可辨证为血虚证，综合辨证为眩晕之气血亏虚证，治法为补益气血，调养心脾。基础方剂应用归脾汤，中成药应用归脾丸、益中生血片、参茸阿胶。左归丸为眩晕之肾精不足证的常用中成药；晕复静片为眩晕之痰湿中阻证的常用中成药；复方罗布麻颗粒、松龄血脉康胶囊为眩晕之肝阳上亢证的常用中成药。故本题正确答案为C。

14. 正确答案：B
答案解析： 根据患者"胸闷脘痞，头重，目眩，脉滑数"可辨证为不寐之痰热扰心证，治法为清化热痰，和中安神。方剂应用黄连温胆汤，中成药应用心速宁胶囊、礞石滚痰丸、补脑丸。A选项属于不寐之肝火扰心证的治法。C选项属于不寐之心脾两虚证的治法。D选项属于不寐之心肾不交证的治法。E选项属于不寐之心胆气虚证的治法。故本题正确答案为B。

15. 正确答案：E
答案解析： 根据患者"脘腹胀满，不思饮食，厌恶油腻，恶心呕吐"可知患病脏腑为脾胃，根据"皮肤发黄，体倦身重，发热，口苦，尿少而黄"可知为"湿热"的临床表现,故其证候为脾胃湿热证。故本题正确答案为E。

16. 正确答案: D
答案解析: 维吾尔医药基础知识中爱日康四大物质学说包括火、气、水、土四大元素。故本题正确答案为D。

17. 正确答案: E
答案解析: 气调养护法是将药材置于密闭的容器内,对能导致药材发生质变的空气中的氧浓度进行有效的控制,人为地造成低氧状态,或高浓度二氧化碳状态。气调养护法不仅可以杀虫、防霉,还能保持药材原有的色、味,减少成分损失,在高温季节里,还能有效地防止走油、变色等现象发生。气调养护法费用低,不污染环境,保存质量好,容易管理,是一项科学而经济的养护方法。故本题正确答案为E。

18. 正确答案: C
答案解析: 根据患者"带下色黄,质黏,有臭气,口苦口腻"可辨证为带下过多之湿热下注证,治法为清热利湿、解毒杀虫。方剂应用止带方加减,中成药应用妇炎净胶囊、妇炎康片、盆炎净颗粒、宫炎平片。A选项为带下过多之肾阳亏虚证的方剂应用。B选项为带下过多之脾虚湿盛证的方剂应用。D选项为经断前后诸证之肝郁肾虚证的方剂应用。E选项为经断前后诸证之脾肾阳虚证的方剂应用。故本题正确答案为C。

19. 正确答案: C
答案解析: 常温指10～30℃的环境。阴凉处指不超过20℃的环境。凉暗处指避光并不超过20℃的环境。冷处指2～10℃的环境。故本题正确答案为C。

20. 正确答案: A
答案解析: 一般炮制品的绝对含水量应控制在7%～13%,贮存环境的相对湿度应控制在35%～75%。故本题正确答案为A。

21. 正确答案: A
答案解析: 药师发现严重不合理用药或者用药错误,应当拒绝调配。处方一般当日有效,特殊情况下需延长有效期的,由开具处方的医师注明有效期,但最长不得超过3天。药师不应擅自涂改医师处方所列的药味、剂量、处方旁注等。故本题正确答案为A。

22. 正确答案: B
答案解析: 破故纸的正名是补骨脂。正名墨旱莲的别名是旱莲草。正名木蝴蝶的别名是玉蝴蝶、千张纸、云故纸、白故纸。正名牛蒡子的别名是大力子、鼠黏子、牛子、恶实。故本题正确答案为B。

23. 正确答案: B
答案解析: 焦四仙调配时应给付的饮片是焦神曲、焦麦芽、焦山楂、焦槟榔;也常考焦三仙——焦神曲、焦麦芽、焦山楂;炒三仙——炒神曲、炒麦芽、炒山楂。故本题正确答案为B。

24. 正确答案: E
答案解析: 现行版《中国药典》一部收录妊娠禁用、忌用和慎用药材与饮片共计97种。妊娠禁用药多为剧毒或性能峻猛的中药,如千金子、川乌、马钱子、巴豆、牵牛子、洋金花等。妊娠慎用药一般包括活血祛瘀、破气行滞、攻下通便、辛热及滑利类的中药，如益母草、三七、大黄、天花粉、牛膝、肉桂、桂枝、郁李仁等。妊娠忌用的中药有大皂角、天山雪莲。故本题正确答案为E。

25. 正确答案：B
答案解析：知母与玉竹因性状相似但功效不同而不宜排列在一起。芫花与甘草属于"十八反"配伍禁忌，不宜放在一起。附子与白附子属于药名相近，但性味功效不同的饮片，不宜放在一起。肉桂与赤石脂属于"十九畏"配伍禁忌，不宜放在一起。麻黄与麻黄根属于同一植物来源，但不同药用部位，且功效不相同的饮片，不宜放在一起。故本题正确答案为B。

26. 正确答案：B
答案解析：产地类中药讲究道地药材，医师在药名前常标明产地，如怀山药、田三七、东阿胶、杭白芍、广藿香、江枳壳、建泽泻、浙麦冬、化橘红等。故本题正确答案为B。

27. 正确答案：E
答案解析：生马钱子用法：内服，0.3～0.6g，炮制后入丸散。孕妇禁用；不宜生用；不宜多服久服；运动员慎用；有毒成分能经皮肤吸收，外用不宜大面积涂敷。故本题正确答案为E。

28. 正确答案：C
答案解析：胶类中药特殊煎服法为烊化（溶化）。胶类中药不宜与群药同煎，以免因煎液黏稠而影响其他药物成分的煎出或结底糊化。可将此类药置于已煎好的药液中加热溶化后一起服用。也可将此类药置于容器内，加适量水，加热溶化或隔水炖化后，再兑入群药煎液中混匀分服。如阿胶、鳖甲胶、鹿角胶、龟鹿二仙胶等。另煎指一些贵重中药饮片，为使其成分充分煎出，减少其成分被其他药渣吸附引起的损失，需先用另器单独煎煮取汁后，再将药渣并入其他群药合煎，然后将前后煎煮的不同药液混匀后分服。如人参、西洋参等质地较疏松者，通常视片型、体积等另煎0.5～1小时。而羚羊角等质地坚硬者，则应单独煎煮2小时以上。西红花亦可沸水泡服。故本题正确答案为C。

29. 正确答案：A
答案解析：感冒安片具有解热镇痛作用，用于感冒引起的头痛发热，鼻塞、咳嗽、咽喉痛。含有西药成分对乙酰氨基酚、马来酸氯苯那敏、咖啡因。抗感灵片、强力感冒片含有西药成分对乙酰氨基酚。清开灵口服液含有西药成分猪去氧胆酸、黄芩苷。新复方大青叶片含西药成分对乙酰氨基酚、异戊巴比妥、咖啡因、维生素C。故本题正确答案为A。

30. 正确答案：D
答案解析：开创了内伤杂病辨证论治体系的医学典籍是《金匮要略方论》，其作者及成书年代是汉代张机（字仲景）。唐代孙思邈编撰了《备急千金要方》《千金翼方》，隋代巢元方编撰了《诸病源候论》，明代吴又可编撰了《温疫论》，宋代王怀隐等编撰了《太平圣惠方》。故本题正确答案为D。

31. 正确答案：D
答案解析：药物的变态反应（过敏反应）本质上是一种病理性免疫反应，过敏反应的发生机制往往与药物的药理作用和剂量大小无关，因而往往难以预料。中药引起的变态反应包括多种类型，如五味子、白芍、当归、丹参等可引起荨麻疹，虎杖、两面针等可引起药疹；蟾酥、苍耳子、蓖麻子可引起剥脱性皮炎；槐花、南沙参可引起丘状皮疹；黄柏、天花粉、大黄等可引起湿疹样药疹；清开灵注射液、双黄连注射液、参麦注射液、生脉注射液、香丹注射液、喜炎平注射液、丹参注射液、柴胡注射液等中药注射液可引起皮疹、过敏性哮喘、过敏性休克等。故本题正确答案为D。

32. 正确答案：E
答案解析：中药药学服务的对象中尤为重要的人群包括：①用药周期长的慢性病患者，需长期或终生用药者；②病情和用药复杂，患有多种疾病，需同时合并应用多种药品者；③特殊人群，如特殊体质者、肝肾功能不全者、过敏体质者、儿童、老年人、妊娠期及哺乳期妇女、血液透析者、听障者、视障者及特殊职业者如驾驶员等；④用药效果不佳，需要重新选择药品或调整用药方案、剂量、方法者；⑤用药后易出现明显的药品不良反应者；⑥应用特殊剂型、特殊给药途径者。E选项属于尤为重要的人群，但不属于特殊人群范畴。故本题正确答案为E。

33. 正确答案：B
答案解析：补益药宜饭前服以利于吸收，如六味地黄丸、参苓白术散等；制酸药宜饭前服，以减少胃酸分泌，增强对胃黏膜的保护。病在膈以下，如肝、肾脏病变，宜饭前服，旨在使药力直达病所，发挥最佳效力。故本题正确答案为B。

34. 正确答案：C
答案解析：血小板计数的正常参考范围是$(100\sim300)\times10^9/L$。故本题正确答案为C。

【35～36】正确答案：B、C
答案解析：根据患者"胃脘疼痛，痛势急迫，脘闷灼热，口干口苦，纳呆恶心，苔黄腻"可辨证为胃痛之湿热中阻证，治法为清化湿热、理气和胃，方剂应用清中汤加减。故35题正确答案为B。根据患者"胃痛暴作，喜温恶寒，得温痛减，口不渴。舌淡，苔薄白，脉弦紧"，证属胃痛之寒邪客胃证，宜用的方剂是香苏散合良附丸加减。故36题正确答案为C。

【37～38】正确答案：B、E
答案解析：根据患者"胸胁胀痛，善太息，性情急躁，大便稀薄，纳食减少"中医辨证为肝脾不调证。故37题正确答案为B。肝胃不和证的临床表现常见胸胁胀满，善太息，胃脘胀满作痛，嗳气吞酸，嘈杂或呕恶。苔薄黄，脉弦。肝郁气滞，故胸胁胀痛、善太息。肝气犯胃，胃失和降，故嗳气、吞酸、嘈杂、呕恶。胃脘胀满作痛为气滞疼痛的特点，亦由肝气犯胃所致，一般以脘胁胀痛、吞酸嘈杂为辨证要点。故38题正确答案为E。

【39～40】正确答案：C、D
答案解析：患者午后或入夜即发热，五心烦热，盗汗，颧赤，口咽干燥，舌红少津。其热型是阴虚潮热。故39题正确答案为C。患者午后热甚、身热不扬，伴有胸闷呕恶、头身困重、大便溏薄、苔腻。其热型是湿温潮热。故40题正确答案为D。

【41～42】正确答案：C、D

答案解析：根据患者"脘腹胀满，疼痛"，可辨证为"假"实证；根据患者"纳差，便溏，体倦乏力，舌淡苔白，脉弱"，辨证为"真"虚证。病机为脾气虚弱、运化无力，辨证当属真虚假实。故41题正确答案为C。根据患者"面色苍白，四肢逆冷，精神萎顿"，可辨证为"假虚寒证"；根据患者"腹痛硬满拒按，大便秘结，谵语，舌红赤，苔黄燥裂，脉沉实有力"，可辨证为"真实热证"。病机为热结肠胃，辨证当属真实假虚。故42题正确答案为D。

【43～45】正确答案：C、A、E

答案解析：根据患者临床表现，诊断为经断前后诸证之脾肾阳虚证。症状为经断前后，腰脊冷痛，肢软无力，神疲体倦，或浮肿便溏，或纳差腹胀，或带下量多，色白清稀，甚者畏寒肢冷，面色㿠白。舌淡嫩，苔白润，脉细弱无力。治法为温肾健脾，强筋壮骨。方剂应用右归丸合四君子汤加减。中成药应用龙凤宝胶囊。故43题正确答案为C。根据患者临床表现，诊断为经断前后诸证之肝郁肾虚证。症状为经断前后，阵发性烘热汗出，腰膝酸软，烦躁易怒，情绪异常，头晕耳鸣，乳房胀痛，月经紊乱，或胸闷善太息。舌淡红或偏暗，苔薄白，脉弦细。治法为滋肾养阴，疏肝解郁。方剂应用一贯煎合逍遥散加减。中成药应用女珍颗粒、坤宝丸。故44题正确答案为A。根据该患者的临床表现，辨证为经断前后诸证之阴虚火旺证，常用中成药有更年安片、更年宁心胶囊、灵莲花颗粒。更年宁心胶囊临床用于肾阴虚所致绝经前后诸证。症见潮热面红，自汗盗汗，心烦不宁，失眠多梦，头晕耳鸣，腰膝酸软，手足心热。故45题正确答案为E。当归芍药颗粒、潮安胶囊是痛经之湿热蕴结证常用中成药。

【46～47】正确答案：C、E

答案解析：舌乳头增生、肥大，高起如刺，摸之棘手，称为芒刺。若芒刺干燥，多属热邪亢盛，且热愈盛则芒刺愈多。根据芒刺所生部位，可分辨邪热所在脏腑，如舌尖有芒刺，多属心火亢盛；舌边有芒刺，多属肝胆火盛；舌中有芒刺，多属胃肠热盛。故46题正确答案为C。舌体瘦小而薄，称为瘦薄舌，是阴血亏虚、舌体不充之象。瘦薄而色淡者，多是气血两虚；瘦薄而色红绛且干，多是阴虚火旺、津液耗伤所致。故47题正确答案为E。

【48～49】正确答案：A、B

答案解析：胀痛是肝郁气滞的特点。故48题正确答案为A。刺痛多因瘀血阻滞所致。冷痛多因寒邪阻络或为阳气不足，脏腑、经络不得温养而成。掣痛多由筋脉失养或阻滞不通所致。重痛多因湿邪困遏气血所致。故49题正确答案为B。

【50～51】正确答案：B、C

答案解析：考虑药物是否会对患者造成不良反应，指的是合理用药的安全性。故50题正确答案为B。做到用药不滥，有利于环境保护，指的是合理用药的经济性。故51题正确答案为C。

【52～53】正确答案：A、B

答案解析：金花消痤丸主治肺胃热盛所致粉刺。症见颜面红斑、粉刺，毛囊一致性丘疹、脓疱，尤以额头、口鼻周围为重，伴自觉皮损灼热，口干渴思冷饮，大便偏干；痤疮见上述证候者。故52题正确答案为A。化瘀祛斑胶囊主治肺经风热,瘀阻脉络所致的粉刺,症见丘疹、脓疱,可伴色素沉着和凹陷性瘢痕;痤疮见上述证候者。故53题正确答案为B。

【54~55】正确答案: D、A
答案解析: 根据患者"咽部红肿,伴发热,口渴喜饮"可辨证为咽喉肿痛之火毒上攻证,治法为泄热解毒、利咽消肿,方剂应用清咽利膈汤加减,中成药选用板蓝根颗粒、六神丸。故54题正确答案为D。根据患者"咽部红肿,发热恶风,头痛,舌质红,苔黄"可辨证为咽喉肿痛之风热外袭证,治法为疏风清热、消肿利咽,中成药选用清咽利膈丸、金嗓开音丸、复方鱼腥草片。故55题正确答案为A。

【56~57】正确答案: C、E
答案解析: 根据患者症状可知为益津降糖口服液的临床应用表现,也可根据诊断和证候解题,宜选用的中成药有益津降糖口服液、参苓白术散。故56题正确答案为C。根据患者症状可知为六味地黄丸的临床应用表现,也可根据诊断和证候解题,宜选用的中成药有六味地黄丸、麦味地黄丸。参芪降糖胶囊、消渴丸为消渴气阴两虚证常用中成药,金匮肾气丸为消渴阴阳两虚证常用中成药。故57题正确答案为E。

【58~59】正确答案: A、D
答案解析: 苓桂咳喘宁胶囊用于风寒客肺、肺气不宣所致喘证。症见喘咳气急,痰多稀薄起沫,可兼头痛,恶寒伴发热,无汗,舌苔薄白而滑,脉浮紧。苓桂咳喘宁胶囊为喘证之风寒闭肺证常用中成药。故58题正确答案为A。橘红痰咳颗粒用于痰浊阻肺所致喘证。症见呼吸短促,喉中痰鸣,甚至张口抬肩,呕吐痰涎,胸脘憋闷。舌淡苔白,脉弦滑。橘红痰咳颗粒为喘证之痰浊阻肺证常用中成药。故59题正确答案为D。清肺消炎丸用于痰热阻肺,肺失宣降所致喘证。症见气喘,咳嗽,胸胁满胀,咳吐黄痰,舌红苔黄,脉滑数。清肺消炎丸为喘证之痰热壅肺证常用中成药。补金片用于肾不纳气所致喘证。症见喘促,短气,动则喘甚,呼多吸少,气不得续,气怯声低,咳声低弱,痰吐稀薄或咳呛,或痰少质黏,烦热,口干,形瘦神疲,或跗肿,面色晦暗,口唇青紫,腰膝酸软。舌淡暗或暗红,苔剥,脉沉弱或细数。补金片为喘证之肾不纳气证常用中成药。莘贝胶囊用于痰热壅肺、肺失宣降所致喘证。症见气喘不能平卧,咳嗽,咳吐黄痰,胸闷。莘贝胶囊为喘证之痰热壅肺证常用中成药。

【60~61】正确答案: B、C
答案解析: 治疗风寒湿痹证的大活络丸、尪痹颗粒、天麻丸、人参再造丸等均含有附子,而止咳化痰的川贝枇杷露、蛇胆川贝液、通宣理肺丸等分别含有川贝、半夏,依据配伍禁忌原则,若将上述两组合用,附子、乌头与川贝、半夏当属相反禁忌同用之列。故60题正确答案为B。附子理中丸系温中散寒之剂,适用于脾胃虚寒所致的胃脘痛、呕吐、腹泻等,而牛黄解毒片性质寒凉,为清热解毒泻火之剂,适用于火热毒邪炽盛于内而上扰清窍者,可见不加分析地盲目将两者合用是不适宜的。再如,盲目将附子理中丸与黄连上清丸、金匮肾气丸与牛黄解毒片等合用,均属不注意证候的不合理用药。故61题正确答案为C。

【62~64】正确答案: A、C、D
答案解析: 含氰苷的中药,如苦杏仁、桃仁、

枇杷叶等，不宜长期与镇咳类的西药如喷托维林等联用。因氰苷在酸性条件下，经酶水解后产生的氢氰酸虽有止咳功效，但在一定程度上抑制呼吸中枢，喷托维林等可加强其抑制作用，使呼吸功能受抑制。故62题正确答案为A。黄精、骨碎补、甘草等与链霉素联用，可消除或减少链霉素引发的耳鸣、耳聋等不良反应。故63题正确答案为C。发汗解表药荆芥、麻黄、生姜等及其制剂（如防风通圣丸），与解热镇痛药阿司匹林、安乃近等合用，可致发汗太过，发生虚脱。故64题正确答案为D。

【65～66】正确答案：D、A

答案解析： 根据题干"证属脾肾阳虚"可知治法为温肾健脾。益火补土法指温肾阳以补脾阳的治法，又称温肾健脾法。火，在此是指命门之火，而非心火。益火，补益命门之火，即温肾阳之法。适用于肾阳衰微而致脾阳不振的脾肾阳虚证。故65题正确答案为D。根据题干"证属肺阴不足、肝火上逆犯肺"可知治法为滋肺清肝。佐金平木法是滋肺阴、清肝火的治法，又称滋肺清肝法。适用于肺阴不足、肝火上逆犯肺之证。若因肝火太盛，耗伤肺阴的肝火犯肺之证，又当清肝火为主，兼以滋肺降气。故66题正确答案为A。

【67～68】正确答案：D、D

答案解析： 含淀粉多的药材和饮片，应贮于通风、干燥处，以防虫蛀。故67题正确答案为D。含糖分及黏液质较多的饮片，应贮于通风干燥处。故68题正确答案为D。

【69～70】正确答案：A、E

答案解析： 香加皮所含强心苷类化合物，表现为选择性地作用于心脏；刺激延髓呕吐中枢，引起胃肠道反应；抑制窦房结，并直接抑制心脏房室传导组织；抑制Na^+、K^+-ATP酶，促使心肌细胞内K^+大量丢失，增加心肌兴奋性，提高异位节律点（如房室结）自律性，引起心律失常，甚至室颤；抑制脑细胞对氧的利用；减少肾脏血流量。故69题正确答案为A。一般认为鸦胆子毒性成分主要存在于水溶性的苦味成分中，鸦胆子苷、双氢鸦胆子苷是水溶性的苦味成分，可能也是鸦胆子的主要毒性成分。其水溶性苦味成分为剧烈的细胞原浆毒，对中枢神经有抑制作用，对肝肾实质有损害作用，并能使内脏动脉显著扩张，引起出血。其脂肪油对皮肤和黏膜有强烈的刺激性。故70题正确答案为E。

【71～72】正确答案：A、E

答案解析： 黄色主虚证、湿证。黄为脾虚、湿蕴的征象。故脾失健运，而气血不充，或水湿不化者，面即常见黄色。故71题正确答案为A。青色主寒证、痛证、瘀血证及惊风证。青为寒凝气滞、经脉瘀阻的气色。寒主收引，寒盛而留于经脉，则经脉拘急不舒，阻碍气血的运行，或气滞而凝，或血阻而瘀，都可使面色发青，甚至出现青紫色，如阴寒内盛，心腹疼痛，可见苍白而带青的面色。故72题正确答案为E。

【73～74】正确答案：B、D

答案解析： 仙灵骨葆胶囊的不良反应主要包括胃肠系统损害（占55.6%）、皮肤及其附件损害（占23.2%）、中枢及外周神经系统损害（占5.5%）等，不良反应表现为恶心、呕吐、皮疹、瘙痒、腹痛、腹泻、腹胀、心悸、胸闷、肝功能异常、肝细胞损害等。故73题正确答案为B。维C银翘片的皮肤及附属器损害,表现为全身皮疹伴瘙痒、严重荨麻疹、重症多形红斑型药疹、大疱性表皮松解症;消化系统损害,表现为肝功能异常;全身性损害,表现为过敏性休克、过敏样反应、昏厥;泌尿系统损害,表现为间质性肾炎;血液系统损害,表现为白细胞减少、溶血性贫血。故74题正确答案为D。复方罗布麻颗粒,孕妇及脾胃虚寒、体弱、虚寒便溏者慎用。复方青黛丸的不良反应表现为腹泻、腹痛、肝炎、肝功能异常、头晕等,严重者为药物性肝损害和胃肠出血。雷公藤制剂不良反应表现为药物性肝炎、肾功能不全、粒细胞减少、白细胞减少、血小板减少、闭经、精子数量减少、心律失常等;严重者有肝肾功能异常、肾功能衰竭、胃出血等。

【75~76】正确答案:C、D
答案解析: 凡头痛之在于经脉者,可根据经络的分布,以确定其病位之所在。头顶痛属厥阴经。故75题正确答案为C。头侧痛属少阳经。故76题正确答案为D。前额痛属阳明经,头项痛属太阳经等。

77. 正确答案:C
答案解析: 根据患者"经血非时暴下不止,血色淡、质清稀;面色㿠白,气短神疲,小腹空坠,饮食不佳,四肢不温。舌淡胖,苔薄白,脉沉弱"可辨证为崩漏之脾虚证。故本题正确答案为C。

78. 正确答案:C
答案解析: 该患者证属崩漏之脾虚证,治法为补气摄血,固冲止崩。故本题正确答案为C。

79. 正确答案:C
答案解析: 该患者证属崩漏之脾虚证,方剂选固本止崩汤加升麻、山药、大枣、海螵蛸。中成药选用人参归脾丸、阿胶三宝膏、山东阿胶膏。故本题正确答案为C。

80. 正确答案:A
答案解析: 根据患者"精神恍惚,心神不宁,多疑易惊"可辨证为郁证之心神失养证。故本题正确答案为A。

81. 正确答案:C
答案解析: 郁证之心神失养证,治法为甘润缓急,养心安神。故本题正确答案为C。

82. 正确答案:B
答案解析: 郁证之心神失养证,方剂应用甘麦大枣汤加减。故本题正确答案为B。

83. 正确答案:D
答案解析: 方中选用炙甘草,甘缓和中,养心以缓急。小麦宜选用淮小麦,而非浮小麦,淮小麦味甘性凉。功可养心除烦,补肾止渴。原方中小麦使用剂量最大。甘草长期大量使用可能引起假性醛固酮增多症,《中国药典》规定其内服剂量为每日2~10g,用药期间如果出现浮肿、高血压、血钾降低等不良反应时,应减少甘草用量或递减停用。水煎温服,每日3次,餐后服用。方中大枣需擘开后入煎。故本题正确答案为D。

84. 正确答案:D
答案解析: 根据患者"腰膝酸软,畏寒肢冷"可辨证为癃闭之肾阳衰惫证。故本题正确答案为D。癃闭之膀胱湿热证症状为小便点滴不通，或量极少而短赤灼热，小腹胀满，口苦口黏，或口渴不欲饮，或大便不畅。舌质红，苔黄腻，脉数。癃闭之浊瘀阻塞证症状为小便点滴而下，或尿如细线，甚则阻塞不通，小腹胀满疼痛。舌质紫暗或有瘀点，脉涩。

85. 正确答案：A
答案解析：癃闭之肾阳衰惫证治宜温补肾阳，化气利水。B 选项为癃闭之膀胱湿热证的治法；D 选项为癃闭之浊瘀阻塞证的治法；C 选项为水肿之脾阳虚衰证的治法；E 选项为郁证之痰气郁结证的治法。故本题正确答案为 A。

86. 正确答案：B
答案解析：癃闭之肾阳衰惫证治宜选用的基础方剂为济生肾气丸。A 选项为癃闭之膀胱湿热证的基础方剂，C 选项为癃闭之浊瘀阻塞证的基础方剂，D 选项为水肿之脾阳虚衰证的基础方剂，E 选项为郁证之痰气郁结证的基础方剂。故本题正确答案为 B。

87. 正确答案：B
答案解析：癃闭之肾阳衰惫证，中成药宜选用济生肾气丸、金匮肾气丸。A、C、D、E 选项均为癃闭之浊瘀阻塞证常用中成药。故本题正确答案为 B。

88. 正确答案：A
答案解析：根据患者"头痛隐隐，心悸失眠，面色少华"可辨证为血虚头痛。故本题正确答案为 A。

89. 正确答案：C
答案解析：血虚头痛治法为养血滋阴和络，方剂应用加味四物汤（白芍、当归、熟地黄、川芎、蔓荆子、菊花）加减。故本题正确答案为 C。

90. 正确答案：A
答案解析：根据患者"冷痛重着，寒冷和阴雨天加重"可辨证为寒湿腰痛，治法为散寒除湿、温经通络。方剂应用甘姜苓术汤，中成药应用 B、C、D、E 四个选项药物都可。腰痛片为肾虚腰痛常用中成药。故本题正确答案为 A。

91. 正确答案：B
答案解析：含雄黄的中成药包括牛黄解毒丸（片）、六神丸、喉症丸、安宫牛黄丸、牛黄清心丸、牛黄镇惊丸、牛黄抱龙丸、牛黄至宝丸、追风丸、牛黄醒消丸、紫金锭（散）、六应丸、梅花点舌丸等。故本题正确答案为 B。

92. 正确答案：C
答案解析：雄黄消化系统中毒表现：口腔咽喉干痛、烧灼感，口中有金属味，流涎，剧烈恶心呕吐，腹痛腹泻，严重时类似霍乱。故本题正确答案为 C。

93. 正确答案：ADE
答案解析：带下过多之湿热下注证。症见带下量多，色黄或呈脓性，质黏，有臭气，或带下色白质黏，呈豆渣样，外阴瘙痒，小腹作痛，口苦口腻，胸闷纳呆，小便短赤。舌红，苔黄腻，脉滑数。故本题正确答案为 ADE。

94. 正确答案：ABCE
答案解析：患者"刺痛，痛处固定不移，唇甲青紫，舌色紫暗有瘀斑"的表现属于瘀血的致病特点。瘀血的形成,一是由于气虚、气滞、血寒、血热等,使血行不畅而瘀滞;二是由于内外伤,或气虚失摄,或血热妄行等,引起血离经脉,积存于体内而形成瘀血。故本题正确答案为ABCE。

95. 正确答案: ABCDE
答案解析: 与药物剂量有关的中药不良反应包括药物的副作用、毒性作用,以及继发反应、首剂效应、后遗作用等。故本题正确答案为ABCDE。

96. 正确答案: ABDE
答案解析: 可选用血府逐瘀口服液为常用中成药进行治疗的病证有心悸之瘀阻心脉证、胸痹之气滞血瘀证、瘀血头痛证、胁痛之瘀血阻络证、血瘀发热证、蛇串疮之气滞血瘀证。不寐无此类证型。故本题正确答案为ABDE。

97. 正确答案: ABCDE
答案解析: 壮骨关节丸的不良反应:皮疹、瘙痒、恶心、呕吐、腹痛、腹泻、胃痛,血压升高,肝损害。在不良反应的报告中,胆汁淤积型肝炎例数有一定比例。故本题正确答案为ABCDE。

98. 正确答案: ABCD
答案解析: 需对患者用药进行特殊提示的情形和特别注意的问题有:①患者同时使用2种或2种以上含同一成分的药品时,或合并用药较多时;②当患者用药后出现不良反应时,或既往曾发生过不良反应事件;③当患者依从性不好时,或患者认为疗效不理想,或剂量不足以有效时;④病情需要,处方中配药剂量超过规定剂量时(需医师双签字),处方中用法用量与说明书不一致,或非药品说明书中所指示的用法、用量、适应证时;⑤患者正在使用的药物中有配伍禁忌或配伍不当时(如有明显配伍禁忌时应第一时间联系该医师以避免纠纷的发生);⑥第1次使用该药的患者;⑦近期药品说明书有修改(如商品名、适应证、剂量、有效期、贮存条件、药品不良反应);⑧患者所用的药品近期发现严重或罕见的不良反应;⑨使用含有毒中药或有毒成分药品的患者;⑩同一种药品有多种适应证或用药剂量范围较大或剂量接近阈值时;⑪药品被重新分装,而包装的标识不清晰时;⑫使用需特殊贮存条件的药品时,或使用临近有效期药品时。故本题正确答案为ABCD。

99. 正确答案: ABCD
答案解析: 六淫致病的共同特点有外感性、季节性、地域性、相兼性。故本题正确答案为ABCD。

100. 正确答案: AD
答案解析: 根据患者"口腔黏膜溃疡,灼痛明显,伴口渴心烦、失眠"可辨证为口疮之心脾积热证,治法为泻火解毒、清上泻下,方剂选用凉膈散加减,中成药应用牛黄清胃丸、导赤丸。故本题正确答案为AD。

临考决胜卷（四）·答案解析

1. 正确答案：C
答案解析： 根据患者的临床表现，辨证为内伤发热之阴虚发热证。症见午后潮热，或夜间发热，不欲近衣，手足心热，烦躁，少寐多梦，盗汗，口干咽燥。舌质红，或有裂纹，苔少甚至无苔，脉细数。治法为滋阴清热。基础方剂为清骨散加减。中成药有知柏地黄丸。故本题正确答案为C。

2. 正确答案：E
答案解析： 先扶正后祛邪，适用于正虚邪实，以正虚为主的病证。因正气过于虚弱，若兼以攻邪，则反而更伤正气，故应先扶正而后祛邪。如癌症患者，发现已是晚期，或患病日久，正气太过虚弱，不宜行祛邪攻伐，应先用补益之法以扶正，待正气有所恢复后再给予抗癌祛邪之法。故本题正确答案为E。

3. 正确答案：D
答案解析： 修治是除去杂质和非药用部分，以洁净药材，保证其符合医疗需要。如人参去芦，远志去心，山茱萸去核，乌梢蛇去头、鳞片等。净山楂属于与药材品质有关的要求。故本题正确答案为D。

4. 正确答案：B
答案解析： 中药煎煮一般分为一煎、二煎。一般药一煎沸后煎20～30分钟为宜，二煎沸后煎15～20分钟为宜；解表、清热、芳香类药一般不宜久煎，一煎沸后煎15～20分钟，二煎沸后煎10～15分钟；而滋补药一般一煎沸后文火煎40～60分钟，二煎沸后煎30～40分钟为宜。故本题正确答案为B。

5. 正确答案：C
答案解析： 如在乙型肝炎患者血液中检出乙型肝炎病毒表面抗原、e抗原、核心抗体同为阳性，在临床上称为"大三阳"；在其血液中检测出乙型肝炎病毒表面抗原、e抗体、核心抗体同为阳性，在临床上称为"小三阳"。故本题正确答案为C。

6. 正确答案：D
答案解析： 阴偏衰产生的是"阴虚则热"的虚热证，治疗当滋阴制阳，用"壮水之主，以制阳光"的治法，即用滋阴壮水之法以抑制阳亢火盛，又称为"阳病治阴"。故本题正确答案为D。

7. 正确答案：B
答案解析： 根据该患者的临床表现，辨证为痔之湿热下注证。症见便血鲜红，量较多，肛内肿物外脱，可自行回缩，肛门灼热。舌质红，苔黄腻，脉弦数。治法为清热利湿止血。基础方剂为脏连丸加减。故本题正确答案为B。

8. 正确答案：A
答案解析： 两种功效相似的中成药同用治疗一种病证，以起到增强疗效的协同作用，如附子理中丸与四神丸合用，可以增强温肾运脾、涩肠止泻的功效，治疗脾肾阳虚之五更泄泻。归脾丸与人参养荣丸同用，可明显增强补益心脾、益气养血、安神止痉的功效，治疗心悸失眠、眩晕健忘。脑立清胶囊（片）与六味地黄丸合用,用于高血压证属肝肾阴虚、风阳上扰者。故本题正确答案为A。

9. 正确答案: B
答案解析: 牛黄清心丸、磁朱丸处方中有朱砂,朱砂中含有硫化汞;六神丸、牛黄解毒丸中有雄黄,雄黄中含有硫化砷;舟车丸处方中有轻粉,轻粉主含氯化亚汞;三物备急丸、三物白散、九龙丹处方中有巴豆,巴豆中含有巴豆毒素等。故本题正确答案为B。

10. 正确答案: D
答案解析: 根据题干信息判断病位为肺、病邪为痰。咳嗽声重气急,咳痰稀薄色白,苔薄白,脉浮紧。此属咳嗽之风寒袭肺证。故本题正确答案为D。

11. 正确答案: B
答案解析: 仁青常觉的功效是清热解毒、调和滋补。故本题正确答案为B。

12. 正确答案: A
答案解析: 含雄黄的中成药包括牛黄解毒片(丸)、六神丸、喉症丸、安宫牛黄丸、牛黄清心丸、牛黄镇惊丸、牛黄抱龙丸、牛黄至宝丸、追风丸、牛黄醒消丸、紫金锭(散)、六应丸、梅花点舌丸等。含汞(朱砂、轻粉、红粉)的中成药包括牛黄清心丸、牛黄抱龙丸、抱龙丸、朱砂安神丸、天王补心丸、安脑丸、苏合香丸、人参再造丸、安宫牛黄丸、牛黄千金散、牛黄镇惊丸、紫雪散、梅花点舌丸、紫金锭(散)、磁朱丸、更衣丸、复方芦荟胶囊。故本题正确答案为A。

13. 正确答案: A
答案解析: 中药用药禁忌是中医保证临床安全用药的经验总结,包括配伍禁忌、妊娠禁忌、证候禁忌及服药饮食禁忌四大部分。故本题正确答案为A。

14. 正确答案: D
答案解析:《本草经集注》作者为南朝的陶弘景。本书主要特点及历史意义:①系统整理了南北朝以前的药物学资料;②创立了新的编写体例:药物按自然属性进行分类;③创设了"诸病通用药"专项,以病证类药。故本题正确答案为D。

15. 正确答案: D
答案解析: 抓住"腰膝酸软,头晕耳鸣",可判断为月经先期之肾气虚证,宜选用的方剂为固阴煎或归肾丸。故本题正确答案为D。

16. 正确答案: B
答案解析: 肺气的宣发作用,将脾所转输来的津液和水谷精微散布周身,外达皮毛。故本题正确答案为B。

17. 正确答案: C
答案解析: 对胃肠道有刺激的药物及苦寒伤胃之药宜饭后服,如皂角丸、羚羊角散;健胃消食药宜饭后服,如保和丸、大山楂丸等;病在胸膈以上,如头痛、眩晕、目疾、咽痛等宜饭后服,使药力停留于上焦,便于发挥药效。故本题正确答案为C。

18. 正确答案: B
答案解析: 积聚之气滞血阻证常用的中成药有中华肝灵胶囊、肝脾康胶囊、阿魏化痞膏。阿魏化痞膏临床用于气机郁滞、瘀血内结所致积聚。症见腹内有结块,固定不移,或胀或痛,面暗消瘦,体倦乏力,饮食减少,时有寒热,女子或经闭不行,舌青紫有瘀点,脉弦滑或细涩;慢性肝病、肝脾大见上述证候者。故本题正确答案为B。

19. 正确答案: D
答案解析: 根据患者的临床表现诊断为心悸之瘀阻心脉证。症见心悸不安,胸闷不舒,心痛时作,痛如针刺,唇甲青紫。舌质紫暗或有瘀斑,脉涩或结或代。治法为活血化瘀,理气通络。故本题正确答案为D。

20. 正确答案: D
答案解析: 通因通用又称"以通治通",即针对通泄的临床表现,用通利药物进行治疗,适用于因实而出现通利假象的真实假虚证。故本题正确答案为D。

21. 正确答案: C
答案解析: 抓住"形体消瘦,口燥咽干,潮热颧红,五心烦热,盗汗"即可判断为虚劳之阴虚证,可选用的基础方剂为沙参麦冬汤。故本题正确答案为C。

22. 正确答案: C
答案解析: 培土制水法适用于脾虚不运、水湿泛溢导致的水肿胀满的证候,属于根据相克关系确定的治则治法。ABDE均属于根据相生关系确定的治则治法。本题快速解题方法是着眼于5个选项的后半句话,也就是"采用XX法",5个选项中只有C选项是根据五行相克关系确定的治法,快速锁定答案,故本题正确答案为C。

23. 正确答案: D
答案解析: 蓖麻子产生的蓖麻毒素可致人中毒,其潜伏期一般为4~8小时。故本题正确答案为D。

24. 正确答案: D
答案解析: 抓住"点滴状皮疹,层层鳞屑,瘙痒剧烈,刮去鳞屑有点状出血",可判断为白疕;抓住"发展迅速,颜色鲜红,伴口干舌燥,咽喉疼痛,心烦易怒,便干溲赤",可判断为血热内蕴证。宜选用的方剂为犀角地黄汤加减。故本题正确答案为D。

25. 正确答案: D
答案解析: 抓住"胃脘胀满而痛,拒按,嗳腐吞酸,呕吐不消化食物"可判断为胃痛之饮食伤胃证。宜采用的治法为消食导滞,和胃止痛。故本题正确答案为D。

26. 正确答案: C
答案解析: 子病及母,是指疾病的传变,从子脏传及母脏。肾属水,肝属木,水生木,故肾为母脏,肝为子脏。肝病及肾,即子病及母。故本题正确答案为C。

27. 正确答案: D
答案解析: 根据患者的临床表现诊断为肺胀之肺肾气虚证。症见胸部膨满,呼吸浅短难续,声低气怯,甚则张口抬肩,不能平卧,咳嗽,痰白如沫,咳吐不利,胸闷心慌,形寒汗出,腰膝酸软,小便清长,或尿有余沥。舌淡或暗紫,脉沉细无力,或结、代。治法为补肺摄纳,降气平喘。基础方剂为平喘固本汤合补肺汤加减。故本题正确答案为D。

28. 正确答案: C
答案解析: 标本兼治指标病与本病并重,应治标与治本兼顾,是在标病与本病俱急,或标病与本病俱缓之时采取的一种治则,如虚人感冒,素体气虚,反复外感,治宜益气解表,益气为治本,解表为治标。故本题正确答案为C。

29. 正确答案: B
答案解析: 抓住"咳痰稀薄色白,伴鼻塞,流清涕"可判断为咳嗽之风寒袭肺证,宜选用的方剂为三拗汤合止嗽散。故本题正确答案为B。

30. 正确答案: C
答案解析: 孕妇因感染性疾病等原因出现发热,体温上升1.5℃就可以导致胎儿畸形,致畸的部位和程度与母体发热时间的长短、热度和胎龄有关。故本题正确答案为C。

31. 正确答案: C
答案解析: 一方多剂的处方应按"等量递减""逐剂复戥"的原则进行称量分配。故本题正确答案为C。

32. 正确答案: A
答案解析: 以微波加热器加热干燥养护中药,温度不宜过高,时间不宜过长,在温度60℃以上时,经1～2分钟即可。故本题正确答案为A。

33. 正确答案: A
答案解析: 丁香畏郁金。含郁金的中成药有利胆排石片、胆乐胶囊、胆宁片。含丁香的中成药有六应丸、苏合香丸、妙济丸、纯阳正气丸、紫雪散。故本题正确答案为A。

34. 正确答案: B
答案解析: 西医学的急性化脓性乳腺炎,可参考乳痈的辨证论治。故本题正确答案为B。

【35～36】正确答案: B、E
答案解析: 风热犯表型瘾疹宜选用的方剂为消风散。故35题正确答案为B。胃肠湿热型瘾疹宜选用的方剂为防风通圣散。故36题正确答案为E。

【37～38】正确答案: E、C
答案解析: 消瘦、面色萎黄、厌食、大便溏稀,属于脾虚,可选用健脾和胃消食的山药、茯苓、白术、白扁豆、稻芽等。故37题正确答案为E。儿童生长发育迟缓,尿频,面色苍白,舌胖,属于肾虚,宜用补肾的补骨脂、菟丝子、肉苁蓉、熟地黄等。故38题正确答案为C。

【39～40】正确答案: A、E
答案解析: 辨证为不寐之痰热扰心证,宜选用的中成药有心速宁胶囊、礞石滚痰丸、补脑丸。补脑丸临床应用于精血亏虚,痰热扰心所致不寐。症见心烦失眠,心悸不宁,头晕耳鸣,五心烦热,舌红,脉细数或滑数;神经衰弱见上述证候者。故39题正确答案为A。辨证为不寐之肝火扰心证,宜选用的中成药有泻肝安神丸、复方罗布麻颗粒。复方罗布麻颗粒临床应用于肝阳上亢,肝热扰心,心神不宁所致不寐。症见失眠多梦,烦躁易怒,头晕,头痛;神经衰弱见上述证候者。故40题正确答案为E。

【41～43】正确答案: D、C、A
答案解析: 辨证为便秘之虚秘。宜选用的中成药有便秘通、便通胶囊、芪蓉润肠口服液、

苁蓉通便口服液。苁蓉通便口服液临床应用于气伤血亏、阴阳两虚所致便秘。症见大便干结，心悸气短，周身倦怠；中老年人、产后、虚性便秘及习惯性便秘见上述证候者。故41题正确答案为D。辨证为便秘之热秘。宜选用的中成药有麻仁胶囊、麻仁润肠丸、麻仁滋脾丸、通幽润燥丸、清泻丸、新复方芦荟胶囊。新复方芦荟胶囊临床应用于心肝火旺所致便秘。症见便秘，数日不行，烦躁，泛酸嘈杂，口干口苦，舌红苔黄，脉弦滑。故42题正确答案为C。辨证为便秘之气秘。宜选用的中成药有四磨汤口服液、厚朴排气合剂。厚朴排气合剂临床应用于腹部非肠胃吻合术后早期肠麻痹、老年性便秘等。症见腹部胀满，胀痛不适，无排气、排便，舌质淡红，舌苔薄白或白腻。故43题正确答案为A。

【44～46】正确答案：C、A、D
答案解析： 对抗贮存法，也称异性对抗驱虫养护，是采用两种或两种以上药物同贮，相互克制，起到防止虫蛀、霉变的养护方法。一般适用于数量不多的药物，如蛤蚧与花椒、吴茱萸或荜澄茄同贮，故44题正确答案为C。牡丹皮与泽泻、山药同贮，故45题正确答案为A。蕲蛇或白花蛇与花椒或大蒜瓣同贮。故46题正确答案为D。

【47～48】正确答案：C、D
答案解析： 含钙、镁、铁等金属离子的中药（石膏、瓦楞子、牡蛎、龙骨、海螵蛸、石决明、赭石、明矾等及其中成药），不能与四环素类抗生素联用，易形成络合物；不能与异烟肼联用，会产生螯合效应；不能与左旋多巴联用，会产生络合反应。故47题正确答案为C。含汞类中药及其制剂（朱砂、轻粉、朱砂安神丸、仁丹、紫雪散、补心丹、磁朱丸等），不能与溴化钾、三溴合剂、碘化钾、碘喉片等同服，会生成有剧毒的溴化汞或碘化汞，从而导致药源性肠炎或赤痢样大便。故48题正确答案为D。

【49～50】正确答案：D、E
答案解析： 抓住"口干多饮，皮失润泽"，可判断为厌食之脾胃阴虚证。宜选用的中成药有儿宝颗粒、健儿素颗粒。故49题正确答案为D。抓住"厌食，精神尚可"，可判断为厌食之脾失健运证。宜选用的中成药有健儿消食口服液、复方消食茶。故50题正确答案为E。

【51～54】正确答案：B、A、D、C
答案解析： 辨证为泄泻之脾胃虚弱证。症见大便时溏时泻，迁延反复，食少，食后脘闷不舒，稍进油腻食物，则大便次数增多，面色萎黄，神疲倦怠。舌质淡，苔白，脉细弱。治法为健脾益气，化湿止泻。基础方剂为参苓白术散加减。宜选用的中成药有人参健脾丸、补中益气丸、参苓健脾胃颗粒。故51题正确答案为B。辨证为泄泻之肾阳虚衰证。症见黎明前脐腹作痛，肠鸣即泻，泻后则安，完谷不化，腹部喜暖，形寒肢冷，腰膝酸软。舌淡苔白，脉沉细。治法为温肾健脾，固涩止泻。基础方剂为四神丸加减。宜选用的中成药有四神丸、桂附理中丸、固本益肠片、肠胃宁片。故52题正确答案为A。辨证为泄泻之湿热伤中证。症见腹痛泄泻，泻下急迫，势如水注，或泻而不爽，粪色黄褐，气味臭秽，肛门灼热，烦躁口渴，小便短赤。舌质红，苔黄腻，脉滑数或濡数。治法为清热燥湿，分利止泻。基础方剂为葛根芩连汤加减。宜选用的中成药有肠康片、香连片、痢必灵片、泻痢消胶囊、连蒲双清

片、白蒲黄片。故53题正确答案为D。辨证为泄泻之肝气乘脾证。症见素有胸胁胀闷，嗳气食少，每因抑郁恼怒或情绪紧张之时，发生腹痛而泻，腹中雷鸣，攻窜作痛，矢气频作。舌质淡，苔薄白或薄腻，脉弦。治法为抑肝扶脾，升清止泻。基础方剂为痛泻要方加减。宜选用的中成药有痛泻宁颗粒、养胃颗粒。故54题正确答案为C。

【55～57】正确答案：B、C、A
答案解析：易升华的中药饮片有樟脑、薄荷脑、冰片。故55题正确答案为B。易软化融化的中药饮片有松香、芦荟、阿魏、猪胆膏、白胶香、安息香、柿霜、乳香、没药、苏合香。故56题正确答案为C。易风化的中药饮片有硼砂、芒硝、胆矾、白矾、绿矾。故57题正确答案为A。

【58～60】正确答案：C、D、B
答案解析："口涎、呕吐物、粪便多呈蓝绿色"是胆矾的特征性不良反应。故58题正确答案为C。"视力障碍、错觉"是吴茱萸的特征性不良反应。故59题正确答案为D。"神经毒性"是白矾的特征性不良反应。故60题正确答案为B。

【61～64】正确答案：A、C、C、B
答案解析：解救乌头类药物和含乌头类药物的中成药中毒，可肌内注射阿托品；解救蟾酥及含蟾酥的中成药中毒，可注射阿托品，服用颠茄合剂等药。故61题正确答案为A。解救雄黄及含雄黄的中成药中毒，可应用二巯基丙醇类药物。62题正确答案为C。解救含朱砂、轻粉、红粉的中成药中毒，可用二巯基丙醇类、硫代硫酸钠等解毒。故63本题正确答案为C。解救马钱子及含马钱子的中成药中毒，可静脉注射苯巴比妥钠。故64本题正确答案为B。

【65～67】正确答案：B、A、D
答案解析：大皂角有小毒，内服1～1.5g。多入丸散用。外用适量，研末吹鼻取嚏或研末调敷患处。咯血及吐血者忌用。故65题正确答案为B。罂粟壳有毒，内服3～6g。易成瘾，不宜常服；儿童禁用；运动员慎用。故66题正确答案为A。马钱子有大毒，内服0.3～0.6g，炮制后入丸散，不宜多服久服、生用；运动员慎用；有毒成分能经皮肤吸收，外用不宜大面积涂敷。故67题正确答案为D。

【68～70】正确答案：E、C、A
答案解析："肾为生气之根""脾胃为生气之源""肺为生气之主"，气的生成与肺脾胃肾密切相关。故68题正确答案为E。心主血脉、肺朝百脉、肝主藏血、脾主统血，血液的正常运行，与心肺肝脾等脏腑的功能密切相关。故69题正确答案为C。津液在体内的输布与排泄，主要是通过肾的蒸腾气化、脾的转输、肺的宣降，以三焦为通道而输布于全身，与肺脾肾的功能密切相关。故70题正确答案为A。

【71～73】正确答案：C、D、E
答案解析：属于两种功效相似的中成药同用治疗一种病证，以起到增强疗效的协同作用的药组有附子理中丸与四神丸合用、归脾丸与人参养荣丸合用、脑立清胶囊与六味地黄丸合用。故71题正确答案为C。属于功效不同的中成药配伍同用，一药为主，一药为辅，

辅药能够提高主药功效的药组有二陈丸与平胃散合用、乌鸡白凤丸与香砂六君丸合用。故72题正确答案为D。属于中成药配伍应用，其中一种药物能够明显抑制或消除另一种中成药偏性或副作用的药组有舟车丸与四君子丸合用，金匮肾气丸与麦味地黄丸、生脉散或参蛤散合用。故73题正确答案为E。

【74～76】正确答案：E、C、D
答案解析： 前列泰片用于湿热夹瘀所致膏淋。症见尿频、尿痛，尿后有余沥，或尿液浑浊状若米泔，小腹胀满或痛，亦可用于慢性前列腺炎者，为膏淋常用中成药。本药过敏体质者，尤其是对花粉过敏者禁用；脾胃虚寒者慎用；患有浅表性胃炎者宜饭后服用。故74题正确答案为E。晕复静片用于痰湿中阻、风阳上扰所致的眩晕。症见头晕目眩，视物旋转，头重如蒙，胸闷，呕吐；梅尼埃病、椎动脉型颈椎病及颅脑外伤所引起的眩晕见上述证候者，为眩晕之痰湿中阻证常用中成药。本药孕妇禁用；含有马钱子，不宜久服、过量服用。故75题正确答案为C。肾炎消肿片用于脾虚气滞、水湿内停所致水肿。症见肢体浮肿，晨起面肿甚，按之凹陷，身体重倦，尿少，脘腹胀满，舌苔白腻，脉沉缓；急、慢性肾炎见上述证候者，为水肿之水湿浸渍证常用中成药。因含香加皮，有一定的心脏毒性，心脏病患者慎用，亦不适宜长期或过量服用；孕妇及风水水肿者慎用。故76题正确答案为D。槟榔四消丸用于宿食痰阻，脾胃升降失司所致胃痛。症见胃脘疼痛，脘腹胀满，纳少嗳气，大便秘结，舌苔厚腻，脉弦而滑；消化不良见上述证候者。本药中含牵牛子、猪牙皂有毒，不宜过量或久服；孕妇禁用；肝肾功能不全者禁用；脾胃虚寒胃痛、冷秘者及体弱者慎用。和中理脾丸用于脾胃不和，清气不升，浊气不降，清浊相干所致泄泻。症见大便不调，水谷不化，大便溏薄或泄泻，脘腹胀闷不舒，呕恶嗳气，纳食减少，气短，肢倦乏力，矢气不畅，面色萎黄，舌淡，苔白腻，脉细弱；胃肠功能紊乱、慢性肠炎见上述证候者。本药中含有炒麦芽，有回乳作用，孕妇及哺乳期妇女慎用；肝胃郁火、胃阴不足或湿热中阻所致胃痛、呕吐、泄泻者慎用。

77. 正确答案：E
答案解析： 肺脾两虚表现为久咳不已，气短乏力，痰多清稀，食纳减少，腹胀便溏，甚则足面浮肿，舌淡苔白，脉细弱。"哮喘"是肺的定位症状；"食纳减少，腹胀便溏"是脾的定位症状；"气短乏力"是气虚的定性症状。故本题正确答案为E。

78. 正确答案：E
答案解析： "痰多清稀"是肺脾两虚患者的症状。故本题正确答案为E。

79. 正确答案：D
答案解析： 气虚属于八纲辨证的"虚证"。故本题正确答案为D。

80. 正确答案：C
答案解析： 抓住"咽部干燥，微痛，干痒，灼热，有异物感，干咳少痰"，可判断为咽喉肿痛之虚火上炎证。可选用的治法为滋阴降火，清肺利咽。故本题正确答案为C。

81. 正确答案：A
答案解析： 咽喉肿痛之虚火上炎证，宜选用的中成药有知柏地黄丸、玄麦甘桔含片、金参润喉合剂。故本题正确答案为A。

82. 正确答案：C
答案解析：气虚发热及实热、感冒、脾虚便溏及气滞中满者慎用知柏地黄丸。故本题正确答案为C。

83. 正确答案：A
答案解析：抓住"尿浑而黄，形体消瘦"可判断为消渴之阴虚燥热证。故本题正确答案为A。

84. 正确答案：A
答案解析：消渴之阴虚燥热证宜选用的中成药有降糖胶囊、消渴平片、消糖灵胶囊。故本题正确答案为A。

85. 正确答案：C
答案解析：抓住"发热汗多，头痛面红，烦躁"可判断为中暑之阳暑证，宜选用的中成药有清暑解毒颗粒、暑热感冒颗粒。故本题正确答案为C。

86. 正确答案：B
答案解析：该处方为血府逐瘀汤。选用酒当归，酒性升腾散发，可助药势，使当归的作用趋势"向上""向外"，活血化瘀，通络止痛之力更强。故本题正确答案为B。

87. 正确答案：D
答案解析：该方剂的煎法、服法为水煎温服，每日2～3次，宜餐后服用。故本题正确答案为D。

88. 正确答案：A
答案解析：血府逐瘀汤属于胸痹之气滞血瘀证的基础方剂，该证可选用的中成药有血府逐瘀口服液、速效救心丸、复方丹参滴丸、冠心丹参滴丸、银丹心脑通软胶囊。故本题正确答案为A。

89. 正确答案：D
答案解析：经血非时暴下不止或不尽，称为"崩漏"。故本题正确答案为D。

90. 正确答案：D
答案解析：抓住"面色晦暗，眼眶暗，小腹空坠，腰脊酸软"，可判断为肾虚证。故本题正确答案为D。

91. 正确答案：C
答案解析：崩漏之肾虚证的治法为补肾益气，固冲止血。故本题正确答案为C。

92. 正确答案：A
答案解析：崩漏之肾虚证应选用的方剂是加减苁蓉菟丝丸。故本题正确答案为A。

93. 正确答案：CDE
答案解析：阳痿之肾阳不足证，可选用的中成药有益肾灵颗粒、强龙益肾胶囊、蚕蛾公补片、海龙蛤蚧口服液、健阳片。故本题正确答案为CDE。

94. 正确答案：ACE
答案解析：抓住"灼热刺痛，尿色黄赤"，可判断为淋证之热淋，可选用的中成药有八正胶囊、复肾宁片、分清五淋丸。肾炎灵胶囊、五淋丸为淋证之血淋的常用中成药。故本题正确答案为ACE。

95. 正确答案：ABCD

答案解析： 含颠茄类生物碱的中药及其制剂（曼陀罗、洋金花、天仙子、颠茄合剂等），不可与强心苷类药物联用，因颠茄类生物碱可松弛平滑肌，降低胃肠道的蠕动，也就增加了强心苷类药物的吸收和蓄积。故本题正确答案为 ABCD。

96. 正确答案：ABCDE

答案解析： 中药药学服务的主要实施内容包含与患者用药相关的全部需求，因此药学服务的具体工作，除传统的中药调剂工作以外，还包括中药处方点评、用药咨询与药学门诊、中药处方和医嘱审核、参与临床查房和临床会诊、独立开展药学查房、药学监护、患者用药教育、大众健康宣教、个体化药学服务及用药安全性检测等多个环节。故本题正确答案为 ABCDE。

97. 正确答案：CDE

答案解析： 吐法，又称"涌吐法"，是针对停蓄在咽喉、胸膈、胃脘的痰涎、宿食、毒物而拟定的治法。适用于中风、癫狂、喉痹之痰涎壅盛、阻塞咽喉；或宿食停滞胃脘；或误食毒物，为时不久，毒物尚留胃中者等。故本题正确答案为 CDE。

98. 正确答案：ACD

答案解析： 水肿之肾阳衰微证常用的中成药有肾炎舒颗粒、肾炎康复片、肾康宁片。故本题正确答案为 ACD。

99. 正确答案：ABC

答案解析： 肺的生理功能包括肺主气、司呼吸；主宣发肃降；主通调水道；朝百脉而主治节。主纳气的是肾，主统血的是脾。故本题正确答案为 ABC。

100. 正确答案：CDE

答案解析： 月经先后无定期之肝郁证可选择的中成药有妇科十味片、妇科调经片、香附丸。归脾丸、薯蓣丸是月经先后无定期之脾虚证的常用中成药。故本题正确答案为 CDE。

临考决胜卷（五）·答案解析

1. 正确答案： D
答案解析： 药学服务是高度专业化的服务过程，要求药师以合理用药为核心，以提高患者生命质量为目的。药师作为医疗团队成员之一，直接服务于患者，用自己不同于医护而独有的专业知识与技能，来保证药物使用获得满意的结果。提供药学服务的执业药师必须具有药学专业背景，具备扎实的中医药学专业知识以及开展药学服务工作的实践经验和能力，具备与药学服务相关的药事管理与法规知识、医学人文知识、沟通技巧及高尚的职业道德。中药药学服务的主要实施内容包含与患者用药相关的全部需求，因此药学服务的具体工作，除传统的中药处方调剂工作以外，还包括中药处方点评、用药咨询与药学门诊、中药处方和医嘱审核、参与临床查房和临床会诊、独立开展药学查房、药学监护、患者用药教育、大众健康宣教、个体化药学服务及用药安全性检测等多个环节。故本题正确答案为 D。

2. 正确答案： E
答案解析： 一般汤剂均适宜温服，如当归四逆汤。冷服通常适用于解毒药、止吐药、热证药、清热祛暑药，如玉女煎、蚕矢汤、鸡鸣散等。故本题正确答案为 E。

3. 正确答案： C
答案解析： "阴阳互损"即"阴损及阳""阳损及阴"。阴、阳最后都伤了，自然是"阴阳两虚"。故本题正确答案为 C。

4. 正确答案： E
答案解析： 汗证之阴虚火旺证。症见夜寐盗汗，或有自汗，五心烦热，或兼午后潮热，两颧色红，口渴。舌红少苔，脉细数。故本题正确答案为 E。

5. 正确答案： C
答案解析： 暑邪的特点：①暑为阳邪，其性炎热；②暑性升散，耗气伤津；③暑多夹湿。故本题正确答案为 C。

6. 正确答案： A
答案解析： 胆具有贮藏和排泄胆汁及主决断的功能。故本题正确答案为 A。

7. 正确答案： A
答案解析： 卫气的生理功能包括三个方面：一是护卫肌表，防御外邪入侵；二是温养脏腑、肌肉、皮毛等；三是调节控制汗孔开合和汗液的排泄，以维持体温的相对恒定。该患者卫气虚，因此护卫肌表和调节汗液排泄功能失常，出现经常出汗和容易感冒等症状。故本题正确答案为 A。

8. 正确答案： E
答案解析： 假神多见于久病、重病、精气极度衰弱的患者。如原来不欲言语，语声低弱，时断时续，突然转为言语不休者；原来精神极度衰颓，意识不清，突然精神转"佳"者；原来面色十分晦暗，忽然两颧发红如妆者，都属于假神，是为阴阳格拒，阴不敛阳，欲将离决的虚假现象。故本题正确答案为 E。

9. 正确答案：C
答案解析： 白色主虚寒证、失血证。故本题正确答案为C。

10. 正确答案：C
答案解析： 气滞血瘀证可见胸胁胀满走窜疼痛，性情急躁，并兼见痞块刺痛拒按。舌紫暗或有瘀斑等。妇女还可见月经闭止，或痛经、经色紫暗有块，乳房胀痛等症状。其为气滞症状加血瘀症状。故本题正确答案为C。

11. 正确答案：B
答案解析： 足阳明经属于胃。故本题正确答案为B。

12. 正确答案：B
答案解析： 温中祛寒法适用于中焦虚寒之证。回阳救逆法适用于阳气衰微、阴寒内盛之证。温经散寒法适用于寒滞经脉之证。故本题正确答案为B。

13. 正确答案：B
答案解析： 根据患者临床症状，可判断为痛痹。痛痹又称寒痹，表现为明显的寒象，症见肢体关节疼痛，痛势剧烈，部位固定，遇寒则痛甚，得热则痛缓，关节屈伸不利，局部皮肤或有寒冷感，舌质淡，舌苔薄白，脉弦紧。治法为散寒通络，祛风除湿。故本题正确答案为B。

14. 正确答案：D
答案解析： 根据患者临床表现，诊断眩晕之痰湿中阻证，可选用的中成药有半夏天麻丸、眩晕宁颗粒、晕复静片。故本题正确答案为D。

15. 正确答案：C
答案解析： 题干中已经表明该患者为郁证之心神失养证，宜选用的基础方剂为甘麦大枣汤。故本题正确答案为C。

16. 正确答案：E
答案解析： 西医学中各种原因引起的水肿，如急、慢性肾小球肾炎、肾病综合征、继发性肾小球疾病等，以及肝性水肿、心性水肿、营养不良性水肿、功能性水肿、内分泌失调引起的水肿等，可参考此内容辨证论治。故本题正确答案为E。

17. 正确答案：C
答案解析： 采用低温（2～10℃）贮存饮片，就可以有效防止不宜烘、晾中药的生虫、发霉、变色等变质现象发生。故本题正确答案为C。

18. 正确答案：C
答案解析： 毒性中药应严格按照有关的管理规定办理，设专人负责管理，切不可与一般饮片混贮，以免发生意外事故。故本题正确答案为C。

19. 正确答案：E
答案解析： 辨证为癃闭之膀胱湿热证。症见小便点滴不通，或量极少而短赤灼热，小腹胀满，口苦口黏，或口渴不欲饮，或大便不畅。舌质红，苔黄腻，脉数。常用中成药有八正合剂、清淋颗粒。清淋颗粒临床用于由湿热内蕴、下注膀胱，或膀胱湿热阻滞，气化不利所致癃闭。症见小便短赤灼热，尿线变细甚至点滴而出，小腹胀满，口渴不欲饮。舌红、苔黄腻，脉数；前列腺增生症见上述证候者。故本题正确答案为E。

20. 正确答案：A
答案解析： 根据患者临床表现，诊断为中风之气虚血瘀证。症见肢体偏枯不用，肢软无力，面色萎黄。舌质淡紫或有瘀斑，苔薄白，脉细涩或细弱。治法为益气养血，化瘀通络。基础方剂为补阳还五汤加减。中成药有脉络通颗粒、软脉灵口服液、脑安颗粒、消栓胶囊、复方地龙胶囊。故本题正确答案为A。

21. 正确答案：A
答案解析： 心阳虚与心气虚，共有症状是心悸、气短、自汗、活动或劳累后加重。心气虚证的临床表现，除上述共有症状外，兼见面色白、体倦乏力、舌质淡、舌体胖嫩、苔白、脉虚。心阳虚证的临床表现，除上述共有症状外，兼见形寒肢冷、心胸憋闷、面色苍白、舌淡或紫暗、脉细弱或结代。故本题正确答案为A。

22. 正确答案：A
答案解析：《素问·宣明五气》将精神意识思维活动分属于五脏，称作"五脏神"，分别是"心藏神，肺藏魄，肝藏魂，脾藏意，肾藏志"。故本题正确答案为A。

23. 正确答案：C
答案解析： 扶正，适用于以正气虚弱为主要矛盾的虚证；祛邪，适用于以邪气亢盛为主要矛盾的实证。扶正与祛邪兼用又称"攻补兼施"，适用于虚实错杂证，两者同时兼用，则扶正不留邪，祛邪又不会伤正。在具体应用时，还要分清以正虚为主，还是以邪实为主。虚中夹实证，应以扶正为主，兼顾祛邪；而实中夹虚证，则以祛邪为主，兼顾扶正。故本题正确答案为C。

24. 正确答案：D
答案解析： ①白细胞增多见于肠道炎症（常伴有脓细胞），如细菌性痢疾（以中性粒细胞增多为主）、溃疡性结肠炎、痔疮和肠道变态反应性疾病（还可伴有嗜酸性粒细胞和浆细胞增多）。②红细胞增多见于痢疾、溃疡性结肠炎、结肠癌等。细菌性痢疾常有红细胞散在，形态较完整；阿米巴痢疾时红细胞则成堆且被破坏。③吞噬细胞增多主要见于急性肠炎和痢疾（可与脓细胞同时出现）。急性出血坏死性肠炎可见多核巨细胞。④上皮细胞增多为肠壁炎症的特征，如结肠炎、伪膜性肠炎。⑤真菌增多见于大量或长期应用广谱抗生素引起真菌的二重感染。如白色念珠菌致病常见于菌群失调，普通酵母菌大量繁殖可致轻度腹泻。故本题正确答案为D。

25. 正确答案：E
答案解析： 活血消炎丸临床用于肝胃蕴热郁滞于乳络所致乳痈。症见乳房肿胀疼痛，皮色微红，皮温升高，肿块或有或无，乳汁分泌不畅，舌红，苔薄黄或黄腻，脉弦数。急性乳腺炎见上述证候者。故本题正确答案为E。

26. 正确答案：E
答案解析： 三化味：药物或食物进入胃后，被能搅拌培根、消化赤巴、伴火隆等三胃火依次消化，其甘味及咸味消化之后成为甘味，苦、辛、涩味消化后成为苦味，酸味消化后仍为酸味。消化后的甘、苦、酸三味称为"三化味"，其中甘味能治隆病和赤巴病，苦味能治赤巴病和培根病，酸味能治隆病和培根病。故本题正确答案为 E。

27. 正确答案： C
答案解析： 所谓的"症"指疾病的外在表现，即症状和体征。"证"是对疾病过程中所处一定阶段的病机概括，包括病变的部位、原因、性质，以及邪正关系。"病"，疾病的简称，指有特定的致病因素、发病规律和病机演变的异常生命过程，具有特定的症状和体征。感冒、咳嗽属于病；鼻痒喷嚏、恶寒发热属于症；风寒犯肺属于证。故本题正确答案为 C。

28. 正确答案： D
答案解析： 扶正适用于以正气虚为主要矛盾，而邪气也不盛的虚性病证。如补法，包括补气、助阳、滋阴、养血等，为扶正治则指导下的具体治法。故本题正确答案为 D。

29. 正确答案： A
答案解析： 根据相生关系来确定治疗原则，包括补母或泻子两个方面，即"虚则补其母，实则泻其子"。补母，适用于母子关系失调的虚证；泻子，适用于母子关系失调的实证。故本题正确答案为 A。

30. 正确答案： A
答案解析： 中药讲究道地药材，医师在药名前常标明产地，如怀山药、田三七、东阿胶、杭白芍、广藿香、江枳壳、建泽泻、浙麦冬、化橘红等。故本题正确答案为 A。

31. 正确答案： D
答案解析： 超高温瞬间灭菌是将灭菌物迅速加热到150℃，经2～4秒瞬间完成灭菌。故本题正确答案为 D。

32. 正确答案： B
答案解析： 中药临方炮制通常指医师在开具中药处方时，根据药物性能和治疗需要，要求中药药师遵医嘱临时将生品中药饮片进行炮制的操作过程。故本题正确答案为 B。

33. 正确答案： C
答案解析： 患者经断前后，腰脊冷痛，肢软无力，带下量多，色白清稀，畏寒肢冷，舌淡嫩，苔白润，脉细弱无力，证属经断前后诸证之脾肾阳虚证，治法为温肾健脾、强筋壮骨。故本题正确答案为 C。

34. 正确答案： D
答案解析： 白疕是一种以红斑、丘疹、鳞屑损害为主要表现的慢性复发性炎症性皮肤病。其临床特征是红斑基础上覆盖多层银白色鳞屑，刮去鳞屑有薄膜及露水珠样出血点。病程较长，反复发作，不易根治。西医学中银屑病可参考此内容辨证论治。故本题正确答案为 D。

【35～36】正确答案： D、E
答案解析： 含有乌头类的中成药有追风丸、追风透骨丸、三七伤药片、附子理中丸、金匮肾气丸、木瓜丸、小金丸、风湿骨痛胶囊、祛风止痛片、祛风舒筋丸、正天丸、右归丸等。故35题正确答案为D。含有雄黄的中成药有牛黄解毒丸（片）、六神丸、喉症丸、安宫牛黄丸、牛黄清心丸、牛黄镇惊丸、牛黄抱龙丸、牛黄至宝丸、追风丸、牛黄醒消丸、紫金锭（散）、六应丸、梅花点舌丸等。含有朱砂的中成药有牛黄清心丸、牛黄抱龙丸、抱龙丸、朱砂安神丸、天王补心丸、安脑丸、苏合香丸、人参再造丸、安宫牛黄丸、牛黄千金散、牛黄

镇惊丸、紫雪散、梅花点舌丸、紫金锭（散）、磁朱丸、更衣丸、复方芦荟胶囊。故36题正确答案为E。

【37~39】正确答案：D、C、A
答案解析：处方直接写药名（或炒），需调配清炒品的中药，如紫苏子、莱菔子、谷芽、麦芽、王不留行、酸枣仁、蔓荆子、苍耳子、牛蒡子、白芥子等。故37题正确答案为D。处方直接写药名（或炒或炙），需调配蜜炙品的中药，如枇杷叶、马兜铃等。故38题正确答案为C。处方直接写药名（或炒或炭），需调配炭制品的中药，如干漆、炮姜、地榆、侧柏叶、蒲黄等。故39题正确答案为A。

【40~43】正确答案：A、D、B、C
答案解析：根据患者临床表现，辨证为喘证之痰浊阻肺证，常用中成药有橘红痰咳颗粒、祛痰止咳颗粒。祛痰止咳颗粒临床用于脾胃虚弱，痰浊内生，上犯阻肺所致喘证。症见呼吸困难，甚至张口抬肩，鼻翼扇动，胸脘憋闷，舌淡，苔白滑，脉弦滑。故40题正确答案为A。根据患者临床表现，辨证为喘证之痰热壅肺证，常用中成药有清肺消炎丸、葶贝胶囊。葶贝胶囊临床用于痰热壅肺，肺失宣降所致喘证。症见气喘不能平卧，咳嗽，咳吐黄痰，胸闷。故41题正确答案为D。根据患者临床表现，辨证为喘证之风寒闭肺证，常用中成药有小青龙胶囊、风寒咳嗽颗粒、苓桂咳喘宁胶囊、桂龙咳喘宁胶囊。桂龙咳喘宁胶囊临床用于外感风寒，痰湿阻肺，肺气上逆所致喘证。症见呼吸急促，痰涎壅盛，苔白滑腻，脉浮滑数。故42题正确答案为B。根据患者临床表现，辨证为喘证之肾不纳气证，常用中成药有补金片。补金片临床用于肾不纳气所致喘证。症见喘促，短气，动则喘甚，呼多吸少，气不得续，气怯声低，咳声低弱，痰吐稀薄或咳呛，或痰少质黏，烦热，口干，形瘦神疲，或跗肿，面色晦暗，口唇青紫，腰膝酸软。舌淡暗或暗红，苔剥，脉沉弱或细数。故43题正确答案为C。

【44~46】正确答案：D、B、E
答案解析：治疗心悸之心脾两虚证，宜选用的中成药有人参归脾丸、复方扶芳藤合剂、益气养血口服液、消疲灵颗粒。故44题正确答案为D。治疗心悸之阴虚火旺证，宜选用的中成药有天王补心丸、朱砂安神片、宁神补心片、安神补心丸。故45题正确答案为B。治疗心悸之心阳不振证，宜选用的中成药有参仙升脉口服液、心宝丸、芪苈强心胶囊。故46题正确答案为E。

【47~49】正确答案：C、E、B
答案解析：抓住"尿路结石"可判断为石淋，基础方剂为石韦散。故47题正确答案为C。抓住"小便涩滞，淋沥不宣，少腹胀满疼痛"可判断为气淋，基础方剂为沉香散。故48题正确答案为E。抓住"劳累后诱发尿路感染""腰膝酸软，神疲乏力，病程缠绵"，可判断为劳淋，基础方剂为无比山药丸。故49题正确答案为B。

【50~51】正确答案：C、E
答案解析：抓住"遇热则剧，得冷则减"可知其性质为热，抓住"伴发热，恶寒，咽喉肿痛"可进一步确定为风热，综合诊断为瘾疹风热犯表证，选用的中成药有消风止痒颗粒、荆肤止痒颗粒、皮敏消胶囊。故50题正确答案为C。抓住"颜面、胸背皮肤泔腻"、"苔黄

腻,脉滑数"可判断为粉刺属胃肠湿热证,可选用的中成药有消痤丸、金花消痤丸、清热暗疮片。故51题正确答案为E。

【52～54】正确答案：B、D、A
答案解析：易虫蛀的常见剂型有蜜丸、水丸、散剂等。故52题正确答案为B。易发生酸败的剂型有合剂、酒剂、煎膏剂、糖浆剂、软膏剂等。故53题正确答案为D。易挥发的剂型有芳香水剂、酊剂等。故54题正确答案为A。

【55～57】正确答案：A、C、D
答案解析：水蛭有小毒,内服1～3g。妊娠禁用。故55题正确答案为A。天仙子有大毒,内服0.06～0.60g。妊娠、心脏病、心动过速、青光眼者禁用。故56题正确答案为C。洋金花有毒,内服0.3～0.6g,宜入丸散;亦可作卷烟分次燃吸(不超过1.5g/d),外用适量。妊娠、外感及痰热咳喘、青光眼、高血压及心动过速者禁用。故57题正确答案为D。

【58～60】正确答案：E、A、B
答案解析：含槲皮素中药与碳酸钙、氢氧化铝、四环素、大环内酯类抗菌药等西药能形成螯合物。故58题正确答案为E。香豆素类药物(独活、白芷、羌活)血浆蛋白结合率高,可以将口服降血糖药甲苯磺丁脲置换出来而引起低血糖。故59题正确答案为A。丹参与华法林联用因被相同的肝药酶代谢而产生竞争性抑制现象,药动学参数发生变化,凝血时间延长,从而增强了华法林的药效。故60题正确答案为B。

【61～63】正确答案：D、C、B
答案解析：感冒清片含有的西药成分有对乙酰氨基酚、马来酸氯苯那敏、盐酸吗啉胍。故61题正确答案为D。感速康胶囊含有的西药成分有对乙酰氨基酚、马来酸氯苯那敏、维生素C。故62题正确答案为C。脉君安片含有的西药成分为氢氯噻嗪。故63题正确答案为B。

【64～66】正确答案：B、E、D
答案解析：枸杞子配菊花,枸杞子补肾益精、补肝明目为主药,菊花清肝泻火,兼能益阴明目,可增强枸杞子补肝明目的作用,属于相使配伍。故64题正确答案为B。半夏配附子属于"十八反",为配伍禁忌。故65题正确答案为E。生姜可温胃止呕,黄芩药性寒凉,可削弱生姜的温胃作用,即生姜恶黄芩,两药同用可能互相拮抗而抵消、削弱原有功效,因此应避免同用。故66题正确答案为D。

【67～69】正确答案：A、B、D
答案解析：复方鲜竹沥液临床应用于感受外邪,入里化热,肺失宣肃,痰浊内生所致咳嗽。症见咳嗽,痰多黏稠色黄,舌淡,苔黄腻,脉滑。故67题正确答案为A。二母宁嗽丸临床应用于燥热犯肺所致咳嗽。症见咳嗽,痰黄而黏,不易咳出,胸闷气促,久咳不止,声哑喉痛,舌苔黄,脉滑数。故68题正确答案为B。百合固金丸临床应用于肺肾阴虚所致燥咳。症见干咳少痰,痰中带血,咳声嘶哑,午后潮热,口燥咽干,舌红少苔,脉细数。故69题正确答案为D。

【70～72】正确答案：B、C、D
答案解析：黄药子不良反应表现:目前临床报道的与黄药子及其制剂相关的安全性问题主要是肝毒性,且有死亡病例发生。其肝损害的

临床表现,以混合性损伤为主,兼有肝细胞损伤和胆汁淤积的症状,且损伤程度和剂量与给药时间有关。故70题正确答案为B。蜈蚣不良反应表现:①消化道症状:恶心、呕吐、腹痛、腹泻、十二指肠溃疡、黄疸、急性肝损害等。②循环系统:胸闷、气短、心律失常、血压下降等。③泌尿系统:急性肾功能损害、尿量减少等。④血液系统:溶血性贫血、酱油尿、黑便等。⑤神经系统:抽搐、面神经损害等。⑥过敏反应:过敏性皮疹、口唇肿胀、鼻黏性分泌物大量流出、呼吸困难等,严重者可致过敏性休克。故71题正确答案为C。蓖麻子消化系统不良反应:口麻、咽部烧灼感、恶心、呕吐、腹痛、腹泻、出血性胃肠炎、黄疸以及中毒性肝病等。故72题正确答案为D。

【73~74】正确答案:C、E

答案解析: 珍菊降压片的不良反应:消化系统常见肝功能异常、黄疸、胰腺炎等;精神神经系统常见头晕、视物模糊、运动障碍、麻木;皮肤及附件损害常见剥脱性皮炎、全身水疱疹伴瘙痒等;代谢和营养障碍常见低钾血症、低氯血症、低钠血症;有肾功能异常、心前区疼痛、心律失常、白细胞减少等个例报告。故73题正确答案为C。雷公藤制剂的不良反应:药物性肝炎、肾功能不全、粒细胞减少、白细胞减少、血小板减少、闭经、精子数量减少、心律失常等;严重者有肝肾功能异常、肾功能衰竭、胃出血等。故74题正确答案为E。

【75~76】正确答案:C、A

答案解析: 根据患儿临床表现,可判断为厌食之脾失健运证,可选用的中成药有健儿消食口服液、复方消食茶。故75题正确答案为C。抓住"神倦多汗""面色少华,形体偏瘦,

肢倦乏力""脉缓无力"可判断为厌食之脾胃气虚证,可选用的中成药有参苓白术散、启脾丸。故76题正确答案为A。

77. 正确答案:D

答案解析: 麻子仁丸选用生火麻仁,其油重性滑,功专润肠通便。选用生白芍,其养血柔肝、清热和营,缓急止痛效佳。选用炒枳实,炒后既可微温其寒,又能缓其酷烈之性,无破气伤正之弊。选用生大黄攻积导滞势猛,泻火解毒力强。此方若作汤剂,厚朴宜选用生厚朴,行气导滞力强。此方若作丸剂,宜选用姜厚朴,其对咽喉的刺激性已缓减。杏仁可选用㷊苦杏仁或甜杏仁,苦杏仁(北杏仁)水㷊后毒性减弱,有效成分易煎出;甜杏仁(南杏仁)偏于滋润,养肺气而无宣散之力,药力较和缓,取其润肠通便之功用。故本题正确答案为D。

78. 正确答案:E

答案解析: 题干中已经表明该患者证属热秘。热秘可选用的中成药有麻仁胶囊、麻仁润肠丸、麻仁滋脾丸、通幽润燥丸、清泻丸、新复方芦荟胶囊。四磨汤口服液治疗的是气秘。故本题正确答案为E。

79. 正确答案:E

答案解析: 根据患者临床表现,辨证为胃痛之湿热中阻证。故本题正确答案为E。

80. 正确答案:C

答案解析: 抓住"胃脘胀痛,痛连两胁,遇烦恼则痛作"可判断为胃痛之肝气犯胃证。故本题正确答案为C。

81. 正确答案: A
答案解析: 胃痛之肝气犯胃证。宜选用的基础方剂为柴胡疏肝散。故本题正确答案为 A。

82. 正确答案: E
答案解析: 胃痛之肝气犯胃证宜选用的中成药有沉香化气丸、朴沉化郁丸、舒肝健胃丸、舒肝和胃丸、调胃舒肝丸。木香槟榔丸适用于湿热中阻证。故本题正确答案为 E。

83. 正确答案: A
答案解析: 根据患者临床表现,辨证为虚劳之气虚证。故本题正确答案为 A。

84. 正确答案: D
答案解析: 虚劳之气虚证。宜选用的基础方剂为四君子汤。故本题正确答案为 D。

85. 正确答案: C
答案解析: 虚劳之气虚证,常用的中成药有十一味参芪胶囊、四君子丸。故本题正确答案为 C。

86. 正确答案: B
答案解析: 根据患者临床表现,辨证为痛经之寒凝血瘀证。故本题正确答案为 B。

87. 正确答案: B
答案解析: 痛经之寒凝血瘀证的治法为温经散寒除湿,化瘀止痛。故本题正确答案为 B。

88. 正确答案: E
答案解析: 痛经之寒凝血瘀证。宜选用的基础方剂为少腹逐瘀汤。故本题正确答案为 E。

89. 正确答案: A
答案解析: 痛经之寒凝血瘀证应选择的中成药有少腹逐瘀丸、温经丸、妇科万应膏。故本题正确答案为 A。

90. 正确答案: E
答案解析: :根据患者临床表现,诊断为鼻渊之风热蕴肺证。宜选用的基础方剂为泻白散合辛夷清肺饮。故本题正确答案为 E。

91. 正确答案: C
答案解析: 鼻渊之风热蕴肺证。可选用的中成药有利鼻片、鼻渊通窍颗粒、鼻渊片、鼻舒适片。鼻渊舒胶囊、藿胆丸、胆香鼻炎片是鼻渊之胆经郁热证的常用中成药。故本题正确答案为 C。

92. 正确答案: C
答案解析: 外感风寒或肺脾气虚者慎用利鼻片,且本品含有细辛、苍耳子,不宜过量、久用。故本题正确答案为 C。

93. 正确答案: ABCD
答案解析: 自愿呈报系统的优点是监测覆盖面大,监测范围广,时间长,简单易行。故本题正确答案为 ABCD。

94. 正确答案: ABCE
答案解析: 酸性较强的中药,如山楂、五味子、山茱萸、乌梅及中成药五味子糖浆、山楂冲剂等,不可与碱性较强的西药如氨茶碱、复方氢氧化铝、乳酸钠、碳酸氢钠等联用,因与碱性药物发生中和反应后,会降解或失去疗效。故本题正确答案为 ABCE。

95. 正确答案: ABCDE
答案解析: 属碱性中药或中成药的有煅牡蛎、煅龙骨、红灵散、女金丹、痧气散、乌贝散、陈香露白露片等。故本题正确答案为ABCDE。

96. 正确答案: ABD
答案解析: "忍冬花藤"应付金银花及忍冬藤；"二地丁"应付蒲公英及紫花地丁；"二母"应付浙贝母及知母；"腹皮子"应付大腹皮及生槟榔；"全紫苏"应付紫苏子、紫苏梗及紫苏叶。故本题正确答案为ABD。

97. 正确答案: ABDE
答案解析: 中医诊断学的主要内容包括四诊、八纲、辨证、疾病诊断、症状鉴别和病案撰写。故本题正确答案为ABDE。

98. 正确答案: ABCDE
答案解析: 痔的治疗有内治法、外治法或其他疗法。内治法多适用于Ⅰ、Ⅱ期内痔者，或内痔嵌顿有继发感染者，或年老体弱者，或内痔兼有其他严重慢性疾病，不宜手术治疗者，或混合痔者。故本题正确答案为ABCDE。

99. 正确答案: ABCD
答案解析: 清肺汤、竹叶石膏汤、竹茹温胆汤、六味地黄丸等与抗生素类药联用，有增强抗生素治疗呼吸系统反复感染的效果。这些中药方剂具有抗炎、祛痰、激活机体防御功能的效果，尤其是含人参、柴胡或甘草的方剂效果更佳。故本题正确答案为ABCD。

100. 正确答案: CDE
答案解析: 含蒽醌类的中药，如大黄、虎杖、何首乌等，不宜与碱性西药联用，因蒽醌类的化学成分在碱性溶液中易氧化失效。故本题正确答案为CDE。

临考决胜卷（六）·答案解析

1. 正确答案：B
答案解析：心的生理功能有主血脉、主神明。故本题正确答案为B。

2. 正确答案：E
答案解析：肌酸激酶升高可见于心肌梗死，为急性心肌梗死早期诊断指标之一，也可见于各种肌肉疾病以及脑血管疾病、甲状腺功能减退症等。故本题正确答案为E。

3. 正确答案：B
答案解析："赤巴"相当于火；"培根"具有水和土的性质。故本题正确答案为B。

4. 正确答案：E
答案解析：根据周围人有相似症状及其表现，可判断为时行感冒。时行感冒可选择的中成药有清瘟解毒片、连花清瘟胶囊、维C银翘片、银翘伤风胶囊。故本题正确答案为E。

5. 正确答案：C
答案解析：《金匮要略》以《黄帝内经》理论为指导，理论联系实际，开创了内伤杂病辨证论治的体系，对后世临床医学的发展有深远影响。故本题正确答案为C。

6. 正确答案：D
答案解析：元气的生理功能为推动和促进人体的生长发育，温煦和激发各脏腑、经络等组织器官的生理活动。元气是人体生命活动的原动力，是人体最基本、最重要的气。机体元气充沛，则各脏腑、经络等组织器官的活力旺盛，体质强健而少病。若因先天禀赋不足，或因后天水谷失养，或因久病损耗，以致元气的生成不足或耗伤太过时，就会形成元气虚衰而产生各种病变。故本题正确答案为D。

7. 正确答案：D
答案解析：驱虫药宜空腹服，补益药宜饭前服，安神药宜睡前服，健胃消食药宜饭后服。故本题正确答案为D。

8. 正确答案：C
答案解析：面目皮肤发黄，鲜明如橘色，脘腹胀满，不思饮食，厌恶油腻，恶心呕吐，体倦身重，发热，口苦，尿少而黄。舌苔黄腻，脉濡数，属于脾胃湿热证。故本题正确答案为C。

9. 正确答案：A
答案解析：根据患者临床表现，辨证为咳嗽之风热犯肺证，常用中成药有桑菊感冒片、急支糖浆、羚羊清肺颗粒、风热咳嗽胶囊。羚羊清肺颗粒临床用于外感时邪、肺胃热盛、肺失宣肃所致咳嗽。症见咳嗽气促，痰多黏稠，色黄，咳吐不爽，胸胁胀满，或身热。舌红，苔薄黄腻，脉滑数。故本题正确答案为A。

10. 正确答案：C
答案解析：湿性黏滞："黏"，即黏腻，"滞"，即停滞。湿邪黏腻停滞主要表现在两个方面：一是指湿邪致病的临床表现多黏滞不爽，如排出物及分泌物黏腻滞涩而不畅；二是指湿邪为病多缠绵难愈，病程较长或反复发作，如湿温、湿痹、湿疹等病，皆因湿邪难以祛除而不易速愈。故本题正确答案为 E。

11. 正确答案：E
答案解析： 根据该患者的临床表现，辨证为汗证之心血不足。治法为补养心血。故本题正确答案为 E。

12. 正确答案：D
答案解析： 癃闭是以小便量少，排尿困难、甚则小便闭塞不通为主症的病证。西医学中各种原因引起的尿潴留及无尿症，如神经性尿闭、膀胱括约肌痉挛、尿道结石、尿路肿瘤、尿道损伤、尿道狭窄、前列腺增生症、脊髓炎等病所出现的尿潴留以及肾功能不全引起的少尿、无尿症，可参考此内容辨证论治，但同时还应注意结合辨病求因治疗。故本题正确答案为 D。

13. 正确答案：C
答案解析： 根据该患者的临床表现，辨证为不寐之肝火扰心证。症见不寐多梦，甚则彻夜不眠，急躁易怒，伴头晕头胀，目赤耳鸣，口干而苦，不思饮食，便秘溲赤。舌红苔黄，脉弦而数。治法为清肝泻火，镇心安神。故本题正确答案为 C。

14. 正确答案：D
答案解析： 抓住"头痛时作，恶风畏寒，遇风尤剧"即可判断为头痛之风寒头痛证，治法为疏风散寒止痛。故本题正确答案为 D。

15. 正确答案：E
答案解析： 患者在服药或用药期间，对某些食物不宜同时进服，称为服药禁忌，即通常所说的"忌口"。如古人曾认为常山忌葱；地黄、首乌忌葱、蒜、萝卜；人参忌萝卜；薄荷忌鳖肉；茯苓忌醋；鳖甲忌苋菜；蜜忌生葱。故本题正确答案为 E。

16. 正确答案：A
答案解析： 根据患者的临床表现，辨证为眩晕之痰湿中阻证。症见眩晕，头重昏蒙，视物旋转，胸闷恶心，呕吐痰涎，食少多寐。舌苔白腻，脉濡。治法为化痰祛湿，健脾和胃。基础方剂选用半夏白术天麻汤加减。故本题正确答案为 A。

17. 正确答案：C
答案解析： 根据患者的临床表现，辨证为淋证之劳淋证。治法为补脾益肾。基础方剂选用无比山药丸加减。中成药可用前列回春胶囊、男康片。故本题正确答案为 C。

18. 正确答案：E
答案解析： 痔之风伤肠络证可选用的中成药有槐角丸、痔疮片、痔康片、参蛇花痔疮膏。故本题正确答案为 E。

19. 正确答案：B
答案解析： 痹证之尪痹，症见痹证日久不愈，肢体、关节疼痛，屈伸不利，关节肿大僵硬、变形，甚则肌肉萎缩，筋脉拘急，肘膝不伸，或以尻代踵，以背代头，伴腰膝酸软，骨蒸潮热，自汗，盗汗。舌红或淡，脉细数。治法为化痰祛瘀，滋养肝肾。故本题正确答案为 B。

20. 正确答案：E
答案解析：根据患者临床表现，辨证为肺胀之痰浊阻肺证，宜选用的基础方剂为苏子降气汤合三子养亲汤加减。故本题正确答案为E。

21. 正确答案：E
答案解析：方剂选启阳娱心丹加减的阳痿类型是阳痿之惊恐伤肾证。湿热下注不是阳痿的常见类型。故本题正确答案为E。

22. 正确答案：B
答案解析：处方一般当日有效，特殊情况下需延长有效期的，由开具处方的医师注明有效期，但最长不得超过3日。故本题正确答案为B。

23. 正确答案：A
答案解析：抓住"月经周期延后，腰膝酸软"，可判断为月经后期之肾虚证。故本题正确答案为A。

24. 正确答案：B
答案解析：抓住"面色萎黄，形体消瘦，神疲肢倦"，可判断为脾虚；抓住"夹有不消化食物残渣"，可判断为积滞。综合辨证为积滞之脾虚夹积证。治法为健脾助运、消食化滞。故本题正确答案为B。

25. 正确答案：E
答案解析：根据患者临床表现，辨证为胁痛之瘀血阻络证。常用中成药有血府逐瘀口服液、元胡止痛片、和络舒肝胶囊、肝达康颗粒。肝达康颗粒临床用于肝郁脾虚兼血瘀所致胁痛。症见疲乏纳差，胁痛腹胀，大便溏薄，胁下痞块。舌淡或色暗有瘀点，脉弦缓或涩；慢性乙型肝炎见上述证候者。故本题正确答案为E。

26. 正确答案：B
答案解析：患者经血量多，辨病为月经过多；经色深红，质黏稠，心烦口渴，舌苔黄，是血热的典型表现，辨证为月经过多之血热证。故本题正确答案为B。

27. 正确答案：A
答案解析：斗架的高层适宜放置质地较轻且用量较少的药物（月季花、白梅花、佛手花、玫瑰花、代代花、厚朴花、地骨皮、千年健、五加皮、络石藤、青风藤、海风藤、密蒙花、谷精草、木贼草）。故本题正确答案为A。

28. 正确答案：C
答案解析：辨证为腰痛之肾虚腰痛证。常用中成药有左归丸、鱼鳔丸、七宝美髯丸、腰痛片、杜仲补天素片、桂附地黄丸、济生肾气丸。腰痛片临床用于肾阳亏虚、腰府失养所致腰痛。症见腰膝酸痛，下肢痿软，畏寒，四肢欠温。舌淡，脉沉细；腰肌劳损见上述证候者。故本题正确答案为C。

29. 正确答案：C
答案解析：根据患者临床表现诊断为泄泻之寒湿内盛证。泄泻清稀，甚则如水样，脘闷食少，腹痛肠鸣。若兼外感风寒，则见恶寒，发热，头痛，肢体酸痛。舌苔白或白腻，脉濡缓。基础方剂应用藿香正气散加减。合理用药与用药指导：饮片选生白芷，芳香燥烈，祛风解表、通窍之力较胜。宜选用土炒白术，健脾止泻效果佳；亦可选用制苍术、麸炒苍术、土炒苍术，燥湿和胃，健脾止泻之效更佳。半夏曲有化湿和胃，消食导滞，止泻止呕之功；若寒湿中阻，呕吐明显者，宜选用姜半夏。选用清炒甘草，健脾调中，调和药性。故本题正确答案为C。

30. 正确答案：D
答案解析：复方青黛丸（胶丸、胶囊、片）的不良反应为腹泻、腹痛、肝炎、肝功能异常、头晕等；严重临床表现为药物性肝损害和胃肠出血。故本题正确答案为D。

31. 正确答案：E
答案解析：合格药品在临床使用全过程中出现的，任何可以防范的用药不当，称为用药错误。用药错误可发生于药物治疗过程中的任何环节，主要包括处方错误、调配错误、给药错误、患者依从性错误、用药监测错误等多个方面。用药错误引起的药物不良事件都是可以预防和改善的，不可预防的药物不良事件不是由用药错误引起的。故本题正确答案为E。

32. 正确答案：E
答案解析：气化指通过气的运动而产生的各种变化。气化的过程，实际上就是体内物质代谢的过程，即物质转化和能量转化的过程，具体地说，即是指精、气、血、津液等物质的新陈代谢及相互转化。如津液经过代谢可转化成汗液、尿液、涕、唾、泪、涎等。故本题正确答案为E。

33. 正确答案：A
答案解析：可用土茯苓煎汤解毒的是含朱砂、轻粉、红粉等的中成药。故本题正确答案为A。

34. 正确答案：B
答案解析：根据该患者的临床表现，辨证为积聚之正虚瘀阻证，方剂应用八珍汤合化积丸加减。故本题正确答案为B。

【35～36】正确答案：B、C
答案解析：痈、疽、疔、疖都属于在皮肤体表部位有形可见的疮疡一类的外科病证。若范围较小，初起如粟、根角坚硬，或麻或痒或木，顶白而痛者，为疔。故35题正确答案为B。起于浅表，形圆而红、肿、热、痛，化脓即软者，为疖。发病局部范围较大，红、肿、热、痛，根盘紧束的为痈，属阳证。若漫肿无头，部位较深，皮色不变者为疽，属阴证。故36题正确答案为C。

【37～38】正确答案：E、B
答案解析：根据患者的临床表现，诊断为崩漏之脾虚证。症见经血非时暴下不止，或淋漓日久不尽，血色淡、质清稀；面色㿠白，气短神疲，或面浮肢肿，小腹空坠，四肢不温，或饮食不佳，大便溏。舌质淡胖，边有痕，苔薄白，脉沉弱。治法为补气摄血，固冲止崩。宜选用的基础方剂为固本止崩汤加升麻、山药、大枣、海螵蛸。常用中成药有人参归脾丸、山东阿胶膏、阿胶三宝膏。山东阿胶膏临床应用于脾气不足、统摄无权所致崩漏。故37题正确答案为E。根据患者的临床表现，诊断为崩漏之血瘀证。症见经血非时而下，量时多时少，时出时止，或淋漓不断，或停闭数月又突然崩中，继之漏下，经色暗有血块。舌质紫暗或尖边有瘀点，脉弦细

或涩。治法为活血化瘀,固冲止血。方剂应用逐瘀止血汤或将军斩关汤加减。常用中成药有宫血停颗粒、四物胶囊、茜芷胶囊。宫血停颗粒临床应用于气滞血瘀、血不归经所致崩漏。故38题正确答案为B。

【39～41】正确答案:D、B、E
答案解析: 治疗虚劳气虚证,宜选用的中成药是十一味参芪胶囊、四君子丸。故39题正确答案为D。治疗虚劳血虚证,宜选用的中成药是薯蓣丸、归芪口服液、再造生血片。故40题正确答案为B。治疗虚劳阳虚证,宜选用的中成药是补白颗粒、附子理中丸。故41题正确答案为E。

【42～44】正确答案:A、D、E
答案解析: 项背强直、角弓反张、四肢抽搐,则为痉病。故42题正确答案为A。足或手软弱无力,行动不灵,多属于痿证。故43题正确答案为D。一侧手足举动不遂,或麻木不仁,多为中风偏瘫。故44题正确答案为E。

【45～46】正确答案:D、B
答案解析: 根据患者的临床表现,诊断为胃痛之寒邪客胃证。症见胃痛暴作,喜温恶寒,得温痛减,遇寒加重,口淡不渴,或喜热饮。舌淡,苔薄白,脉弦紧。治法为温胃散寒,行气止痛。故45题正确答案为D。根据患者的临床表现,诊断为胃痛之脾胃虚寒证。症见胃痛隐隐,绵绵不休,喜温喜按,空腹痛甚,得食痛缓,劳累或受凉后发作或加重,时呕清水,神疲纳少,四肢倦怠,手足不温,大便溏薄。舌淡苔白,脉虚弱或迟缓。治法是温中健脾,和胃止痛。故46题正确答案为B。

【47～50】正确答案:E、C、A、B
答案解析: 气阴两虚之胸痹宜选用的中成药有益心舒胶囊、益心胶囊、冠心生脉口服液、益心通脉颗粒、洛布桑胶囊。故47题正确答案为E。气虚血瘀之胸痹宜选用的中成药有芪参益气滴丸、参桂胶囊、心力丸、活心丸。故48题正确答案为C。痰浊闭阻之胸痹宜选用的中成药有血滞通胶囊、降脂通络软胶囊、丹蒌片、舒心降脂片。故49题正确答案为A。寒凝心脉之胸痹宜选用的中成药有苏合香丸、冠心苏合滴丸、宽胸气雾剂、神香苏合丸。故50题正确答案为B。

【51～53】正确答案:C、D、E
答案解析: 辨证为中风之风阳上扰证。症见平素头晕头痛,耳鸣目眩,突然发生口眼㖞斜,舌强语謇,或手足重滞,甚则半身不遂。舌红苔黄,脉弦。常用的中成药有心脑静片、松龄血脉康胶囊、全天麻胶囊。全天麻胶囊临床用于肝阳上亢、肝风内动所致中风。症见肢体麻木,半身不遂,口眼㖞斜,言语謇涩;脑梗死恢复期见上述证候者。故51题正确答案为C。辨证为中风之风痰入络证。症见突然偏身麻木,肌肤不仁,口眼㖞斜,言语不利,甚则半身不遂,舌强语謇或不语,或兼见手足拘挛,关节酸痛等症。舌苔薄白,脉浮数。常用的中成药有大活络丸、再造丸、豨蛭络达胶囊。豨蛭络达胶囊临床用于风痰瘀血、痹阻脉络所致中风。症见半身不遂,口舌㖞斜,语言不清,偏身麻木,头晕。脉弦滑;缺血性中风(轻型脑梗死)中经络急性期见上述证候者。故52题正确答案为D。辨证为中风之气虚血瘀证。症见肢体偏枯不用,肢软无力,面色萎黄。舌质淡紫或有瘀斑,苔薄白,脉细涩或细弱。常用

的中成药有脉络通颗粒、软脉灵口服液、脑安颗粒、消栓胶囊、复方地龙胶囊。脑安颗粒临床应用于气虚血瘀、脑络阻滞所致中风。症见肢体活动不利，动则汗出，舌体胖大，舌质淡，舌苔薄白或白腻，脉沉细或细弦；脑梗死见上述证候者。故53题正确答案为E。

【54～57】正确答案：E、C、A、B
答案解析：治疗水肿之水湿浸渍证，宜选用的基础方剂为五皮散合胃苓汤加减。故54题正确答案为E。治疗水肿之风水相搏证，宜选用的基础方剂为越婢加术汤加减。故55题正确答案为C。治疗水肿之湿热壅盛证，宜选用的基础方剂为疏凿饮子加减。故56题正确答案为A。治疗水肿之脾阳虚衰证，宜选用的基础方剂为实脾饮加减。故57题正确答案为B。

【58～59】正确答案：E、C
答案解析：苦杏仁不良反应的临床表现为眩晕、心悸、恶心、呕吐等中毒反应，重者出现昏迷、惊厥、瞳孔散大、对光反射消失，最后因呼吸麻痹而死亡。故58题正确答案为E。罂粟壳不良反应的临床表现为昏睡或昏迷，抽搐，呼吸浅表而不规则，恶心、呕吐、腹泻，面色苍白，发绀，瞳孔极度缩小呈针尖样，血压下降等。目前文献报道的病例报告中，罂粟碱中毒均体现在婴幼儿中，可能因为婴儿中枢神经系统、肝、肾、酶系统等发育未成熟，对中药较敏感，易引起中毒。故59题正确答案为C。

【60～61】正确答案：C、A
答案解析：根据患者的临床表现，诊断为便秘之热秘证。治法为泻热导滞，润肠通便。基础方剂为麻子仁丸加减。常用的中成药有麻仁胶囊、麻仁润肠丸、麻仁滋脾丸、通幽润燥丸、清泻丸、新复方芦荟胶囊。故60题正确答案为C。根据患者的临床表现，诊断为便秘之虚秘证。治法为益气健脾，润肠通便。基础方剂为黄芪汤加减。常用的中成药有便秘通、便通胶囊、苁蓉润肠口服液，苁蓉通便口服液。故61题正确答案为A。

【62～65】正确答案：C、A、E、D
答案解析：易发生酸败的剂型有合剂、酒剂、煎膏剂、糖浆剂、软膏剂等。故62题正确答案为C。虫蛀与原料药的性质及在生产、运输、贮存中受到污染等因素有关，一旦遇到适宜的气候环境就会发生。易虫蛀的常见剂型有蜜丸、水丸、散剂等。故63题正确答案为A。沉淀，是液体制剂的一种常见变质现象，常见于药酒、口服液、注射液等。故64题正确答案为E。挥发，是指在高温下中成药所含挥发油或乙醇的散失，如芳香水剂、酊剂等。故65题正确答案为D。

【66～67】正确答案：D、A
答案解析：丹参制剂（丹参片、丹参酮ⅡA注射液、丹参多酚酸盐）能够通过诱导CYP3A4和CYP2C9，加快氯沙坦原形药在体内的代谢，降低氯沙坦的降压作用。故66题正确答案为D。白芷、当归有可能通过抑制代谢酶使地西泮、硝苯地平等的代谢减慢而药效增强。故67题正确答案为A。

【68～69】正确答案：D、C
答案解析：肝属木，肺属金，正常相克关系为金克木，但是肺金不仅无力制约肝木，反遭

肝火之反向克制，故属于五行相侮。故68题正确答案为D。肝属木，脾属土，由于肝气郁结或肝气上逆，影响脾胃的运化功能，称为"木旺乘土"，故属于五行相乘。故69题正确答案为C。

【70～72】正确答案：C、D、A

答案解析： 阴偏衰，产生的是"阴虚则热"的虚热证，治疗当滋阴制阳，用"壮水之主，以制阳光"的治法，称为"阳病治阴"。故70题正确答案为C。阳偏衰，产生的是"阳虚则寒"的虚寒证，治疗当扶阳抑阴，用"益火之源，以消阴翳"的治法，称为"阴病治阳"。故71题正确答案为D。阴偏盛而导致的实寒证，用"寒者热之"的治疗方法。故72题正确答案为A。

【73～74】正确答案：A、E

答案解析： 中成药点评医疗机构门急诊抽样率一般不少于总处方量的1‰，且每月点评总处方数不少于100张；病房（区）抽样量按出院患者病历数抽取医嘱单，抽取率应不少于1%，且每月点评出院病历绝对数不少于30份。故73题正确答案为A。中药饮片点评门急诊中药饮片处方抽查率不少于中药饮片总处方量的0.5%，每月点评处方绝对数不少于100张，不足100张的全部点评；病房（区）中药饮片处方抽查率（按出院病历数计）不少于5%，且每月点评出院病历绝对数不少于30份，不足30份的全部点评。故74题正确答案为E。

【75～76】正确答案：D、A

答案解析： 健脾生血片含有的西药成分是硫酸亚铁。故75题正确答案为D。安神补脑液含有维生素B_1。故76题正确答案为A。

77. 正确答案：B

答案解析： 消渴之阴虚燥热证，基础方剂为玉女煎加减。常用的中成药有降糖胶囊、消渴平片、消糖灵胶囊。故本题正确答案为B。

78. 正确答案：D

答案解析： 消渴之阴虚燥热证，基础方剂应用玉女煎加减。中成药应用有降糖胶囊、消渴平片、消糖灵胶囊。因消糖灵胶囊中含有西药降糖成分格列本脲，若与西药磺酰脲类或者胰岛素促泌剂联用，应注意监测血糖，避免低血糖发生。故本题正确答案为D。

79. 正确答案：A

答案解析： 重感灵片功效解表清热，疏风止痛。用于感冒表邪未解、入里化热引起的重症感冒，见恶寒、高热、头痛、四肢酸痛、咽痛、鼻塞咳嗽等症。含西药成分为安乃近、马来酸氯苯那敏。故本题正确答案为A。

80. 正确答案：E

答案解析： 安乃近多用于急性高热时退热，其退热作用强，易致患者大汗淋漓，甚至发生虚脱。长期应用含安乃近成分的中成药可能引起粒细胞缺乏症、血小板减少性紫癜、再生障碍性贫血。故本题正确答案为E。

81. 正确答案：A

答案解析： 气味芳香类饮片，因其含挥发性成分故不宜煎煮时间过久，以免其有效成分散失，一般在其他群药煎好前5～10分钟入煎即可。如降香、沉香、薄荷、砂仁、豆蔻、鱼腥草等。故本题正确答案为A。

82. 正确答案：B
答案解析：本方为补益剂，人参为滋补药可另煎，其他药物可按照一般药物煎煮流程，二煎沸后煎15～20分钟。故本题正确答案为B。

83. 正确答案：C
答案解析：为了便于煎出有效成分，在煎煮前先加常温水浸泡饮片，浸泡时间一般不少于30分钟，使药材充分吸收水分。故本题正确答案为C。

84. 正确答案：C
答案解析：一些贵重中药饮片，为使其成分充分煎出，减少其成分被其他药渣吸附引起的损失，需先用另器单独煎煮取汁后，再将渣并入其他群药合煎，然后将前后煎煮的不同药液混匀后分服。如人参、西洋参等质地较疏松者，通常视片型、体积等另煎0.5～1小时。故本题正确答案为C。

85. 正确答案：C
答案解析：《中国药典》（现行版）收载的妊娠禁用中药包括：丁公藤、三棱、干漆、土鳖虫、千金子、千金子霜、川乌、马钱子、马钱子粉、天仙子、巴豆、巴豆霜、水蛭、甘遂、朱砂、全蝎、红粉、芫花、两头尖、阿魏、京大戟、闹羊花、草乌、牵牛子、轻粉、洋金花、莪术、猪牙皂、商陆、斑蝥、雄黄、黑种草子、蜈蚣、罂粟壳、麝香。故本题正确答案为C。

86. 正确答案：A
答案解析：《中国药典》（现行版）收载的妊娠慎用中药有：人工牛黄、三七、大黄、川牛膝、制川乌、小驳骨、飞扬草、王不留行、天花粉、天南星、制天南星、天然冰片（右旋龙脑）、木鳖子、牛黄、牛膝、片姜黄、艾片（左旋龙脑）、白附子、玄明粉、芒硝、西红花、肉桂、华山参、冰片（合成龙脑）、红花、芦荟、苏木、牡丹皮、体外培育牛黄、皂矾（绿矾）、没药、附子、苦楝皮、郁李仁、虎杖、金铁锁、乳香、卷柏、制草乌、草乌叶、枳壳、枳实、禹州漏芦、禹余粮、急性子、桂枝、桃仁、凌霄花、益母草、通草、黄蜀葵花、常山、硫黄、番泻叶、蒲黄、漏芦、赭石、薏苡仁、瞿麦、蟾蜍。故本题正确答案为A。

87. 正确答案：D
答案解析：症见口腔黏膜有破损，患处色白或暗、周边淡红，辨析其证候是口疮。故本题正确答案为D。

88. 正确答案：C
答案解析：患者症状是口腔黏膜疼痛较轻，伴倦怠乏力，少腹以下冷痛，小便清；检查见患处色白，周边淡红，辨证为口疮之脾肾阳虚证。故本题正确答案为C。

89. 正确答案：B
答案解析：口疮之脾肾阳虚证的治法是温肾健脾，化湿敛疮。故本题正确答案为B。

90. 正确答案：D
答案解析：治疗口疮之脾肾阳虚证，基础方剂为附子理中丸合金匮肾气丸加减。故本题正确答案为D。

91. 正确答案: B
答案解析: 双花是别名, 其正名为金银花。故本题正确答案为 B。

92. 正确答案: A
答案解析: 寸冬为别名, 其正名为麦冬。故本题正确答案为 A。

93. 正确答案: ABCE
答案解析: 含蟾酥的中成药包括六神丸、六应丸、喉症丸、梅花点舌丸、麝香保心丸、麝香通心滴丸等。故本题正确答案为 ABCE。

94. 正确答案: ABCDE
答案解析: 未病先防包括扶助机体正气和防止病邪侵害两个方面。属于扶助机体正气有顺应自然、调畅情志、饮食有节、起居有常、锻炼身体。故本题正确答案为 ABCDE。

95. 正确答案: ABCE
答案解析: 八珍颗粒、十全大补丸、当归丸、益气养元颗粒属于月经过多之气虚证的常用中成药。宫血宁胶囊属于月经过多之血热证的常用中成药。其中, 益气养元颗粒含紫河车, 患性激素依赖型肿瘤者慎用。故本题正确答案为 ABCE。

96. 正确答案: ABCD
答案解析: 正治采用与疾病的证候性质相反的方药进行治疗的一种常用治疗法则, 又称逆治。寒病见寒象、热病见热象、虚病见虚象、实病见实象等, 包括"寒者热之""热者寒之""虚则补之""实则泻之"。故本题正确答案为 ABCD。

97. 正确答案: ABCD
答案解析: 乳核散结片、乳疾灵颗粒、乳康片、乳增宁胶囊均属于乳癖常用的中成药, 且孕妇禁用。活血消炎丸属于乳痈之肝胃郁热证的常用中成药。故本题正确答案为 ABCD。

98. 正确答案: BC
答案解析: 水肿之湿热壅盛证。常用的中成药有肾炎四味片、肾炎灵胶囊。故本题正确答案为 BC。肾炎舒颗粒、肾炎康复片为水肿之肾阳衰微证的常用中成药。肾炎温阳片为水肿之脾阳虚衰证的常用中成药。

99. 正确答案: ABCDE
答案解析: 含钙较多的中药及其制剂, 如石膏、龙骨、牡蛎、珍珠、蛤壳及瓦楞子等, 不可与洋地黄类药物合用, 因钙离子为应激性离子, 能增强心肌收缩力, 抑制 Na^+, K^+-ATP 酶活性(也可以说与强心苷有协同作用), 从而增强洋地黄类药物的作用和毒性。故本题正确答案为 ABCDE。

100. 正确答案: ABCDE
答案解析: 执业药师的基本技能是指在提供药学服务的各个环节所必须具备的专业技术方法与工作能力。中药类别执业药师的基本技能主要包括: 中药处方审核、中药调配与复核、中药贮藏与养护、中药饮片真伪优劣鉴别、中药煎煮、提供中药用药咨询和健康宣教、中药处方点评及医嘱审核等通科中药药学服务技能; 阅读医疗文书、问诊及常规查体、辨析中医常见病证并提供用药方案、利用临床药学思维分析药学问题; 对特殊人群进行治疗药物监测, 设计中医药治疗个体化给药方案;中药信息检索、书写公众宣传材料和为住院患者提供出院用药教育;收集、整理、分析并反馈中药安全信息,开展中药药物评价等专科临床药学服务技能。故本题正确答案为ABCDE。